明中医之路

主编◎张奇文　朱锦善　王昌恩

中国健康传媒集团
中国医药科技出版社

内 容 提 要

本书收载了32名现当代名老中医和青中年中医亲自执笔的文章，内容包括求学之路、治学之道、学术成就、临床经验及医德医风等，旨在发掘一批优秀的中医，尤其是优秀中青年中医；启迪中医后学，怎样做一个明中医，诱掖新的一代名医成长。他们虽然还说不上是完善的明中医，但他（她）们在中医药道路上的不断进取会给我们以启示。希望本书能为中医中药继承弘扬开路，为中西医合作探路，为中医药发展创新闯路。本书适合中医工作者和中医爱好者参考阅读。

图书在版编目（CIP）数据

明中医之路 / 张奇文，朱锦善，王昌恩主编 . — 北京：中国医药科技出版社，2019.11

ISBN 978-7-5214-1343-4

Ⅰ . ①明… Ⅱ . ①张… ②朱… ③王… Ⅲ . ①中医学—文集 Ⅳ . ① R2-53

中国版本图书馆 CIP 数据核字（2019）第 193708 号

美术编辑 陈君杞

版式设计 也 在

出版 **中国健康传媒集团** | 中国医药科技出版社

地址 北京市海淀区文慧园北路甲 22 号

邮编 100082

电话 发行：010-62227427 邮购：010-62236938

网址 www.cmstp.com

规格 787×1092 mm $^{1}/_{16}$

印张 31 $^{1}/_{4}$

字数 416 千字

版次 2019 年 11 月第 1 版

印次 2019 年 11 月第 1 次印刷

印刷 三河市万龙印装有限公司

经销 全国各地新华书店

书号 ISBN 978-7-5214-1343-4

定价 128.00 元

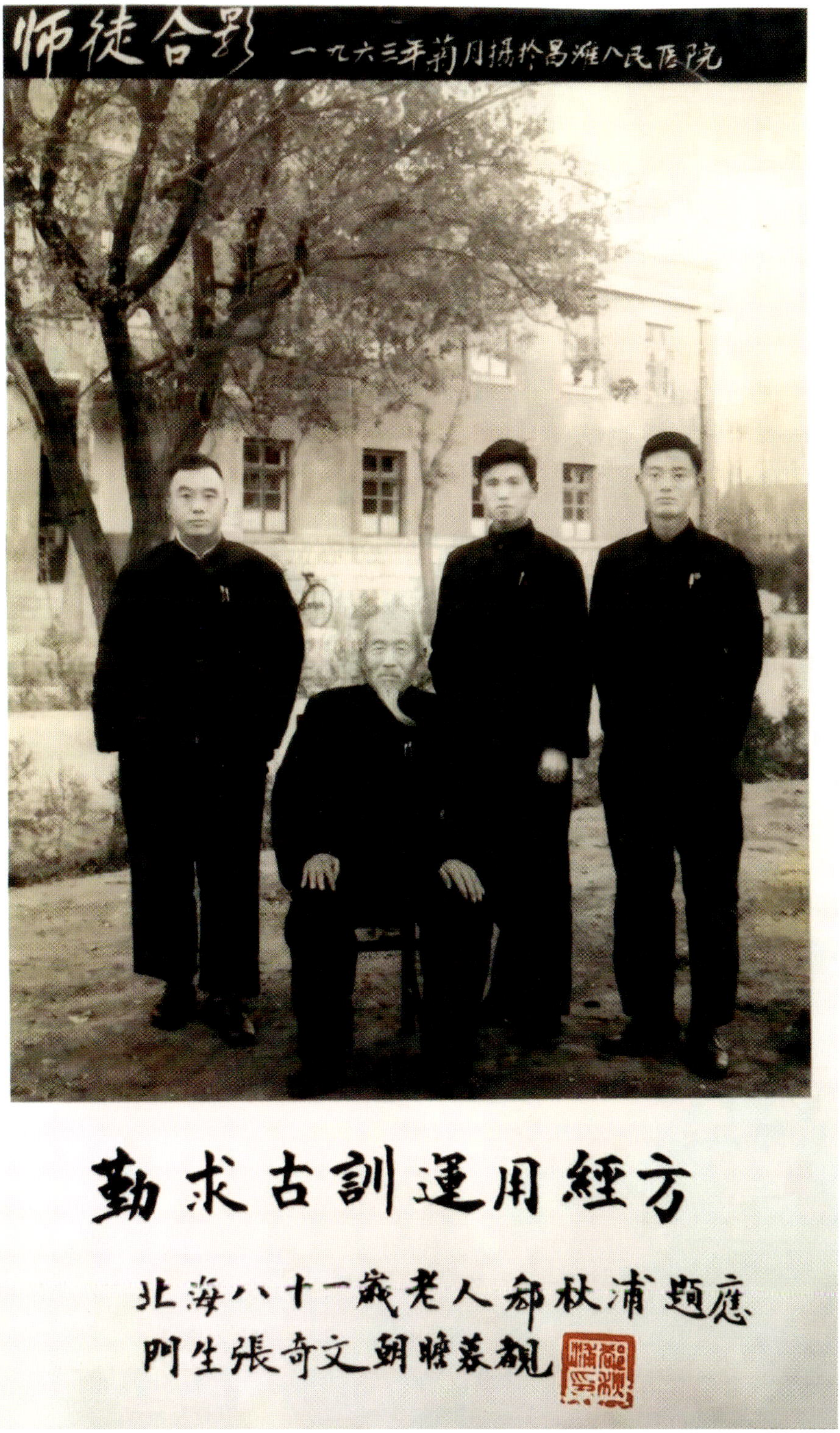

张奇文教授（右一）同已故恩师郄秋浦先生（左二）、师兄肖敬之先生（左一）、郄老之孙郄锡祯先生（右二）合影

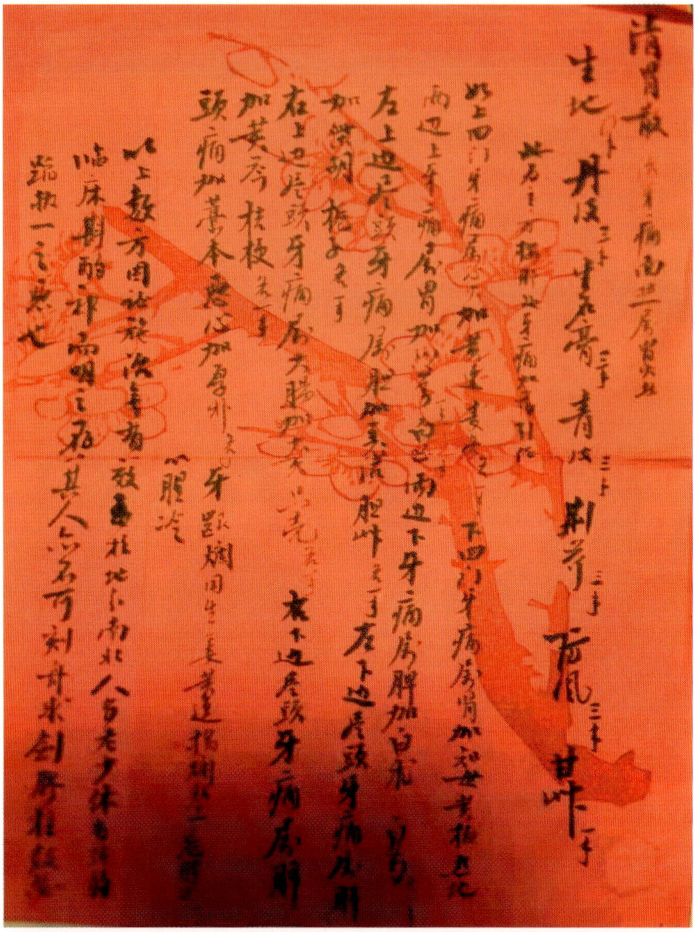

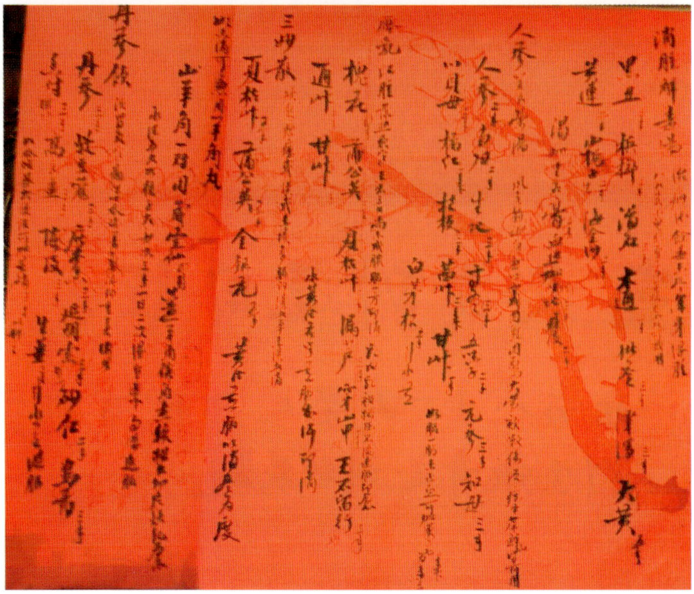

主编张奇文教授已故恩师郄秋浦先生（晚清秀才）处方遗墨

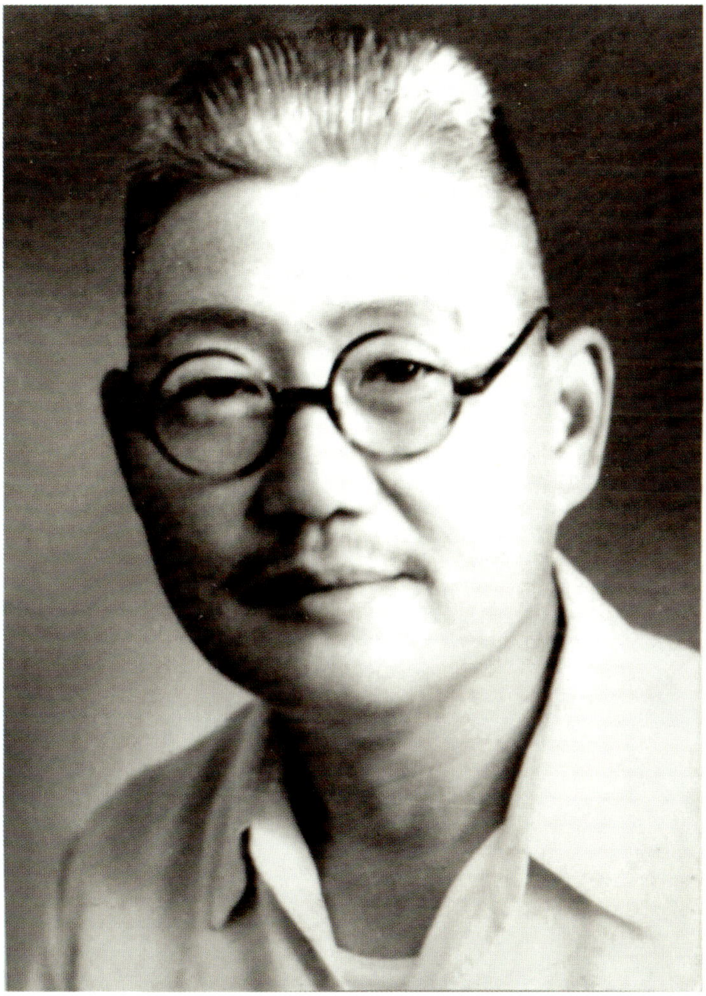

主编张奇文教授已故恩师蒯仰山先生遗照

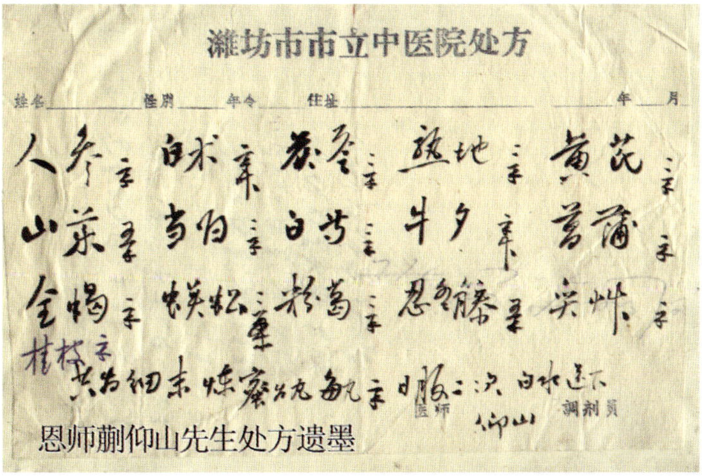

潍坊市市立中医院处方

姓名　性别　年令　住址　年　月

医师 仰山　调剂员

恩师蒯仰山先生处方遗墨

主编张奇文教授已故恩师蒯仰山先生处方遗墨

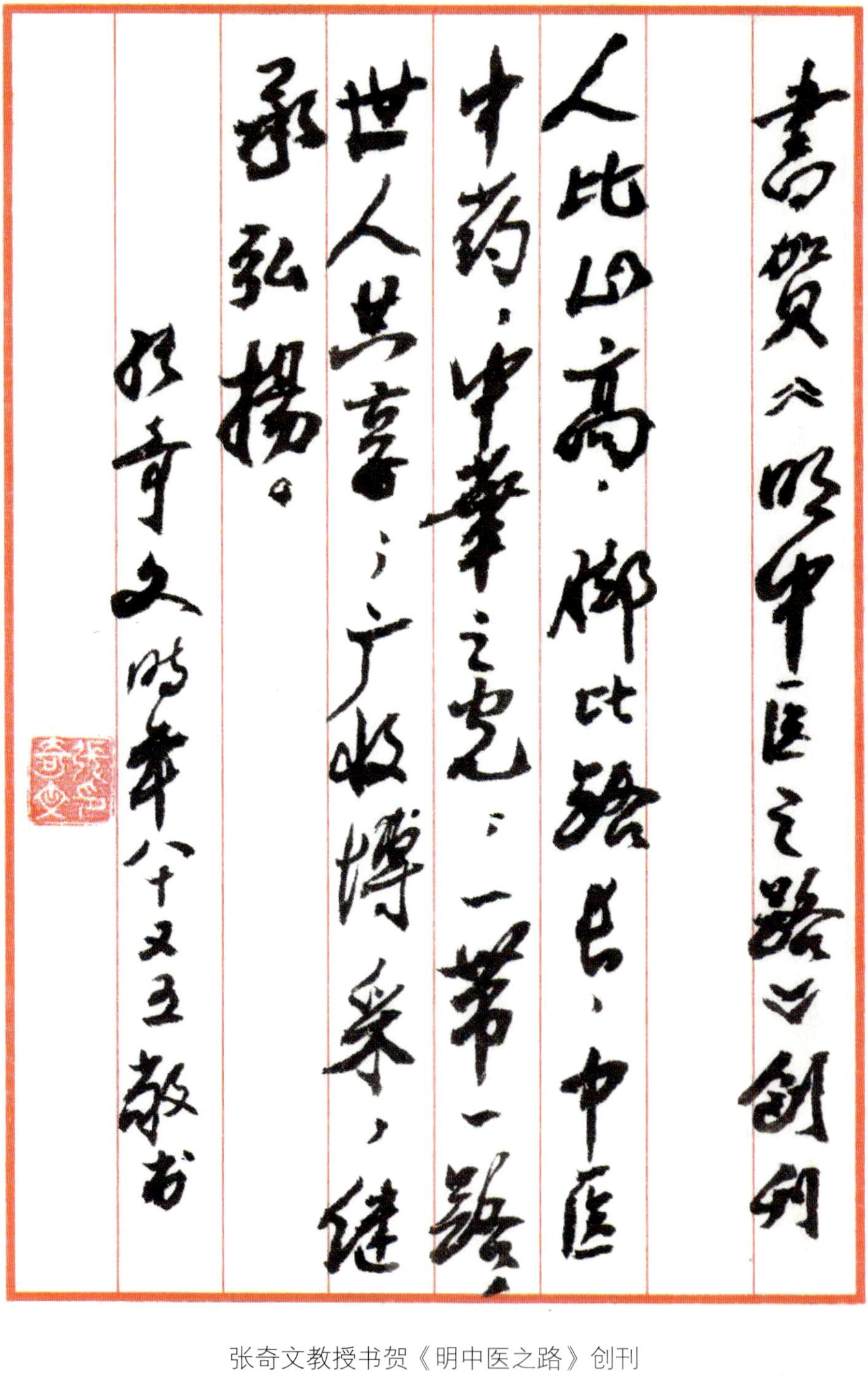

张奇文教授书贺《明中医之路》创刊

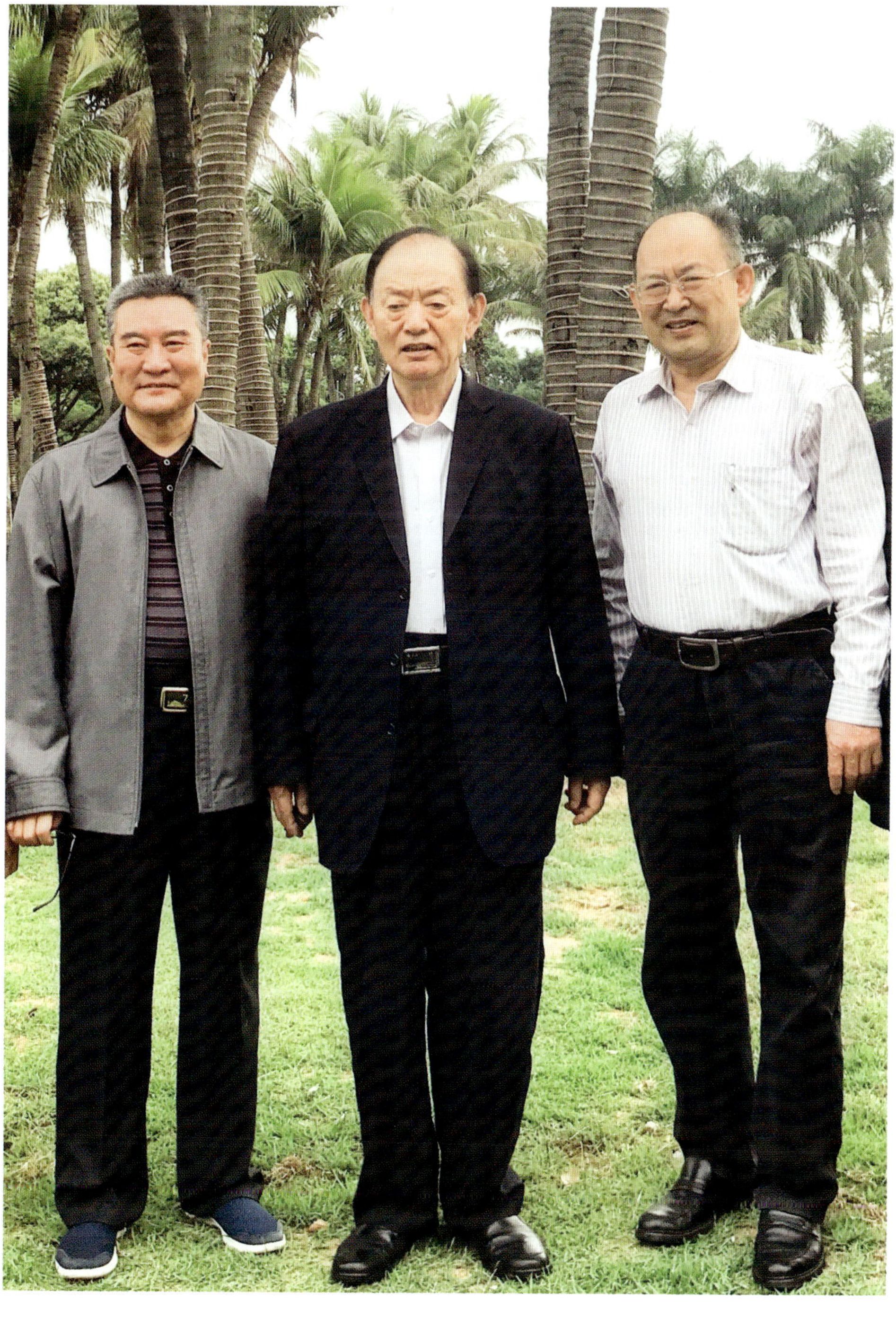

三位主编张奇文教授（左二）、朱锦善教授（左一）、
王昌恩教授（右一）合影

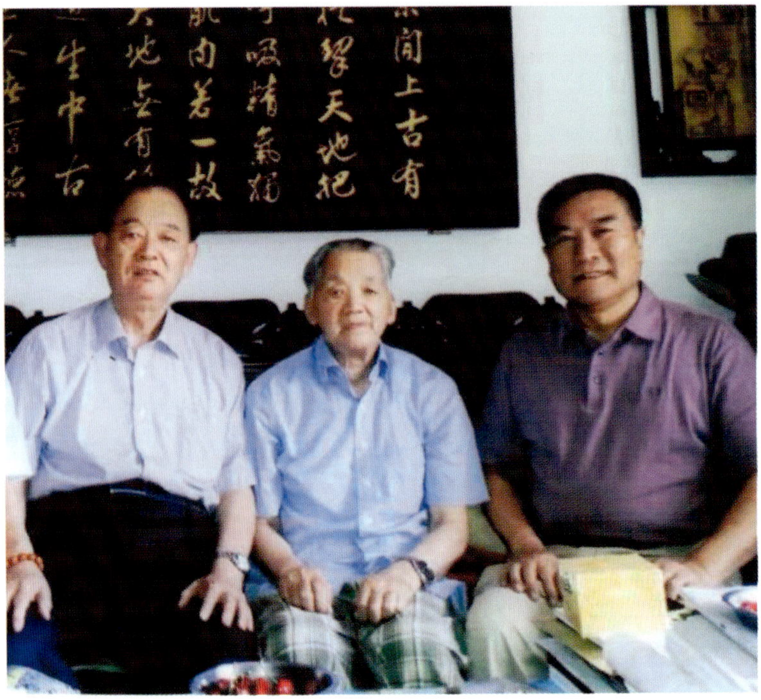

主编张奇文教授（左一）、朱锦善教授（右一）与
国医大师路志正教授（左二）合影

编者的话

20世纪80年代，我与周凤梧、丛林二位教授共同主编了《名老中医之路》，由山东科学技术出版社出版，把我国近50年来久负盛名的中医名家、大家的成才之路与学术经验，以自传的形式，或以家人、学生协助整理的形式，编辑成册，共收集了97位中医大家，受到中医界的广泛重视与热烈欢迎。发行达10000册，2005年又以合订本印刷发行。首届国医大师邓铁涛先生高度评价:《名老中医之路》是一部20世纪当代名医的“成才史”；是历史学的新分支，是一部世界独有的中医教育史；也是一本20世纪中医传奇文学。因此，这本巨著是21世纪青年中医和有志于发扬中医药学的人们的必读之书，是一部值得中医教育家和高等教育行政部门深入研究的重要著作。

过了20多年，到了2000年，为连续记录我国不断涌现的名老中医的宝贵经验，我与柳少逸、郑其国、郑书翰又先后主编了《名老中医之路续编》6辑，由中国中医药出版社出版，收集223位未收入《名老中医之路》的中医名家。两书共收集了我国近现代320位中医名医大家的成才之路与学术经验，这些活生生的中医师授、家传、自学与现代教育的经历，历史性地反映了我国近现代中医教育与成才之路，真实记录了这些名医大家的学术思想与医疗经验，这是一份十分宝贵的中医学财富。我作为主编深感欣慰，并通过亲自向这些名医大家约稿，学习到了他们严谨的治学之道，精湛的学术思想与鲜活的临床经验。广大读者也深受教益，并纷纷撰文推荐和宣传此书。《名老中医之路》及《名老中医之路续编》是近代中国中医界的精华缩影，然而，由于种种原因仍然有部分中医名家尚未收入，我们将继续做好这一工作，继续编辑《名老中医之路续编》。

又过了20年的今天，在习近平新时代中国社会主义建设思想的指引下，我国中医工作出现了前所未有的大好局面，作为打开中华文明钥匙的中医学，在实现中华民族复兴的新的历史时期，将更加焕发出新的光辉。因此，在这新的历史时期，作为《名老中医之路》《名老中医之路续编》的姊妹篇，我与朱锦善、王昌恩教授又主编了这部《明中医之路》。《明中医之路》的编辑构想，一是延续《名老中医之路》的历史发展，传承中医发展之路；二是把《名老中医之路》易为《明中医之路》，是希望突破年龄限制，把优秀的、突出的、有独到思维与见解的青中年中医发掘出来；三是落实在“明中医”的主题词上。

何谓明中医？简单地说，就是能明晓中医之精微，有明确的中医疗效。所谓明者，是精明之谓也，大医精诚，止于至善。“止于至善”出自《礼记·大学》：“大学之道，在明明德，在亲民，在止于至善。”明医才是真正的名医，《临证指南医案·华序》云：“良医处世，不矜名，不计利，此其立德也；挽回造化，立起沉疴，此其立功也。阐发蕴奥，聿著方书，此其立言也。一艺而三善咸备，医道之有关于世，岂不重且大焉？”因此，真正做到明医是极高的境界，我们做中医就要力求达到这样的境界。什么是明医？半个世纪过去了，当我步入老年的时候，我深刻体会到，要学好中医，必须有文、史、哲及中国传统文化修养，要学好经典著作，做到“上穷天启，下极地理，中知人事”，更重要的是能理论联系实际，把理法方药、辨证论治，思维体系吃透，圆机活法，因人因时因地制宜地处理多种病情，才能证药相符，疗效显著，取信于群众，做到药到病除。朱锦善教授也说：“做中医必须脚踏实地，苍生大医不仅是名孚众望的名医，更应是明医理精医术的明医，还应是能回归民间为民服务的民医。”

明中医是我们的追求，不矜名，不为利，回归民间为民服务是对我们的要求。怎样做一个明中医？2018年冬在我的北京中医药大学收徒仪式上，朱锦善教授讲的另一段话值得我们思考。他说：“既要做‘铁杆中医’，又要做‘海绵中医’，如果说‘铁杆中医’是讲中医人要自信自强的话，那是《易经》乾天之‘自强不息’，讲的是信念；‘海绵中医’是讲中医人要不断充实完善，提高的话，则诚为《易经》坤地之‘厚德载物’，讲的是修为，是相辅而相成。”

中医药是一门博大精深的学问,《明中医之路》的编纂，旨在发掘一批优秀的中医，尤其是优秀中青年中医，虽然还说不上是完善的明中医，但他（她）们在中医药道路上的不断进取会给我们以启示。当然，我们也本着文责自负的原则，大家可以各抒己见，同时也欢迎广大读者不吝批评与指教。

人比天高，脚比路长；中医中药，中华之光；一带一路，世人共享；不忘初心，发奋图强。传承与发展是一个永恒的主题，不可能一蹴而就。编写《明中医之路》为中医中药继承弘扬开路，为中西医合作探路，为中医药发展创新闯路，为中医药文化自信，走出国门，走向世界，屹立世界民族之林，奠基铺路。

路漫漫其修远兮，吾将上下而求索！我相信：中医之路通过我们中医人不断地求索，不断地修为，不断地前进，一定能披荆斩棘，通向坦途，走向光辉的顶点！

八十五叟

2019年仲春于泉城千佛山下见山书屋

目　录

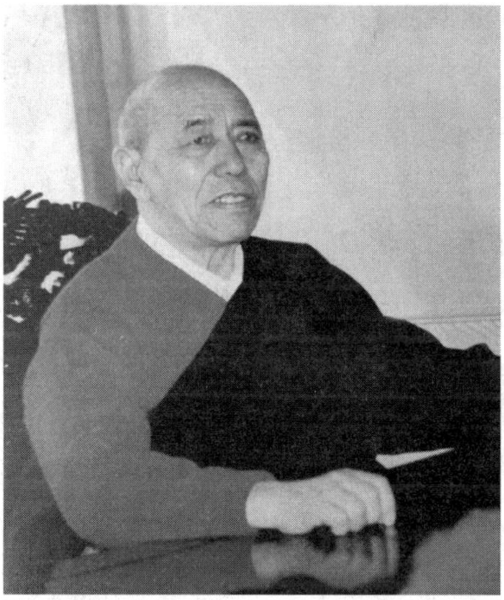

智者大师　民族医圣

——记藏医大师

西藏藏医学院院长

措如·才郎

医家简介

措如·才郎（1928.9-2004.10），男，藏族，西藏昌都江达县人，我国著名藏学家、佛学家、藏医药学家。生前任西藏藏医学院院长、西藏佛教协会副会长、北京中医药大学博士研究生导师、北京藏医院名誉院长、中国藏语系高级佛学院终身教授、中国佛教协会理事、第八届全国政协常委等职。

措如·才郎大师终其一生致力于以医明学、声明学和内明学等为主的西藏十明文化传承和发展事业，功勋卓著。生前主要学术成果有《四部医典大详解》（292 万字）、《声明学央金扎多论著注疏》（50 万字），《声明学赞扎巴本论著注疏》（120 万字）3 部巨著；《常见病种藏医简易诊治方法》《高血压病的诊治方法》《藏医与藏历的关系》《宁玛教派史略》《噶巴教派史略》《菩提行注疏》《十相自在注疏》等十余部专著和《藏药的药性鉴别与配制法精要》《藏医学关于人体元素、疾病与治疗三者间的辩证关系》等近百篇高水平学术论文，相关内容涵盖了藏民族医明学、声明学、内明学、韵律学、星算学等大小十明文化。

藏医药学作为最具代表性的民族医药科学，措如·才郎大师倾注毕生精力为其传承、创新和发展做出了重大贡献。在藏医药人才培养和高等教育发展方面，大师深明“百年大计，教育为本”的道理。早在拉萨市藏医院工作期间，大师就非常注重后继人才的培养教育工作。期间，大师不计个人报酬得失，坚持利用单位安排的各类培训和个人业余时间，致力于藏医药、梵文和天文星算等专业人才的教育和培养工作。自 1988 年调任西藏藏医药学院筹建领导小组后，鞠躬尽瘁，致力于西藏藏医学院从无到有的创建工作。同时，根据人才培养与教学组织工作需要，先后主持、指导和参与编写了藏医专业本科培养方案、教学计划、教学大纲等教学管理制度文件和《藏医学史》等历史上第一批藏医本科教育系列教材。后续，根据藏医药专业本科、研究生教育和医疗、科研发展需求，编著的《四部医典大详解》对藏医药高等教育内涵发展起到了里程碑式的推动作用，该著作先后荣获国家科技进步二等奖、西藏自治区科技进步一等奖、西藏自治区“十五”期间科学技术突出贡献奖、第十三届中国图书奖等殊荣。

在传统藏药研制方面，针对藏药传统炮制工艺间断 20 余年，高深技艺和实用人才严重断层的问题，措如·才郎大师凭借个人水平和经验，首次成功恢复了藏药最权威炮制工艺即“水银洗炼炮制法”，在其指导和推动下，全国各地藏药厂先后成功研制失传多年的大宝常觉、然纳钦波、然纳桑培等名贵藏成药，再次延续了藏医药利惠众生的伟大事业。同时，根据藏医药现代发展需求，主持改良“珍珠七十”“常觉”等名贵藏成药，参与研制“红景天新制剂”等治疗高山缺氧的新藏药。其中，“珍珠七十”荣获全国“星火计划”成果使用交流展览会金奖、中国中医药文化博览会“神农杯”金奖、全国医药卫生科技成果展览会优秀奖；“常觉”荣获中国中医药文化博览会铜奖、全国医药卫生科技成果展览会优秀奖；“芒觉”荣获全国医药卫生科技成果展览会优秀奖；“红景天新制剂”研究思路与措施全面开启了藏药现代化发展的新征程。

在西藏自治区和国家相关部委领导的指示下，为促进藏医药医疗服务水平和作用的提升，措如·才郎大师先后提出并参与到我国西藏及周边四省区各级藏医医院建设工作，组织推进成都、深圳等祖国内地的藏医特色诊所服务项目建设工作。同时，为弘扬藏医药文化，不辞艰辛，先后赴苏联、英国、美国、日本、瑞士、匈牙利、智利、阿根廷、印度、尼泊尔、不丹等国家和中国台湾、中国香港等地区讲学授课，医治病患，为藏医药走出国门，走向世界奠定了坚实基础。

精通高深之理论称为智者大师，
练达超群之实践当属贤者楷模。
平生夙愿将德才奉于利众伟业，
功勋卓著以名望堪称民族医圣。
——拉巴平措

这是西藏自治区政府原副主席、中国藏学研究中心原总干事拉巴平措同志给藏医药大师措如·才郎的题词。题词高度概括了大师渊博的学识、高尚的医德、精湛的医术、卓著的贡献，可谓大师传奇一生的真实写照。措如·才郎大师怀揣一颗赤诚之心，几十年如一日，以治病救人为天职，以传承文明为己任，以推动藏医药教育事业为目标，身体力行、勤勉为公，遂成一代大师。

跬步千里 求学精进

横断山脉千年冰山脚下，金沙江河汹涌波涛之畔，有一个小山村叫措如村，属西藏昌都江达县。千百年来，生活在这里的藏族同胞，主要从事农牧业生产，过着与世隔绝、封闭落后的艰辛生活。1928年的某天，在远离村庄的草场上，一顶普通的黑帐篷里，出生了一个孩子，他的名字叫措如·才郎。

小时候，措如·才郎天资聪慧，博闻强记，展现出强烈的学习愿望。他不愿囿于小天地，希望有一天可以走出大山看一看外面广袤纷繁的世界。但在旧西藏，广大农奴命贱如草芥，被称为“会说话的牲口”，深受“三大领主”的剥削压榨之害，没有基本的人权保障，也没有受教育的权利，唯一可以识字的地方便是寺庙。

在措如村附近，有一座远近闻名的寺庙叫措如寺。7岁那年，父母便把措如·才郎送进了这座寺庙，开始清苦的学习生活。年幼的措如·才郎十分珍惜这次难得的学习机会，从进入寺庙的第一天起，便刻苦学习藏语文、佛经以及简单的藏医药知识等。同时，他还要从事繁重的体力劳动，过着苦行僧式的生活。

由于天资聪慧，勤奋好学，没过几年，措如·才郎便脱颖而出。13岁那年，寺庙举行考试，措如·才郎虽然年龄不大，但在四十多名僧侣考生中名列前茅。他的优异表现，不仅得到了寺庙高僧大德的肯定，而且还引起了一位喇嘛老藏医的关注。老藏医决心收下这位极具天赋的少年，把自己毕生的藏医药知识和经验传授给他。

藏医药历史悠久，是中华民族传统医学宝库中的一颗璀璨明珠。据传，早在远古时期，生活在雪域高原山的藏族同胞在同大自然的斗争过程中，逐步认识到一些动植物的药用功能，便有了“有毒就有药”的说法。据史料记载，青藏高原上的原始医学叫“苯医”，主要有放血疗法、火疗法、按摩疗法、青稞酒糟治疗法等。公元4世纪，天竺医学家碧琪嘎齐等人入藏，首次将古印度医学中的“脉经”“药理经”“治伤经”等五部医典传入西藏。公元6~7世纪，随着交流的扩大，西藏从祖国内地引入中医、历算等文化。据传，文成公主进藏时，带来了可以治疗400多种疾病的医方、5种诊断方法、6种医疗器械、4部医学著作；公元8世纪，金城公主入藏时，又带来不少医药人员、医学著作等，这些都对藏医药的发展产生了积极的推动作用。

历经千百年的发展，在赞普赤松德赞时期，藏医药有了较大发展，涌现出了九大著名医学家，其中老宇妥·云丹贡布最为著名。据史资记载，老宇妥·云丹贡布在全面掌握本土医学的前提下，先后到祖国内地以及印度、尼泊尔等邻近国家学习先进医药理论和技能，并结合西藏实际，总结形成了藏医药论著体系即《四部医典母本》，成为藏医药发展历史上第一位承前启后的集大成者。

12世纪初叶，作为老宇妥·云丹贡布第十三代传人的新宇妥·云丹贡布在全面继承老一辈医者智慧和成就的基础上，遍访周边国家和地区学习医理，通过精心研究，取精去糟，终于整理出现行藏医典籍——《四部医典》，从而确定了藏医药学作为医学科学在西藏“十明文化”中的特殊地位，也为藏药学实践“利惠天下沧桑”的伟大目标，开启了新的里程碑。

西藏和平解放前，西藏各族群众处于水深火热当中，基本生活无从保障，平均年龄仅35岁左右，很多平民百姓因疾病过早丢掉了宝贵性命。措如·才郎大师有悲天悯人之心，把各族同胞的疾痛看在眼里、疼在心里。他暗自发下宏愿，要以医治患者为己任，以弘扬藏医药为目标，立志成为宇妥·云丹贡布那样的医学大家。在众多圣贤名师的谆谆教诲下，措如·才郎刻苦学习、认真钻研，打下了坚实的藏医药理论根基。学成出师后，为实现自己远大的理想抱负，他开始遍访名山古寺，四处拜师学医，先后到四川甘孜，西藏林芝、拉萨、山南、日喀则、那曲以及临近的锡金、尼泊尔等地游学，拜师学艺，积累知识。

位于四川甘孜州白玉县的嘎陀寺，是藏传佛教宁玛派一座颇具影响力的寺庙。当时，嘎陀寺有僧众一千多人，在这里僧人除了学习佛教知识外，还可以系统学习《四部医典》及相关的藏医药知识，并有机会从事临床医疗、藏药研制等工作。来到这座寺庙后，措如·才郎系统学习了藏医药、天文历算、因明学等方面的知识，特别是在藏医药知识方面也有了很大提升。在此期间，他还师从老藏医达琼·次仁曲培，诊疗疾病，研制藏药，特别参见学习了“水银洗炼坐台法”的全流程制作，为后来自主研制开发精贵藏药积累了丰富经验。

经过多年的努力，28岁那年，措如·才郎考取了寺院堪布（藏传佛教寺院主持受戒者称号，兼有寺院管理和讲经职责）。1956年，四川甘孜地区实行民主改革，他回到了家乡西藏昌都江达县，并出任本地措如寺堪布。

在旧西藏，除专属于噶厦政府的门孜康外，在偏远的农牧区，既没有医院，也没有培养医疗人才的专门机构，只有寺庙的少数僧人通过口传身授的方式传授藏医药知识和临床技能，藏族同胞如果生病，也只能求助于寺庙里的喇嘛。措如·才郎回到家乡后，问诊桑梓、治病救人，同时还兴办小规模的培训班，拉开了为之奉献终身的藏医药人才培养工作的序幕。

筚路蓝缕　杏林春暖

西藏和平解放前，卫生事业几乎是一片空白，传统的藏医药行业由于受到“三大领主”的严密控制，很难在各族群众防病治病方面发挥作用。西藏和平解放初期，各项事业百废待兴，当时，地处偏远的林芝地区波密县，医疗卫生条件非常差，当地患者如果患重病需要诊治，必须跑到几百千米之外的拉萨或昌都，山险路远，极不方便。为解决这一问题，当时在林芝波密地区接受劳改的措如·才郎与其他几位医生，在当地领导的支持下，主动接受这项造福百姓、功德无量的重大任务，着手创办波密劳改队藏医院。

建院初期，刚刚挂牌的波密劳改队藏医院确实“徒有其名”，设施仅有几间破败的小木屋和自制桌椅，就连最基本的常用藏药品都无从落实。面对困境，措如·才郎并没有退缩，作为秉承“天人合一”的藏医理念并坚持付诸实践的藏医人，他把目光投向了浩瀚而博大的森林深处。

据著名藏药学家帝玛·丹增彭措所著《晶珠本草》记载，藏药材有2000多种，包括植物类、动物类和矿物类，其中，植物类藏药占绝大多数。西藏波密一带，地处我国第三大林区，盛产贝母、天麻、红景天、党参、雪莲花、灵芝等名贵药材，林下草茎药材尤其丰富，是一座天然的药材宝库。

为了彻底解决医院药品短缺的问题，措如·才郎决定自己采挖、制作藏药。但是，在这里采挖药材非常危险，绝不是一件容易的事。夏季，经常一连数十天阴雨绵绵，山中时有猛兽出没；冬季，风雪肆虐，有时甚至会遇到雪崩；根据生长条件，有些药材长在悬崖峭壁，雪山之巅，有些掩身于密林深处，有些裸露在河道险滩。措如·才郎带领大家爬雪岭、攀绝壁、进深山、钻密林，风餐露宿，不畏艰险，把采集到的绿绒蒿、乌奴龙胆、山龙藤、云雾草、雪化石、马兰花、藏腰子、雪莲花、猪头石等及时运回医院，经过缜密的炮制处理，制成饮片，以备配药所需。与此同时，他还手把手向年轻人传授药材性能知识和采挖药材、研制藏药的技能经验。

藏药材的祛毒、分拣、火炼等炮制工艺极其复杂，还要根据患者的身体和病情制作成汤剂、散剂、丸状、膏剂等十余种剂型才能服用。心中装着患者的疾苦，为了配制最好的药品，措如·才郎从不把困难作为艰难创业的借口。例如，为了做好的药制取“丹粉”原料，措如·才郎经常带着年轻同事到大山顶部砍伐生丹树，再用大锅昼夜煎熬汁液。这是一项既费力又危险的工作，没有在这里生活过的人，很难想象在陡峭的山巅砍伐大树，又全凭人力将这棵大树运到山脚，还有后续分割炼药的那份艰难和不易。

根据藏医“三因”调理的治疗原则，藏药多采用配方药品，很少使用单一药材，很多复方配药都在25味以上，有的甚至高达80多味。为确保药材资源充足，藏药材使用中除本名正药外，还根据药材种类、长势和入替代品等情况有优、次之分，药典中正品用“确”标注，次品或替代品用“曼巴”标注。

三因学即隆、赤巴、培根理论，是藏医基本理论，贯通了藏医对人体、疾病、诊断和治疗全部理论体系。藏药针对人体养护和疾病治疗这两大目标，按照性、味、效基础理论确定了其性质与功能，并按此原理配制复方。根据藏医典籍——《四部医典》记载：藏药材有八性、两功、六味、十七效之说。八性是指重、润、凉、钝、轻、糙、热、锐；两功是指寒和热；六味是指甘、酸、咸、苦、辛、涩；十七效是指柔、重、温、润、稳、寒、钝、凉、软、稀、干、青、热、轻、锐、糙、浮。藏医诊断中将人体“隆”“赤巴”“培根”三因的升、降、紊乱三症归结为“寒症”和“热证”两大类型。如“隆”升症中有种疾病的性质为“浮”，其表现是神情恍惚、心神不定，藏医便采用具有“重”和“润”之效能的药物和配方去诊治。

与中医等其他传统医药学相似，藏医也非常重视藏药的炮制和配方工艺。通过合理炮制，不仅能够消除或降低药材本身对人体的毒性，而且还可以提高和改变药物的性能，以达到预期的效果。炮制方法主要有三种：一是火制法，包括煅、烫、炒、炙、熬五种方法。其中煅是指如将金银铜等打成薄片，涂硫黄等药浆，放入泥罐中煅烧；烫是指如将某些动物的角研成细条，埋在沙中加热；炒是指如将“普多”（土碱）、“教拉”（朱砂）、“察拉”（硼砂）等直接放入铁锅中拌炒；炙是指如将药材放入铁锅炒后，倒入藏酒闷泡；熬是指如将“打夏”（细叶荆豆）、“兴亚儿”（甘草）等植物药材切碎，放入锅中煎熬，三取汁液后，去渣复熬，熬至有黏性为止。二是水制法，包括洗、淘、泡三种方法。其中洗是指将药材的杂质、泥土等洗净；淘是指将某种药材反复淘洗，倒去上面的浮水，取出下面的沉淀药材备用；泡是指将铁条等浸泡在一种叫“诃子”的藏药溶液当中，待其溶化后，再暴晒，然后捣碎过筛后备用。三是水火合制法，包括淬、煮、蒸三种方法。其中淬是指将某种金属药材在高温中烧热，然后立即放入冷水中淬火；煮是指如将珍珠、红珊瑚等加水煮后，漂洗再用；蒸是指如将山羊肝等加入某些藏药蒸熟后，晒干备用。

短短几年中，在措如·才郎和同事们的共同努力下，波密藏医院基础设施得到了极大改善，藏药品种日益丰富，医院各个方面都取得了突破性进展，每年都有数以万计的患者前来就诊。

在此期间，为了制作医治疑难杂症的名贵藏药，措如·才郎顶住压力，克服困难，在极其简陋的环境条件下，组织相关专业医师，试验恢复了失传已久的藏药“八金”“八物”和“水银洗炼佐台法”炮制工艺，相关成果得到了业内专家的充分肯定。众所周知，藏药“水银洗炼佐台法”是传统藏药炮制的关键性技术，炮制周期长、要求高、程序复杂，极具危险性。按照医典记载，液态水银需要几十名医师经过近50天的洗和炼，才能成功炼制出“佐台粉”。通过此法制作出来的“佐台粉”，既是诸名贵藏药之王，是提升其他配方功效的增长剂，也是医治一切病症的“万能药”。可以说，如果没有水银洗炼炮制的“佐台粉”，众多名贵藏药的制作便无从谈起。

喜讯传来，萎靡20余年的藏医药界为之振奋。随后，四川、青海、甘肃等地的藏医药机构纷纷邀请措如·才郎前去指导传授该炮制工艺，有效推进了全藏区藏药研制和服务医疗的成效，为藏药事业的发展做出了重大贡献。为全面传承和普及这一重要炮制技艺，措如·才郎在总结前人经验的基础上，整理编写并出版了《藏药水银洗练佐台法精要》一书。同时，随着临床炮制工艺的推广，西藏自治区藏医院很快制作生产出一大批名贵藏药，“珍珠七十”“常觉”等藏药也重新得以面世，造福了广大患者，创造了巨大的社会效益。

传道授业　硕果累累

20世纪80年代初，措如·才郎大师根据组织安排调到拉萨工作，先后担任西藏藏医学院副院长、院长等职务。在主持繁重的行政工作之余，他始终坚持临床接诊，凡有病患来求救，不分官民、商庶、贫富、民族、地域，一视同仁，有求必应，而且最大限度实施免费诊疗，用一颗普度众生的慈悲心，悬壶济世，诠释了其利他利众的人生信条。同时，大师积极投身藏医药的现代教学、科研和生产工作，无私传授“医者仁术”，为新中国藏医药事业的繁荣发展殚精竭虑，鞠躬尽瘁。

众所周知，措如·才郎大师是新中国、新西藏藏医药高等教育的开拓者、建设者和见证者。从1983年西藏自治区藏医学校的建立，到1985年西藏大学藏医系的设置，再到1989年西藏藏医学院的正式成立，措如·才郎始终心系教育事业，积极投身推进发展。在藏医药人才培养方面，他非常重视医风医德教育，把培养医风医德作为培养医生的首要条件，要求医生必须具备利他、仁爱、慈悲和怜悯之心；在培养模式上，他主张学生既要注重医学知识的学习和掌握，也要“能识药、能配药、能用药”，同时根据西藏基层医疗实际情况倡导和推进了全科藏医医生培养工作；在授课内容上，他主张坚持系统的藏医专业理论教育，同时合理安排公共课、现代医药学课的比例，引导学生全面发展。此外，他还亲自主持开展藏医药全国统编本科规划教材的编撰工作，出版发行的系列藏医药本科规划教材和教辅材料，填补了国内空白。

20世纪80年代，我国藏医药事业取得了长足发展，但也遇到了不少问题，其中有两项重大问题成为制约藏医药传承和发展的关键。一是声明学继承和研究滞后，严重影响了以梵文、古藏文体记载的古籍文献中藏医药，特别是藏药古方的研究和开发；二是藏医典籍——《四部医典》研究注疏工作遇到了瓶颈，严重影响了藏医药学的全面准确传承和藏医药现代教育、医疗、生产和科研事业的发展。面对问题困难，措如·才郎大师主动请缨，充分利用自身扎实的声明学、医明学知识，勇挑重担，克服困难，圆满攻克解决了这两项重大难题，为藏医药事业的全面发展打下了坚实的基础。

声明学是藏民族优秀传统文化“五大明”中的一门基础学科之一，其行文晦涩、语意深奥、内涵丰富，是学习、掌握和解决梵文、古藏文等古系语言文学的应用型学科，也是翻译、阐释古藏文医学典籍必须掌握的一门基础知识。西藏和平解放前，由于历史条件所限，声明学多是师徒口头传授，文字记载非常少，加之后来能够读懂古藏文的学者寥寥无几，其保护和传承情况堪忧，对藏医药事业的发展也产生了不利影响。1987年，在十世班禅大师的鼓励和支持下，具有扎实的声明学基础知识的措如·才郎大师，开启了声明学三大典籍的重温、整理、研究和注释工作。经过五年多的不懈努力，他圆满完成十世班禅大师的殷切嘱托，撰写了50万字的《央金占多声明学论著注疏》和300万字的《赞扎巴声明学论著注疏》，在一定范围和程度上解决了困扰当时藏医药界文献研究工作的难题，同时也得到了整个藏学界同仁的认可和赞扬。

《四部医典》成书于公元8世纪，为宇妥·云丹贡布所著，是藏医药学的经典著作。该书由概论医部、叙论医部、临床医部和后续医部四部分组成，包括人体生理、病理、诊断、治疗学等诸多内容，和基于1616种疾病的饮食、行为、药物和外治疗法等方法措施，是藏医药学最系统、最完整、最根本的经典理论专著，被誉为藏医药学的“百科全书”。由于该书采用九字韵文著成，内含大量的古藏文专业词汇，所以，很多概念、内容玄妙精深，晦涩难懂。因此编著一本既不失原著正义，又符合现代藏语言习惯和规律的《四部医典大详解》，成为众多藏医药学习研究者的热切期盼。措如·才郎在自身常年积累的丰厚的藏医药专业知识基础上，把这项工作作为日常生活的一部分，几十年如一日，随身携带《四部医典》，利用“边角料”时间进行破译、注释、校对工作。在西藏藏医学院工作期间，又抽出专门时间开展学术攻坚，付出大量汗水和心血。经过长期努力，终于在2000年编写完成了292多万字的《四部医典大详解》(共六册)，并修订付梓，深受广大读者的赞誉。

在长期的教学研究、临床诊疗和实地考证过程中，措如·才郎大师还非常关注藏医药典籍中藏药配方的挖掘整理、研究开发和临床应用工作。据不完全统计，藏医药各类典籍中记录了大约2万个藏药配方，但应用却不到百分之二。由于特殊的历史文化原因，很多藏药配方散居于浩如烟海的宗教经文卷帙中，翻阅查看这些内容，不仅要有深厚的藏语文功底，还要有藏医药学和佛学造诣，同时也是一项花费时间和精力的巨大工程。

与中医略有不同，中药可以煎服，藏药主要是制成粉剂、丸剂和膏剂等剂型服用。为了做好藏医药方的研究、整理工作，大师在自己家里建了一个小型研究室，利用宝贵的业余时间，一边搜集各种药材进行鉴别，一边翻阅大量的各类藏文典籍，配制药方，春夏秋冬，寒来暑往，从未间断这一枯燥而反复的工作。经过十几年的努力，他终于搜集整理完成了250多种治疗疑难杂症的藏药方，并在此基础上研制出治疗肠胃疾病的“六味严和丹”“十三味红景天合剂”“青蒿子膏如意丹”以及治疗心血管疾病的“昌松阿加”，治疗肝病的“委白曲六”，治疗胆囊炎的“加帝二十三”等特效方，经临床广泛使用，取得了十分显著的疗效。

以上仅是措如·才郎大师生平诸多成绩中关于藏医药教育、医疗、生产和研究方面的一些点滴事迹，要想全面叙述，绝非几十页笔记所能涵盖。好在大师美誉已传遍全世界，我相信如果大家关注，一定可以通过各类媒体途径更进一步了解措如·才郎大师悬壶济世、桃李满园、弘扬佛学、利惠众生的伟大人生。

（大师亲传弟子米玛教授整理）

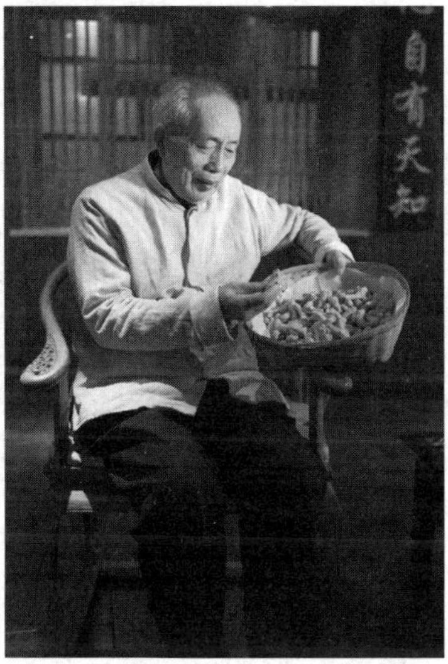

大国工匠蔡圣昌
匠心筑梦 70 年

东济堂主管药师
蔡圣昌

蔡圣昌，1934年出生，主管药师，从事中药工作70年。1934年生，中共党员，1948年学徒3年。1952年，蔡老和河南省原省长吴芝圃之父吴老、新四军四师军长彭雪枫之父彭老，三人在开封东大街，成立了河南省首个公立中医诊所，当时，被吴老亲笔提名为“河南省省直机关军政诊疗所”。同年11月，改为“河南省省直机关第四门诊部”，1953年10月，正式改为“河南省中医院”。蔡老作为河南省中医院元老五名创始人之一，先后建立了中药房，而后扩大至各科室，并亲自主持创立了切药炮制室、丸散室、炼丹室等。1973年，为响应周恩来总理医学院校支援西藏的号召，参加全国八省一市医疗队奔赴西藏开展医疗援助和培养中医人才，1975年返回河南。同年代表省卫生厅药政处在广西南宁审核全国药房条例；1984年曾作为中药品小组成员，参加全省组织的中医院检查；1985年，参加全国中医学院和附属医院一级中药大检查；1994年退休，致力于收徒、传承，决心将中国各种传统制剂丸、散、膏、丹的制作工艺进行传播、发扬。

公元2018年10月31日，农历九月廿三上午10点，古色古香的东济堂正在举办一场隆重的传统拜师礼。六名中药传承人正式拜老药师蔡圣昌老先生为师。蔡老对六位后辈给予殷切厚望，告诉他们老祖宗留给我们的财富很珍贵，希望他们能把传统中药技艺传承和发扬光大。

蔡圣昌老先生，中共党员，主管药师，从事中药工作整整70年，是中国已为数不多的能够鉴定中药真伪及传统中药炮制技术的国宝级老药师，并掌握大量国家保密级配方及炮制工艺，如濒临失传的中九丸、三打灵药、五虎丹等中药制剂，以及炼金丹、炼银翠、炼石青等传统中药技艺。目前正在申办非物质文化遗产。

蔡老大半生，从药铺小学徒成长为国宝级药师，绝非“幸运”两个字那么简单。他跨越新旧两个时代，参与创办了河南省中医院、河南省中医药大学，支援过西藏，亲历并见证了河南中医医疗事业、教育事业从无到有，从衰到强几十年。人到晚年，作为河南省中医院的五大创院元老之一，他没有躺在功劳簿上享受，而是利用自己的影响力，为了中医药的技艺传承，不辞劳苦，不遗余力，奔走四方，呼吁抢救、挖掘、传承中药传统外科制剂，这份责任与担当实属不易。

学药之路

蔡老出身于开封杞县一个民间中医世家，其父为当地名医，颇有声望，行医多年，深受百姓爱戴。蔡老受家庭熏陶，耳濡目染，14岁正式踏入中医的大门。1948年，他到杞县瓦岗镇一家药铺，拜当地一位名中医为师，从药铺学徒做起，开始学习中医，一干就是3年。

旧社会的学徒工，不仅没有一分钱工资，还要定期给师父交学费，每天就像贴身保姆一样，负责师父的饮食起居和日常工作。忙的时候，给师父打打下手，想多学点就得“偷师”，学习全凭个人体悟，师父绝不会从旁点拨指导。三年艰苦的学徒生涯，蔡老跟着师父，在问诊中偷偷学会了中医一些比较粗浅的知识，包括基本的医理、药理，众多中草药，还有一些简单的中药加工和炮制技术等等。中医自古以来医药不分家，那时候，这些都是一个合格中医必备的生存技能。最重要的是，每天琐碎、繁杂的工作磨炼了蔡老的意志，培养和造就了他日后吃苦耐劳、任劳任怨的坚毅性格，以及豁达开朗的胸襟。

成才之路

1952年，风华正茂的蔡老正值18岁，机缘巧合，波澜壮阔的时代将他推上了更广阔的舞台。

蔡老的老姥爷吴钦堂，是位乐善好施、低调谦逊的老中医，在当地颇受百姓敬重和爱戴，他所制的木香调经丸为妇科奇药，多次在北京全国医药成果展览会上展出。新中国成立以后，大家才知道这个平日里喜欢济困扶贫、亲切和蔼的吴先生，原来是河南省第一任省长吴芝圃的父亲！因为找吴老看病的百姓非常多，吴老就想成立一个小诊所，为更多的老百姓看病。

1952年，河南省原省长吴芝圃之父吴老、新四军四师军长彭雪枫之父彭老，带领 18 岁的蔡老，三人在开封东大街，成立了河南省首家公立中医诊所。当时，吴老亲笔提名为“河南省省直机关军政诊疗所”，开业时，诊所只有 7 个人。同年 11 月，诊所改名为“河南省省直机关第四门诊部”。因为医生医术高明，门诊量越来越大，在省会开封声名鹊起。次年 10 月，门诊部领导遍访中原名医，请来了更多名老中医，医院由最初的 7 个人壮大到了 40 个人，并正式更名为“河南省中医院”。

因为当时医药不分家，很多老中医既要自己开方子，又要自己炮制药材，甚至还要亲自制作膏方制剂，工作效率很低，很耗费医生精力。为了让医生更专心为患者看病，于是加工炮制中草药、中药制剂和中草药采购工作就顺其自然交到了年富力强的蔡老身上。蔡老为人温和宽厚，谦虚好学，又吃苦耐劳，任劳任怨，而且在业务上十分钻研，悟性很高，老中医们都很喜欢他，也愿意把浑身的本领教给他。这其中就包括河南省中医院第一任院长白世荣先生。因为当时刚解放，河南的中药质量不够稳定，白世荣院长就常常带着蔡老去药材质量较好的天津进药，在采购药材那几年里，蔡老鉴定中药真伪的能力突飞猛进。

别以为进药是个风光的活儿，其实这里学问可大了。有一次，蔡老独自去进药，他跟药店老板说：“给我来点穿山甲。”老板进一步反问：“请问你要铁甲还是铜甲啊？”这一问可把蔡老问住了。后来蔡老经过询问才知道，原来铁甲是青色的国产穿山甲，铜甲是红色的进口穿山甲。穿山甲外形颜色不同，药效也有差别，铁甲的药效要明显好于铜甲，回去之后，蔡老在业务上更加刻苦钻研。

鉴定中药材不仅要认识很多药材，对它们的产地、药性、规格等等都要一目了然，而且还要有一定的鉴别经验，否则就很容易被药商以次充好，给医院带来经济损失。比如天然牛黄的鉴定，蔡老讲了两种快速鉴定真假的简单方法，一种是“挂甲法”，将牛黄粉末少许，用水润湿后涂于指甲上，正品会使指甲呈黄色，并经久不褪，伪品则不能。还有一种是品尝法，天然牛黄气清香，味先微苦而后甜，入口清香清凉，嚼之不沾牙，可缓慢融化，并将舌和唾液染成黄色。对于中药鉴定，蔡老无不感慨地说，“读万卷书不如行万里路，学好基础知识之余，不妨多出去实地考察，才能更好地掌握药材的产地、药性、真假，这些才是书本之外的真功夫！”

中医院成立之后，蔡老担负起了中医院的药品采购和制剂工作，他建立了河南省中医院的第一间中药制剂室，主要制作丸、散、膏、丹、露、酒这些传统中药制剂。遇到不会或者不明白的问题，他就十分诚恳谦虚地向各位名老中医讨教。没过几年，蔡老就吸纳、杂糅各家之精华，学得一身看家本领，红升药和白降药的技术要领，他全都了然于胸。他说最难做的是炼丹，古法炼丹工序烦琐，耗时耗力，但经过自己刻苦钻研和反复实验，他的炼丹方法更加简便易行，省时省力。一口铁埚、一个碗、一盆沙、几块砖足以，炼出来的丹，其功效一点不比古法丹药差。

这些药品大多用于治疗皮肤科、骨伤科、外科的疾病，虽然药品本身具有一定毒性，但在治疗某些特定疾病方面，具有化腐生肌等奇效，所以很多古方延续至今，深受老百姓认可和喜爱。比如号称“仙丹”的中九丸，就是蔡老最引以为豪的看家本领之一。

中九丸是著名《张氏外科十三方》的第一方，纯以金石药物为主，再辅以名贵中药炼制而成。性热而猛，窜经走络，钻筋透骨，具有杀菌消毒，化腐生肌，逐毒下行之功效，对于一切阴性的疽痈疮毒、脉管炎、骨髓炎、骨结核、风湿类风湿性关节炎、鹅掌风、臁疮、梅毒及各种恶性肿瘤等疑难杂症均有奇效，是中国中医宝库中的一朵奇葩。国内盛传的《张氏外科十三方》载有中医外科十三种方药的制法、用法和主治，但此方长期散落在民间，被民间医生视为枕中鸿宝而秘不外传。

蔡老就是为数不多掌握此秘籍的老药师之一。他认为这个药虽然使用了剧毒的砒霜和汞，但是两种剧毒物质在制作过程中毒性相互抵消，制成之后其毒性已经微乎其微了，患者吃下之后，只要对症，一定是效如桴鼓。他就曾经亲眼看见了中九丸治好了一名多年骨结核的患者。蔡老不仅亲手制作这些濒临失传的丹药，还几次以身试药，挽救了自己和家人的生命和健康，这让他更加笃信中药能治病。

后来蔡老参加了河南省中医药大学的筹建工作。1973 年蔡老响应周总理号召，深入西藏山南地区为藏族同胞培养中医药人才。1975年回到内地后，他继续从事临床一线的中药制剂工作，并多次代表河南参加全省乃至全国的中医药大检查活动。1994年，蔡老光荣退休。

传承之路

退休之后蔡老依旧闲不下来，他走上了一条更加艰辛的中医传承之路。前些年，听说很多非常有效的中医外科疮疡药都一一被禁，看到曾经门庭若市的某骨伤科诊所因为不让使用传统疮疡药而破产，看到很多有奇效的外科中药只能在极小范围内使用，不能造福更多百姓，身为医者，他无比心痛。他说："我自己炼了一辈子丹药，从没有中过一次毒，为什么国家就不让用呢？"他有些想不通……退休后，他被某大型知名中医馆返聘回来做中药制剂师，然而，在看到了很多不如意的行业现状后，他更加痛心，为中药事业的发展前景深感忧虑，不久他便辞职了。

2014年冬天，赋闲在家的蔡老家里来了一名客人，客人一进门就给蔡老磕头，执意要拜蔡老为师，她就是东济堂的创始人李嘉慧。感念李堂主对中医的一片赤诚之心，蔡老决定到东济堂看一看。其实，他心里也不免怀疑，大医馆都做不到的"货真价实、童叟无欺"，在商业利益面前，小医馆能做到吗？

蔡老到当时只有300多平方米的东济堂考察，发现这个医馆虽然需要改善的地方还很多，但是潜力还是非常大的。特别是堂主李嘉慧"挖掘、抢救、传承"的初衷深深感动着蔡老。他决定帮助东济堂，也算圆了自己的一个梦——他希望中医药事业后继有人，能在有生之年能将中药技艺传承下去。他不断叮嘱自己的女弟子李嘉慧："嘉慧啊，我已经80岁了，希望中药事业后继有人啊……"李堂主每每听到这话都心含愧疚，只能含泪默默点头。

蔡老来到东济堂之后，首先整理了药局，他把药柜做了重新规整，对药商送来药进行严格的质量把控。以前药商送药，东济堂因为没有懂行的人只能照单全收。可是自从蔡老来了以后，药商再也不敢以次充好。每次进药前，老人家就会把要进中药的产地、形态、规格写得一清二楚，然后要求药商去市场上寻找上等的中药材：比如川贝一定要“怀中抱月”形状的川贝母，白术一定要用药效最好的“浙白术”，桂枝一定要送越细越好的桂枝尖等等，这样才能最大程度上保证药效。来药了，老爷子就带领年轻药师们一包包验药，并悉心传授他们鉴定药材真假的技术。药商必须按照要求送药，一旦不合格就打回去重新再送，有一次药商竟被打回去三次，从此再也不敢马虎敷衍。所以，至今东济堂的药材质量都比市场上更胜一筹。

其次，李堂主为蔡老成立了专门的制剂室，蔡老在那里亲自传授了蜜丸、水丸的制作工艺。现在东济堂很多膏方、丸剂、散剂都是在老先生的技术指导下研发的。很多顾客都非常喜欢老先生亲自指导做出的山楂丸，有位上年纪的老顾客情不自禁地说：“尝出了小时候的味道，非常难得！”

如今，四年过去了，东济堂已经从最初的300平方米发展到现在的3000多平方米，不仅有医疗模块，还有销售、教育两大模块，蔡老的中医传承之梦在东济堂正慢慢变为现实。84岁的蔡老如今成了东济堂的“镇馆之宝”，然而他依旧奋战在临床一线：每天上午，他都坐在安暖的药局为患者认真签方，保大家健康平安。2018年10月，马来西亚王后参观东济堂，进馆第一件事就是主动跟国宝级老药师蔡圣昌老先生合影留念。

弘扬之路

为了完成老师的心愿，四年多的时间里，东济堂堂主李嘉慧一直在默默地为老师寻觅合适的徒弟。直至2018年10月31日，她终于可以给师父一个完美的交代。这天，六位关门弟子正式拜蔡老为师，蔡老脸上露出了欣慰的笑容，他格外开心，李堂主也在下面喜极而泣，这个梦总算圆满了……

对于六名爱徒的培养，蔡老早已有了自己的打算。做中药采购、煎药、销售工作的徒弟们，都要先从认识几百种常见中药开始，然后学习鉴定真假，再学制剂。医师出身的徒弟们想学啥就教啥，知无不言，言无不尽。未来，蔡老还想将中九丸、三打灵药、五虎丹、三仙丹等等濒临失传的传统制剂一步步传承给徒弟们。

我问蔡老："您做了一辈子中药，最大的感悟是什么？"蔡老说："毛主席说过，中国医药学是一个伟大的宝库，应当努力挖掘加以提高。我这辈子啊，只信中医！因为中医给了我很多次生命，我愿意和大家一起分享中医的好处。老祖宗留给我们这么好的东西，如果毁在我们这代人手里，可惜了！"老先生一辈子饱受病痛折磨，包括肺结核、慢性结肠炎、前列腺炎、高血压、重症肌无力、心脏病等，全都是靠吃中药挺过来的。正是因为他深知中医的好，所以愿意不遗余力地为中医药事业的传承和发扬光大奔走呼告。

与草药相伴 70 年，坚守临床一线 70 年，守望中药技艺 70 年，84 岁的蔡圣昌老先生为中医药事业的发展奉献一生。他用踏实平凡、低调勤勉、执着专注、敬业守信、精益求精的精诚之心再次诠释了"大国工匠"精神，也激励着无数岐黄后辈勇往直前。我想，一个人一辈子只做一件事，面对高薪诱惑却甘守清贫，面对功名利禄却不骄不躁，不矜不伐，在浮躁的当下是多么难能可贵啊！如果没有对中医发自内心的热爱和敬仰，没有怀着一颗大悲恻隐之心，没有历史使命感，是不可能付诸实现的。

"问渠哪有清如许，为有源头活水来。"我们的中医药事业之所以能历经千年仍生机勃勃，正是有像蔡圣昌先生这样的源头活水，对千千万万扎根杏林的参天大树小心翼翼地庇佑保护，中医药的星星薪火才得以一代代传承和发扬，这不正是我们中医最硬的"脊梁"吗？

（弟子东济堂堂主李嘉慧整理）

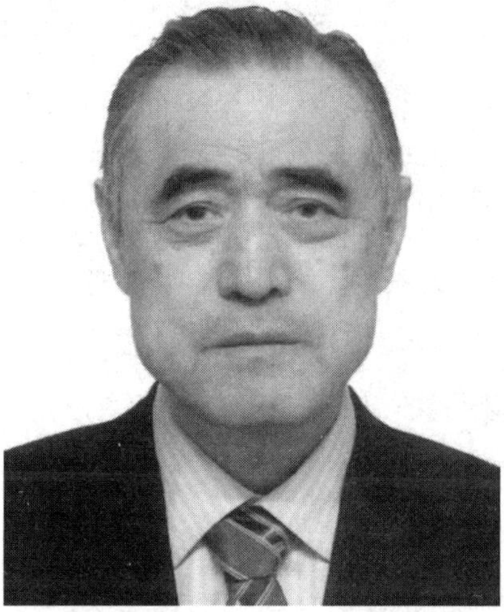

扶正抗癌　中西合璧

中国中医科学院广安门医院

主任医师

朴炳奎

医家简介

朴炳奎，男，1937年出生，朝鲜族，吉林省梅河口市人，中共党员，大学本科学历，全国名中医，中国中医科学院首席研究员，主任医师，博士生导师。1959年毕业于大连医学院临床医学专业，现任全国中医肿瘤医疗中心主任，世界中医药学会联合会肿瘤专业委员会会长，第五、六批全国老中医药专家学术经验继承工作指导老师，第一批全国中医药传承博士后合作导师，享受国务院政府特殊津贴专家。2013年被北京市卫生局、中医药管理局授予“首都国医名师”荣誉称号。

朴炳奎于1937年2月14日（农历正月初四）出生于吉林省梅河口山城镇永胜村，会中文、韩语、日语等多国语言。新中国的成立后，朴老曾感慨：“在党和国家的庇护下，终于可以挺直腰板，成为一名真正的中国人了！”而在建国初期，缺医少药，朴老眼见亲邻好友苦于病痛，为了求医经常步行数十里，费事旷业，引为憾事。于是1954年，从辽宁省开原朝鲜中学高中毕业后，为了实现多年的梦想，他毅然报考了大连医学院，从此踏上了从医之路。

响应号召　结缘中医

1954年9月至1959年7月，朴炳奎在大连医学院临床医学系就读，为今后的工作奠定了良好基础。1959年10月，他大学毕业后被分配到中国中医研究院（现更名为“中国中医科学院”）工作。参加工作后，为了积极响应党中央的号召，遵照毛主席的“祖国医学是伟大宝库”及“要走中西医结合道路”等指示，1959年10月至1962年2月，朴炳奎参加卫生部第三届西医离职学习中医班，脱产学习两年中医，比较系统地学习了包括《黄帝内经》《伤寒论》《温病条辨》等中医经典古籍，初步掌握了中医理论和临床实践基础，从此与中医结缘。

从1962年2月开始，朴炳奎在中国中医研究院西苑医院任住院医师，主要从事脑及神经系统疾病的针灸治疗工作。1963年2月中国中医研究院大调整，成立了广安门医院，当时刚筹建病房，只有针灸所2个病区和1个骨伤和眼科合并的病区，他被调入该院针灸所第二研究室，主要从事胃肠道疾病的研究。1963年3月至9月，他在北京铁路医院内科进修半年，重温了西医内科临床，还了解了血液病方面的知识。1971年，广安门医院建立内科病区，他又被调入内科参加筹建内科病区，从事治疗糖尿病为主的内科工作。

在这期间，朴炳奎追随院内的多名老中医研习中医经典名著，开展临床实践，亲身感受到中医药治疗疾患的有效性。有一次他接诊了一位腹痛、发热的患者，西医诊断为急性单纯性阑尾炎，因当时不具备手术的条件，只能行内科保守治疗，经他仔细辨证后，认为属中医“肠痈”，依《金匮要略·疮痈肠痈浸淫病脉证并治第十八》中的相关条文“肠痈者，少腹肿痞，按之即痛如淋，小便自调，时时发热，自汗出……大黄牡丹汤”，投以大黄牡丹汤，调养半月余，痊愈出院。还有家里的一位亲人患有慢性痢疾，先后服用抗生素和黄连素（小檗碱）等药物治疗，但都是停药后复发，患者腹泻并伴有呕吐，非常痛苦。朴炳奎翻阅复习《伤寒论》第382条（“呕吐而利，此名霍乱”）及第386条

（“霍乱，……寒多不用水者，理中丸主之”）等条文后，豁然开朗，该病为本虚标实之证，此前一味使用清热解毒之剂，只是治标，日久反而进一步伤正，应当扶正固本为主。受此启发，嘱患者停用抗生素，改服中成药附子理中丸三月，该病果然治愈。

在针灸科和内科16年的工作经历不但丰富了他的阅历，也进一步坚定了他从事中西医结合事业的决心和底气。

情系肿瘤　投身抗癌

1975年初，广安门医院决定扩大肿瘤科建设，当时在中医内科界已经崭露头角的朴炳奎，向广安门医院的领导提出调到本院的肿瘤科工作。肿瘤和内科毕竟相差甚远。舍去16年的内科经历，在肿瘤科当一个“新兵”，几乎从零开始，对一个医生来说，风险和牺牲都太大了。朴炳奎的朋友和同学都劝他，以你现在的成就，没有必要去一个新的研究领域重新开始。但朴炳奎认为，自己从事了多年的内科临床，接触了很多肿瘤患者，只有加强自己在这方面的知识，才能更好地为患者解除痛苦。

为何要去肿瘤科工作？朴炳奎后来回忆说：“我在内科工作的过程当中，遇上了这么一个患者，他当时有胸水，按照正常的处理程序，我给他抽了胸水，但是抽完一看，胸水是血性的。”这显然是一个超出预料之外的病例。朴炳奎说：“如果按现在的观点，会很快考虑是癌症引起的。这是很普通的病例，但是我当时还认识不到这个是癌症，只是单纯考虑怎么解决胸水的问题。”后来通过肿瘤专家的指点，他才明白，像这样的情况，应该首先考虑是不是属于癌症的问题。“所以我觉得，在平常的治疗过程中，遇上的癌症患者很多，症状的诊断却和内科不同，使得诊断不确切，就会给患者带来痛苦。我觉得在这些方面需要一个肿瘤医生来给予指导和治疗，尤其在中医方面，这是很有必要的。”

因为这个并不严重的误诊，朴炳奎进行了深刻的反思和思考。为了减少患者的痛苦，也为了尽到一个医生的责任，最终，朴炳奎毅然决定去肿瘤科工作。调到肿瘤科后不久，朴炳奎得到了到中国医学科学院肿瘤医院内科进修1年（1977年2月至1978年2月）的机会。在进修期间，他比较系统地掌握了肿瘤学知识。此后他又公派留学去日本进修2年（1979年4月至1981年4月），主要在日本东京国立癌中心学习肺癌的诊断和相关临床知识，包括支气管镜及造影技术等。这些学习经历为此后三十年中西医结合肿瘤历程打下了良好的基础。1984年5月，朴炳奎担任中国中医研究院广安门医院肿瘤科主任；1986年1月至1997年11月，任中国中医研究院广安门医院业务副院长，兼任肿瘤科主任，并先后兼任中国中西医结合学会肿瘤专业委员会主任委员、中国抗癌协会肿瘤传统医学专业委员会主任委员等职。自此，中西医结合肿瘤事业成为他的主业！

扶正培本　勇于实践

朴炳奎至今仍坚持在临床一线，每周2次门诊，擅治肺癌、胃癌、肠癌等恶性肿瘤，强调“扶正培本”在防治恶性肿瘤中的主导地位。

他认为扶正培本的核心内容是“和其不和”，集中体现于中医“和合”思想，符合中华民族传统文化的特征。具体体现在以下几个方面：①认为肿瘤的中医病机根本是“脏腑失和”，治疗目的“求和”，即达到“阴阳平和”或“人瘤共存”的目的。②治疗手段“和而不同”，具体而言：未病先防，扶正养生；将病早治，扶正防转；既病防变，扶正减毒；病后调摄，扶正防复。③组方法度“以和为贵”，如：重后天，和调脾胃；护正气，和法缓治；制小方，和缓为宜。

1995年他参与制定了《原发性支气管肺癌中西医结合诊治方案》，此方案作为中国中西医结合学会的首个肺癌行业标准应用于临床多年，并以此为蓝本，先后制定了《WHO西太区原发性支气管肺癌中医肿瘤循证医学临床指南》《肺癌中医临床路径（国家中医药管理局医政司颁布）》《肺癌中医临床诊疗方案（国家中医药管理局医政司颁布）》《北京市中医诊疗规范（肿瘤部分）》等多项国际、国家及行业标准。他先后自主研制了治疗肺癌的国家Ⅲ类新药“益肺清化膏”“益肺清化颗粒”及院内制剂“肺瘤平膏”等系列制剂，疗效确切，取得了良好的社会与经济效益。1985年至1995年，他主持国家“七五、八五”攻关项目，通过大量的临床研究证实益气养阴、清热解毒之剂（肺瘤平系列）具有抗肿瘤、抗转移作用；该成果分获1990年度中国中医研究院科技成果二等奖、1996年度国家中医药管理局科技进步三等奖。2000年承担首都医学发展基金，中国中医研究院创新工程项目，研究显示益肺清化膏有一定预防肺癌术后复发与转移的趋势。2001年承担国家十五攻关项目，结果表明单纯中药（益肺清化颗粒）可以明显改善非小细胞肺癌患者的生存质量，配合西医放化疗可以明显提高患者的中位生存期，显示出中医药在肿瘤综合治疗中具有明显的优势。

衷中参西　融会贯通

朴炳奎是西医出身，又从事中西医结合医疗工作，深知中医、西医各有所长、各有所短的事实，认为应当取长补短，不能护短忌长。

临床诊疗中，他不但重视中医的四诊八纲，而且对来诊患者的化验单、影像学片子及报告都逐一仔细查阅，并将异常及变化情况写在病历本上，这个习惯保留了几十年，直到现在，他也常告诫学生，看病一定要仔细地了解检验结果，切忌“不检查”尤其“不复查”！在一般患者看来，找中医大夫看病，就是把脉，望舌，再顺便问一些症状，方子就出来了。实际上不然，对癌症患者的问诊包含着“望”“闻”“问”“切”，对那些在外院和本院的检查详细的询问，就是间接的“望”“闻”“切”，特别是一些现代检测手段可以视为中医“四诊”的延伸，例如：胃镜、支气管镜可视为“望”诊的延伸，听诊器可以视为“闻”诊的有效延伸。在诊疗中，癌症患者常问“我的脉怎样，癌症没有复发吧？”他常对患者讲，脉象能反映出“正气虚实”的某一面，或其他一些征象，但绝对不能判定你身上长没长肿瘤。希望我们的患者千万不要跨进这个误区，长期不复查，一旦延误治疗就追悔莫及了。定期复查，最好是在原来给你治疗过的医院或医生那里复诊，千万不要迷信那些所谓的特异功能。另一个方面，切忌“忘记了其他治疗”或“拒绝接受其他治疗”。相当一部分的中医治疗是与手术、放疗、化疗相结合的辅助性治疗，但由于患者过分的信任，或者“大夫”过分的自信，有可能使患者失去接受合理的最佳的治疗机会。因此，应该使癌症患者和家属明白，癌症的治疗需要综合治疗！

对于中成药的应用，朴炳奎也有自己的见解。对于近年来涌现出的很多治疗肿瘤的中成药，朴炳奎认为，可以根据治疗功效分为两类：一类为抗癌药，可以起到直接缩小肿瘤的作用；另一类是抗癌辅助药，可以增加化疗或放疗疗效，减轻毒副反应，增强患者机体免疫力。中成药大部分属第二类，即辅助治疗药。同时，朴炳奎认为，目前存有将中成药疗效放大化的误导，夸大中成药的疗效，将辅助药当成治疗药进行宣传，反而对肿瘤规范化治疗起到了不良的引导作用。并且，动物实验结果与患者的临床疗效果之间存在差异，因此，不能借动物实验结果看作临床疗效，误导患者。

朴炳奎认为，中药有“药食同源”一说，但也存在不少人有“乱吃”中药的倾向，轻则造成胃肠功能的紊乱，如胃痛不适，食欲减退，腹泻；重则对肝肾功能造成损伤。因为购买中药比化疗药容易，有些癌症患者一次购进好几种药，或者投医多处，拿到好几种成药，这里要注意，不少成药的成分是重叠的，一起服了超量，有产生副作用的可能。中药往往需长期服用，不像化疗药短期、按周期服用，有副作用可以克服一下，就过去了。所以服中药尤其是扶正一类的中药，最好不要有让患者不舒服的症状。他常对患者讲，如果我这个药吃了不舒服，尤其有恶心、呕吐、腹泻等现象，千万不要一味坚持，应停药观察或者更改处方。有些患者误认为腹泻可以祛邪，把癌症消下去，这也是个误解。这里需要强调的是，上面出现的不良反应，不是中医药本身有问题，而是不能合理诊治或运用中医药所致。我们不能因此走向另一个极端，即否定中医的特色和它在肿瘤综合治疗中的作用。依据他个人的经验，在中医药治疗肿瘤的过程中应当注意到以下几点：一是坚持中西医结合，在明确诊断的基础上，选择适合患者的治疗手段，如手术、放疗、化疗等相结合治疗；二是遵循中医的传统理论的指导，四诊八纲，辨证论治，遣方用药；三是在接受中医治疗的过程中必须定期复查，了解病情，调整治疗方案。

朴炳奎经常说，在我国，中医治疗使肿瘤患者受益不少。例如：加快术后康复，减轻化疗或放疗的毒副反应，有的还提高了治疗效果。还有放化疗间歇期或结束后，长期服用中药可改善患者的免疫功能，提高他们的生活质量。有些不宜手术或放化疗的晚期患者，中药治疗在改善症状、延长生命等方面都有一定的作用。

科研创新　乐育英才

朴炳奎在注重临床实践的同时，也很重视科学研究，目的是为了探索中医药治疗肿瘤的作用机制。

他提出“扶正与清热解毒抑制肿瘤增生，扶正与活血化瘀抑制肿瘤转移”的思路，并通过基础试验的验证，为防治恶性肿瘤提供了依据。2000 年至 2003 年，他主持了国家自然科学基金“活血中药单体对血小板膜表面标志及肿瘤转移的影响研究”，为今后广泛应用活血化瘀药物防治恶性肿瘤提供了依据。该成果荣获中国中医研究院科技进步三等奖。2004 年他主持国家自然科学基金课题，开展扶正培本中药复方调节肺癌树突状细胞功能分子机制研究，结果表明中药复方肺瘤平膏可促进树突状细胞抗原递呈功能，有良好的抗转移作用，同时表明以扶正为主、结合辨证论治是提高肺癌临床疗效的关键，调控肿瘤免疫是其主要作用靶点。该成果荣获中国中医科学院科学技术二等奖、中国抗癌协会科学技术三等奖。

朴炳奎在担任硕士研究生导师、博士研究生导师及全国中医药传承博士后合作导师期间，注重提高研究生的培养质量，求精而不求量，鼓励博士后工作人员及博士研究生开展科技创新，同时注重培养学科交叉的复合型人才。既重视中医传统师承，又强调集体指导的互补；既重视基本功的训练，又强调多学科交叉渗透；既重视精读中医经典，又强调新知识和新方法的吸纳。逐步形成了“以导师为龙头、博士后为支撑、博士为骨干、硕士为节点”的人才培养模式。先后培养硕、博士 15 名，博士后 12 名，高级西学中 2 名，学术经验继承人 2 名。学生大多已成为国内中西医结合肿瘤专业的业务骨干和学科带头人，其中 1 名入选“万人计划”，1 人被评为“中青年突出贡献专家”，2 名成为北京市中青年名中医，3 名成为全国中医优秀临床人才。2012 年建立“朴炳奎学术经验传承博士后工作站”，2014 年国家中医药管理局批准建设“朴炳奎名老中医药专家传承工作室”。在学科建设的不同阶段，充分发挥了传、扶、帮、带的作用，先后涌现出科技部重点领域创新团队 1 个，学科带头人 2 名，国家级重点专科带头人 2 名，后备学术带头人 4 名，学术骨干 20 余名。

博采众长　国际交流

朴炳奎精通汉、韩、日语，并掌握一些英语，继承余桂清、段凤舞等名老中医的宝贵经验和学术成果，将祖国传统医学与现代医学、韩医学、日本东方医学融会贯通，博采众长，主张“中医与西医相结合、辨病与辨证相结合、整体与局部相结合、扶正与祛邪相结合”的肿瘤综合治疗模式，并强调“扶正培本”在防治恶性肿瘤中的主导地位。不管是在日本留学期间，还是在韩国、东南亚、欧美访学期间，他时时不忘向肿瘤同行们传播肿瘤的中医治疗理念。

作为全国名老中医药专家和中央保健专家，他先后为卫生部、国家中医药管理局、中央保健委员会等部门提出了一系列针对性建议，为促成中医药国际合作战略的形成与实施贡献了力量。他积极开展中医肿瘤学的国际交流与合作，被日本、韩国等多家大学与学术团体聘为学术顾问与客座教授，先后多次受邀参加日本内科学会议、日本气管食管科学会议、日中东洋医学大会、国际东方医学大会及韩医肿瘤大会等国际会议，在美国、日韩及东南亚具有广泛的学术影响力。

经积极筹备，2006 年 10 月，世界中医药学会联合会肿瘤专业委员会在沈阳宣告成立，朴炳奎当选为会长，并连任至今。该委员会的成立为世界各地从事中医、中西医结合肿瘤事业的专业人士提供了一个学术交流、技术协作的平台，为传播中医、推进中医肿瘤事业的国际化做出了积极贡献。

（郑红刚整理）

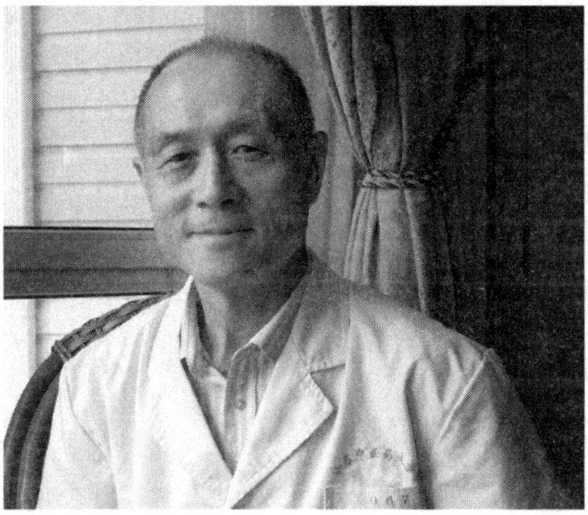

学医、行医忆往昔

山东中医药大学教授

李心机

医家简介

李心机，1942 年出生，山东蓬莱人，山东中医药大学教授。1962 年考入山东中医学院（现山东中医药大学）六年制医疗专业，1968 年毕业分配至山东省沂源县唐山公社医院，后随唐山公社调整，转入中庄公社医院（现中庄中心卫生院）。

工作 10 年后，值国家恢复研究生招生，于 1978 年考为山东中医药大学硕士研究生，导师是国内外著名伤寒论研究大家李克绍先生，李心机成为李克绍先生的开山研究生。1981 年毕业，获医学硕士学位，留校从事伤寒论教学与研究工作，先后晋升讲师、副教授、教授，曾任伤寒论教研室副主任，中医系副主任，中医文献研究所所长。历任山东省七、八、九届政协委员。2002 年入选山东科技创新人才。

李心机教授投身中医事业 50 余年，致力于伤寒论的理论与临床思路研究，累计发表学术文章 300 余万字。在国内外发表学术论文近百篇。人民卫生出版社先后出版其个人学术专著《伤寒论疑难解读》《伤寒论通释》《伤寒论图表解》等三部，《赵刻宋本伤寒论疏证》也即将由人民卫生出版社出版。

《伤寒论疑难解读》2000 年第一版，获山东省教育厅科学技术进步一等奖，2001 年获山东省科学技术进步三等奖；2009 年增订后由人民卫生出版社推出第二版。

《伤寒论通释》2003 年第一版，获 2005 年山东省高等学校优秀科研成果三等奖，同年获中华中医药学会科学（著作）优秀奖。

《伤寒论图表解》2004 年由人民卫生出版社出版，首印 8000 册，三次印刷。2011 年由人民卫生出版社推出增订第二版，已 4 次印刷。

2018 年 5 月融医事、医话、医案于一体的回忆录《沂源山区从医记》由山东科学技术出版社出版，并同步制作成有声版。

在《伤寒论》研究史上，李心机率先提出“让《伤寒论》自己诠解自己”“让张仲景自己为自己作注释”的学术主张与方法论原则。由《伤寒论疑难解读》《伤寒论通释》《伤寒论图表解》构建起具有其个人学术理论特色的《伤寒论》诠释新体系，得到了《伤寒论》学术界的肯定，确立了其在《伤寒论》研究史上的学术地位。

承祖训、初开蒙，心驰学岐黄

我学中医是受外祖父的影响，骨子里继承了外祖父对中医的执拗。

我的外祖父司元凯（1885–1960），字乐亭，市山东省蓬莱市刘家沟镇乌沟司家村人，曾在长春、烟台坐堂行医，后在蓬莱开设同生堂药店，自己坐堂行医。外祖父性情刚直端正，看病认真仔细，医术好，在乡里乡外口碑俱佳，因此求诊的人很多，为一方受人尊敬的名医，曾获得当时蓬莱县政府的奖励。

母亲司兰芝（1912–2002），字淑贞，初通文墨，自幼耳濡目染，对中医的望闻问切，阴阳、表里、虚实、寒热，中药的四气五味，寒热温凉，常用中药饮片形态等多有了解。因此，家中不论长幼，身体若有不适一律喝中药汤调养。

我 9 岁时，生了一场大病，持续发高烧。外祖父说我的腰部生了一个“阴疽”。我连续喝了近 2 个月外祖父开的汤药，阴疽才向外溃破。外祖父仔细看了溃破的样子后，给我贴上撒了一点点麝香的阳和膏。不久，疮口就一点一点地缩小，结痂，最后在我的左胁肋部留下了一个深深的紧贴着肋骨的“疤”。

在我读大学本科时，听李廷来先生讲授《中医外科学》，我才明白我长的是“胁疽”，是一种属阴的疮疡。特点是局部初起白色不红，漫肿隐痛，肿势渐重，可大如杯碗，溃破后脓质清稀，状如豆汁。此证有内膜溃破的危险，实在是个危险至极的病。

9 岁时生的那场大病是我人生中的第一次危险的经历，成为一生磨不掉的记忆，与此同时，也让我的心与中医学结下了不解之缘，使我从少年时候开始，就把自己与用三个手指把脉及中药的苦辣味连在了一起，也决定了我一生的命运。

我在上初中的时候，看外祖父给别人看病，用三个手指“把脉”，突然有了一种欲望，想知道这其中的奥妙。等患者走了之后，我就问外祖父，三个手指头是怎么“把脉”的？外祖父望着我，捋着山羊胡子慈祥地笑了，耐心地说，手腕上的脉是分寸关尺的，手腕那地方有个高骨，他说着就把我的手拉过去，告诉我“高骨”在哪里。外祖父说：“高骨前是寸，高骨后是尺，高骨这里是关。”一边说着，还在我手上比量了比量。这个情景令我一直记忆犹新。

所以当1962年我考入山东中医学院时，大部分同学还不知道中医是学什么的，而我则对阴阳、表里、虚实、寒热，还有寸关尺等常见术语已不感到陌生，因此有时心中不免还有点沾沾自喜。

20世纪50年代末至60年代初，我在烟台三中读书，发现自己不知从什么时候起喜欢上了同龄人都感到陌生的中医学。于是在我家中的书桌上有了《中药学概论》《中医学概论》和《诊宗三昧》几本中医药方面的书籍，可惜，硬着头皮读了几天，读不懂，不得不再收拾起来。

1962年夏，高考报名开始，我毫不犹豫地选择了山东中医学院，我的班主任，受尊敬的化学教师曹万村先生对此却颇有不解，所以先生极善意地把我的第一志愿中医专业更改了。不得已，我把自己关于中医学的家渊及想法，统统地倾诉于先生，得到先生的理解。就这样我违背了班主任的意愿，依父母的渴望与自己的想法，执意以第一志愿报考山东中医学院。那时正处于“三年自然灾害时期”，生活非常清苦、艰难，但我对于我的选择和我的学习环境却感到十分满意。

大学本科期间，按开课的顺序，先后受教于张志远先生《医学史》、张珍玉先生《内经讲义》《内经辑要》、刘东奎先生《中药学》、史慕山先生《方剂学》、李克绍先生《伤寒论》、叶执中先生《金匮要略》、周次清先生《温病学》、刘献琳先生《中医内科学》、李廷来先生《中医外科学》、周凤梧先生《中医妇科学》、靳祖鹏先生《中医儿科学》、张善臣先生《针灸学》、陈明五先生《中医眼科学》等。这些先生们虽然来自东西南北，但却都有一个共同的特点：都是从临床中走出来的，临床经验丰富。老一辈先生讲课没有水分，全是干货。二至三页教材能讲上两节课，不像现在一节课讲二十多页教材。先生们授课语言质朴，每讲到自己的成功经验都会喜形于色，自信满满。

多数老师上课都是按教材课本上课，唯有李克绍先生讲《伤寒论》不用二版《伤寒论》讲义。先生是按徐云教务长主持设计的，体现“三基”精神的教学计划，以二版教材顺序铺开，循序渐进地推进，讲授的内容则是自己的研究体会。与此同时，先生还利用课余时间自己动手编写伤寒论讲义。因为讲义是第二学期才发下来，因此我在课堂上作了大量的笔记。这些笔记我都珍惜精心保存，随我从济南到了沂源，逃过了多年的“鼠劫”，10年后又随我来到了济南，后来又几经搬家唯恐散失，如今算起来已跟随我55年了。这套装订随意的课堂笔记，现在已成为我书橱的“镇橱之宝”。

50年过去了，我忘不了使我受到中医药气息熏陶的外祖父与母亲，忘不了教过我中医学知识的每一位老师，是这些令人尊敬的前辈老师引领我走上岐黄之路。

砥砺行、学思悟，山区治杂病

本科毕业之前以在学校读书为主，毕业后以在医院实践为主。不论课堂还是临床，对医生来说，都是学习的过程，而且是终身学习的过程。

1968年大学本科毕业，我26岁，被分配到山东省沂蒙山区腹地的沂源县唐山公社卫生院工作。在20世纪60年代末至80年代初，那里还是一个贫穷的缺医少药的山区。不久，唐山公社一分为二，我留在了中庄公社卫生院。这是一个建筑物破败，条件非常简陋的农村基层“医院”。

本科刚刚毕业，也多多少少有些“踌躇满志”，但是到了山区医院临床第一线后，才知道自己的知识与技能远不够用。在为数不多的几位医生中，自己必须承担着为村民尽快消除或减轻各种病痛的重任。这对刚刚毕业的我来说，是一场大考。这时我才明白原来自己知识与能力是如此的不足。这确像《礼记·学记》中所说的那样：“学然后知不足。”人生的经历与现实确实如此。于是我下决心，向同事学习，向民间医生学习，向书本学习，在临床中学习。在这10年中，我长见识，长知识，长能力，长阅历，开阔了视野，有了人生难得的亲身经历和实践体验。

在这10年中，在这贫穷的山乡医院，我接诊、出诊治疗过内外妇儿等各科常见病，多发病与急性病。面对所临诊的这些常见病、多发病、急性病以及某些传染病都必须立即拿出有效办法，面对着患者与患者家属的无限期待，必须在短时间内能缓解患者的症状，减轻患者的痛苦。而所面临的这些病，有的能够治愈；有的只能够暂时缓解症状，减轻病患者的痛苦；有的症状时轻时重。我抢救过濒临死亡的患者，有的从死亡的边缘拉了回来，也有的没有抢救过来。曾经有一位深昏迷中的开放性肺结核患者，在垂危濒死中，他的最后一口气直扑到我的脸上。眼睁睁地面对死亡，是这样无助和绝望。

经过这些内外妇儿以及耳鼻喉眼科常见杂病、急症的诊治，我磨炼了意志，积累了经验。那个环境下，没有可以请教的老师，没有可深入讨论的同事，只能是白天看病夜晚在煤油灯下边读书边琢磨，而且可读的书也不多，更多的是温故知新。把临床上遇到的病例与老师曾在课堂上讲的东西进行对照，思考，总结。在思考、总结的基础上，我体会到，教科书写得虽然显得很系统，但有明显的脱离临床的倾向，如阳虚的患者不会是从头到脚一派阳虚症状，阴虚患者也不是从里到外，一派阴虚症状。最多见、最常见的情况是，阴阳、表里、虚实、寒热不是那样泾渭分明，出现的症状也不是这样的完整配套，而是需要从看似孤立的细微处辨证。张景岳说的“独处藏奸”是对的，在某种程度上是有普遍意义的。多数情况下是如同《伤寒论》中所说的那样“但见一症便是”。

在临床中还体会到，面对患者，医学是工具，医疗是手段，唯一的目的是怎样才能尽快减轻患者痛苦，怎样才能尽快把病治好。一切都为患者着想，不论什么药，能治好患者的药才是好药；不论什么方，能治好患者的方才是好方；不论什么法，能减轻患者的痛苦，治好患者病的法才是好法。在实践中应当学会用“猛药”，用“毒药”，治急性病证，必须会用麻黄、细辛、大黄、芒硝、附子、乌头等力猛效速，又有一定小毒、副作用的药。

由于在学校时，老师讲“猛药”“毒药”过于强调副作用，有时会把学生用药的“胆量”讲没了，比如中药课老师讲，麻黄发汗，发汗过多会亡阳；在方剂课上讲麻黄汤时，会强调“大汗亡阳”，于是同学们都怕“亡阳”，不少人不敢用麻黄与麻黄汤了。我第一次诊治患者郭某时，就面临这个问题。

郭某，主诉全身疼，头疼好像要裂开似的，鼻子不透气，流鼻涕，怕冷，有时打寒战，两天没怎么吃东西了。体温40℃，面红气粗，前胸皮肤均匀地呈现出淡淡的潮红，我用手在他前胸轻轻一按，立即显现出五个苍白的手指印。他的舌尖略红，苔薄白；按他的脉，浮紧而数。从整体看，这是一个太阳伤寒。那时我刚刚毕业工作不久，还谈不上什么经验，对太阳伤寒出现脉数的机制有些不解，尽管《伤寒论》有言，“脉浮而数者，可发汗，宜麻黄汤。”但那时理解不透不深，再加上课堂上，过分强调麻黄发汗力峻，许多情况下应当慎用，若误用，会大汗亡阳；过分强调麻黄汤是辛温发汗峻剂，可引发大汗亡阳等，故多有禁忌。课堂上只讲辛温解表治风寒表证，风寒表证是脉浮紧；未能讲清楚伤寒发热是“风寒束表，腠理闭塞，阳郁肤表”，因此只要发热，脉必是数的；未能明白“只有辛温才能发汗，只有发汗才能开腠，只有开腠才能热随汗泄，汗泄才能退热”的道理。因此，我斟酌再三，反复思量，才用上麻黄汤。老郭服麻黄汤后，汗出热退，头身不疼了，愿意吃饭了。这个病例对我影响很大，引发我对这个问题的深入思考。

1978年我跟随李克绍先生读研究生时，更加深了对太阳伤寒麻黄汤证脉数机制的理解。我结合上面郭某的病例，认真思考后写了一篇短文，文中指出太阳伤寒麻黄汤证患者的脉象可以不数，但典型的麻黄汤证中必是脉浮而数，其病机就是阳郁肤表，热不得宣泄，因为热不得宣泄，所以脉必是数的，此数脉不是可有可无。老师对这篇小论文赞赏有加，先生认为只有理解了麻黄汤证脉数的道理，才能放手大胆使用麻黄汤。这篇文章发表在《山东中医学院学报》1986年第1期，题目叫《麻黄汤证脉数探微》。这篇论文引起《伤寒论》学术界关注，有多人著书或编写教材时，抄袭此文主要论点而不说明出处与原作者。这当然是后话了。

20世纪的70年代，沂源县卫生局举办过两个中医学习班，由我与同仁组织教学。一个是与石桥公社卫生院的黄大夫利用暑假期间在东里中学主持过赤脚医生培训班，这是培养农村医生的，在这个班上，黄大夫讲全部的西医课，我讲全部的中医课。二是与张玉瑗大夫在县卫生局大院里主持西医学中医班。给别人上课，自己必须有知识，有能力。前人说过：“要想给人一碗水，自己要有一桶水。”于是我认真地备课，认真地总结临床上的体会与经验。这就逼着你去思考，去彻悟，去总结。自己编写讲稿，不仅要自己明白，重要的是让听课的人明白，这是我从医以来，对医疗知识与经验的第一次总结，第一次回顾。

通过这两次学习班的讲课，我有机会系统地把多年的临床体会与过去在学校学过的理论知识结合起来，进行系统化地提高，更重要的是必须把自己的体会准确地表达出来。

《礼记·学记》说：“学然后知不足，教然后知困。知不足，然后能自反也；知困，然后能自强也。故曰：教学相长也。”我青年时期在山区医院这10年的经历，从心身体验出先贤所言的道理是那么真确而又深切。这是我从医路上，锻炼磨砺、艰苦踏实迈出成长的第一步。

拜严师、解疑惑，醍醐犹灌顶

1978年秋，我考上了国家恢复研究生招生制度后的第一届研究生。成为李克绍先生的入门弟子，与我同时成为先生这一届研究生的还有学弟蔡绪江。那一年我36岁，就在这一年的年初，先生发表了学术上的奠基之作《伤寒解惑论》。

《伤寒解惑论》引起学术界同行极大反响。而在这之前，先生对《伤寒论》已默默地进行了20多年的深入思考与研究。这时，先生已是快70岁的老人了。

国家刚刚恢复研究生教育，对那时的国人来说是一件新鲜的大事。即使是在学界，也有不少人不明白“研究生”的含意。导师怎么“导”与研究生怎么“学”成为普遍的问题。一次，我与绪江师弟相约去拜访导师，导师说了许多鼓励的话。先生说：“学习《伤寒论》得先读白文，特别强调不要先读成无己的《注解伤寒论》，因为那是成无己个人对《伤寒论》的理解，对也好，不对也好，那都是成无己的看法，初学的人不宜读，如果你先读了这本书，就会有先入为主的毛病。这样一来，你学的就不是《伤寒论》，而是《注解伤寒论》了。成无己的注解是有错误的，比如“传经”，就是从他那里传来的。后世人都跟着他说“传经”，贻误后学啊。”先生又说：“读白文，得硬着头皮读，读熟了，再慢慢地理解。”先生特别强调要“读于虚字处”，要“读于无字处”。

对怎样“读于无字处”，当时心里不是很明白，只得先从“有字处”读起。于是我开始了天天早晚、课余时间诵读《伤寒论》原文的日子。我虽然在读本科时曾按先生的要求背诵过大部分条文，但时过10年，荒疏了不少，于是老牛慢车，温故知新。后来背诵原文的功夫，受益了几十年。

为了弄明白“读于无字处”的方法，我与绪江师弟再次拜访导师，先生引孔夫子的话说：“学而不思则罔，思而不学则殆”。读书不能呆涩，思考不能妄意。“学”则读在无字处，“思”则明辨是与非。如果不扎实读书、不认真思考《伤寒论》原文精神，而是去读前人的旧注，那就可能会误入歧途。旧注家的错误就是脱离实践，凭空臆想，挖空心思，牵强附会。对这些旧注，如果你不能分辨正确与错误，把前人一些错误的注释当成正确的理解、学习，那你就学不到《伤寒论》真正的东西。前人的注解，有一些是真知灼见，不是不可以学，但是，要知道这些注解中，也存在一些不正确乃至错误的见解。所以只是读前人的注解，而自己不去用心思索、辨别，那么你就容易被前人的一些错误观点牵着鼻子走，那就是“不思”而“罔”。如果你不扎实学习《伤寒论》原文，只是凭着一知半解的条文词句，胡思乱想，东拉西扯，那对《伤寒论》来说是一种流毒危害，对自己来说必是一无所得，一事无成，这就是“不学”而“殆”。先生常常把后世人对《伤寒论》的误读谬解称之为“流毒”。先生自己读书每遇难解之处，从不放过，总是苦思冥索，直至得到自己满意的答案，方肯罢休。“学而不思则罔，思

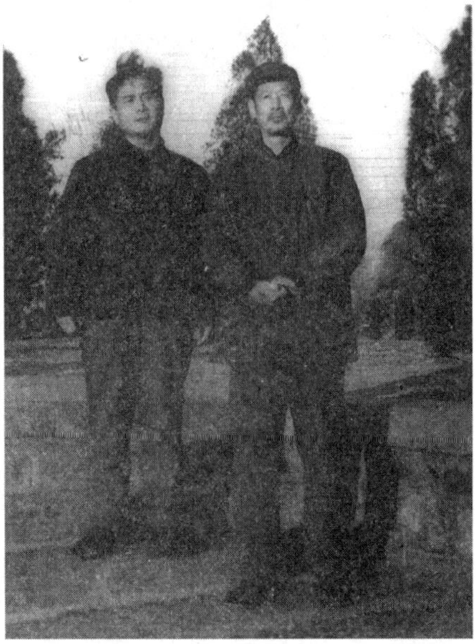
我与导师李克绍先生

而不学则殆”也是先生自己的治学体会。

先生用毛笔题字，将 1978 年 10 月刚刚出版的《伤寒解惑论》赐予绪江与我各一本。我俩喜出望外，爱不释手。我开始终日捧读《伤寒解惑论》，一日读到“读于无字处和语法上的一些问题”一节，先生写道：“读于无字处，就是说要从原文的简略处下功夫，找问题。因为古人的著作，有时略去人所共知的一面，而只写人们所不知的一面；有时只写突出的一面，而略去普通的一面；有时只写其中的某一面，而那一面由读者自己去体会。”先生又举了第 187 条为例，指出文中省略“小便不利，大便不硬”这两个症状。读到这里，我恍然大悟，明白了“读于无字处”的方法。

先生在不同场合曾多次点拨我：“读《伤寒论》一定要以白文为主，旁及《神农本草经》《金匮要略》，要咀嚼吃透，这样才能常读常新，读出自己的体会。古人旧注良莠掺杂，初学者难以辨识，反而会先入为主，容易为其所误”。先生谆谆教导，要求我多读多想，独立思考。先生的耳提面命，犹如醍醐灌顶，引领我走上《伤寒论》学术研究之路，使我在《伤寒论》学术研究方面走上正轨。

三年的研究生学习过程中，对先生学术思想的学习与继承并不是依靠先生一二三四的讲解，而主要是平时的“闲聊”、点拨与答疑，这才是真正的学术精华。让我受益最多的是这些看起来是平常随意的谈话，饱含着人生的哲理、经典中的医理、临床经验与体会，精彩纷呈，生动活泼。有这样的导师是我人生的幸运。

当原文熟悉到一定程度，能够前后融合之后，再读导师赐予的《伤寒解惑论》时，感觉就大不一样了，我心里想：“书，原来是这样读的啊！”读了《伤寒解惑论》之后，《伤寒论》中，许多原本不明白的问题，突然明白了，有了迎刃而解，豁然开朗的感觉。

那时先生主编的《伤寒论语释》还没有出版，先生把底稿全部拿出来，当作教材让我研读。我利用这个机会，昼夜抄录，用了两个多月的时间，终于完成了全文的抄录。我一面抄，一面思考、琢磨，抄完了，也读完了，书中所蕴含的学术思想与方法深深地扎根于我的心底。

抄完了这本书后，我梳理了先生50岁后的学术之路，我明白了《伤寒论解惑论》到底解了哪些“惑”。我通过再读60年代初的自编教材《伤寒论讲义》、70年代末的《伤寒解惑论》80年代初的《伤寒论语释》，终于明白了《伤寒论》的原本含义，也大体上明白了后世许多注家的注释有哪一些是正确的，哪一些歪曲了原文的本意。

尽管先生在不同场合都强调学习《伤寒论》应当先读“白文”，但这只是强调初学阶段。当在导师的指导下，正确地理解了《伤寒论》文本的本旨，学习掌握了导师的学术思想与治学方法，知道了什么是正确的解释，什么是错误之后，导师又要求我阅读历代有关《伤寒论》的著述，以增长辨别正确与错误的能力。于是我广泛地阅览了学校图书馆藏的历代《伤寒论》研究方面的著述，其中有一些是浏览，有一些是精读。在导师的推荐指导下，我精读了柯韵伯的《伤寒来苏集》，尤在泾的《伤寒贯珠集》以及邹澍的《本经疏证》等，阅读之后，再向导师汇报我的心得。

导师说：“学习《伤寒论》总不能不看旧注，但看旧注也得有分析。如果不会分析，就会‘此亦一是非，彼亦一是非’，越看得多，越糊涂。”又说：“旧注也真有讲解透彻的，一看就明白，像拨开云雾一般，但也要留心其错误处。错误，名家也有，不过少些罢了。看了错误的旧注也不要白看，一定要分析其错误的根源在哪里？为什么犯这样的错误？‘诐辞知其所蔽，遁辞知其所穷’，从错误处得到教益，反而有好处。”

运用浏览与精读相结合的方法，我几乎翻阅了图书馆馆藏的全部中医期刊中关于《伤寒论》理法方药的论文，并作了大量的卡片，目的是了解从20世纪50年代初到70年代末，近20年来，《伤寒论》研究的状况、动态与形势。阅读了馆藏的日本近、现代关于《伤寒论》的研究专著与论文，我逐渐地感觉到，近百年来，《伤寒论》研究大体上做了三项工作。一是以《注解伤寒论》为主线，掺杂以张志聪的气化理论以及尤在泾的分类、柯韵伯的发挥等，几乎所有的话语与说辞都离不开成、张、尤、柯，唯独没有研究者自己的东西。二是用集注的形式，选取几家、十几家乃至号称百家的注解，集于一体，或略加寥寥按语，以表达哪家注解更显得合理。在前人注解的面前，唯唯诺诺，没有自己的见解。三是大量日本学者的研究成果，尤其是古方学派的成就，被介绍到中国。于是我得出了初步结论，长期以来，《伤寒论》研究的主流，基本上仍然未能脱离成无己《注解伤寒论》的窠臼。而《伤寒解惑论》虽然是一本部头很小的小书，但在方法上，理论上重起炉灶，开《伤寒论》本旨研究之先河，在方法与理论上都具有开创性。在潜移默化中，我学习了导师的治学方法。

关于撰写毕业论文，先生说："写好学术论文，得先读书，书读多了，就知道哪些是正确的，那些是不正确的。若你读的每一篇文章都没有体会，都觉得很好，读不出其中存在的问题，那是你没深下去，或是你知识不足，学问还不到火候。"先生又说："这就像一个教师，若不论什么样学术观点的教材都能讲，这肯定是一位没有学问的教师。"这一席话让我顿时明白怎样做研究性的阅读。

先生有一句话，让我难忘。先生说："好文章都是改出来的，写出来的初稿一开始看，可能不像个东西，但是，只要有思路，有论点，那么反复的修改，就能写出好论文来。"

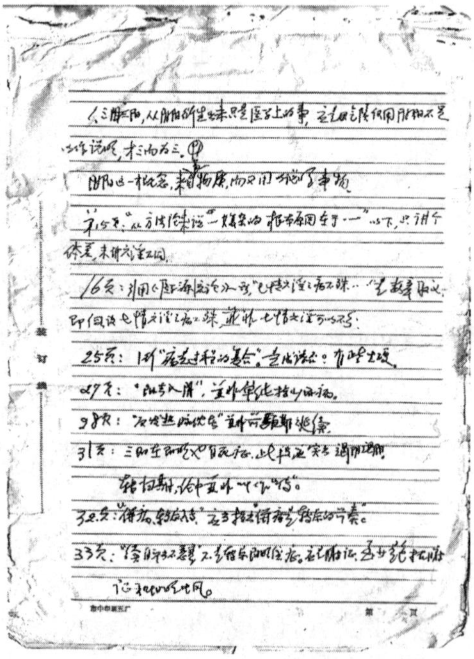

导师李克绍先生手迹：
关于我毕业论文的指导意见

这正是1980年的上半年，我开始构思毕业论文的"图像"，并且不停地修改、强化自己心中已初步形成的立体图像。我把先生《伤寒解惑论》中的"三阴三阳和六经"这一节所论述的内容，进行了深入的挖掘与丰富，并试图提出我自己的见解，论文命之曰《论伤寒论之六经》。几经修改，我的毕业论文于1981年5月11日正式定稿。同年6月16日我的导师李克绍先生郑重地在我的《研究生毕业论文答辩申请表》上签署了评语：

"全文探本溯源地论述了'六经'

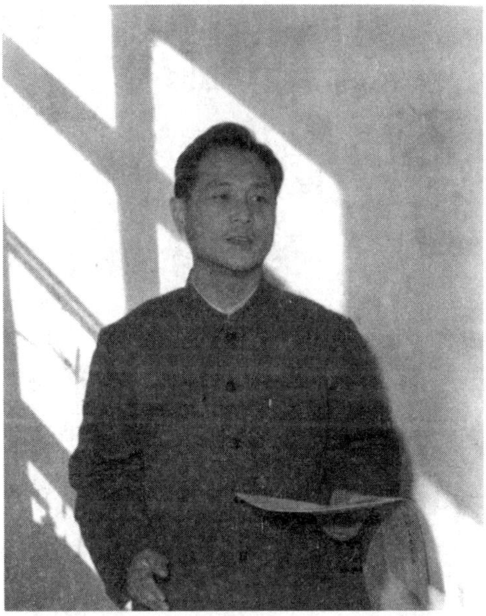
1981 年 9 月 22 日上午我正在进行毕业论文答辩

这一概念的发展过程及其理论基础，既强调了个体差异，又体现了六经的整体观，并以恒动观点对六经的纵向发展和横向发展从理论上基本概括了《伤寒论》的内容，这都是本文的独到之处。最后一段，‘以六经钤百病’，虽非作者的创见，但能旁征博引，使理论结合临床，亦属可贵。同意参加答辩。”

1981 年 9 月 22 日上午我顺利地通过了论文答辩，获得优秀。不久学校根据国家学位条例，对我校首届研究生毕业答辩获得优秀等级的毕业生授予医学硕士学位。我于 1982 年 4 月 29 日被授予国家首批医学硕士学位，我的人生开始了新阶段。

这是我的《伤寒论》素养，基础理论水平与临床水平都得到大幅提升的阶段，也是我学医、从医路上，成长积累，走向成熟的第二步。

撰《解读》，著《通释》，参悟《伤寒论》

1980 年 11 月某日，导师为我题词：“探赜索隐 钩深致远”，归纳这八个字的含义，就是探求深奥隐妙的事理。我明白了先生的用意与期望。希望我能深入地探求《伤寒论》中的深奥隐妙的道理。尤其“索隐”二字，特别突出先生反复强调的“读于无字处”的寓意。

1980 年夏天，先生曾应泰安市中医学会的邀请作学术讲座，我陪先生前往。火车上，先生很有些兴致，问我登没登过泰山，我说我从没到过泰安。先生说：“这次你可要找时间上去看看，我这把年纪是上不去了。人都说登十八盘很累，其实登十八盘就像是人这一辈子几十年的经历，人的前半生都是在走

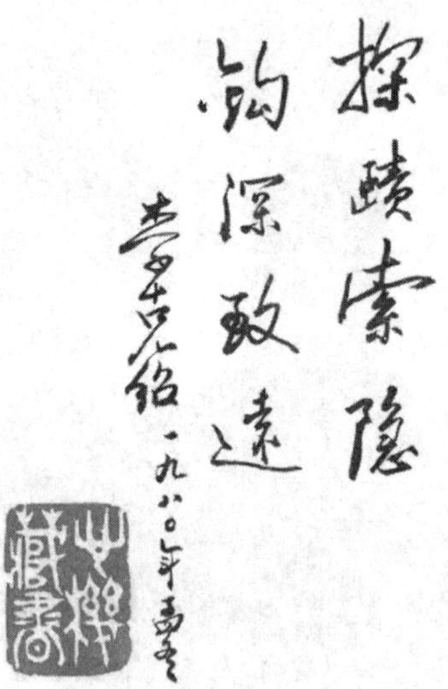

导师李克绍先生为我题词

上坡的路。做学问也是一样，得一步一步地往上走，一步一步地登高。你上去后，你的感觉就不一样了。杜甫说的‘一览众山小’，其实说的是人生的境界，你能达到‘一览众山小’的境界，那是因为你站得更高。”

在这以后几十年人生里，我记住了先生说的这句话：“做学问也一样，得一步一步的往上走”，我想，我今年已经76岁了，是不是登上了山顶，那是需要由后来人来评说的事情，那是未来30年至50年后的《伤寒论》学术史专家的事情。不过，几十年来，我一直连续不断地坚持做着一件事，这就是研读《伤寒论》。我精读了《伤寒论》以及与《伤寒论》相关的著作，精读了《伤寒解惑论》与导师发表的系列论文，一条一条地与《伤寒论》原文对照。我根据《伤寒解惑论》中的《三阴三阳与六经》与《伤寒传经的实质和伤寒日数的临床意义》诸篇以及学术论文《论传经》《论传和转属》《论传经和经传》等所提供的思路，从全新的角度写出了《三与三阴三阳》《伤寒发病与三阴三阳分证》《传与传经》《合病与并病》等论文；根据先生的《太阳病与表证》，我撰写出《太阳伤寒与麻黄汤证》《太阳中风与桂枝汤证》；根据先生的《少阳病与柴胡证》，我写出了《柴胡证与少阳病异同探微》《半在里半在外与半表半里厘正》《发热恶寒与往来寒热厘正》。受到《伤寒论六经提纲琐谈》的启发，我写出了《六经提纲评议》等论文。我又根据导师提出的在《伤寒论》原文中有“夹注”这一观点，认真研读原文，依据条文的文理、医理、事理、义理，在重新做出句读的基础上，疏理出条文中的“夹注”文例，我撰写了《条文中自注例》以阐述发扬先生的关于《伤寒论》原文中有“夹注”的观点。

先生对《伤寒论》第18条：“喘家作桂枝汤加厚朴杏子佳”的句读是“喘家作桂枝汤，加厚朴杏子佳。”而在现今的一些教材中则是“喘家作，桂枝汤加厚朴杏子佳。”为此，我写出《喘家作与喘家作桂枝汤》一文，强调“句读之不知，惑之不解”（韩愈语）的道理，指出“喘家作，桂枝汤加厚朴杏子佳”这样句读是如何违背原文本旨的，是如何脱离临床的。结论是把本条句读为“喘家作，桂枝汤加厚朴杏子佳”是既不符合原文本意，也不符合仲景用“桂枝汤加厚朴杏子”的思路。而先生的句读则是“喘家作桂枝汤，加厚朴杏子佳。”

小小的标点符号体现出先生对条文本意与临床应用上的深刻理解，这正应了韩愈那句话：“句读之不知，惑之不解。”那些搞错了句读的人，看起来好像明白，实际并不懂原文的本意。曾文正说过：“读书以训诂为本。”若把“本”丢了，还能有什么华丽的“末”呢？

先生又指出：“读《伤寒论》的厥阴篇，首先必须分清什么是厥阴病，什么是一般伤寒。要知道，厥阴篇中标明是厥阴病的只有四条。”先生在《结合临床探讨〈伤寒论〉的厥阴病》一文中，再次强调：“厥阴病是肝和心包病。篇中标明为厥阴病的只有前四条。”

我根据先生对厥阴病的论述，进行了深入的考证，撰写出《厥阴病篇与〈伤寒论〉传本》一文，重申今本《伤寒论》的厥阴病篇内只有四条是论述厥阴病的，特别强调，其余条文是成无己的《注解伤寒论》把宋本《伤寒论》（即赵开美翻刻本）中原来“附”在《厥阴病篇》后面的“厥利呕哕”内容混进了《厥阴病篇》。指出在《伤寒论》的另一个传本《金匮玉函经》中的卷四“辨厥阴病形证治第九”只列前四条，其他条文均列在其后的《辨厥利呕哕病形证治第十》。

在赵开美翻刻的宋本《伤寒论》中，《辨厥阴病脉证并治》卷首大标题下有“厥利呕哕附”五个小字，意即本篇中第四条以下所列之厥、利、呕、哕诸条文是附在厥阴病篇，并非是厥阴病。这种做法与格式本是宋代治平年间林亿、高保衡等宋臣校勘时所为。“厥利呕哕附”五个小字，表明了当时林亿、高保衡等人的认识与态度。谬误是从成无己开始的。成无己在《注解伤寒论》中，把关键的“厥利呕哕附”五个小字给删掉了，由此导致了大量伤寒发病过程中发生的厥、利、呕、哕诸症状的内容混进了厥阴病篇。从这里可以清楚看到，在仲景的原典文本中，“厥利呕哕”根本不属于厥阴病。因此，那些把

"厥利呕哕"的内容与《厥阴病篇》前四条厥阴病的内容混淆编排在一起的任何作法与说辞，都是违背原典文本原意的谬解。

经过对先师学术思想的挖掘、阐释、发扬，我形成了与先师学术思想一脉相继的学术传承。经过20年的努力，我人生的第一本学术专著，26.5万字的《伤寒论疑难解读》于1999年3月由人民卫生出版社出版。这本书意在凸显《伤寒论》的疑难，重心是"点"，我的用力方向是深度。

在这本书中，我特别指出，在《伤寒论》研究史上，因因相袭的思维定式尤为突出，注家们恪守"注不破经，疏不破注"的传统，往往不求甚解地承袭前人的注释，从而形成了比较顽固的"误读传统"，阻碍了对《伤寒论》理论的正确理解。而本书用考辨与阐释相结合的方法打破了"误读传统"。在《伤寒论》研究史上，我率先提出"让《伤寒论》自己诠解自己，让张仲景自己为自己作注释"的学术主张。

这本书引起了《伤寒论》学术界的关注，并得到了很高的评价。之后，我按先师的教导，继承他的学术思想，再加上我自己几十年的理解、参悟，把《伤寒论》的每一个条文，每一个药方都作一个自己满意，让导师满意的阐释，于是在4年后，2003年11月，我的第二部学术专著，72.8万字的《伤寒论通释》由人民卫生出版社出版了。

《伤寒论通释》继承和发扬了先师李克绍先生的"读《伤寒论》不能条条孤立，必须有机地互相联系在一起"的方法论与学术思想，依刘渡舟先生校注的赵开美影刻的宋本《伤寒论》六病诸篇逐条进行梳理诠解，力求把赵开美影刻的宋本《伤寒论》六病诸篇的概貌和条文原本的含义展示出来。其诠释的原则仍然是我率先提出的"让《伤寒论》自己诠解自己，让张仲景自己为自己作注释"的学术原则。具体方法是充分利用本证本训，尽量从仲景书，包括不同传本的《伤寒论》《金匮要略》中找出无可辩驳的确证，在这些确证的支持下，做出符合仲景理论思路的诠释，力图打破《伤寒论》研究史上，由于因因相袭的思维定式而形成的"误读传统"。与《伤寒论疑难解读》对比，我给这本书的定位是凸显系统，重心是"面"，用力方向是广度。

我在前面两部专著的基础上，又撰写了一本《伤寒论图表解》，于2004年

7月由人民卫生出版社出版。本书是用图表的形式，把条文中的病机、发病过程、症状、治疗原则、方药进行简洁明了的概括。与前面两本书比较，本书意在简明、直观，重心是“简”，用力的方向是通俗。

《伤寒论疑难解读》第一版、第二版，《伤寒论通释》，《伤寒论图表解》第一版、第二版的陆续出版，引起中医学术界关注，有评论认为，以“让《伤寒论》自己诠解自己”、“让张仲景自己为自己作注释”的学术主张、方法论原则，与《伤寒论疑难解读》《伤寒论通释》《伤寒论图表解》等三部专著架构起了《伤寒论》诠释新体系。

即将由人民卫生出版社出版的《赵刻宋本伤寒论疏证》，是我在《伤寒论通释》的基础上对自己55年来学习、研究《伤寒论》的思考与体会所做出的再总结，具有原创性、系统性与完整性，是对《伤寒论》诠释新体系的进一步完善。这是我的中医与《伤寒论》研究生涯迈入精进深耕的阶段，也是我从医幸运路上，思考、升华与总结的第三步。

遵仲景，求古训，继踵悟心法

通过六年本科训练所获得的基础理论与基本知识，以及10年的山区基层医院所积累的临床阅历与经验，这些都潜移默化地融汇升华为智慧，经过导师李克绍先生的点化、开示，我逐渐领悟了仲景心法。明白了学习《伤寒论》已经不再是局限于具体的一病一证一方，而是重在对我医学思想的熏陶，思维方法的培育，诊疗思路的再训练上。形象地说，就是在导师的指导下，跨越时空做张仲景的徒弟，向张仲景学习怎样看病。一部《伤寒论》虽说“字字珠玑”，但在我看来，仲景看病可归纳为两大法门，一是“观其脉症，知犯何逆，随证治之”；一是“但见一症便是”。这两句话括清了辨证过程的宏微与动静，指导着我的临证诊治行为。

正像李克绍先生所说，病不照着书本长，所以不能照着书本看病。这是说教材只是引导门外汉入门的向导，从学校走出来的学生，不能总是照着教材上的分型看病，更不能用几个指标来规范证与病。诊病靠的是悟性，就像读书得读在无字处一样，得用心，这是心法。

我在沂源山区医院工作时，曾接诊一位不到20岁的女患者。患者突发迷蒙不省人事，双目紧闭。呼叫她，虽能应声，但声低气馁，四肢不能自主活动，面色苍白，心率在120次/分以上。这些症状，有时一天发作多次，有时数天发作一次。不发病时，还表示感觉心慌不安，不能入睡。曾去某大医院就诊，诊断为“阵发性心动过速”，这个诊断不能说错，但没有抓住这个病的“要害”，对治疗没有实际意义。患者曾用过清解、柴胡之类药物，未能见效。今次病情加重，家人慌慌张张地就把患者送入医院再次求诊。次日清晨，恰巧患者正是未发病状态，神志还算清醒，我借机会与她交谈，进一步了解现在的病情。患者声低气馁地说，已六七天未能大便了，胸内发热，心里不舒服，烦躁。家人说，烦躁时，有时会扯衣服，用力捶胸。患者自己说：“喉咙发热，好像喷火。”我问她：“为什么总是闭着眼睛，好几天都不睁眼？”她说：“睁开眼睛就害怕。”我又问：“为什么害怕？”她说：“睁开眼睛看床边周围的人都是两个头。”我听了这话之后，心中有些撞击感，我突然想到，患者所说的“床边周围的人都是两个头”，这不就是《伤寒论》中的“欲见鬼状”吗？我当时对这突然冒出来的想法也是有些懵懵懂懂。我用下法，清理阳明里热里实，患者大便下来很多色黑、臭秽积粪。患者神清，日渐爽慧。在对这位患者的诊断过程中，我是有些偶然地把患者多日不大便与欲见鬼状，用《伤寒论》条文关联起来。后来在导师李克绍先生的开示下，我才明白，老一辈的中医看病都是这样的“心悟”，这是千年来中医看病的“老办法”，古人称“见微知著”。这是联想，也是积累，没有积累和联想，就无法在疑难病面前有真正的感悟。

先生给我讲了他用通幽汤治愈一例嗜睡患者的体会。一位42岁女性患者，每晚7时左右就会不能克制地昏昏欲睡，有时正吃着饭，饭碗会从手里掉在地上，吃着吃着就睡着了，这样睡上一个小时左右即醒，醒后和常人一样，久治不效。该患者体形略胖，舌淡红瘦瘪，脉沉细稍数，大便干燥，先生考虑本证与大便秘结，气机升降失调，卫气运行不畅有关。卫气昼行于阳，夜行于阴，申酉是天阳入阴之时。此时的不可自制的嗜睡是卫气有下陷之势。先生用通幽汤，一剂症减，七剂而愈，我听后顿受启发。在本案中，先生是从内经理论中的卫气运行不畅，切入到不能克制的昏昏欲睡的病机，这是把昏昏欲睡与发作时间关联起来。

20世纪80年代初的一天，我去拜见导师李克绍先生，先生正在读陆定圃的《冷庐医话》，先生说："《冷庐医话》还是有些看头的。"于是先生就从《冷庐医话》讲开了，先生说："陆定圃先引了徐灵胎《伤寒类方》中关于白头翁汤证的解说，凡是下利后重的，都是热证。陆定圃又引了《金匮要略》说，小肠有寒的，也下重便血。这说明下利后重不专属于热证，只能说是热证比较多罢了。"先生说："其实仲景早就说过，应当'观其脉症，知犯何逆，随证治之。'不能看死。"

聊到当代医话时，先生还说起刚出版不久的《岳美中医话集》。于是从先生家回来后，我在从图书馆借来了《岳美中医话集》，从中看到一段讲述岳美中先生接诊一位10岁女孩的病案。女孩是其父背着来的，眼闭多眵，女孩伏在她父亲的背上，四肢不自主的下垂软瘫，如无知觉的样子。孩子的父亲说，孩子已病3天了，每到上午午时、夜半子时上下，即出现这种症状，呼之不应，过一小时左右即醒如常人，请医生看看，不辨何病。岳美中先生见病状及病情，也感到茫然，讶为奇证。乃深加思考，得出旧说子时是一阳生之际，午时是一阴生之际，子午两时，正阴阳交替之候，而女孩这两个时辰出现痴迷并四肢不收之症，治疗应于此着眼，但苦无方药。又辗转考虑，想到小柴胡汤是调和阴阳之剂。于是开了2剂试治。不意其父隔日来告，服药2剂，已霍然如常，明日拟上学读书。岳美中先生此案是把"四肢不自主的下垂软瘫，如无知觉之状"与子午时发作关联起来。

后来我总结导师这一例与岳先生这一例，并回顾当年我所治的"见两个人头"的案例，最终让医生明确诊断的不是脉象与舌象，也不是罗列的一系列从头到脚的症状，而是联想与顿悟。它的特点是把患者看起来不相关的症状，用中医经典的正统理论把它们关联起来，便瞬间可明白这些症状之间的内在联系，从而诊断清楚，治疗达到目的。这属于心法，是直觉也是顿悟。这其中包含了"观其脉症，知犯何逆，随证治之"与"但见一症便是"的深刻道理。这是“以表知里”“见微知著”的能力。在导师李克绍先生的指导下，我是怀着当张仲景徒弟的心态学习仲景的理论与经验，在学术和临床上才一步一步地更上一层楼。

中医学的理论是发展的理论，而不是必须背得烂熟并机械地加以重复的教条，那种认为可以从《伤寒论》中去找一些不变的、现成的、永远适用的方法与方药是一种误解。

先生曾给我讲过早年行医的一段往事。当年学校放暑假，先生回老家牟平，40 多岁的邻人求诊。来人说发低烧已有几个月了，全身骨节疼痛，曾找当地医生看过，止不住痛。患者脉洪大有力，口中略有干渴，先生给他开了白虎加人参汤，患者喝了一服药，症状完全消失了，患者非常高兴。可是过了一些日子他又来求诊，说是一点饭也不想吃。患者脉象平平，无特殊变化，只是舌红苔少，口中发干，胃中热辣辣的。先生认为这是肝阴不足，不能疏土，于是仿《伤寒论》厥阴病之意，用乌梅为君，少佐党参、石斛、麦芽之类，患者喝了一服药就愿意吃饭了，嘱咐患者再服二三服即可停药。先生说，谁知他不几天又来了，这回是往来寒热，一天不定时的发作，脉象转为弦。开了一服小柴胡汤原方，患者喝了药，寒热消失了。这时假期到了，先生返校后想，治这个患者，三次都是辨证施治，三次都是用的经方，三次都效如桴鼓。先生很高兴，觉得确实过了个愉快的暑假。

4 个月后，先生寒假回牟平老家时，又遇到了这位邻居患者，邻居说：“你回济南后，我的病又犯了，到文城医院检查是胃瘤，切除了，已经好了。”先生听后，大出意料之外。其后，又过半年，这个邻人病故了。对这一例，先生归纳了几点教训，指出“单纯辨证还有所不足，必须与辨病相结合”，“辨病还得与现代医学相结合”。

在导师的指引下，我认识到正确的中医学理论必须结合当今疾病谱的具体情况，并根据现存条件加以阐明和发挥。

《黄帝内经》《伤寒论》等经典是中医学 2000 多年来的基础理论与实践依据，但并不能说只是这几部经典就能孤零零地支撑中医学走过了两千多年，而是因为一代又一代人的传承发展。没有宋代的严谨整理，没有金元时期的繁荣探索，没有明清时期对温病的发展，中医学是不可能以现今的格局立足于世的。中医学要姓“中”，继承仍是前提，仍是根基，否则就不是一脉相承，就失去了民族性与世界性。同时，医学是文化，还必须与时俱进。这样才能满足当代人疾病与健康的需求。

我从这样的理念出发，慢慢地形成了自己的医疗思想：

首先，必须坚持望闻问切，借鉴现代科技新成果，满足具有现代科技常识的临证患者的需求与认知。X 射线医学成像设备与光导纤维内窥镜等近现代医疗检查设备的广泛应用，延长与扩大了中医学传统的望诊范围。实验室物理与化验检查，提高了中医传统临床治愈的标准。患者的病，治愈还是未愈，已与 300 年前的标准不同。患者的知识结构与 300 年前不同，患者需求也与 300 年有不同，医学自身需与社会文化发展及时代潮流俱进。

其次，临证重视标本兼顾，强调调整脾肾与气机。现代人衣食无忧，饮食结构发生了根本的变化，故虽严冬天寒，亦不再重棉厚衣。故同是虚证，古今不同；同是实证，古今亦不同。对此，治疗上应当主重标本互移，强调以调整气机为主轴，对呼吸道肺系疾病，据其病情以宣肃、收散结合，兼以行水、化浊、和血、解毒。对胃肠道消化疾病，据其病情以升降、温清结合，兼以行气、化湿、消导、和顺、散瘀。对肝气郁结、心神疾病，当据其病情以疏泄、调适结合，兼以安神、定志、化痰、开窍。气机和顺，则正安邪却，于是外邪风寒湿热、内伤结聚、痰浊、瘀血均可外散内消。同时，因人因病制宜，予以生活饮食指导，拟以运动处方，调其虚，按其正，以善其后；健脾益肾，以固本，形神俱调，以治未病。

再次，用药重视合方，强调与时俱进。仲景书是经典，仲景法是活法，其方的结构具有开放性，麻黄汤的加减系列方，麻黄汤与桂枝汤的合方以及小青龙汤、小柴胡汤、四逆散、真武汤等均有方后加减；再如桂枝附子去桂加白术汤方后注，这些实例都说明了仲景方的开放性。

我们对照麻杏石甘汤与银翘散，可看出吴鞠通的慧心。金银花是南宋时才入药，所以仲景不用金银花。吴氏深得仲景之秘，他用芥穗替换麻黄，用金银花替代石膏，把《伤寒论》的麻杏石甘汤蝶变为银翘散。这就是发展。

现代人不再同古人一样，日出而作，日落而息，而是生活节奏加快，追求成功心切，同时，饮食结构也发生了根本的改变，生活环境也不再是宁静的田园耕作了，气候也变暖了。现代人中不乏南漂北漂，生活跌宕，有人可能吸烟酗酒，恣情纵欲，生活起居无规律，营养不平衡（偏食、挑食），饮食中高盐、高脂、多糖，缺乏运动，情绪紧张。与古代相比，疾病谱已大有改变，现代人患病更显得复杂。平时不注重养护，一旦生病，则急功近利，希望短期有效，立即治愈。有的人生病后，连煎药的时间都没有，面对这样的病患，“慢郎中”已不适应时代要求了。因此，面对复杂病情，主张根据需要与可能，可考虑多层面扶正，全方位祛邪，表里同治，虚实兼顾，重剂合方以起沉疴。

我的自传体回忆录《沂源山区从医记》的出版，重温了我半个世纪的成长历程，回眸 56 年来学医、行医的足迹，我感恩从少年时代即熏陶我的外祖父与母亲，感恩教过我的各位老师，感恩耳提面命，悉心培育我的严师李克绍先生。

庄子说：“吾生也有涯，而知也无涯。”对中医学与《伤寒论》来说，仍有许多我不甚明白的深刻道理，还需要在有生之年继续地执愚守迂，努力地去学习、探索。

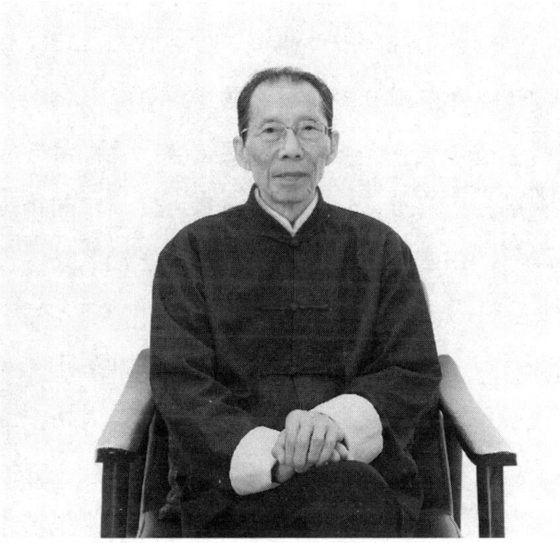

师古不泥采众长
开拓进取耀岐黄

——记"海派儿科推拿创始人"金义成

海派儿科推拿创始人、

主任医师、教授

金义成

医家简介

金义成，1944年8月出生，主任医师、教授。海派儿科推拿创始人、丁氏一指禅推拿第四代传人代表，上海中医药大学、上海中医药研究院专家委员会委员。现任中国中医药研究促进会中医儿科医师合作共同体工作委员会顾问、中华中医药学会少儿推拿传承发展共同体名誉主席、上海中医药大学老教授协会副会长、世界中医药联合会小儿推拿专业委员会顾问、中国中医药研究促进会小儿推拿外治分会名誉主任、中国针灸学会小儿推拿专业委员会学术顾问、山西省河东中医少儿推拿学校名誉校长、中国民间中医医药研究开发协会仲景国医推拿分会名誉会长。曾任上海中医药大学附属中西医结合医院推拿科主任、上海中医药大学小儿推拿研究室主任。

金义成教授学承一指禅推拿、㨰法推拿、内功推拿、小儿推拿，尤以小儿推拿见长。金义成教授是中医推拿历史和文献研究的先行者，他发掘和整理的推拿史料、膏摩方等资料弥足珍贵。他编撰出版推拿专著40多部，影视片8部，在推拿界产生了深远的影响。作为全国小儿推拿的领军人物，他不但将明清小儿推拿著作进行了高度凝练，还吸收了上海地区小儿推拿先贤的经验和民间的技法，融一指禅推拿、㨰法推拿、内功推拿、小儿推拿为一体，结合其半个多世纪医、教、研之心得，创立了海派儿科推拿流派。该流派既增加了小儿推拿的内涵，又扩大了临床应用范围。

金义成教授坚持临床实践和不断探索创新。他强调小儿病因要“关注情志”；诊察要“触摸查病”；在汗吐下和温清消补八法之外提出了“通”法，认为小儿病多为“本虚标实”，因而应该“祛邪不忘扶正，扶正不忘祛邪”，手法“以柔为贵，以巧为魂”，具有“轻而不浮，重而不滞，快而不乱，慢而不断”的特点；临床上“以胃为本”“以通为用、以通为补”，倡导“痛则通，不痛则不通”，常用“揉腹捏脊”法以通调任督、调和脏腑，可谓大道至简。

人物小传

1944年8月，我出生在上海，祖籍江苏建湖。1960年，就读于上海中医学院附属推拿学校，学承一指禅推拿、㨰法推拿、内功推拿、小儿推拿，我就读的学校推拿专业由著名推拿专家丁季峰、王百川、王纪松等执教，王松山、钱福卿、朱春霆等大家亦时有到校指点。在实习和留校工作期间，我有幸得到恩师王百川的悉心传授。自1963年毕业以来，我一直工作在教学、临床、科研第一线50余年，略有心得与诸君分享。

一、溯本穷源，历史彰显

“以史为鉴，以史为镜”，没有对前人经验的总结，自然没有后世医学的进步。对于推拿学科尤为如此，但是推拿实践性较强，重操作，轻理论，关于推拿方面的历史著作数量更是有限。在我读书学习之时颇感这方面资料匮乏，毕业后留校任教编写教材时常感到捉襟见肘。因而，为了弥补这方面的不足，几十年来，我开始查阅了大量古籍，潜心考究推拿相关的文献，对推拿历史和推拿文献进行了深入研究和系统整理，寻根溯源、广搜博览、剔奇觅祕。

历经十年，我将研究所得汇编成书，几易其稿而成《中国推拿》，第一次全面阐述了中国推拿的历史。从史前、甲骨文、中医经典著作甚至唐诗宋词等书中旁征博引。相关中医推拿发展史的文献资料和观点，在业内影响颇深，其中史料文献被许多推拿著作所采用。国医大师裘沛然对此评价为：“该书荟前人之学说，萃今人之创获，全面地、系统地整理了中国推拿的学术成就和极为丰富的内容。”该书一经面世即被大英博物馆收藏。推拿文献古籍是宝贵的历史文化遗产，在学习交流、研究和应用过程中，不仅能增强中医推拿文化自信，还有助于推动推拿事业的健康规范，永续发展。

二、术有专攻，成就儿推

推拿从操作对象可分为成人与小儿两大类。两者相比较，我对小儿推拿情有独钟，也许这也与古代文献多是小儿推拿方面著作有关。在整理这些古代文献的过程中，我也逐渐形成了对小儿推拿的热爱，而且这一爱便是一辈子。

随着对小儿推拿的不断关注，我对于很多儿科病的认识有了新的见解。如小儿病不仅与先天不足（胎弱、胎毒）、后天失调（外感、伤食）有关，同样要注意情志方面的问题。又如小儿的体质多属本虚标实，因而强调扶正。扶正又以“通”为补、以胃为本。对婴幼儿哮喘除发作期治疗之外，还强调冬病夏治；对厌食除用和胃消食导滞之法外，强调小儿常带三分饥、要喂养得当；对脑性瘫痪的治疗，不仅重视肢体语言功能的推拿康复，更要注意益肾和健脑；斜颈的治疗除常用的揉、捏、扳之法外，要在捏时配合捻拨，扳时配合伸筋，此外，还要注意对斜方肌的推拿；脊柱侧弯的治疗突出先松肌再正骨；对抽动症的治疗，推拿颈夹脊常取奇效。如此等等不一而足。

在整理前人经验的过程中，我将历代小儿推拿文献，尤其是明清时代的小儿推拿专著归类整理为《小儿推拿》一书。书中展示小儿推拿手法 25 种，穴位 157 个，并着重介绍了穴位的位置、主治和手法操作。同时，书中对 30 种复式操作和 22 种病症的推拿治疗基本方法及应用加减方法做了详细说明；书末还摘选了 53 则小儿推拿歌赋。该书于 1981 年付梓之后，受到业内一致好评，并成为日后很多儿科推拿从业者的第一本启蒙书籍。一指禅大家朱春霆校长在为这本书撰写序言这样评价道：“义成仁弟，沉迷推拿，擅长其术，勤求古训，学有所得。今博采群书，辑各家之说，汇编成篇，可谓集小儿推拿之大成。”

三、刻意求索，古方荟萃

药摩又称药物推拿，是指在推拿时配合用药的方法，古时因所用的药剂以膏剂居多，故古称膏摩法。它是指辨证后，将适合的药物制成剂型均匀涂敷于患处或穴位处，施以各种推拿手法，促进药物吸收，使手法和药物互相作用和配合，调整经络脏腑气血，从而提高疗效，达到治病防病的目的。药摩法融合药物与按摩双重功效，其相较单纯用药或手法，适应范围更加广泛，手法或器具更加灵活多变。它集药物、按摩、透皮吸收、物理刺激于一体，综合疗效更佳。具有使用方便，功效迅速，适应证型和毒副作用少等特点，受到中国历代医家的重视。

历代流传的药摩方，既有单方、复方之分，又有药炭、药散、药汁、药油、药酒、药膏等多种剂型。关于我国劳动人民使用药摩的记载至少可以上溯到两千余年以前，早在《山海经》中已有用中草药涂抹治病的记录。代表先秦医药学成就的长沙马王堆医书中，即数处可见将药物燔炭用于按摩的记载。至于以“车故脂”，即车轴润滑油作为溶剂制作药油，将帛浸透药汁并阴干用作按摩药巾，更是闪烁着当时医家的智慧之光。在《黄帝内经》仅有的十二首古方中，有一首“马膏方”，即是我国最早的膏摩方。

早在唐代以前，众多医家就能从容自如地运用生乌头、巴豆、莽草、踯躅花、皂荚、野葛、木鳖子等类“虎狼之药”制成的摩膏，治疗包括类风湿性关节炎等口服药物效果不佳的各种严重疾病。因此，我认为药摩法被冷落的时代即将结束，前人留下的大量的药摩方，必将成为今后研究的热点，而中国现代推拿结合使用古代的药摩，必将取得更大的成就。这应当是现代推拿学的重要发展方向之一，也是中国推拿的特色和希望所在。

为此，从繁庞的历史医著中，我试图整理出药摩法的主要内容和脉络，并汲取古传药摩方中的精华，力图按疾病的科属分类介绍。全面搜寻有关药摩方数百首，我希望让药摩这一凝结着祖先智慧的方法在当今得到重视和延续。

四、躬耕教圃，薪火相传

1963 年，我毕业后留校任教小儿推拿，成为高等教育推拿专业建设的最早参与者和实践者之一。教育即传承。小儿推拿这一传统绝活儿一直面临着后继乏人的窘境。能坚持做下来的中医医生，真是少之又少。为做好中医推拿传承绝活儿，在 1975 年，我编撰、指导拍摄的我国第一部推拿教学电影《中医推拿》在中医院校发行。其中的小儿推拿穴位模型由著名雕塑艺术家张充仁制作。此外，我还作为总编撰、指导拍摄了《中医推拿流派经验介绍》，该片记录了一指禅推拿、㨰法推拿、内功推拿几位前辈的经验，原擦法推拿也从此更名为内功推拿。

作为上海中医药大学的一名资深教授，除了50余年坚持在推拿临床的第一线以外，我还不断致力于推进小儿推拿学科的教育。1988年，由上海中医学院出版社出版，由我主编的《小儿推拿学》是中国第一本正式出版的小儿推拿高等医学院校教材。这本书中系统完整地介绍小儿推拿方方面面，包括小儿推拿形成的基础、小儿推拿学得以形成和发展、小儿生理病理特点、辨证论治概要、手法、穴位、常见病治疗等方面，为现代小儿推拿学科的形成奠定了基础。

五、多元一体，自成一家

我将五十多年来医疗、教学、科研工作体会进行了总结，于2003年《海派儿科推拿图谱》一书中正式提出“海派儿科推拿”这一概念。海派儿科推拿流派，系发生、发展于上海这一特定地域的“源、道、法、术”齐备的学术流派，是海派文化“海纳百川、追求卓越、开明睿智、大气谦和”精神之体现，是海派中医“传承、包容、创新”文化思想的反映；是融小儿推拿、一指禅推拿、㨰法推拿、内功推拿为一体，荟历代小儿推拿文献及著作之萃，集上海小儿推拿先贤、民间技能之验，加之我作为一指禅第四代传人半个多世纪医、教、研之心悟而成就，增加了小儿推拿的内涵和扩大了小儿推拿的应用范围。

为何要提出海派儿科推拿这个观点？我作为丁氏一指禅推拿第四代传人，同时又是㨰法推拿、内功推拿、小儿推拿的传承人。在临床上，并不仅限用某种单一流派手法，自己很难界定到底属于哪个流派，我结合多个推拿流派的优点综合运用于儿科，通过多年实践，推陈出新，逐渐形成了自己的风格和特点，从而提出“海派儿科推拿”，这一概念不仅充分反映了海派中医传承、包容、创新的精神，也是海纳百川、追求卓越、开明睿智、大气谦和上海人文精神的具体体现。

在重视继承的基础上，着力创新是我毕生坚持的方向和追求的目标，不仅对传统中医儿科理论提出新的见解，还在手法的具体应用方面有不少更加切合儿科推拿的临床变通之法。海派儿科推拿的提出并非偶然，而是经历多年临床实践，通过长时间反复考量得出的，是符合时代发展需求的产物。我所创立的海派儿科推拿融汇百家、兼收并蓄，无门户之见，其中不仅保留了传统儿科推拿的精髓，而且还提出了不少独到的见解和经验。

海派儿科推拿既是丁氏一指禅流派、㨰法推拿流派、内功推拿流派的发展，也是传统小儿推拿的继承和发扬。2018 年，在上海举办的首届海派儿科推拿论坛，不但得到了广大小儿推拿专业人士的支持，还得到了许多小儿推拿爱好者的欢迎。海派儿科推拿作为全国小儿推拿著名流派之一，影响甚广。除上海中医药大学附属岳阳中西医结合医院有海派儿科推拿讲师团之外，广西中医药大学第一附属医院仁爱分院也建立了海派儿科推拿小儿斜颈专科工作室。在首届海派儿科推拿论坛上，就有十几个单位成为海派儿科推拿的传承基地。

学术思想

一、海纳百川，全面系统

“海纳百川，全面系统”是我所创立学术体系的显著性特点，既有对明清时期小儿推拿文献著作的高度凝练，又吸收了近代江浙沪地区小儿推拿名家技术之长，并根据院校教育需要，全面系统的将各家之言统一整理，去芜存精、兼收并蓄、着重创新，形成独树一帜的小儿推拿学术流派。在小儿病因、诊法、治则治法以及具体推拿手法具体应用上不仅有创新成分，而且构建了具有海派特点的小儿推拿体系。在创新方面，除前述之外，还有如下一些内容。

在教学中注意规范和严谨，例如在小儿推拿中对一些操作方法概念不清且称谓较多，如十二手法、十三大手法（又称十三大手术）、复合手法等，这些不是指单一的操作手法，而是多由几种操作法的组合而成，又有不同于手法名加穴部名的操作名，诸如赤凤点头、苍龙摆尾、飞经走气等。又如头面部的开天门、分推坎宫、揉太阳、揉耳后高骨，有的流派习惯称之为四大手法。我认为作为一个流派沿袭传统称谓是可以的，但作为教学则以规范较妥。在20世纪70年代我们对此加以整理，改称这些方法为复式操作法。再如古法之膏摩，纵观文献记载，并非仅指一种剂型，其包括汤、散、丸、膏、油、水种种，故而将之称为药摩。

小儿推拿特定穴其本身有点、线、面多种，其本身包含有部位，如胁、腹等。而一指禅推拿除推穴道、循经络之外，也重视手法在部位的应用。如《一指定禅》中就有："揉近处寻之""推近处寻之""推背腿上部""缠、揉胸部、背部""推胸背两部""揉，头面部主之""揉胸前、膀前部""缠、揉背脊下部""推脊背上部"。加之推拿手法操作实际接触乃是大大小小的部位。因此，我提出的关于穴部的概念，不是穴位加部位的简称，而是能反映推拿实质内涵思想的，既区别于针刺又反映推拿实际。一指禅推法原本遵循推穴道、走经络之法，我强调穴部推拿，点面并重。前面所提到的"穴部推拿"一说，是指小儿推拿手法刺激即有点、线、面之传统，又在操作时常以点带面，以面带点，如推膻中而合摩法；又如以面带点揉腹时侧重中脘、神阙、关元等穴位。

总而言之，我所创立的海派儿科推拿具有"全"和"广"的特点。所谓全是指海派儿科推拿不仅仅有某些术的特点，而是源、道、法、术健全的学术体系。所谓广也不单单是一家之派的手法，而是融多家为一体。正因为此，其临床应用的穴部也不局限于小儿推拿特定穴、经络及相关穴位同样也是其重要内容；临床应用范围在婴幼儿的基础扩展至学龄儿童，体现了"传承、包容、创新"的特征。

二、审证求因，关注情志

强调了治病必求之于本，儿科古称"哑科"，幼童少不能言，言不足信，家长也多因关切之情，常有夸大其词或言行不一的情况。因而，细致认真如同侦探查案般的问诊，通过收集各种证据剖析孩子的健康状况，找到主因才能为后续的治疗夯实基础。另外，虽幼童表述不清自己的思想，但其情志已然萌发，在考虑生理疾患过程中，也不可放松对心理的关注，不可不察。

小儿病因有先后天因素，我认为对前人所谓小儿"无七情所干"应该予以重新认识。例如：夜啼、自闭症、神经性厌食、遗尿、抽动症、孤独症、相火证等，都和情志有关，有些病症能影响情志，如脊柱侧弯。因此，在诊治小儿病时当注意情志方面的因素。我对于思虑对脾的影响，以及对肺脾二经的防治相当重视。至于《按摩经》“小儿之疾不在肝经即在脾经；不在脾经即在肝经，其疾多在肝脾两脏”的说法，也有不同体会，因为在目前临床多见于肺、脾二经之病症，不同于以往多在肝脾二经之说。因而，海派儿科推拿不仅注意情志因素对孩子的影响，还注重防治与小儿情志有关的疾患。

三、四诊合参，触摸察病

我沿用传统之诊法，诸如望神色；3 岁以下小儿验指纹，取三关则以轻重、浮沉分表里，红紫辨寒热，淡滞定虚实；切脉取浮、沉、迟、数、有力、无力而定表里寒热虚实。除了重视传统四诊以外，小儿推拿医生多以手按触患儿，经过长时间的临诊，其敏感度逐渐增加，往往对患处的异常能“手摸心会”，我们非常重视“摸”诊。

触摸查病包括用手按压、触摸头额、颈项、胸、胁、脘腹、腰背、肌肤、手足、经络、俞穴等方面的触摸按压，以测知冷热病痛，从而推断病患的部位和性质的一种诊病方法。摸诊时用力要轻柔，医生的手要注意保暖和清洁。推拿是以经络学说为手法应用基础，经络理论中有“以痛为腧”之说，往往在摸诊中找到的痛之所在、异常之所在，就是手法运用之所在。摸诊在推拿学中的地位和作用不亚于、甚至超过其他诊法，所以了解摸诊的基本要求，对于推拿治疗有着重要作用。小儿摸诊主要包括以下几个部位。

1. 头额

1 岁以内的小儿头顶部有一未闭合的空洞——囟门，通过按触小儿囟门部，可以帮助判断小儿病情：如果囟门下陷可能是气虚或阴液亏损，如果囟门突起，可能是实热或急慢惊风先兆。超过 2 岁囟门仍不闭合叫“解颅”，说明先天不足、骨髓空虚。如果头骨按上去就像在按乒乓球的感觉，则说明骨软缺钙。触摸额头觉烫说明是发热了，如果额头的热度高于手心的热度说明是表热，如果额头的热度低于手心的热度说明是虚热。

2. 颈项

小儿的颈项部触摸内容主要包括触摸颈动脉的搏动、胸锁乳突肌有无肿块、淋巴结有无肿大。如果颈动脉搏动明显，伴有咳嗽、气喘，说明是心肺气衰的喘促或心肾阳衰的水肿。如果颈前外侧（胸锁乳突肌）有肿块，而且同时有颈项歪斜、不正，则说明是斜颈。如果颈项部疼痛明显，头部转动困难，按压肌肉时，感觉肌肉紧张，可能是落枕了。

3. 胸腹

摸胸腹包括胸胁和脘腹两个方面，触摸时以食（示）、中、无名（环）、小指抚摩按压，以区别寒热虚实和疼痛的性质。

摸胸胁主要是按虚里和胸胁。虚里在左乳下，内为心脏，为诸脉之本，又是胃的大络。按在虚里上能感觉到心跳有力应手，不急不缓，说明无病；如果感觉心跳搏动无力说明是宗气不足。胸肋部按压坚硬并且疼痛的是实证，按压柔软无痛的是虚证；疼痛固定，按之疼痛加重的是血瘀，痛无定处，呼吸咳嗽牵掣而痛的是气滞。小儿肋骨外翻、胸骨突起为鸡胸或佝偻病，按胸肋部还当注意腋下部是否有肿核（肿大的淋巴结）。

按脘腹主要是按触心下和腹部。心下是指胃上脘与胸膈之间，按之又硬又痛，是“结胸”实证；按之柔软而不痛，是“痞证”；按之坚硬，状如杯盘，是“水饮”。腹部按之疼痛减轻是虚证，按之疼痛加重是实证。腹部肿胀，按之应手而起，叩之如鼓为气臌；按之应手而起，状如水囊为水胀。按之有块，而且块柔软有时能消散是“瘕证”，多属于气滞是虚证；块有形，坚硬固定不动是“癥证”，多属于血瘀是实证。脐周疼痛按之有块，肿形会变大多是虫积。左下腹按之有块呈串状，便秘不解者大多是燥屎结于肠内。右小腹按之疼痛，痛点固定，按压之后突然起手，疼痛反而加重者大多是肠痈（即阑尾炎）。总之，按脘腹需要注意疼痛的性质和部位，肿块是有形的还是无形的。

4. 腰背

按腰背不仅是治疗方法，而且能帮助诊断。

因为脊髓发出神经分布于脏腑及腰背部皮肤肌肉，所以脏腑病变可以通过神经传导到脊髓，再通过脊髓反映到腰背部的皮肤肌肉。按腰背就是通过按触脊柱、背肋、腰背部肌肉，找病痛的部位和性质，来测知是背肋、脊椎、肌肉的病患，还是脏腑病症在腰背部的反映。

5. 肌肤

摸肌肤就是通过按触患者皮肤的寒温润燥来帮助诊断病情。

肌肤寒冷说明是阳气不足或外感寒邪；肌肤灼热说明是热邪或阴虚。皮肤润泽说明津液未伤；皮肤干燥甲错说明津液亏损；按之凹陷不能立即恢复说明是水肿；摸之松软，肢体臃肿说明是气肿。皮肤局部高肿、掀热痛剧的是疮疡阳证；漫肿平塌，痛热较微者是疮疡阴证；肿块坚硬说明脓未成；肿块柔软波动的说明脓已成；轻按即痛说明病在浅表，深按方痛说明病患较深。

6. 手足

手足位于四肢的末端，距离心脏较远，血液循环相对较慢，通过触摸手足温度，观察血液循环情况可以帮助判断相关病情。

小儿发热时，足心热说明是热邪所致，足胫（即小腿）冷说明是寒邪所致，手指尖冷说明是受到惊吓。平时手脚凉说明是阳虚，手足心热说明是阴虚。指甲按压后发白，放之即见红润说明气血充足，放之而不复红润者说明血虚。摸手足还可以帮助判断骨关节类疾病等。

7. 经络腧穴

人体脏腑与体表肢节通过经络联系，脏腑有变，往往在经络上有所反应。摸经络时沿经络外行线路循摩按压、弹击以寻找压痛、结节等变化，从而根据经络与脏腑的关系，而推测病证。摸经络腧穴包括按经络和按腧穴两方面。

经络腧穴就好比是河流与湖泊的关系。腧穴是脏腑之气转输的地方，当某一脏腑有病时，则在相应的腧穴上有压痛点或异常变化，通过按压不但可以找到压痛点，还可以有“按之痛解”和“按之立快”的感觉，因而可以根据压痛点与经络的关系测知相应脏腑的病变。另外通过按腧穴还可以帮助诊断，如肺病可在肺俞有压痛，肝病在肝俞、期门存压痛，胆病在胆俞有压痛，胃病在脾、胃俞及足三里有压痛，阑尾炎在阑尾穴有压痛等。

除了以上所说的在经络腧穴方面按压之外，按压耳穴对诊断和治疗也有一定的效用。按压时可用火柴头或类似之物在耳朵上按压寻找痛点，以测知相应脏腑及有关部位的病患。

总之，触摸查病的基本常识和程序，在推拿疗法中具有特殊价值。它不仅是一项重要诊断方法，而且对于推拿手法的选择、保证推拿手法施治部位的准确性，都能发挥很大的作用。

四、揉腹捏脊，养护根本

依据小儿“本虚标实”的表现，采用“以胃为本”的治法，主要用揉腹捏脊的推拿法养护根本，可谓是“大道至简”。腹居中焦，系气机升降出入之枢纽，中焦通则上下和。脊（背）为阳，扶阳而能有助于健脾。前为阴，后为阳，揉腹捏脊可以调和阴阳，通调任督。揉腹时，相机采用推摩（胸）、搓胸胁、摩腹、揉腹、摩挪、摩抄等法，捏脊时则相机采用捏脊、推脊、揉脊、滚脊（背）、推擦、拍、搓、抹等，取穴则采取“俞募配合法”，运用存乎于心、灵活机变，适所而用。

治病必求于本，脾胃为后天之本，而我则强调“以胃为本”。《素问·玉机真脏论》指出：“五脏者皆禀气于胃，胃者五脏之本也。”《素问·平人气象论》指出：“人以水谷为本，故人绝水谷而死，脉无胃气亦死。”《素问·经脉别论》指出：“饮入于胃，游溢精气，上输于脾。”《灵枢·五味》说：“胃者，五脏六腑之海也。水谷皆入于胃，五脏六腑，皆禀气于胃。”又说：“谷始入于胃，其精微者，先出于胃之两焦，以溉五脏，别出两行，营卫之道。”《灵枢·经脉》亦指出：“谷入于胃，脉道乃通，血气乃行。”《灵枢·动输》言：“胃为五脏六腑之海，其气清上注于肺，肺气从太阴而行之。”孙思邈曾谓：“补肾不若补脾也。”张景岳也让认为：“安五脏即所以治脾胃。”吴澄所著《不居集》中谈道：“故凡查病者，必先查脾胃强弱，治病者必先顾脾胃勇怯，脾胃无损。”李东垣《脾胃论》中论及：“脾胃伤则元气伤，元气伤则人折寿。”还说：“调脾胃以安五脏。”《临症指南医案》也谈道：“脾气宜升则健，胃气宜降则和。”

小儿脾常不足，加之生长发育较快，所需营养相对较多，小儿饥饱不知节制，喂养不当容易伤及脾胃。“饮食自倍，脾胃乃伤。”食积易导致许多病症，《医学入门》中论及：“食咳因积食生痰，痰气冲荡胸腹满者。”《脾胃论》中也说道："脾虚肺最受病"。还可因积食导致发热，《脉经》提到："小儿有宿食，尝暮发热。"积食化火，火炎向上，可出现咽炎。再者积食也可影响睡眠"胃不和则卧不安"，还有积食导致肠腑发热，伤食导致腹泻、消化不良、气血无以生化等。我不仅从前人的著述中对"以胃为本"加以佐证，更是从推拿能直接改善胃肠功能的经验中强调以胃为本。

五、八法之外，通法为要

儿科推拿作为外治法，历来沿用八法，即：汗、吐、下、和、温、清、消、补。本派除了运用这八法以外，提出"通法"一说，认为推拿当以通为用、以通为补，这不仅指推拿具有通行气血、通调脏腑、通经活络、通利筋骨的功用，具体应用时宣通肺气，开通心痹，通和脾胃，疏通肝气，通下水道，通关开窍等法，推拿之"通"可以使气血流通、循环往复、生命不息，这也是海派儿科推拿讲的"以通为补"的意义所在。在"不通则痛，通则不痛"病证机制的基础上，临床应用中强调"痛则通，不痛则不通"。

在临床上，我非常重视"通法"，认为推拿当以通为用、以通为补，这不仅指推拿具有通行气血、通调脏腑、通经活络、通利筋骨的功用。而且气血不通乃百病之源，气血不通则脏腑无以荣养，脏腑不调则百病生。《黄帝内经·太素》中指出："人之食杂则寒温非理，故多得寒热之病，不劳则血气不通，故多得痿厥之病，故导引按蹻则寒热咸和，血气流通。"《素问集注》："气血不能疏通者，宜按蹻导引。"《格致丛书》："按摩者，开关利气之道，自外而达内者也。故医行之，以佐宣通。而摄生者，贵之以泄壅滞"清叶天士说："通则不痛，通字须究气血阴阳。"《秘传推拿妙诀》："盖小儿之病，不外风寒，乳伤，食久之停积胃脘之间，随成他症。诚一吐而自愈耳，就是胃间无停积者，用此亦能通其五脏六腑之滞。"清高世栻《医学真传》中指出："夫通则不痛，理也，但通之之法，各有不同。调气以和血，调血以和气，通也；下逆者使之下行；中堵者使之旁达，亦通也。虚者助之使通，寒者温之使通，无非通之之法也。若必以下泄为通，则妄矣。"海派儿科推拿时用宣通肺气，开通心痹，通和脾胃，疏通肝气，通下水道，通关开窍等法。

我创新性提出："痛则通，不痛则不通"。"通"就是使不通变为通，不通则痛，不通则亡。即原来常说的"不通则痛，通则不痛"即是指病痛的机制。海派儿科推拿提出的"通"不仅指临床治疗手法，更是"以痛为输"理念的延伸，即对待痛的理解，而不局限于疼痛这一点，泛指寒、热、张、弛、强、弱、胀、麻等种种异常感受。针对异常之处进行推拿，均可使之通。"不痛则不通"除了指不在痛处治疗就不能达到通的效果外，还指原来因为不通而麻木不仁等感觉障碍的恢复，说明"痛"为通的一种表现。

再者，在治疗法则中有正治和反治两种，反治中之通因通用，实际就是指以通治通。海派儿科推拿中之通法不仅包含此意，还有正治的意味。这就是说通法当为正治，即塞者通之，瘀者通之，闭者通之。《素问》中说："人之所有者血与气耳。五脏之道，皆出于经隧，以行血气。血气不和，百病乃变化而生，是故守经隧。"《景岳全书》中指出："夫百病皆生于气，正以气之为用，无所不至。一有不调，则无所不病……，按摩……可以调经络之气。"人与自然是一个整体，人体本身就是一个小宇宙，作为物质形式存在的生命，其存在的形式是运动，停止了运动，生命也会终止，哲学家高度概括了生命本质，提出生命的命题就是：生命在于运动。这与前人所说"流水不腐，户枢不蠹"的观点不谋而合。海派儿科推拿基于推拿有疏通经络，通行气血，通调脏腑之功用，可以使气血流通、循环往复、生命不息，这也是海派儿科推拿讲的"以通为补"，被誉为"外治之宗"的吴尚先也指出："气血流通就是补。"

六、以柔为贵，以巧为魂

手法操作中，融合上海儿大流派的一指禅、㨰、擦、拿、扳、抹、捻、捏、刮、抖等手法，以及江南民间的翻皮肤（捏）法，最终形成了海派儿科推拿十法：推、拿、按、摩、捏、揉、搓、摇、㨰、擦。手法以柔为贵、以巧为魂，具有轻而不浮、重而不滞、快而不断、慢而不乱的特点。针对小儿肌肤柔嫩、腠理疏松、神气怯弱的特点，在推拿时特别强调轻快柔和、平稳着实。

海派儿科推拿十法融合多家，一则增加原来儿推中常用的拿、捏之法；二则免运法与他法之重复；三则改原小儿推拿主治范围多局限为婴幼儿的特性，使之真正成为儿科推拿，并扩充了许多儿科病症，如抽动症、相火证、臀肌挛缩、青少年脊柱侧弯等。

小儿推拿为推拿的一个分支，其手法不离：均匀、持久、柔和、有力、深透的要求。原来一指禅流派其基本手法推、拿、按、摩、滚、捻、缠、揉、搓、抄、摇、抖等十二种，柔和深透，柔中寓刚，刚柔相济，强调以柔和为贵。海派儿科推拿中一指禅推法、拿法、按法、摩法、揉法、搓法、摇法直接得之于一指禅推拿前辈的传授。主要手法和辅助手法施行时讲究法度，要求意守丹田，气凝指尖，推穴位，走经络，将一指禅功透入肌肤，沿着经络直达病所，做到“法之所施，使患儿不知其苦”；取穴准确，以指代针。一指禅由于拇指端接触面极小，所以相对于其他推拿手法取穴更准，力度更集中，并适用于全身所有的穴位。

针对小儿肌肤娇嫩的特点，不同推拿手法在应用上又有不同的要求。我在1974年负责编写上海市大学教材《推拿学》中的小儿推拿部分时提出小儿推拿手法需轻快柔和平稳着实，并在此基础上，又进而提出“轻而不浮，重而不滞，快而不乱，慢而不断”的十六字诀，强调“意在手先”，“巧”字为魂，诚如《医宗金鉴》中所说：“一旦临证，机触于外，巧生于内，手随心转，法从手出。”

工欲善其事，必先利其器，为达到要求，在教学中沿袭一指禅推拿流派、滚法推拿流派手法练习之传统，十分重视一指禅推法、揉法、摩法、搓法及滚法和功法的训练。禅是梵语“禅那”的简称，解释为静虑，因而一指禅也称一指定禅，一指静禅，一指禅功。通过一指禅推法等手法和功法的练习可以使施术者心身放松，用劲自然，对增加小儿推拿手法的功力非常有利。手法之轻重缓急，其关键在于坚持长期的刻苦锻炼和临床实践应用，如此才能做到熟能生巧，运用自如，达到心手合　，心到、手到、功到。

七、正本清源，传承有序

海派儿科推拿流派目前师承二代、三代弟子百余人，而且队伍还在不断扩大中。为了让师门传承有序，海派儿科推拿流派率先在上海成立了传承中心，制定《海派儿科推拿师门传承谱》，将有师承关系的二代、三代弟子，都逐一建立电子档案归类整理；同时，传承中心积极保存书籍、相片、录像、物品等等资料，通过互联网数字化技术充分展示流派发展过程中的点滴历史瞬间；传承中心同期还在组织整理技术方案，通过德尔菲法达成共识，形成统一的流派标准名词、理论体系、技术规范等。这些工作的开展使得流派传承脉络清晰可循、资料齐备、标准统一，让海派儿科推拿流派能够科学发展，让更多人加入到流派建设中来，也在继承原有技术的同时，不断创新技术和思想，为守护儿童的健康做出贡献。

医案摘选

医案一

沈某某，男，4岁。

首诊：2012年3月5日。

主诉：发热2日。

病史：患儿昨日前因受风寒出现发热恶寒，伴咳嗽清涕，无汗，无痰，无咽喉红肿，面色欠华，胃纳不佳，二便尚调，夜寐欠安，舌淡苔薄，脉浮，指纹淡红。

诊断：感冒。

治法：证属风寒袭肺，疏风散寒解表。

处方：每日1次，连续2日。

开天门50次，推坎宫50次，揉太阳双侧各50次，黄蜂入洞30次，清肺经100次，揉二扇门50次，推三关300次，按揉天突100次，按揉双侧肺俞各50次，拿风池5~10次。

二诊：2012年3月8日。

经推拿治疗，患儿体温渐平，咳嗽仍作，显痰，色白质稍稠，涕已转黏，出汗畅，纳欠佳，二便调，夜寐渐安，舌尖稍红，苔略腻，脉细。

证转为肺脾气虚，治以益肺健脾。

予原方去开天门、推坎宫、揉太阳，加补脾经300次，揉板门100次，清天河水100次，摩腹3分钟，揉丰隆60次，揉脾俞、肾俞各60次，捏脊5遍，擦脊柱。

隔日1次，共3次。

三诊：2012年3月15日。

患儿咳嗽基本平复，胃纳亦明显好转，无恶寒发热，延原方巩固治疗。患儿续经2次推拿巩固治疗后，诸症瘥。

按语

感冒即上呼吸道感染，全年皆可发生，冬春更是多见。肺为娇藏，易受外邪，而小儿脏腑娇嫩，形气未充，有“肺常不足”之生理特点，因此，感冒成为小儿最常见之疾。

感冒根据病情的轻重和感邪不同，又有伤风、冒风、重伤风、时行感冒等名称。“感冒”病名首见于北宋《仁斋直指方》，但早在《内经》就已经有关于外感风寒引起感冒的论述。《素问·骨空论篇》有云：“风从外入，令人振寒，汗出头痛，身重恶寒。”至汉代，张仲景在《伤寒论》中以桂枝汤主“阳浮而阴弱”，麻黄汤主“脉浮紧”“恶风无汗”，是将感冒分为表虚、表实论治，奠定了感冒辨证论治的基础。元代《丹溪心法》中提出：“初有感冒等轻症，不可便认作伤寒妄治。”其是感冒辨证的进一步发展，例如在其卷二·喘十五中提出以三拗汤治“感冒风邪，鼻塞声重，语音不出，咳嗽喘急”等。至清代，《临证指南医案》中提到：“故有但伤寒而不伤风之证，亦有因伤风而致兼伤寒之证，又有但伤风而不伤寒之症，有因伤风而或兼风温、风湿、风燥、风火等证，更有暑湿燥火四气各自致伤，而绝不兼风之证。”又有《类证治裁》中明确提出了“时行感冒”之名，对感冒的病因病机认识已发展较为完善。

明代《古今医统大全·卷之八十八　幼幼汇集（上）·伤寒候第二十三》中记载了对小儿感冒的脉诊：“初得之时，婴幼则以虎口三关脉纹红色验之。长而童稚，则以一指按其三部，据左手脉之紧盛而断之。”其将小儿感冒分为“恶寒恶风”之表证；“恶热内实”之里证；“头额冷汗，手足凉，口冷气”之阴证等。

小儿感冒的治疗，隋代《诸病源候论·卷之四十五·小儿杂病诸候一·伤寒候》认为小儿“不能触冒寒气”，观其脉“其脉来洪者易治，细微者难治也”，其中提出小儿感冒的伴随症状可有挟实壮热、兼惊、大小便不通、腹满、咽喉痛、嗽、汗出、鼻衄等。在《丹溪心法》中指出“伤风属肺者多”，治疗小儿感冒亦以肺为主。在《丹溪治法心要·卷八·小儿科》中提到：“小儿因伤风邪，喘嗽而发热，肺气不平，麻黄……数帖愈。”

治疗小儿感冒先以治标，后以固本。感冒初期，外邪袭表，发热无汗，咳嗽清涕等表证之象显著，影响患儿生活，因此以解表为要。开天门、推坎宫、揉太阳以疏风散表，醒目安神；清肺经、按揉肺俞配以揉天突，以宣肺止咳；揉二扇门、推三关以助发汗；黄蜂入洞以发汗，配以拿风池共达祛风散寒之效。

待风祛热退，方已补虚。患儿以脾胃症状及咳嗽咳痰较明显，我素来注重脾胃调治。患儿胃纳不佳，是以脾胃气虚，运化无力，又因脾为生痰之源，补脾经、揉板门以补脾健胃，配以揉丰隆，达化痰之用；捏脊，擦脊柱以调和阴阳，扶正固本。

医案二

庄某某，女，4岁半。

初诊时间：2012年4月21日。

主诉：排便困难2年余。

病史：患儿2年前出现排便困难，轻则2~3日一行，重则4~5日一行，大便干结，呈羊屎蛋样，且腹部胀满，大便秽臭，患儿形体偏胖，多食易饥，面红，舌质红，苔黄糙，脉细数。近月余加重，自身没有便意，需用开塞露以助其通便。

诊断：便秘。

证属：肠胃积热，津少血燥。

治法：通腑泄热，滋阴养血润燥。

处方：隔日治疗1次，5次为一诊。

补脾经300次，清胃经100次，清大肠100次，运水入土30次，按揉膊阳池60次，退六腑300次，按弦走搓摩30次，揉天枢100次，摩腹5分钟，

揉龟尾60次，推下七节骨50次。

一诊：2012年5月5日。

经推拿治疗，患儿已有便意，2~3天大便一次，需用开塞露帮助，大便成条状，质硬偏干，舌红苔黄，脉细数，予原方续治。

二诊：2012年5月17日。

患儿隔日排便一次，不需用开塞露，大便成形，质偏硬，腹胀已除，纳可寐安，舌质偏红，苔薄黄，脉细。予原方去退六腑，清胃经，加补肾经300次，揉二马50次。

三诊：2012年5月28日。

大便日行一次，成形，先干后软，纳可寐安，舌淡苔薄，脉细，延原方巩固治疗。

患儿经20次推拿治疗痊愈。

□ 按语

小儿便秘是儿科常见病，看似小疾，但也常久治难愈。便秘会给小儿带来身心痛苦，还会影响胃肠功能，甚至影响小儿的智力发育。

历代中医古籍对便秘的介绍都来源于对其症状的描述，《内经》中最早使用“结”“难”“闭”“不利”“不通”等词，并提出便秘的病理因素多是由于热邪、寒邪、湿邪所侵，与脾、胃、肝、肾、大小肠等脏腑关系密切，例如《素问·举痛论》指出“痛而闭不通”是因“热气留于小肠”，致“肠中痛，瘅热焦渴”，而“坚干不得出”；再如《素问·厥论》：“太阴之厥，则腹满胀，后不利，不欲食，食则呕，不得卧。”《伤寒论》中有“阳结”“阴结”和“脾约”。《景岳全书·杂证谟·秘结》中载有火是阳结，无火是阴结，进而阐释了便秘的病机。

但用便秘一词作为病名并沿用至今，始见于明·万密斋《广嗣纪要》。其

后医家提出“虚秘”“风秘”“气秘”“热秘”“寒秘”“湿秘”“热燥”及“风燥”等名称，对便秘进行了分型论治。

隋代记载并论述了小儿便秘及其病因，如《诸病源候论·小儿杂病诸候·大便不通候》中有：“小儿大便不通者，脏腑有热，乘于大肠故也。脾胃为水谷之海，水谷之精华化为血气，其糟相行于大肠。若三焦五脏不调和，热气归于大肠，热实，故大便燥涩不通也。”《诸病源候论·小儿杂病诸候·大小便不利候》：“小儿大小便不利者，脏腑冷热不调，大小肠有游气，气壅在大小肠，不得宣散，故大小便涩，不流利也。”唐代《外台秘要》另提出：“小儿无异疾，惟饮食过度，不知自止，哺乳失节。”

治疗小儿便秘注重辨证施治，认为小儿便秘多属阴亏燥结，兼以气虚气滞，论治需抓本质，从脾肺论治，并独重脾胃以健运脾胃，行气通滞，润燥通便。

该患儿为肠胃积热，灼伤津液，以致津少血燥所致便秘，选取清大肠，按揉膊阳池，退六腑，揉脐揉天枢，揉龟尾，推下七节骨以达涤肠泄热通便之功效。

小儿便秘病位在大肠，但与肺脾胃等脏腑相关，《诸病源候论·小儿杂病诸候论》曰：“小儿大便不通者，脏腑有热，乘于大肠故也。”《幼科铁镜·大便不通》曰：“肺与大肠有热，热则津液少而便闭……血虚燥滞不通者……”

脾升胃降，肺的宣发肃降，都与大肠的传导功能密切相关，因此选用补脾经、清胃经、按弦走搓摩、摩腹等以奏调理脾胃、开通肺气之功。由于该患儿病程较长，肠内津液耗伤严重，选用运水入土及后续增加的补肾经、揉二马以达润燥通便之效。

医案三

李某某，女，4岁。

初诊时间：2016年7月10日。

主诉（家长代诉）：胃纳欠佳1年余。

病史：一年多来患儿出现食欲减退，不思纳食，平素时常外感，易自汗，形体瘦弱，神疲乏力，饮食稍多或食用偏凉食物后易腹泻，大便不成形偏稀，夹有不消化食物残渣，每日 2~3 行。

查体：腹部软，无压痛。舌质淡苔白，脉细弱。

诊断：厌食（脾胃气虚证）。

治法：健脾益气开胃。

处方：每隔 1 日治疗 1 次，每 5 次治疗为 1 诊。

补脾经 300 次，补肾经 300 次，揉板门 100 次，运内八卦 100 次，推三关 100 次，摩腹 3 分钟，按揉足三里 100 次，捏脊 5 遍，按揉脾俞、胃俞 200 次。

二诊：2016 年 7 月 21 日。

患儿家长诉患儿食欲较前有改善，大便质地成形，次数减少，每日 1~2 行，予原方续治。

三诊：2016 年 7 月 29 日。

患儿食欲较前明显改善，面色渐红润，出汗减少，体重较前有增加。

医嘱：嘱咐家长平时应控制小儿零食的摄入，注意肚子的保暖，养成定时定量的饮食规律。

按语

厌食是小儿常见的病症，是指小儿较长时间的食欲不振，甚至拒食。本病多见于 1~6 岁的小儿。厌食一年四季均可能发生，但是夏季由于暑湿的影响，湿困脾胃，使得在夏季厌食的发病率尤为高。不良的饮食习惯通常是厌食产生的重要原因，高蛋白、高糖、高油脂的饮食本身会引起食欲的降低，另外吃饭时不集中精力，喜欢边吃边玩等不良习惯也会影响脾胃的消化吸收。厌食若长期不干预，会使得营养缺乏，日渐消瘦，免疫功能下降，不但影响小儿正常的生长发育，甚至会转化为更严重的“疳证”。

《诸病源候论·小儿杂病诸侯三·哺露候》：“小儿乳哺不调，伤于脾胃，脾胃衰弱，不能饮食，血气减损，不荣肌肉而柴辟羸露。其脏腑之不宣，则吸吸苦热，谓之哺露也。”小儿脏腑娇嫩，脾常不足，若先天不足或喂养不当，乳食不节或病久脾虚，均会导致脾胃受纳运化功能失常，产生厌食。临床上厌食主要分为脾失健运、胃阴不足和脾胃气虚。

该病例证属脾胃气虚，主要是由于小儿脾常不足，后天饮食不节，使得脾胃虚弱出现食欲不振等表现。我认为脾胃乃后天之本，手法治疗以健脾益气开胃为基本原则。补脾经、揉板门、运内八卦、揉脾俞、胃俞、足三里等穴位有健脾开胃益气之功，补肾经温养下元，推三关温阳益气，摩腹调和肠胃，捏脊理气和中，补益气血。小儿经治疗后脾胃功能得到改善，食欲增加，大便成形，自汗得到改善，主要就得益于手法治疗调节了脾胃运化功能。另外，平时应该注意的几个方面：首先应注意饮食卫生，纠正吃饭时的不良习惯，防止挑食、偏食，饭前避免给孩子吃零食。当孩子不愿意吃某样食物时，父母可以有意识的、有步骤地去引导孩子品尝一下食物，同时注意孩子的情绪变化，不要强行喂食。父母应当给孩子做出好的榜样，做到不偏食、不挑食。

医案四

汤某某，女，6岁。

首诊：2012年3月29日。

主诉：发现脊柱弯曲4日。

病史：患儿母亲4日前洗澡时发现其脊柱弯曲，轻微的右肩高，左肩低。自诉无明显自觉不适。遂至新华医院予X线检查提示：脊柱呈“S”形侧弯；测得Cobb角35°，未发现明显占位性改变。为求保守治疗，来我院门诊就诊。刻下查体：脊柱侧弯，呈“S”形，背部的一侧有局限性隆起，隆起部位有轻压痛感；颈胸段向右侧弯，胸腰段向左侧弯。两侧肩胛骨下角和两侧髂翼在同一平面。

诊断：脊柱侧弯。

治法：舒筋通络，矫正畸形。

处方：隔日1次，每周3次。

掌揉双侧膀胱经5遍，㨰双侧膀胱经3分钟，揉夹脊穴2分钟，正脊。

复诊：2012年10月8日。

经半年左右的治疗后，患儿脊柱侧弯度较前明显改善，复查X片示：脊柱轻度“S”形侧弯；Cobb 角小于 20°　。建议继续巩固治疗一段时间。

□ 按语

脊柱侧弯之于传统中医，可以隶属“龟背”范畴。世有“龟背在百日内不治”之说，可谓难治之症。宋代《太平圣惠方》提出，小儿龟背“由坐而稍早。为客风吹着脊骨。风气达于髓。使背高如龟之状也。”以麻黄丸治之。宋代医家钱乙则“治之以龟尿点节骨”。张焕以松药丹治龟背。明代《古今医统大全·卷之九十·幼幼汇集（下）·小儿灸法（第三十九）》亦认为龟背病因为“初生时被客风吹着脊骨所致”，治以灸法“肺俞、心俞、膈俞各三壮”，在其卷之九十·幼幼汇集（下）·龟胸龟背证（第二十八）中提出也可“小儿中指中节灸，艾如小麦炷三壮，治龟背”。至此在治疗手法上有所进展。至清代，《奇症汇》纵观古方，大多认为龟背病因为“受邪喘久所致”或“儿坐又早”，治法“惟有百合丹、枳壳防风丸，乃灸肺、膈二穴而已”，因此提出“紫苏解一切鱼毒，而更能疏通肺气，龟尿软骨，然亦宜速治，久则骨节坚硬，则不可复矣。”

然而，《幼幼集成》对于小儿龟背的病因提出了不同的看法，认为“此证盖由禀父母精髓不足，元阳亏损者多有之”，即龟背的病因并不在于外感，也不在于儿坐过早，而在于先天禀赋不足。因此认为应当“以六味地黄丸加上桂、鹿茸，救其先天，复以四君、六君之类，扶其胃气”。

治疗小儿脊柱侧弯的最佳时机是在骨骼成熟前，越早治疗效果越好。而推拿治疗小儿脊柱侧弯能有效地减轻脊柱侧弯的程度，延缓病情加重的速度。在治则上以舒经活络，矫正畸形的局部治疗为主，其中最关键的手法为“正脊”，其能最直接地对侧弯的脊柱起到矫正效果，然其对医师的要求也相对较高，包括准确的定位、适当的发力，及手法执行时给患儿的心理信任感等，均需要医师从临床实践中渐渐体会与掌握。而脊柱侧弯的发生也多与儿童姿势不良，偏静恶动等习惯有关，因而须嘱咐家长纠正孩子的不良姿势与习惯。

（蒋诗超整理）

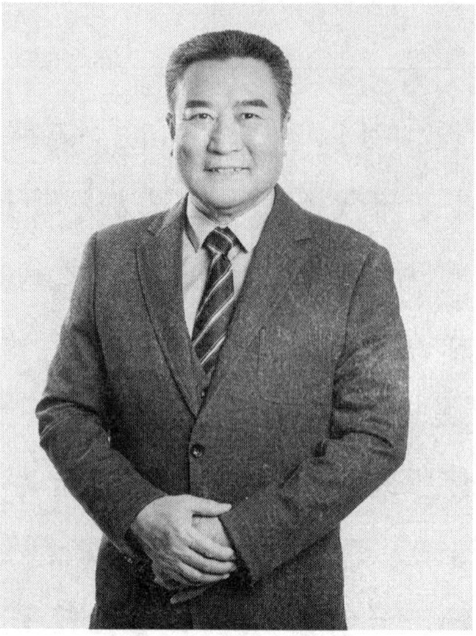

中医路　心之路

中国著名中医儿科学家

深圳市儿童医院首任中医科主任、教授

朱锦善

医家简介

朱锦善，1947年出生，中国著名中医儿科学家、主任医师、教授。深圳市首批名医、名中医，江西省名誉名中医，深圳市儿童医院首任中医科主任，历任中华中医药学会儿科分会副主任委员兼秘书长、顾问，中国中医药高等教育学会儿科分会常务副理事长、顾问，中国中医研究促进会小儿推拿外治分会常务副会长，国家级医药科技成果评审专家，国家食品药品监督管理局药审专家，国家中医药管理局《中国中医药年鉴（学术卷）》资深委员，《中医儿科杂志》《中医外治杂志》及香港《现代中医药》等多种杂志编委等。

朱锦善从1965年考入江西中医学院走上中医之路，至今已51年，毕业后留校任教，一直从事中医儿科医疗、教学、科研工作，具有深厚的学术造诣和丰富的临床经验，通晓中医儿科学术发展史和儿科各家学说，对温病学说有深入研究，对小儿脾胃有独到见解，擅长治疗小儿肺、脾、肾相关疾病及疑难病症，擅长小儿体质调理，对男、妇杂症亦颇有心得，注重辨证论治与中医外治疗法的研究和应用。在国内外发表学术论文100多篇，出版学术专著及大学教材30余部，主编多部本专业大型重要著作，代表作有《儿科心鉴》《朱锦善儿科临证50讲》《现代中医儿科学》以及儿科专业大型临床参考全书《实用中医儿科学》，10多项科研成果与学术论著获全国及省市级奖励，荣获深圳市政府科技创新奖，中华中医药学会“儿科发展突出贡献奖”，国家中医药管理局授予“特别贡献奖”。

结缘中医　遇良师益友

我与中医结缘并非自小耳濡目染，更非家学渊源，却是心灵的结缘，是心路的历程。我的中医路，是心之路。

我出生在江西省安福县的一个风景秀丽的山村，看过去就像一幅美丽的山水田园画，三座狮子形状的山峦犹如昂首坐卧的三头雄狮一字排开护卫着村庄，村子依山而建，蜿蜒约 2 千米，面向东方，村庄前面是一片田园，田园中有一条像龙一样的河流从北面的山峦中奔出。老人们说，这山水田园有许多让人振奋的传说。这个村庄叫槎江，全村的后人都姓朱，是一个大家族，族谱显示，始祖为晋惠帝永康元年（公元 300 年）任安成（即安福）太守的朱居，其 24 世孙朱十承事（讳嗣）于宋淳化二年（公元 991 年）迁居于此，生息繁衍，至今已 3000 多人，是南乡望族。历史上曾出现过一些名人，大多读书做官，有官至刑部右侍郎、按察使、布政使，也有文人商人，但没有名医大家。

我的父亲是一位忠厚睿智的农民，小时候读过两年半的书，却能一直担任村里的会计财务，深得乡亲们的信任。母亲刘氏虽不识字但明大义、识大体。我小时候“会读书”，成绩优异，小学毕业时是“保送”升入初中的，当时小学校长与老师来家访，征询希望升哪个中学？奶奶说：“我孙子人胆小，哪个近就上哪个吧。”于是保送到洲湖初中，也离家 30 多里。初中考高中那年是 1962 年，正值自然灾害，学校压缩，全县高中只招一个班 50 人，我考了全校第一，全县第六，然而，在高一时，父亲因病去世，几乎给家里带来灭顶之灾，是母亲含辛茹苦撑起这个家，是母亲的辛劳与坚持让我继续读书完成学业。

父亲的病逝，给我的打击很大，当时的农村缺医少药，更缺乏高明的医生，父亲的病逝也因庸医误治。在这之前我还有一个最小的妹妹（我弟妹 5 人）也因病早夭。也许正因为这些埋在心里的沉重，成了我后来走上学医道路的铺垫。我当时就想：如果今后学医，一定要做一名医术高超的医生。

1965年，我考入江西中医学院（现江西中医药大学）。之后不久，我便患上了肾病住进了学院的附属医院，医院的老师用中医中药给我治疗。经过较长时间的治疗，病情逐渐好转。毕业时，我被分配留校工作。

留校工作的最初几年，我主动要求到医院进行临床学习，系统学习中西医的内外妇儿临床各科，打下良好的临床基础。之后才转入儿科专业，师从衷诚伟教授。衷诚伟教授是我国首批西医学习中医的专家，他主编的全国中医学院函授教材《中医儿科学》受到全国各中医学院师生的广泛好评。在学校上课时，我就喜欢听衷诚伟老师的课。他讲的儿科学概念明晰，那种从容的风度，让人钦佩不已。衷诚伟教授为我制定了一个全面的培养计划：首先打好儿科学基础，同时加强中医经典著作的学习，再去国内最高等的中医学府进修，跟名师学习。

根据培养计划，1975年我被选送至中国中医研究院（现中国中医科学院）北京西苑医院跟随中国著名中医药学家、中医儿科学泰斗王伯岳先生学习。恩师知识渊博，兼通文史哲，又工诗词赋，精通医理，熟谙药性，三代行医，临床经验十分丰富。首都群众呼为“小儿王”。

恩师带学生有一个规矩，先让学生为患者首诊，学生为看诊过的患者都多写一份留底的“学习病历”，恩师则对每一位患者复诊，并对“学习病历”从病史症状、舌脉指纹到处方用药，一一批改。恩师每天上午要接诊100多位患儿，批改100多份学习病历，还要对典型或不典型的病例进行讲解，每天下午1点半左右才能下班回家吃饭。而恩师则安排学生从上午11点半开始，就轮流去食堂吃饭，然后再回来听老师讲解。恩师的敬业精神与对学生爱护一直激励着我。恩师改过的学习病历，我至今仍保留着并经常学习，尽管纸页已发黄，恩师用蝇头小楷写的批改依旧清晰。

1980年至1983年，恩师以编审《中医儿科学》名义点名“借用”我到中医研究院，继续在恩师身边学习。这几年更是登堂入室，耳濡目染，学与日进。一般意义上的跟师，都是听老师讲讲课，一周跟老师二三次上门诊或病房查房。而我这几年在恩师身边，却是朝夕相处，伴随左右。上午跟老师门诊或查房，下午审阅书稿，晚上则整理笔记。每天下午4点钟到老师书房，或向老师汇报书稿情况，或听老师讲解约半个小时，然后陪老师到外面走走，6 点左右回家吃饭。恩师全家把我当成家中一员看待，师母吩咐我早餐自理，午、晚两餐必须来家里陪老师吃饭。按照恩师的说法叫“同吃同住同劳动”。因此我在恩师家吃了几年的饭，而且既不要我交学费，又不收我的伙食费。

每天下午 4 点半陪恩师到外面走走，是向恩师请教的最好时段，真是既轻松又极为受益。在西苑医院内外的小道上、在海淀、在中关村、在北大、在颐和园，人文、物貌、地理、医药、临证，无话不谈。恩师渊博的学识、丰富的经验在边走边谈中一一流淌。现在回想起来，当时没有录音机完整记录下来真是十分可惜。每一次走进颐和园，进一个殿、跨一道门槛、走一条小道、进一道走廊、看一幅画，甚至一棵古树、一枝名花，恩师都能跟你讲一个典故、说一个笑话，真是处处有学问，事事有缘因。

恩师世代在四川行医，是成都妇孺皆知的“王小儿”。1955 年国家组建中医研究院，中央从各省抽调一批学验俱宏的名老中医，恩师就是当时与父亲王朴诚老先生一道奉调进京的。在成都恩师家，有一副对联，也是祖训：“开门问疾苦，闭门阅沧桑。”王朴诚老先生对子女的教育是：易子而教，先学文后学医，先学药后学医。既注重理论更注重实践，造就了恩师渊博的学识和丰富的临证经验，在恩师身边学习，许多问题经他一点拨便有茅塞顿开、豁然开朗之感。

正是那时，我又有幸拜中国中医儿科另一位大家江育仁先生为师。我国中医儿科界有“南江北王”之谓，“北王”乃北京王伯岳，而“南江”则为南京中医药大学终身教授江育仁。“你是王老的学生，也就是我的学生。”这是江育仁先生当初对我的赠言。我当时十分感动，自古以来都是学生拜请老师，而由老师亲点为学生的十分少见，我心中十分感激江老能收自己为徒，暗下决心不辜负恩师的期望。江老对我关怀备至，悉心指导。王伯岳先生也嘱咐我待江老要执弟子之礼，我是唯一位得到两位大师认可的学生。

我要感激的良师益友很多，著名中医药学家、中华中医药学会儿科分会原主任委员张奇文先生，中国中医药教育学会儿科分会首任理事长、北京中医药大学终身教授刘弼臣先生，成都市中医医院名老中医王静安先生，河南中医学院名老中医黄明志先生，长春中医药大学终身教授、国医大师王烈先生等等。与这些中国屈指可数的儿科大家、国医大师的长期交往中学习提高，是我的中医路上最宝贵的经历。

50 余载 中医漫长修习路

古训有云：“三十而立，四十而不惑，五十而知天命，六十而耳顺，七十而从心所欲。”对于中医人而言，在中医院校读书时，应认真学好中医理论，打好坚实的基础。30 岁时立足于中医，40 岁时更应坚定信念“而不惑”，50 岁时才会对中医有深切的体悟“而知天命”，60 岁时才会一顺百顺，60 岁以后，才能“从心所欲”达到运用自如地发挥中医水平。

众所周知，中医学是一门实践性很强的科学，它注重辨证论治，强调临证思维。中医的生命力在临床、在疗效。要养成一名在临床上能从心所欲、发挥自如的中医专家，需要经过三四十载的不懈努力。

著名的中医学家孟庆云曾提出“中医辨证论治三阶段（亦为三境界）理论”，第一阶段为“对号入座”，即初入门中医，临证时往往根据教科书的证候分类、寒热虚实、阴虚阳虚来对证治疗；第二阶段为“机圆法活”，疾病不是一成不变，疾病在变治法随之而变，即需要根据中医的理论掌握疾病的变化，临证调整治疗思路，疗效即会提高；第三阶段为“非法为法”，即能掌握疾病治疗的主动权，不以常法为法，灵活应用，掌握先机，这是辨证论治的最高境界，达此境界者，才能将中医的疗效发挥到极致。

中医有“未病、欲病、已病”之说，高明的医生能在疾病未发之时及早发现端倪，并进行干预，防微杜渐；中等水平的医生在疾病发生发展刚出现苗头症候的时候，辨证论治，将疾病及时控制并治愈；初级水平的医生往往在疾病发生并发展时，才认识疾病的原因，针药并施进行补救式治疗。治未病，就是非法为法。我认为，要修养成一个高境界、高水平的中医临床专家，必须寝馈岐黄，不求闻达，潜心专志，精益求精，方成大家。

然而，在现实的中医人成长过程中，面临着诸多问题。

首先，中医教育出了问题。国医大师邓铁涛先生认为，在重西轻中的思想指导下，中医在走下坡路！中医临床医学最显著的问题就是中医临证能力下降了，辨证论治思想削弱了，转向了，变成了西医思维。比如中医临床医学的教育，从根本上就是误导。现在的教材用“辨证分型”代替了辨证论治。分型是西医的定势思维模式，也是西医教科书普遍应用的分类模式。而中医对疾病的认识，是认为疾病是不断变化的，而且个体差异很大，应因人因时因地制宜辨证论治，这与“分型”有本质区别。中医的疗效就在于精细、灵活、准确的辨证论治！现在把肤浅化、简单化、固定化、程式化的“分型”定为中医的“标准”，把诊治“规范”起来，这就无异将中医禁锢和肢解。可以说“辨证分型”就是一条拴在中医颈脖上的链条，是禁锢中医的枷锁。中医不讲“辨证论治”而讲“辨证分型”，何以谈疗效？何以谈中医水平？

其次，对中医的认识出了问题。在中医队伍中，有一部分人认为“中医疗效不好，不如西医”。这是因为他们习惯了开西药，没有认真学好中医开好中药。甚至用中西医结合来给自己开脱。我认为，中医有中医的长处，西医有西医的长处，中医、西医都是科学，没有好与不好。中医需要长期、不间断的研习、体悟才能悟出真谛，才能出疗效。认为中医疗效不好，不是因为中医本身的疗效不好，而是这部分中医医生没有在辨证论治、理法方药上真正下功夫，没有发挥出中医的水平和疗效。是彼不能也，而非此不能也！

再次，中医的从业环境决定了难以培养出真正高水平的中医。现在各级中医院，均是按照西医院的分科体系进行管理和医疗活动的，而在职的中医生担心的是自己西医能力不强，而不是中医水平不高。也意味着中医生没有足够的精力去专研中医，加上中西药混用，甚至西药打头阵中药作辅助，因而西医西药成为现代中医不可缺的拐杖，久而久之，中医的医术也停留在入门级别，无法精进。更可怕的是，西医思维占据了整个诊疗思维，开出的中药处方也是西医化的中药方，这样的中医也就成了伪中医。

我自考入中医学院，走上中医之路，至今已 50 余载，半个多世纪的漫漫中医修行之路，是一步一个足印走过来的。毕业后留校工作，担任全国高校首批中青年学科带头人、研究生导师、附属医院儿科主任与中医儿科学教研室主任。1997 年引进调入深圳市儿童医院创建中医科，面对的是现代化的西医儿科，开医院学术会议或科主任会议，全是西医专家。在西医林立之地搞中医，这无异于孤军作战。这不是在西医面前谈中医，这是要面对西医干中医，只有扎扎实实做临床，提高临证水平，发挥中医的特色和长处，才能使中医在此立足，长盛不衰。中医路的艰辛，唯有中医人自己清楚。10 年过去，我不但得到西医同道的高度认可，更是收获数十万计的广大患者认可。

尽管道路艰辛，中医人不能放弃。现在国家把发展中医定为国家战略，是中医发展的大好时期。那么，中医人如何才能使自己成长为最高境界的中医呢？我认为：一是中医要立足，就必须提高自身的临证水平，必须在辨证论治上下功夫，力求达到“非法为法”的境界；二是要充分发挥中医的疗效就必须挖掘中医的多种治疗手段，综合疗法，不要瞧不起中医传统的简便廉验的治疗方法，单方治大病，小药亦可起沉疴；三是要踏踏实实向古人学习，向西医学习，达到古为今用，洋为中用，西为中用。西为中用，就是要扎牢中医的根，不松懈自己的中医思维。

现在的大环境下，很多中医专业毕业的大学生、研究生进入临床，要学习大量的西医知识以适应临床工作，这是必要的，也可以说是不得已而为之。但如果学了西医就忘了中医，到 30 岁时还不回头钻研中医，到 40 岁就会对中医没了体会，50 岁时人们就不会认为他是个好中医，到了 60 岁也就成不了名中医，不是年老了就一定是名老中医！

教学相长　学术交流融新知

1984 年，37 岁的我担任附属医院儿科主任兼中医儿科教研室主任，39 岁担任江西省中医药学会儿科专业委员会主委，之后被评定为首批高校中青年学科带头人、研究生导师，这在我那个年龄段当中，是“脱颖而出”的人物，是幸运者。在全国中医学院系统中我是担任这些职务最年轻的人员，但也就从那个时候开始，深感“学然后知不足，教然后知困”。

我把下面这段内心的话，写在我主编的《儿科心鉴》的前言中：“现在我们带学生了，做老师了，要正确引导学生，同时要在教学相长之中不断深化自己。对研究生的带教，对进修医生的带教，以及对下级医生的指导与培养，实际上是对自己知识和技能的检验，也是对自己继续学习，深入学习的检验。要带好教就必须自己先掌握好，把中医的内功练好，同时在教学的互动中自己也能学习到很多东西。”我一直把恩师王伯岳先生曾经讲过的一番话，当作一面明镜，时时检讨自己。王伯岳先生说：“现在有些中医科班出身的学士、硕士、博士，甚至指导硕士、博士的教授，在中医面前则大谈西医，到了西医面前则大谈中医。显而易见，西医是他的弱项，在真正的西医面前他不敢班门弄斧，然而，中医应当是他的强项，如果我们学历最高、职称最高的中医，不敢面对中医的话，那我们中医队伍又如何发扬中医？群众又会如何看待中医？俗话说：半桶水，荡得很。我们应当把水装满，装满了就不荡了。这样，我们不但敢于见公婆，也不怕见媳妇。”先生还专门嘱咐我：“多读书，认真写读书笔记；多临床，认真总结经验；多讲课，认真温故而知新。能治病救人，能精通理论，能写大块文章，俱此三能，便是全才。”

我在自己中医求索的历程中，十分庆幸与感激有机会参与许多学术活动。有些人参加学术活动有各种目的，但我却是一直坚持着以学习与锻炼为目标，每一次的学术活动都是一次难得的学习、请教、交流、总结的机会，我经常利用自己的休假自费参加。1978 年我参加王伯岳、江育仁主编的我国第一部大型《中医儿科学》专著的编写与统稿工作，通过几年的工作拜识了我国许多中医儿科老前辈。1983 年成立中华中医药学会儿科专业委员会（今儿科分会），至今 30 多年，更是结识了全国的中医儿科专家与同行朋友，我是全程参与每一次学术会议的唯一一人。我与学会一同成长！学会从建会到我担任学会副主委兼秘书长期间的 18 年时间里，每年一次学术会议的论文综述，都是我完成的，大家都说我是会里会外最忙的一个人。虽然是忙，但收获最多，学术会议是向全国的老前辈、同道学习的最好机会，是最亲密的接触。王烈教授评论我说：“在中华中医药学会儿科分会发起、创建、领导的全程，至少也有 36 年之多，他是唯一一位全程参加会议的‘儿科元老’，即使在退岗之后仍能坚持参加。只就出席中医儿科会议及参加学术活动而言，实乃我中医儿科，甚至全国的冠军。让世人、后者怎样评价都不为过！其中可贵的是，他在岗如此，不在岗也如此！”

还有一个学术团体也让我终身受益，1986年，江育仁先生推荐我担任《中医年鉴》（现《中国中医药年鉴（学术卷）》）的编委，接替他的工作。这个编委会由国家中医药管理局主办，编辑部设在上海中医药大学，编委成员集中了全国最具权威的中医学术专家与管理专家。我当年才39岁，是编委会最年轻的一员。这让我有更广的视野，更高的高度，去向全国顶级的各学科中医专家与管理专家学习，至今已整整30多年，收获极为丰硕。

学然后知不足，教然后知困。等你到更广的视野，更高的高度，更多更密切的接触时，你就会发现自己更多的不足，也就更加渺小，就更会珍惜，更加努力。

2008年我应中国台湾长庚纪念医院之邀请作医疗指导并讲学，他们希望我对该院中医儿科学科建设与人才培养予以专业指导与帮助，因此除临床带教外，每周安排两次小讲课、一次病案大讨论、二次儿童医院加护病房会诊查房。每次病案讨论，除医院本部的中医中药人员参加外，长庚大学医学院中医系的老师都会到场，没想到的是系主任场场必到。讨论的病案都是我在本周或上周刚看过的病例，所以大家记忆犹新，讨论热烈，分析深入，真是教学相长。

2017年我又应中国台湾慈济医院及台湾中医儿童暨青少年科学会邀请再次作医疗指导并讲学，深切感受到台湾同道的中医信念与专研精神。

承接岐黄薪火　传承中医衣钵

中医儿科作为中医学的一个重要的组成部分，它具有独特的理论体系和临床特色。在历史长河中涌现了众多儿科名医大家，他们经过了长期的医疗实践探索和研究，创立了丰富的中医儿科理论学说，积累了丰富的医疗经验，然而这些智慧的结晶却如沧海明珠一般散布在浩瀚的中医典籍之中。

尽管儿科的分科早在一千多年前就已经开始，但在漫长的历史长河中不断积累起来的中医儿科学术瑰宝，至今尚未有全面、系统、完整的整理和研究。而把中医儿科学术理论及历代儿科名家的学术思想与医疗经验进行系统、全面整理，以历史的真实面貌把他们呈现出来，为继承和发扬中医儿科学，是我从业以来的最大心愿。为此，在繁忙的诊务之余，希望能以自己的绵薄之力，为中医儿科学做一点微薄的奉献。我发表过100多篇论文，出版学术专著30余部，从最早的中医科普《中医育儿》到个人心得之作《朱锦善儿科临证50讲》，从主编研究型的学术专著《儿科心鉴》到传承师授的《王伯岳医学全集》，从提倡中医辨证论治思维的《现代中医儿科学》再到回归中医的儿科临床全书《实用中医儿科学》，均在走一条继承和发扬中医儿科学的道路。国医大师王琦先生对我的学术著作评价甚高："锦绣文章，善善从长。"

一、溯源汇流——《儿科心鉴》

这是我在花甲之年完成并出版的研究型扛鼎之作，于2007年由中国中医药出版社出版。全书178.8万字，2018年修订再版，达205万字。这部书倾注了我几十年对中医儿科学术的研究心血，分为三卷：第一卷中医儿科学术源流，从学术发展角度梳理中医儿科学术发展史；第二卷中医儿科理论学说，将支撑中医儿科学术理论体系的理论学说列15门论述；第三卷中医儿科各家学说与医疗经验，将古今历代有代表性的著名儿科医家的学术思想与医疗经验原汁原味再现，以利继承发扬。该书可谓溯中医儿科学术发展源流，汇中医儿科理论学说精华，集古今儿科名医经验大成的巨著。是当今中医儿科学术领域最具学术价值的著作，我国著名中医儿科学家、国医大师、长春中医药大学终身教授王烈先生，当年以近80岁高龄将此书从头到尾全书通读，整整读了32天。他在86岁出版的《婴童卮话》中再次评价此书为"当今的《医宗金鉴》幼科再世"。

二、传承师授——《王伯岳医学全集》

我作为王伯岳先生的亲传弟子，遵恩师之嘱咐，收集先生的学术著作、论文手稿、医案精华以及部分诗文信札，集成此书，全书71.8万字，在王伯岳先生百年诞辰之际由中国中医药出版社出版。王伯岳三世医家，在成都誉为“王小儿”，1955年王朴诚、王伯岳父子奉调进京，是中医研究院（今中国中医科学院）的儿科名医，王伯岳则在首都北京誉为“小儿王”。对本书的编辑，我要求是对恩师的著作必须做到“原字原句原文呈现”。

三、临证自得——《朱锦善儿科临证50讲》

这是我自己的学习与研究心得之作，应中国中医药出版社之约，将我几十年来对中医儿科的学习、临床与研究心得以及对学生（研究生及下级医生）的带教体会集为一册，该书原书名《儿科临证50讲》于1998年出版。中医儿科学泰斗江育仁先生亲自作序，誉我“不随时俗，恒多创见”，称赞“本书以讲座形式，活泼自由，深入浅出，重点突出，对广大中医儿科工作者来说，真乃医学之宝筏，问津之舟楫也”。该书实用性强，出版后大受欢迎，2012年被评选为“中医药畅销书”，更名《朱锦善儿科临证50讲》再版发行。

四、科普著作——《中医育儿》

这是我国改革开放以后第一本中医育儿的科普著作，1988年8月由科学普及出版社出版。该书是由时任中国中医研究院（现中国中医科学院）院长陈绍武主编的《中医知识丛书》中的一部。正如该书序言中所说：“新中国成立以来，特别是近十年来已经出版了一些普及中医知识的作品，但系统配套的科普读物还没看到过。”《中医育儿》用大众化的清新的语言，从中医的学术理论与临床的角度，深入浅出地讲述优生、初生养护、生长发育、饮食起居、医药调理等。本书立足于发扬中医的宝贵经验，从读者的实际需要出发，较全面地介绍中医育儿的特点，以及行之有效的育儿方法。全书通俗易懂，简便实用，出版后大受欢迎。

五、倡导中医思维——《现代中医儿科学》

此书由江育仁带领我共同主编，2005 年 5 月由上海中医药大学出版社出版的“上海市十五重点图书”，全书 114.1 万字，是以倡导辨证论治思维，指导儿科现代临床为编写宗旨的一部实用型中医儿科学临床工具书。

该书对中医儿科病证的编写，要求辨证论治的阐述有深度、有广度，每种疾病中专列“辨证思路”一项，将疾病的演变规律和证候的变化加以阐述，以利于读者临证思考与运用，避免那种一证一方、对号入座的情况，体现辨证论治的规律和特异性，同时撷取当代最新研究成果和治疗经验。

编写该书时，80 多岁高龄的江育仁先生对此书寄予厚望，他在写给我的信中说：“你做事我太放心了，而且是完全依靠你。”江育仁先生年高体弱，仍坚持阅读书稿，签字交付出版社，可惜江老最后未见到此书的正式出版。

六、破冰问路——《实用中医儿科学》

该书由张奇文先生与我共同主编，全书约 319 万字，是业内人士期待与关注的行业临床全书，2016 年 8 月由中国中医药出版社出版。该书全面系统实用，与当今中医临床医学著作不同的是，突破“辨证分型”的思维模式与写作模式，回归中医，采用证治条辨的形式编写，信息量更大，更体现中医临证思维。对每一病症专列“临证思维”一项，从病机辨识、症状识辨、治法与处方原则、用药式四个小栏目论析该病的中医辨证论治要点。该书还特别重视中医效验方、小儿推拿、外治等临床实用疗法的应用。

该书得到多位国医大师的支持与认同，国医大师路志正先生亲笔题写书名。国医大师张学文、王琦及中华医药学会儿科分会主委马融先生担任主审。国医大师朱良春先生在写给张奇文的信中说：“您与朱锦善教授合著的《实用中医儿科学》，体例新颖，符合传统辨治规律，令人欣喜，谨致祝贺与敬意！国医大师王琦先生在审阅书稿后称誉此书为：“现代中医儿科系统全面之书，融古汇今之书，博采众长之书，大型实用之书，临床必读之书。”

该书编写历时四年，由全国几十所中医药大学、附属医院、科研院所的

150多位专家共同完成，是集体的智慧结晶。我认为这也是探冰问路之旅，突破“辨证分型”，回归辨证论治，说起来容易做起来难，此书出版已引起中医界的重视，不到两年已多次重印，但书中还有许多的缺陷与不足，需要再版时改进。

读书、教书、编书、写书，我的习医、从医之路与书息息相关。无论是哪一项，都是一个学习的历程，践行的历程，一步紧接一步、一环紧扣一环的历程。我一直珍存新中国中医事业奠基人吕炳奎先生给我的两幅题词：“继承发扬”，“为振兴中医药学而奋斗”，并砥砺践行。我自己半个世纪的中医历程对中医学术继承与经验传承，总结为两句话：“多读书，懂一点中医史，梳理中医学术脉络，探究学术源流，继承中寓于发扬”，“多临床，善于总结经验，见贤思齐，灵活运用，传承即是创新”。承接岐黄薪火，传承中医衣钵，我虽年逾古稀，但仍孜孜以求，不敢停歇。

见解独到　诸多学术精彩

我在50余载的学习中医、钻研中医、实践中医、领悟中医、发扬中医的心路历程中，对一些中医学术问题有独自的理解，不敢私藏，一己之见，敬请大家指教。

一、温病学说——根于儿科、广于儿科

这是我对温病学说不同于众的见解之一。我认为温病的发病与儿科密不可分，温病学说的形成与儿科的人文渊源密不可分。对温病学说贡献最大的几位医家都是儿科高手，叶天士就是祖传五代的儿科世医，他唯一手订之书《幼科要略》，即是以春夏秋冬四时病症为纲论述小儿病症，清代徐灵胎评论此书“字字金玉，可法可传”。后世医家章虚谷、王孟英将该书的冬寒删去，留下春温、夏暑、秋燥易名《叶香岩三时伏气外感篇》，王孟英云：“此书虽为小儿说法，大人岂有他殊？故于《温热论》后附载春温夏暑秋燥诸条，举一反三，不

仅为治幼之慈航矣。”

另外《温热论》(由叶天士口述门人记录)中所云“温邪上受，首先犯肺，逆传心包”，正是小儿外感热病普遍的发病规律，而能被认为是温病之提纲，也正是因为温病范畴的绝大部分疾病都好发于小儿，这与祖传儿科的叶天士常年大量诊治儿科疾病与麻痘诸症的实践密切相关，也是他学术升华的根基与源泉。

另一位温病大家吴鞠通，也是儿科高手，千百年来小儿体质学说的争鸣到他的《温病条辨》才总结为“小儿稚阴稚阳之体”，与叶天士强调的“小儿体禀纯阳”共同而完整地构成了小儿的生理特点，正因为小儿这易于化热，以及易伤阴液亦易伤阳气的病变规律与温病一体相通。这倒不是为儿科争学术发明权。但若能从学术人文渊源与临床实际出发去认识温病，认识中医，实践中医，将使自己的功底更扎实，临证能力与学术水平更能得到提高。小儿外感性疾病多，无论从发病到传变，到治疗用药都与温病学说戚戚相关。我的恩师衷诚伟先生在我跨入儿科专业之门时就告诉我要好好学习温病学，我一直记着老师的话。而恩师王伯岳先生则是对伤寒、温病深有造诣的大家，他的临证用药深深地教育着我，感染着我。

二、治温之要——疏泄透达、通络逐邪

这是我对温病学说最深刻的体会与感悟。现在我们一谈起温病学说，一般都会说温病学说是中医发展的一个里程碑，创立了卫气营血的辨证论治纲领。但我觉得，温病学说的产生与发展，是中医在瘟疫大流行“古方不能治今病”状态下的一次突破，是山穷水尽后的柳暗花明。

重点是治法上的突破。正如叶天士所讲：“辨营卫气血与伤寒同，若论其治法则与伤寒大异也。”治法如何大异？我的领会就是疏泄透络，疏邪外出，这是温病治法之要，也是温病学说的精髓所在。通观叶天士《温热论》与《三时代气外感篇》、吴鞠通的《温病条辨》、薛生白的《湿热病篇》、吴又可《瘟疫论》、余师愚《疫病一得》、杨栗山《伤寒温病条辨》等等重要的温病著作，治法都反复强调疏泄透达，逐邪外出。吴又可更明确指出：“殊不知承气本为

逐邪而设，非专为结粪而设也。实为开门祛邪之法。”但如何透达逐邪？叶天士讲了总则：“在卫汗之可也，到气才可清气，入营犹可透热转气，入血直须凉血散血。”这就是说，无论在温病的哪个阶段都要疏泄透达，逐邪外出。

为什么卫气营血都须透达逐邪？如何透达？这里涉及一个学术理论的问题。卫气营血皆有络，脏腑经脉皆有络。温病邪热入内就导致络闭，正如叶天士所言：“外热一陷，里络就闭。”因此温病除卫气营血的传交规律外，就是闭络，所以要根据病邪在哪一个部位哪一个阶段疏泄通络，逐邪外出。如果说外感温病是这样，那伏气温病就更是这样。

我认为，要把叶天士的《温热论》当作“游记”来读。温病有一定的传变路线，《温病论》讲的就是温病的传变路线图。温病也像一座迷宫，《外感温热论》就是一幅指点迷津的路线图，每一个部位，每一个节点，每一个阶段都有出口，这就是透邪外出的地方和透邪外出的方法。把它当作游记来读是为了不迷失方向，把它当作游记来读是为了领略曲径通幽、柳暗花明，避免险山恶水。熟读它，领悟它，才能遇险而越，豁然开朗。

三、调治脾胃——重倡“脾主困”之说

脾胃为后天之本，生化之源，调治脾胃十分重要。目前临床上对脾胃调治还存在一些误区，一谈脾胃一般都会想到补中益气汤，喜补而恶攻。这主要是对脾胃的基本病机未能全面正确把握。

什么是脾胃的基本病机呢？我认为，现在应当是恢复“脾主困”理论学说的时候了！“脾主困”首先由中医历史上最早总结出五脏虚实补泻诊治纲领与代表方剂的宋代钱乙《小儿药证直诀》中提出，钱乙虽为小儿说法，但实际上远远超出儿科范围，已广泛运用到内外妇儿诸科，就方剂而言如泻白散、泻青丸、泻黄散、补肺阿胶汤、六味地黄丸、异攻散、白术散、益黄散等，都是钱乙为五脏补泻创制之方。对脾胃来讲，他提出“脾主困”，然而自张洁古《医学启源》将“脾主困”易为“脾主湿”后，“脾主困”被埋没，因为张洁古的《医学启源》影响太大了，当时的许多大医家都是他的学生，而《医学启源》则是他课徒之本，而且代代相传。“脾主困”虽然在明代《证治准绳》与万全

的《幼科发挥》中有所提及，但终究被遗忘。

我们谈谈脾主困，脾主困是与《内经》中脾主运相对而言。“脾主运”是言其生理功能，“脾主困”则是谓其病理。脾困既有实证又有虚症，而且就脾胃的燥湿、升降、纳化的三大功能而言，任何一个环节发生疾病都会导致脾困而失运。因此，脾主困是对脾胃病理状态的最好的概括，因为脾湿仅仅是其中一个方面。恢复和发挥脾主困之说，其临床意义重大。

我对脾主困的研究，追溯到30多年前的20世纪80年代。1975–1976年拜北京王伯岳先生为师，1980–1983年又跟随王伯岳先生左右，登堂入室。王伯岳先生对脾胃调理提出“不可壅补，应调理为主”的观点，在当时江育仁先生提出“脾健贵在运不在补”的学术观点，得到全国中医界特别是儿科界的赞同。也正在此期间我得到二位大师的指导，悉心研究脾胃。1983年我国最高级别的《中医杂志》发表了我的文章《万密斋脾胃学术思想评价》，首倡“脾主困”之说，对脾主困的学术渊源、学术内涵、学术价值与临床意义作了深入的探讨。脾主困即是运脾学说的理论基础，也得到了广泛的认同。《中国中医发展五十年》一书对此也予以充分肯定。

之后，我又发表了一系列脾胃研究的论文，提出许多独到的见解。在临床中，我对脾胃的调理较为得心应手，可以说继承了王江二位恩师，而心有所得。

四、小儿外感——寒热并用、表里双解

小儿外感，发热居多，治疗此类病症，王伯岳先生的学术见解与医疗经验是辛温辛凉同用、风寒风热两解，或表里双解之法。我对此学习继承感受尤深。

小儿肌肤薄，脏腑嫩，易于感触也易于传变。古有小儿无伤寒之说，但我认为，并不是小儿无伤寒之证，而是小儿感邪（可寒热并感）之后易于化热入里，变化迅速，无《伤寒论》之六经传变之明显时日特征，而是一旦受邪就传变迅速，而且多寒热互见、表里同病。因此必须及时抓住病机，予以疏解。

以表证为主的宜辛温辛凉并用，偏于表寒用荆防葱豉汤（荆芥、防风、羌

活、苏叶、白蓝、葱白、淡豆豉、薄荷、竹叶、黄芩、芦根、甘草），偏于表热用银翘散加减（银花、连翘、淡豆豉、牛蒡子、竹叶、防风、大青叶、黄芩、薄荷、荆芥、芦根、甘草），寒热俱重郁表者用荆防与银翘合方加减。

一般来说，辛温解表者，轻用荆防，稍重加羌苏，更重加麻桂；辛凉解表者，轻用桑菊，重则银翘，更重蒲公英、大青叶、鱼腥草之类。薄荷、竹叶、牛蒡子、蝉蜕、芦根皆疏邪之品，宜选用之。

若是夏月感触暑湿，可用加减二香散（香薷、藿香、银花、连翘、黄芩、竹叶、滑石、甘草）。

流感重症，以及化脓性扁桃腺炎、手足口病以及其他感染性疾病，传染病等，寒郁热重的，可用银菊解毒汤（银花、连翘、板蓝根、薄荷、菊花、荆芥、羌活、黄芩、生石膏、甘草），夹湿加苍术、滑石、藿香。

这里要注意：往往寒郁愈重则里热愈炽，解表清里之药均当重用，不可重清里而轻解表。重用辛温才能外散表寒，达到表解汗出。实际上，西药解热药退热效果好，属强烈辛温解表，往往药后大汗出而热降，但降而复升，是因为表解里未和，里热内炽，宜表里双解。张锡纯阿司匹林石膏汤即是此意，我们往往笑话此方，实际上临床好用，张锡纯是真正的临床家。若是风热郁表，也使表气怫郁，辛温用所不当，宜通络透邪外出，如蝉蜕、僵蚕之类；利尿达邪如芦根、木通、滑石之类；通便逐邪如大黄、芒硝、枳实之类；若夹食滞宜消导；夹痰阻宜涤痰等等，都属于表里双解之法。

五、小儿咳嗽——宣畅通降肺气为治咳之要

小儿咳嗽极为常见，临证复杂。《内经》云："五脏六腑皆令人咳。"然而，万般咳嗽总不离乎肺。咳嗽为肺之本病，无论何种原因导致的咳嗽，最后都是使肺的宣降功能失常。因此，治疗之本就要使肺的宣降功能恢复正常。肺为华盖，宣畅通降是治咳之要。

如何达到肺气的宣降通畅？钱乙提出："风则散之，盛则下之，虚则补之。"所谓"风则散之"，是指外邪侵袭，风为百病之长，应祛邪外出，不使肺气受伤，也即朱丹溪"开腠理"之法，宣肺解表达邪。"盛则下之"，是指肺气

实，宜通降，有祛痰下痰、泻肺通便之法，皆属盛则下之。但临床上大家都知化痰，如何“化”却深究不多，朱丹溪提出“行痰”，含义深刻，盛则下之，包涵行痰在内。“虚则补之”，较好理解，但应注意肺脾同治、肺肾同治，注意收敛肺气。

小儿咳嗽，辨证十分重要，一定要认识咳嗽这个症状的各种表现，只有细致观察体会，才能正确辨证。首先是识症，比如咳嗽的强度、频率、新久，咳时的紧闷、松活，是单声咳还是连声呛咳，咳声偏于上还是偏于下，痰应与不应，痰声辘辘还是痰黏而少，另外还要结合咳嗽相兼的他症等。虽然咳嗽为肺脏本病，但鼻咽喉以及大肠皮毛都属肺，还有肺与其他脏腑的联系，要分清病邪侧重所在的位置与病机重点、传变趋势，辨证准确治疗得法才能药到病除。还有一点，切不可见咳止咳，有些时候，一见咳嗽剧烈或久咳不止，就可能用上一大堆的止咳药物，诸如紫菀、款冬花、百部、枇杷叶等等，结果效果不佳，不但达不到治疗效果，而且还有可能使病情迁延，因为这些止咳药物会使壅滞的肺气加重，适得其反。

六、小儿泄泻——宜适时止泻

与见咳不能止咳不同，小儿泄泻则宜适时止泻。这是我的另一临床见解。我认为，小儿泄泻特别是婴幼儿，不能及时止泻，危害较重。我的经验是在辨证论治基础上适加止泻之品，急性泄泻加诃子、石榴皮、乌梅之类，慢性泄泻还可加赤石脂、禹余粮之类，能较快控制病情，促使病情向愈。

为什么要适时止泻，尽快止泻？我认为，小儿初离母腹就靠乳汁喂养，小儿生长发育全靠脾胃运化，而肠胃薄弱，脾常不足，最易为乳食所伤导致疾病。若不及时控制，就可能导致娇嫩的脾胃大受伤害。比如现代医学所谓的乳糖不耐受就是典型例子。若久泻不愈，导致疳症还会影响生长发育。

诃子、石榴皮、乌梅等药物，虽然收敛止泻，却不致留邪，这是因为这些药物也能杀菌祛邪，已有现代药理证实，更何况是在中医辨证论治已经针对了病因病机的用药，如湿热已用清热利湿，如寒湿已用温寒化湿，如食滞已用消食导滞，如脾虚已用健脾益气，如下陷已用升提举陷，因此大可不必有“恋邪”“留邪”之虑。而且适加止泻药物，相辅相成，相得益彰。

七、小儿久泻——须知三方三味

小儿久泻有三方，不可不知。三方即参苓白术散、七味白术散、益黄散，三方亦即三大法。参苓白术散健脾而兼淡渗利湿，用于久泻，脾胃虚弱湿邪未尽者；七味白术散即钱乙白术散，健脾而兼芳化升提，是用于脾虚而气机下陷者；益黄散，辛香醒脾收敛，用于久泻脾虚溃败之证。

一般用法，久泻初期脾虚湿滞，宜健脾渗利，用参苓白术散；若仍不愈，可改用七味白术散健脾升提、芳香醒脾化湿；若仍不愈，再用益黄散固涩收敛，行气醒脾。李东垣《脾胃论》中有一个他自病的例案，是说他曾患泄泻，初用利湿之法而小愈，但再用之则不效。于是他思考，古云治泻当利小便，湿邪得分利而小愈，再用不效是因为泄泻本为降病，渗利之药也是降药，这叫降而又降。自身又已年过四十，阴气大半，于是猛悟改用升提而愈。他还特别提出：“风药皆升。”

这里还要请大家关注一下钱乙益黄散（诃子、陈皮、青皮、炙甘草），方中无一味健补脾胃之品，却名曰益黄（亦名益脾散），治脾虚久泻不愈之症。其组方意义，即在于芳香醒脾，振奋脾阳，行气运脾，收敛止泻。这联系到“脾主困”的病机特点，无论虚实，振奋醒运脾胃何等重要，更切合小儿脾胃特点。

八、小儿汗证——表虚内热常见

汗证，自古有自汗盗汗之说。但小儿汗证，不可拘泥于自汗盗汗属阴属阳之论，应从虚实论治。我在 20 世纪 80 年代就在《中医杂志》发表文章阐述这一观点，得到广泛认可。对小儿而言，无论自汗盗汗均有虚实之证，而且表虚内热居多。

小儿刚入睡时，可有头部或颈部微微汗出，不会湿衣，这是正常现象。是因为小儿纯阳之体，入睡之时，阳潜于阴，有些许阳浮阴泄，亦属正常。若大汗出，湿衣湿枕，头发亦湿，汗出一二小时或更长时间，汗出如淋，则是不正常状态，应予调理。这类小儿白天也易动汗多，天气转暖热之季更是如此。大多属表虚内热，小儿往往兼见唇红便干、睡不安稳，或翻滚，或磨牙，或梦呓惊叫，汗出当风则易感冒，宜清解固表，不可一味用玉屏风之类，以免助热。

玉屏风散虽是一首好方，但目前滥用情况十分严重，无论中医西医，还是病儿家长，一谈体虚易感、易汗出，都是玉屏风。要知道玉屏风立方之旨是体虚感冒，表气虚弱夹有微邪外感，用黄芪益气固表，白术健中，防风疏邪外出而且用量少，全方温润固表达邪。但不宜久用，久用则助热，更非小儿所宜。

小儿易感并非全是虚证，实证也易感，而虚实夹杂更多见，这类表虚内热者即是例证。因此，应针对每一位患儿的不同体质、不同情况辨证调理。不要喜补而恶攻，医者应识之，病患亦应识之。

谨守病机　应对奇难大症

一、重症支原体肺炎

男孩 9 岁，高热 15 天。先后在某儿童专科医院与某综合性大医院儿科住院，诊断为支原体肺炎，肺炎支原体重度感染。每日下午起先恶寒后发热，至晚增至 40℃左右，肺部影像检查：左肺大面积实变，左胸腔积液。听诊左肺下野呼吸音消失，左上呼吸音低弱，未闻及啰音。用抗生素达十多种，曾用泰能，因无效经人介绍来诊：面色苍黄，咳嗽不甚，咳则胸部不适，舌苔满布白厚微黄，脉滑稍数。辨证为邪遏膜原，湿郁化热。拟柴胡达原饮加减，一剂后当晚体温下降至 39℃，连服 3 剂后，体温降至正常，未再反复，家长十分高兴。考虑到肺炎严重程度，左肺实变并有胸腔积液，嘱家长早中晚给患儿拍背，每次拍背 20~30 分钟，若有可能还可多拍几次，以助排痰。后改用千金苇茎汤加减，加强宣肺排痰祛瘀，兼清余热，没想到 5 日后肺部影像检查竟完全恢复正常。

又一男孩 7 岁，高热 50 多天，诊为支原体肺炎，肺炎支原体重度感染，男孩父母均为西医儿科医生，该患儿住院50多天，多方会诊。用过二十多种抗生素，包括泰能、万古霉素，均无效。患儿持续高热，下午热盛39℃~40℃之间，咳嗽有痰，肺部影像检查左肺大面积实变，左胸腔积液，听诊左肺下部呼吸音低弱，左肺上部可闻及干湿啰音。因西药无效转中医治疗，西医专家说患儿免疫系统全乱套了，也有专家建议停用抗生素。上午接诊时患儿仍温温发热，约38℃~39℃之间，面白神疲，咳嗽有痰，咳痰乏力，痰少而粘，手心热，大便少，小便偏黄，汗出，苔少，舌质偏红嫩，脉细数。辨证为气阴不足，痰热留恋。拟方沙参麦冬汤合泻白散化裁，适加祛痰化瘀、清虚热之品，并停用抗生素。三剂后，体温由持续高热降至38.5℃左右，继用5天后，体温已降至37.1℃~37.3℃之间，患儿精神日渐好转，汗出减少。也嘱其多拍背排痰，改善局部血液循环。二周后，肺影像检查亦恢复正常。之后，患儿家长要求继续中药调理，增强体质。

二、扩张性心脏病

扩张性心脏病是一种较少见的严重心脏病，极易导致心力衰竭而危及生命。几年前，一女孩（10岁）患此病收入某儿童医院，心脏影像显示患儿的心胜扩张到几乎占满整个胸腔，而肺被严重挤压，心律不齐，心力衰竭，已住院二三个月未见明显缓解，医院已明确告之病情危重，随时都有生命危险。家人四处打听求诊，希望“死马当作活马医”。第一次接诊时，患儿由其父亲背来，入座后仍喘促且满身汗出，面色苍白儿呈惨色，目光无神，患儿双手交叉紧护胸前，脉细数而疾，欲现欲离，气弱乏力，舌苔薄净，质淡红而嫩。突记起《伤寒论》：“发汗过多，其人叉手自冒心。心下悸，欲得按者，桂枝甘草汤主之。”所论病症甚是相似，但由于病情实在严重，又是第一次接诊这种心脏病患者，不敢贸然以此二味药处方。同时考虑到患儿虚弱至极，这二三个月下床都不能，一起床就心率加快，大汗出，气喘不能支持，平时饮食二便都在床上。于是在桂枝甘草汤基础上合用生脉散加龙骨、牡蛎、茯苓、白芍。并嘱浓煎药汁，少量多次饮服，不拘时。

当时真为这个女孩捏一把汗，因为这么严重的病就好像是过一座独木桥，必须小心翼翼扶她过去，心里又没把握，真是战战兢兢！但没想到，服药一周后病情大有起色，患儿汗出大大减少，能独立下床走几步了，能走到房间的卫生间不气喘。于是按照这个思路继续调治。我认为，桂枝甘草汤是这个处方中的重要支撑。待病情逐渐好转之后，结合滋肾健脾、益气养心、通络的方药继续调理。调理两年之后，扩张的心脏竟然回缩到接近正常，心功能正常，患儿能正常活动。三年后上学，与其他同龄少年几乎无异。

西医同道在学术会议上介绍这个病例时，大家都说这是个奇迹！

三、新生儿肠出血

我还治疗过一个新生儿小肠出血的病例。该名患儿出生第 8 天腹泻，第 9 天起出现大便下血（咖啡色便），曾在某医科大学附属医院住院治疗，诊为"新生儿肠出血"。住院半个月，出血反复未愈，也疑为乳糖不耐受，医生要求给患儿做肠镜，家属不同意，出院求诊中医。我经人介绍接诊，接诊时患儿出生第 39 天，肠出血已 30 天，当时患儿面色苍白，口鼻气冷，手足发凉，尿不湿一打开满满的咖啡色便。我当时一看心中一惊，要家长带孩子再去医院住院治疗，再出血就不行了。但家长恳求出方，考虑再三，以四君子汤合黄芩汤加槐花、地榆、乌梅，嘱小剂量多次喂服，不拘时。同时嘱禁忌母乳，改服去乳糖奶粉，细心喂养。也是始料未及，次日即大便咖啡色转淡，便量减少。服药第 3 日，大便成形颜色转黄，化验已无潜血与血细胞。再予中药健脾润肠调理数日，并嘱继续忌乳，严格以去乳糖奶粉喂养半个月。

半月后，小儿活泼红润，体重增加，一家三代人一齐来给我送上一面大红锦旗，以表感谢。追访半年，小儿生长发育正常。

四、重度免疫缺乏症

这是我应邀赴中国台湾长庚纪念医院作医疗指导时诊治的一个病例。患儿 1 岁，出生后一直体质很弱，据患儿母亲讲，自小孩出生后她家里的门窗几乎没有打开过，因为一开门或开窗，小孩就会喷嚏流涕，感冒发热，已 1 岁了仍不能站立，更不会行走。每次出门上医院看病，都要帽子、口罩、围巾、手套，全副“武装”，包得严严实实，不敢吹风。看过很多西医都说是重度免疫缺乏，西医没有办法。小孩父亲又听说吃中药会导致肾损害，不让小孩看中医。因此十分绝望。这次听说大陆来了一位有名的中医儿科教授，希望能看看。于是这位年轻母亲瞒着丈夫带孩子来看病。我经过细致诊察，认为是脾肾不足、表虚不固，予以健脾滋肾、固表助运调理，患儿日见好转，经过近两个月的中药调理。小孩由无法站立到可以走路，还能与其他孩子一起在户外日光下嬉戏，以前那种弱不禁风的状态完全不见了。

在我离开之前，小孩及父母三人一起来医院向我拜谢话别。我向他们解释说：“中药也有副作用，但没有像有些人讲的那么严重，应该说副作用相对西药来说少得多，只要认真辨证，合理用药，中医中药不但能治病救人，在养生保健方面更具优势。”

外治膏方　简便价廉有卓效

单方能治大病，小药可起沉疴，名医不忌外治。要十分重视传统中医简易疗法的临床应用，疗效才是硬道理。我在外治疗法、膏方疗法方面深入研究，发掘古方验方，潜心临床实践，开发多种简易便方，具有独到疗效。简便廉验，方便实用，易为患儿接受，深受群众欢迎。

一、直肠滴注给药　值得推广

在20世纪80年代，我就开始研究中药煎剂的直肠滴注疗法，并应用于临床。因为小儿服药困难，直肠滴注能起到很好的替代作用。我根据小儿外感发热的特点，采用表里双解的方药进行直肠滴汁，结果疗效很好。我以此课题发表的科研论文，是我国最早研究和应用小儿直肠滴注疗法的科研文章之一。

我文中对中药直肠滴注疗法总结了以下几点：①对外感热证、上焦及肺系病证、中焦肠胃病证尤为适宜；②外感发热一般中药入直肠后半小时可发汗，一小时后即排便，所以退热较快，而且不易反复；③肺与大肠相表里，直肠滴注通过通降大肠可达到上病下取之效；④治疗肠胃病证，药物可直达病所；⑤直肠吸收快，不会引起排便使药液排出，滴入的药液可达 100~200ml，热证滴入速度 150~200 滴 / 分钟，15 分钟可全部滴完；⑥滴注前可不需排便，小儿接受度高，滴入后小儿不会闹腾，会安静接受；⑦通过实验研究，直肠滴注中药经直肠直接吸收进入血循环，无需经胃肠与肝脏，免去这些过程中的一些化学反应以及对肝肾的伤害。

二、中药雾化吸入 大有可为

中药雾化吸入是中药给药的一个有效便利的方法，对于患者口腔、鼻咽及呼吸道疾病能使药达病所，高效有效，但需注意中药雾化微粒大小要控制在相应标准之内，以免造成不良反应。

三、外治疗法 简便验廉

外治疗法，特别是药物敷贴外治，疗效甚好。我根据小儿的病症特点，调配多种外敷方，以备临证之需，还可灵活加减。目前应用甚广的有：治疗虚汗的除烦止汗方、治疗咳喘痰多的止咳化痰方、治疗外感发热的发热方、治疗厌食腹痛便秘的消导脐贴方、治疗睡眠障碍的清心安神方、治疗遗尿的遗尿方等等，疗效卓著，使用方便，大受欢迎。

我对药物外治疗法的见解是：①外治之理即内治之理，应辨证而施；②组方宜专药专用，选择特效性药物，组方药味宜少而力专，不宜面面俱到；③选用渗透性强的药物；④选择适宜的敷贴穴位或部位；⑤注意避免过敏与口服意外。

四、小儿推拿 中医瑰宝

我目前还兼任全国小儿推拿外治学会的常务副会长，对小儿推拿、外治的研究应用、普及推广十分重视，情有独钟，认为小儿推拿、外治既可治病防病，又可保健养生。我认为小儿推拿外治基本上是绿色自然疗法，值得研究与推广，尤其适宜小儿应用。这也是中医最基本的适宜技术，可进社区，进家庭，也可进医院，可推向世界。这是中医宝库中的瑰宝，不可小视，应让它发扬光大。

五、膏方调理 康复养生

膏方疗法，也是中医传统疗法，近年来也被发掘并得到广泛应用。是中医对慢性疾病以及养生保健的行之有效、经济方便的传统疗法，无论男女老幼均可服用。

对小儿服用膏方，我的经验体会是：①组方要切合病情，还要照顾到小儿的生长发育的生理特点；②不能一味滋补，不能长时间服用滋补的药物，尤其是那些容易导致早熟的药物必须严格掌握；③小儿膏方以素膏为主，即是不用或尽量少用血肉有情之品，以免造成早熟等不利影响，除先天不足羸弱者外，少用补肾之品；④如果为了调理身体，膏方最好吃一段时间停一段时间，根据身体情况调整处方；⑤因为膏方一般服用时间较长，要特别注意某些药物的毒副作用，尤其对于某些不适宜人群更要慎重，尽量不用峻烈毒性的药物。

我从医五十余载，半个多世纪中，我走的中医路是心之路，虚心学习，潜心研究，用心实践，细心体悟，诚心以待，全身心都在这条路上探索。在这漫长的求索路上，有付出，也有收获。回顾以往，其中最宝贵的是我国最顶尖的中医泰斗前辈们对我的教导、关怀与鼓励，恩师王伯岳先生称我是他“心目中真正的秀才”。先生还专门写了一首深情的藏头诗（1976 年 10 月）：

负笈不辞万里游，去来两度逢深秋；
我自含颦君无语，蒹葭霜露满蓟州。
青毡破处秋风寒，绛帐寂寥抚流年；
早莺出谷青云上，应踏南枝向长安。
何夕明月照归人，老母倚闾稚女亲；
锦瑟明瑶无双谱，忆否士階共一轮。
行前偕游别颐和，杨枝萧萧歌骊歌；

后湖清浅无多水，输与离人照逝波。

（隔一藏头诗：负青何行，我早锦后）

“负青何行，我早锦后”是恩师王伯岳先生对我的殷切期望。恩师江育仁先生则勉励我要“德才并茂”，“治学严谨，博才善思，勤勉敏慧，不随时俗，恒多创见”。著名中医药学家、中华中医药学儿科分会原主任委员、八十多岁高龄的张奇文先生称我是一位“淡泊名利、能耐寂寞、奋发有为的铁杆中医先锋”。国医大师、著名中医儿科学家王烈先生在他新出版的《婴童卮话》一书中有一段这样的评价：“朱锦善，江西人，受过中医学院的高等教育，经过50年的医疗、教学和科研实践，练就全身本领，在中医学界是位出类拔萃、十分难得的专家。朱锦善教授对中医儿科学伟大事业的执着、信心、期望、关怀，真史无前例。老友朱锦善教授，令知者敬佩，后者追求。”

知我者，为我心忧；不知我者，谓我何求？中医路，心之路，路漫漫兮，其修远兮，吾将上下而求索。

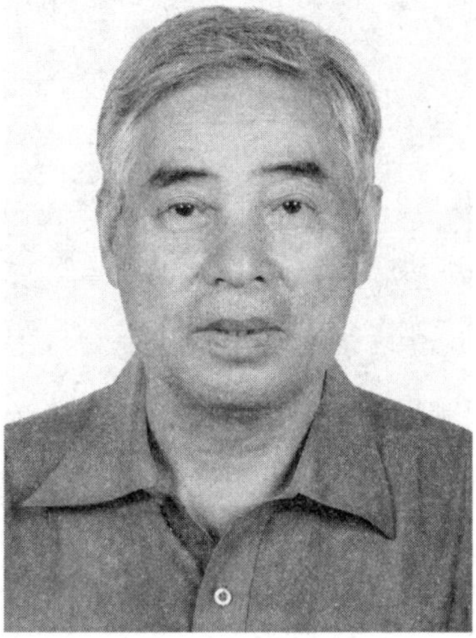

探赜钩玄　明悟医理

山东中医药大学教授

陶汉华

医家简介

陶汉华，男，1951 年出生，汉族，山东省莱芜人。1973 年 9 月入山东医学院中医系学习。1976 年 12 月毕业于山东中医学院，留任中医内科教研室。1982 年考取本校研究生，1985 年 12 月硕士研究生毕业，获硕士学位。1992 年 7 月晋升副教授，并任金匮教研室副主任。1997 年 10 月晋升教授，任金匮教研室主任。1995 年 5 月被遴选为硕士研究生导师。2004 年 4 月被浙江中医药大学聘为博士生导师，2007 年 6 月被山东中医药大学聘为博士生导师。1995 年被评为山东省优秀青年中医。1997 年被评为山东中医药大学第二届十大优秀教师。2006 年 6 月被评为山东中医药大学教学名师。2009 年荣获全国医学教育系统师德师风先进个人。2011 年 8 月退休。曾为中华中医药学会仲景学说专业委员会委员、山东省医学会医疗事故技术鉴定专家库成员、（国际）中国书法家学会会员、山东省高等学校书法协会理事。

陶汉华主要研究中医内科杂病的辨证论治规律。曾发表学术论文《眩晕证治概要》《鳖甲煎丸方义新解与临床应用》《百合病与散发性脑炎》《补肾方的临床应用体会》等 100 余篇。出版学术著作 12 部，主要有《金匮要略研读心悟》《中医病因病机学》《刘献琳学术经验辑要》《金匮要略选释》《中医内科临证诊疗备要》等。主编及参编全国教材、本校教材 10 部。主持研究科研课题“酸甘焦苦合化法防治病毒性肝炎临床与实验研究”1999 年获山东省医学科学技术进步二等奖。主持完成国家自然科学基金委课题“肾气丸与右归丸不同补肾机制及特点研究”“基于金匮虚劳建中理论探讨建中理劳汤对慢性肾衰及 TGF-β/Smad 通路的影响研究”二项。参与完成国家自然科学基金委课题“劳倦过度、房事不节肾阳虚模型及相关基因的研究”，该项目获山东省科技进步三等奖；以及“肾阳虚模型小鼠脑基因图谱研究”。主持山东省中医药管理局课题“肾气丸及其拆方调控慢性肾功能衰竭大鼠细胞凋亡基因表达的研究”。

读经典“诵、解、别、明、彰”，重点在明

《素问·著至教论》篇提出“诵、解、别、明、彰”五字，杨上善注云：“习道有五,一诵，二解，三别，四明，五彰”。诵，即朗诵，包括背诵。这是学习中医的基本功，特别对中医经典著作及历代有重要价值的医学书籍，要熟读背诵。尽管开始诵读时，有些不能理解，但是“书读百遍，其义自见”。要达到对内容全面而更深入的理解，还要“循序而渐进，熟读而精思”。精思包括分析和鉴别，这样才能明确医理，进而彰显发扬而广大。五者之中，最重要的是“明”字，在临床上进行辨证论治，必须要明确疾病发生发展的机制，方能准确的遣方用药。

如对《金匮》中百合病的认识。百合病相当于现代临床什么病？历代医家有不同的说法。有认为百合病似属神经系统疾病中的精神分裂症，或类似神经官能症之一的焦虑症和病后的神经衰弱症等；也有认为是立克次体引起的高热；也有认为属现代医学的慢性疲劳综合征。

《金匮要略》原文中没有明确指出百合病的发病原因和过程，但分析原条文有二点可以证明此病是发生在外感热性病之后。其一,百合病与狐惑病、阴阳毒三病列为一篇，因为这三病有其共性，一是都为外感疾病，发病之初都有表证；二是三病在发病过程中都可能出现神志方面的症状。因此张仲景将此三病合篇，且放在痉湿暍病之后作为第三篇论述是有一定意义的。其二，条文中讲：“其证或未病而预见，或病四五日而出，或病二十日或一月微见者，各随证治之。”其证是指以上神志症状，病是指热性病，意思是说这些神志症状可在发热之前就见到，或发热四五日后而见，或发热二十日或一月才见到。说明病变一开始，即表现外感表证，有伤寒发热症候。其病因应是外感风寒或风热。病变之初还没有神志症状时，可按伤寒六经辨证治疗，此时叫太阳病而不叫百合病。只有见到意欲食复不能食，常默默，欲卧不能卧，欲行不能行，欲饮食或有美时，或有不用闻食臭时，如寒无寒，如热无热等神志症状时，才称

为百合病。

此病之所以出现神志方面的变化，是外邪入里化热，热入营血而扰动心神。心主神明，热扰心神而神不能自主，故起居、感觉、饮食等方面出现异常变化。此时与肺的关系已不大，病变主要在心脉。热病日久必伤营阴，因此治疗当清热凉血，养心阴，安心神。

由上可知，百合病是发生在伤寒热病之后，余热未解而入心营，热扰心神而致神明错乱的一种疾病。正如《诸病源候论》卷八“伤寒百合候”所云：“百合病者，谓无经络，百脉一宗，悉致病也。多因伤寒虚劳，大病之后不平复，变成斯疾也。”然而有许多医家认为百合病亦可由情志所伤而引起。如《医宗金鉴》云：“或平素多思不断，情志不遂，或偶处惊疑，卒临景遇，因而形神俱伤，故有如是之现证也。”现代教材《金匮要略讲义》说：“亦可由于情志不遂，郁而化火所形成。”所以有的医家直接提出“百合病属现代医学神经衰弱的一类疾患”，更有许多用百合地黄汤一类方剂治疗神经官能证的临床报道。诚然，神经官能证的一些表现与百合病的神志异常表现相一致，但从发病病史来看，二者却有原则的不同。用百合地黄汤治疗神经官能证也多是加味应用，如加疏肝理气、活血或健脾的药物，单用百合地黄汤者较少。

过去已有医家认为百合病是感染性精神病之一，感染性精神病是指由全身性或脑部感染引起的精神方面的并发症。全身感染如败血症、流行性感冒、肺炎、尿路感染、伤寒、原因未明的发热等，均能引起感染性精神病。那么百合病是感染性精神病之一，应该是指什么呢？笔者认为流行性感冒引起的精神障碍和散发性脑炎二病与百合病相近似，尤其是散发性脑炎更接近。

散发性脑炎是指散在发生、病因未明、无明显地区性、季节性的急性脑病。其病因尚未完全明了，因多数患者发病前均有发热、上呼吸道感染等病史，故推测本病的发生与病毒感染有关。

本病半数患者病前1~4周有感染的前驱症状，如头痛、发热、畏寒、全身肌肉酸痛、鼻塞、流涕等，这些就是《金匮》中所讲的百合病初期的伤寒热病，即表证期。散发性脑炎有广泛性或局灶性脑损害表现，多数患者有不同程度的意识障碍，甚至昏迷。半数患者有精神症状，甚至以精神失常为首发症状。所以《金匮》中讲："其证或未病而预见，或病四五日而出，或病二十日或一月微见者。"散发性脑炎头痛是一个非常重要的症状，故《金匮》中以头痛症状的轻重来判断疾病的轻重和预后。因温热邪毒入心而耗伤营阴，小便时阳气随阴液而下泄，故头痛可以加重，故原文中讲："每尿时头痛者，六十日乃愈；若尿时头不痛，淅然者，四十日愈；若尿快然，但头眩者，二十日愈。"诚然，古人对这一疾病的观察和诊断以及判断预后都有很大的局限性，尤其对预后的判断，现代看来没有普遍性。现代对散发性脑炎的诊断，除以上病史和症状外，脑电图、CT和脑积液检查都可协助诊断。

因百合病发生在伤寒热病之后，既有神志方面的症状，又有余热未尽之候，如口苦、小便赤、脉微数等，症状表现较复杂，给辨证治疗带来困难，容易误治。正确的治疗应该是清心安神，滋阴清热为主。方用百合地黄汤。百合味甘平微苦，润肺止咳，清心安神，此方用百合重在清心安神，百合能补能泻，既能补气养阴，又能泻热，故此处用百合最为妥当。生地黄汁即鲜地黄汁，味甘苦凉，滋阴清热凉血。二药一君一臣，共奏清热养阴，宁心安神之功。用泉水煎药为佐使，下热气，利小便，治小便赤涩，泉水宜煎补阴之药。

百合病发生在热性病之后，热入心营，已耗伤营阴，清热养阴安神为其治疗大法。如误用发汗、催吐、攻下等其他治法，必然出现一些变证，应随证治之。《金匮》条文中指出："百合病见于阴者，以阳法救之，见于阳者，以阴法救之。"即是此意。

治疗散发性脑炎以百合地黄汤为主药，还要根据患者临床的不同表现而加味。仍发低烧者，可加青蒿、玄参、白薇等；小便赤涩者，除用滑石外，可加竹叶、灯芯草等；头痛者，可加川芎、赤芍、丹皮等；失眠者可加炒酸枣仁、夜交藤等。因散发性脑炎多为病毒感染所致，在变证用药的基础上，可加金银花、大青叶、蒲公英等清热解毒药。实践证明治疗散发性脑炎中西药物配合治疗，效果明显优于单用西药者。

医案举例

患者李某，男，18岁。山东莱芜人。1998年10月21日初诊。

心烦躁，坐卧不宁一周。患者为高三学生，2 周前突然发热害冷，头痛，随即住院治疗，5 天后热退，而出现精神异常症状，坐卧不宁，说话语无伦次，不能睡眠。脑脊液化验白细胞与蛋白轻度增高。诊为散发性脑炎，因其有精神异常症状，医院让其转精神病院治疗。在精神病院住院 6 天，出院来中鲁医院门诊要求中药治疗。患者仍睡眠差，烦躁，坐立不安，轻微头痛，患者脉弦略数，舌苔黄。诊为百合病。以百合地黄汤加味治疗，生地黄 30 克，百合 20 克，丹皮 15 克，赤芍 15 克，知母 10 克，茯神 30 克，炒枣仁 20 克，石菖蒲 15 克，川芎 15 克，山栀 10 克，生甘草 10 克，7 剂，水煎服。

10 月 28 日二诊，患者已不头痛，睡眠较前好转，烦躁减轻。上方继服 14 剂。

11 月 11 日三诊，患者基本恢复正常，上方生地黄改为 15 克，加党参 15 克，7 剂水煎服。8 剂量做水丸，每次 5g，一日三次。嘱其继续上学，在学校服用水丸。

学习经典及古代医籍文献，目的是“古为今用”，两千年前古人将此病叫作“百合病”，而且总结和记载了有效的治疗方法，结合现代医学理论和实验方法，对此病有了更加明确的认识和了解，即属于现代医学的感染性精神病之类。临床上有许多患者开始感冒，感冒好转后出现精神变化，平常很活泼，病后沉默寡言，精神不振，皆属于百合病。

诊治疾病，遣方用药，与时俱进

随着社会的发展和变化，疾病谱以及疾病的病因病理也在发生变化。对疾病的认识、辨证论治、遣方用药等必须做到与时俱进。

在社会比较贫困，物资匮乏的年代，人们大多营养不良，抗病能力低下，一些传染病发病率高。现代生活水平普遍提高，炙煿厚味，高热量饮食，加之活动量少，出门坐车，体内必然容易积湿生热，故引发高血脂、高血糖、高血尿酸以及高血压等，这类人群多表现面红目赤、急躁易怒、头晕头痛等阳热亢盛症状，治疗当清热凉血、平肝潜阳为主。清热凉血的代表方是《备急千金要方》中的犀角地黄汤，但是现代“犀角”国家明令禁用，于是笔者将犀角改用地骨皮，名为“丹芍二地汤”，即生地黄、地骨皮、丹皮、赤芍四味药组成。此方主治血分有热者。热盛则动血，叶天士《外感温热篇》云：“入血就恐耗血动血，直须凉血散血，如生地、丹皮、阿胶、赤芍等物。”热入营血动血易导致血液溢出血管之外，引起各种出血病症，如鼻衄、齿衄、目衄、紫斑、咳血、呕血、尿血、便血等，生地、丹皮、赤芍、地骨皮既能凉血止血，又能活血祛瘀。热在营血分易导致阴血亏虚，生地黄、赤芍能滋阴养血。地骨皮甘淡而寒，功专清热凉血除蒸，与生地配伍，清热而不伤阴。地骨皮配伍丹皮，二者一白一赤，既能清气分热又能清血分热，含“入营犹可透热转气”之功。

丹芍二地汤治疗病症广泛，凡是辨证血分有热者皆可用之。如过敏性荨麻疹，症见疹色鲜红，搔痒甚，在此方基础上加荆芥、防风、白鲜皮、徐长卿、蝉蜕等，祛风清热止痒，夜间甚者可加当归、川芎等滋阴养血活血药物；治疗脂溢性皮炎、痤疮等皮肤病，在此方基础上可加野菊花、地丁、蒲公英、山栀、黄芩、枇杷叶等，宗“诸痛疮疡皆属于心”、“肺主皮毛”之理论，清泻心肺之热；血液系统疾病如白血病、血小板减少性紫癜等，尤其在急性期，清热凉血为治疗大法，在此方基础上可加青黛、羚羊角粉、仙鹤草、大小蓟等；急性风湿热、痛风急性发作期等治疗可加苍术、黄柏、牛膝、薏苡仁（四妙散）、海桐皮、秦艽等；湿热下注，引起痔疮、直肠炎者，可加槐角、黄芩等。急性咽炎、扁桃体肿大，咽部充血甚者，加用玄参、牛蒡子、升麻等。阳热亢盛，表现面红目赤，性情急躁，舌红苔黄之高血压患者，用此方加夏枯草、山栀、黄芩等，兼肾阴虚者加杜仲、怀牛膝等；高血脂者加葛根、泽泻、蒸首乌、生山楂等；血糖高者加石斛、玉竹、天花粉、葛根等。血分有热而表现鼻衄者，肺开窍于鼻，加黄芩、桑白皮、藕节炭等；齿衄多是胃热盛，加生石膏、知母、山栀、升麻等；咯血者出血部位多在咽喉，热邪灼伤血络，多兼阴虚可加麦门冬、天门冬、玄参等；咳血患者，热邪灼伤肺络，可加贝母、白及、白茅根、白前、侧柏叶等；胃热呕血者，可加大黄、黄连等；小便下血者，加白茅根、车前草、淡竹叶等；大便下血者加黄芩、槐角、地榆、白头翁等。皮下出血表现紫斑者，加紫草、茜草根等。

医案举例

医案一

齐某，男，43岁，山东大学工学院。2007年6月27日初诊，自述患痛风病4个月，近1周加重。饮酒后引起，曾服用秋水仙碱、吡罗昔康、泼尼松等药物，因反应过重，求助于中医药治疗。刻诊，患者右脚拇趾疼痛剧烈，发红灼热，轻微肿胀。素有痛风病史，脉弦，舌红苔黄腻。实验室检查：血尿酸625mmol/L，白细胞计数 11.3×10^9/L，血沉37mm/h。证属湿热痹阻，治宜清利湿热，祛风通络，清热凉血。药用：生地黄15g，赤芍15g，丹皮10g，地骨皮15g，苍术10g，黄柏15g，川牛膝10g，薏苡仁30g，银花20g，萆薢15g，豨莶草15g，泽泻15g，泽兰15g，土茯苓10g，水煎服，7剂。方中苍术、黄柏、川牛膝、薏苡仁（四妙散），清热利湿。生地黄、赤芍、丹皮，地骨皮清热解毒，凉血散瘀，宗犀角地黄汤之意。银花清热解毒，凉血。土茯苓，清热解毒，除湿热，利关节。萆薢，利湿浊兼祛风湿。泽泻，利水去下焦湿热，有排泄尿酸之功。豨莶草，去风湿，通经络，清热解毒。泽兰，活血化瘀。

7月3日二诊，药后红肿灼热消失，疼痛大减，效不更方，原方继服7剂。

7月11日三诊，症状皆消，查血尿酸正常。汤剂难以长服，改丸剂调理。

方用：生地黄15g，赤芍15g，丹皮10g，地骨皮15g，苍术10g，黄柏15g，川牛膝10g，薏苡仁30g，银花20g，萆薢15g，豨莶草15g，砂仁6g，秦艽15g，7剂量水丸，一次5g，一日三次。

间断服用水丸药，两年后随访未复发，体检血尿酸正常范围。

医案二

杨某某，男，14岁，莱芜市东刘村，2011年2月22日初诊，两下肢红斑1月多。

2006年因感冒后引起下肢红斑，伴有疼痛，诊为过敏性紫癜。治疗后好转。1个月前又感冒，咽喉疼痛，手脚疼痛，发红，肿，红斑。查白细胞计数1.3×10^9/L。尿常规化验正常。现两下肢红斑，疼痛。精神可。脉细略数，苔薄黄。

生地黄10g，赤芍10g，丹皮10g，地骨皮6g，秦艽6g，青蒿10g，知母10g，生甘草6g，泽兰6g，苍术6g，黄柏6g，蒲公英10g，山栀6g，薏苡仁15g，白鲜皮6g，10剂，水煎服。10剂量，做水丸，一次5g，一日三次。

2011年3月4日，服药4天后，红斑消失，2天后犯病一次，手足关节疼痛，肿胀，起红斑。3天后基本消失。现仍咽喉疼痛。上方加升麻10g，连翘10g，牛蒡子15g。10剂量水煎服。

2011年3月14日，皮疹减轻，仍咽红，扁桃体二度肿大，上方加玄参10g。10剂，水煎服。继续服水丸。

2011年6月21日，其父亲告知2个月来未复发，已完全好转。

古人云：医之为道，其功至巨，其理甚微。非天资高妙者，不可以学医；非博览群书者，亦不足以语医也。由此可知，学中医不易，做医生很难，做个明白中医更难。学好中医基础理论，认真研究经典著作，探赜索隐，领悟其幽微之医理，更结合现代科学和医学知识，方能做一个好的医生。

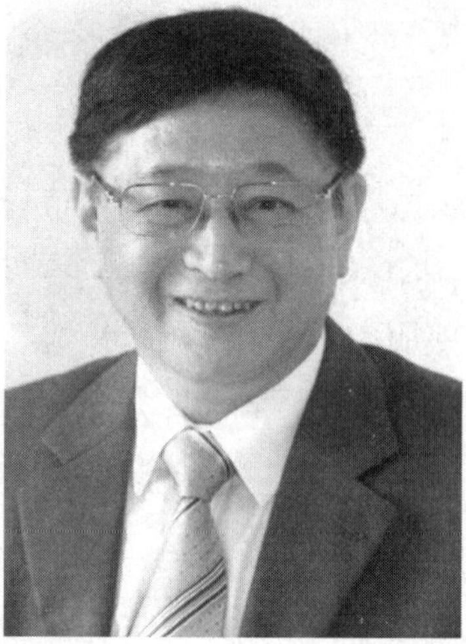

融古铸今　不断创新

上海市中医院教授、主任医师、
博士研究生导师、博士后合作导师
虞坚尔

医家简介

虞坚尔，男，1952年生于上海，教授、主任医师、博士研究生导师、博士后合作导师。1982年毕业于上海中医学院，获得学士学位；1987年获得硕士研究生学位；毕业后于上海中医药大学附属曙光医院儿科工作；2002年调入上海市中医医院任院长。历任中华中医药学会儿科专业委员会、世界中医药学会联合会儿科专业委员会副会长、上海市中医药学会副会长、上海市中医药学会儿科分会主任委员，现任上海中医药大学中医儿科研究所所长。为第五、六批全国老中医学术经验继承工作导师，首批全国中医药传承博士后导师；全国及上海市名老中医药专家虞坚尔传承工作室导师。

主持卫生部国家临床重点专科建设项目1项，国家中管局“十二五”中医药重点学科建设项目1项，国家中医药管理局“十一五”“十二五”重点专科建设项目各1项，海派中医流派（徐氏儿科）学术经验传承基地建设项目1项，以及上海市中医临床优势专科（病）建设计划、上海市中医特色专科、上海中医药大学临床优势学科等项目多项。承担国家自然科学基金课题、国家中医药管理局课题、上海市科学技术委员会课题多项，部分项目获国家级及市级科技奖。在核心期刊发表专业论文100余篇。主编专著及全国医药院校本科生、研究生统编教材多部。

中医药学习传承及从业经历

1969年我响应国家“上山下乡”号召，至黑龙江生产建设兵团四师三十四团（后改为虎林八五八农场）工作。1971年经农场医训班培训后，在农场职工医院担任医师，从事医疗工作。1977年12月，经全国统一考试进入上海中医学院学习，系统接受中医药理论教育并参加临床实践，1982年本科毕业并获医学学士学位；1984年考取上海中医学院硕士研究生，师从上海市名中医朱瑞群教授，于1987年毕业，获医学硕士学位。

从事中医儿科临床、教学和科研工作数十年来，我热爱中医，热爱中医儿科，勤奋刻苦，勇于钻研，严谨治学，学风正派，思想进步。善于继承前辈学术思想并不断发扬光大，1999年10月被评聘为主任医师。

一、临床医疗

1. 创“和解法”治疗复感急性感染期，研制“和解合剂”

小儿脏腑娇嫩，形气未充，卫外不固，易感外邪；感邪后往往传变迅速，外感表证短暂，半表半里之少阳证相对多见；又脏气清灵，随拨随应。故治疗小儿体虚外感，不宜发散太过，而宗少阳和解之法，寓散中有补，扶正祛邪之意。代表方剂“和解方”由藿朴夏苓汤合小柴胡汤化裁而来。方取小柴胡汤与藿朴夏苓汤加减之和解合剂，其意在“和”，即“和解”与“和中”。

2. 首提复感“正虚邪恋”病机，创“补肾固表”法治疗复感慢性缓解期，研制“补肾固表方”

徐氏儿科素有“扶正不助邪，祛邪不伤正”的学术思想。本人自1998年起从本系统疾病流行病学、发病机制、预防及治疗等方面入手进行系统研究，首次提出复感儿反复迁延难愈的病机在于正虚邪恋，“肺肾不足，余邪未尽”是其发病缘由，该学术观点已被中医儿科界公认，并编入国家“十二五”高校规划教材《中西医结合儿科学》（人卫版）。立足于扶正祛邪，立法补肾固表，补肾固表颗粒相关研究被列为中管局课题，并获院内制剂批准文号（YL060062），临床疗效甚佳。

3. 推广“三期分治”“内外合治”“冬病夏治”“膏方调治”哮喘，研制“平喘方”“黄芩咳喘敷贴散”

分期论治哮喘根据《丹溪心法》一书中“未发以扶正气为主，既发以攻邪气为急”的治则以及当代儿科泰斗王烈教授1992年提出的“哮喘苗期”理论，结合气道炎症和气道重建是哮喘的两个基本病理特征，痰瘀互结是哮喘的基本病机，痰和气道炎症、瘀和气道重建关系密切，痰是气道炎症的外在表现，本人在中医儿科界首先提出“三期分治”学术观点，认为哮喘急性发作期当治以温化痰瘀平喘，祛有形之痰为先；慢性持续期治以健脾化痰平喘，有形、无形之痰兼顾；临床缓解期治以益气健脾，化无形之痰为主。具体应用可概括为“急则治肺，缓则治脾肾”。

急性发作期时，患儿喘息、咳嗽、胸闷、甚则口唇发绀等，宜化痰祛瘀平喘，创“化痰祛瘀平喘”法，研制“平喘方”，治喘为纲，治水为常，痰瘀共治，化其窠囊，创新性提出“痰”与气道慢性变应性炎症、“瘀”与气道重建、“祛风”与“抗敏”等中西医概念的相关性；慢性持续期患儿以咳嗽，痰多等症状为主，宜健脾化痰平喘，予二陈合三子养亲汤加减；临床缓解期时患儿以咳嗽，痰少，汗出为主，以益气健脾为主，予六君子汤加减；另辅以“黄芩咳喘敷贴散”外敷穴位，以徐氏“温阳扶正”学术思想为指导，施“冬病夏治”，调节患儿免疫力。冬季则根据患儿体质偏颇，以膏方调摄。

4. 柔肝理脾和胃法治疗小儿胃脘痛

近年来根据我国儿童成长特点及独生子女较多的现状，注重情志因素对儿科疾病的影响，在小儿胃炎等疾病的诊治中，强调临证对于小儿胃脘痛（胃炎）多用理气和解之剂配以补益治疗。如用《局方》戊己丸配伍四君或六君之类以柔肝降气，健脾和胃，治疗脾胃疾病，疏补兼施，寓通于补，补脾气，健脾运，降胃气，恢复中焦气机宣通，经脉气血流畅，每收良效，疼痛解除，诸症皆平。

5. 滋阴降火合健脾化痰治疗痰湿体质女童性早熟

儿童性早熟，病机多为阴虚火旺、天癸早至，但在临床中有相当部分性早熟女童，体型肥胖，体质辨识属痰湿偏重者。本人于20世纪90年代提出滋阴降火合健脾化痰法治疗痰湿体质女童性早熟，开展抗早2号方治疗小儿性早熟相关研究，得到上海市科委、卫生局及教委的立项资助。

二、科学研究

依托上海中医药大学中医儿科研究所，本人开展了多项科研课题。主持国家自然科学基金项目2项、国家中医药管理局课题3项、上海市科委课题3项、上海市教委课题2项、上海市卫生局课题2项。协作承担国家科技部“十五”“十一五”攻关计划项目、国家自然科学基金项目、国家中医药管理局课题、上海市科委课题、上海市教委课题、上海市卫生局课题等多项。

承担国家卫生部临床重点专科建设项目1项，国家中医药管理局“十一五”“十二五”重点专科建设项目各1项，上海市中医临床优势专科（病）建设计划1项，上海市中医特色专科1项，海派中医流派（徐氏儿科）学术经验传承基地建设项目1项（一期、二期建设）。

主要研究成果如下：

1. 中医药防治小儿支气管哮喘

小儿哮喘是国家卫生部、中医药管理局重点专科及上海市中医临床优势专科优势病种。

根据小儿哮喘的临床表现和病程特点，继承并发扬海派中医徐氏儿科重视小儿阳气、解表擅用辛温的学术思想，并总结几代学术继承人的临床经验，将哮喘分为发作期、缓解期和稳定期，实行“三期分治”。发作期攻邪以治其标，宣肺化痰平喘；缓解期攻邪兼顾扶正，健脾化痰，祛瘀止咳；稳定期扶正以治其本，益肺健脾补肾。认为痰为哮喘发病之夙根，气喘日久，久病必瘀，瘀是导致哮喘难治的重要原因，哮喘的难治性在于痰、瘀、气三者互结为患。

结合现代医学研究发现，哮喘的气道慢性炎症，往往表现为气道黏膜的水肿、微血管充血、微循环障碍等病理状态。微循环瘀血是哮喘发病的中间环节，气道重建是构成哮喘难治性的主要原因。相关研究成果获中华中医药学会及上海市中医药学会科研成果奖。并根据研究成果指导临床，以“伏痰夙瘀”为哮喘发病之本，确定“内外合治”为治疗手段，内治以化痰、平喘、健脾、补肾为原则，创制“平喘方”治疗哮喘，取得了较好效果。并在总结多年临床经验基础上，经不断实践和改良制定出“黄芩咳喘散”，配合使用离子导入法促进药物吸收，在伏天开展敷贴，用较传统敷贴方法缩短治疗时间，减少皮肤过敏和损伤，提高了治疗依从性和临床效果，现作为上海市市级医院的一项适宜技术，在临床上进行推广应用。从内治、外治两方面着手进行哮喘的防治研究工作，为降低医疗成本，减轻患者负担，以及开发和推广中医药在本病防治中的特色和优势做出一定贡献，该研究已成为国家临床重点专科小儿支气管哮喘诊疗方案重要内容。

同时，以国家自然基金课题“平喘方干预哮喘模型动物相关脏腑阴阳失衡的机制”及“平喘方干预哮喘模型动物阴阳失衡机制及拆方的研究”为主要支撑课题；课题“中药穴位敷贴合电离子导入技术防治肺系咳喘病”获得上海市申康医院发展中心“上海市级医院适宜技术联合开发推广应用”项目资助。作为国家卫生部、中管局重点专科儿科哮喘组组长单位，已制定诊疗方案及临床路径，由国家中管局发布，并在全国推广。

进行中医药对哮喘免疫失衡及神经源性炎症的干预作用实验研究，发现化痰祛瘀疏肝法对免疫失衡及神经源性炎症有干预作用，且二者之间存在内在相关性，为探讨从肝论治哮喘作前期探索。

代表方剂“平喘方”目前正在前期机制研究基础上开展制剂工艺研究；“黄芩咳喘敷贴散”已获得院内制剂批准文号（Z05190753）。

2. 中医药防治小儿反复呼吸道感染

小儿复感是国家卫生部、中医药管理局重点专科优势病种。

秉承并发扬徐氏儿科“扶正不助邪，祛邪不伤正”的学术思想，自 1998 年起，本人从本系统疾病流行病学、发病机制、预防及治疗等方面入手进行系统研究，首次提出复感儿反复迁延难愈的病机在于正虚邪恋，“肺肾不足，余邪未尽”是其发病缘由，该学术观点已被中医儿科界公认，并编入国家“十二五”高等医药院校规划教材《中西医结合儿科学》(人民卫生出版社)。立足于扶正祛邪，立法补肾固表，临床疗效满意；已完成国家中医药管理局课题“补肾固表方治疗小儿反复呼吸道感染的临床与实验研究”及“精简补肾固表颗粒治疗小儿反复呼吸道感染的方－证－效研究”。研究发现复感儿存在Th1与Th2分布失衡，呈现Th2优势应答模式，其Th1下降，不能抵抗疾病侵袭，符合中医正虚表现；Th2增高，使疾病慢性迁延，符合中医邪恋表现；体现了正虚邪恋的特点，佐证了传统的邪正盛衰理论，包含了免疫学Th1/Th2学说的内涵。而补肾固表法可以通过逆转Th2优势应答，纠正Th失衡，佐证了“扶正祛邪兼以和解防治复感”的理论与现代医学Th1、Th2平衡理论关联，从分子水平探索了复感间歇期证候的现代医学指标，为补肾固表法的临床推广应用提供了可行性依据，更进一步认识了补肾固表方的起效途径，为研究防复感中药的作用机制提供了一种有用的研究方法。同时，学科也已完成上海市卫生局资助项目——小儿复感的中医证候学分布规律研究、复感儿发病影响因素的文献及临床调查研究，初步总结了复感的中医证型及地域分布特点，对古代文献的相关记载进行了初步溯源，并归纳了其发病的影响因素，为临床规范化诊疗复感提供了客观依据。

目前，代表方药补肾固表方已经在药味精简、剂型改善等方面取得了一定的进展，即将进入中药新药临床研发阶段。同时，计划对古代相关文献进行深入挖掘，可望形成复感相关文献数据库；此外，上海中医药大学科研发展基金课题“小儿支原体肺炎中医证候特点及与TH细胞相关性初探”、上海市教委预算内科研项目“清肺通络方对MPP小鼠TH17细胞信号途径调控作用的研究”对小儿支原体肺炎的中医证型、舌象特征和免疫特点进行了研究。

三、教学及人才培养

本人在带领本学科在临床工作、科学研究、教育教学、人才培养等方面取得了较大进步，在做好临床和科研工作同时，注重学科的基础建设、学术建设、人才队伍建设、文化建设等。

为了适应教学发展的要求，本人带领教研室进行了研究生、本科生教学改革的研究，进行医学专业学位研究生深度建设中医典籍“治未病”学术思想及应用选讲，上海中医药大学《中医儿科学》精品课程建设，《中医儿科学》精品课程网站建设，新课程改革下的中医儿科学教学设计与实施，085 项目公共服务平台建设子项目中医儿科住院医师规范化培训教材及出科考题库，CCS 考站，OSCE 考站建设。采用床边教学，使学生对本科室疾病有更直观的认识，使临床与教学结合更为紧密，加强对实习生临床能力的培养，取得了较好的教学效果。

近年承担 10 余部国家规划教材的编写工作。其中主编国家规划教材 5 部，包括国家卫生和计划生育委员会“十三五”规划教材·全国高等医药教材建设研究会规划教材·全国高等中医药院校研究生规划教材《中西医结合儿科临床研究》；普通高等教育“十二五”国家级规划教材《中西医结合儿科学》；全国高等中医药教材《中医儿科学》；中国科学院教材建设专家委员会规划教材·全国高等中医药院校教材·案例版教材《中医儿科学》；《中医儿科应知应会手册》；副主编 2 部。其中，2012 年主编人卫版十二五规划教材《中西医结合儿科学》获上海市高校优秀教材奖及上海中医药大学优秀教材奖，“一种治疗儿童支气管哮喘的药物及其应用”2015 年获第二十七届上海市优秀发明选拔赛优秀发明金奖，“平喘方防治支气管哮喘的机制及临床推广作用”2013 年获上海中医药科技奖成果推广奖，2013 年获“中华中医药学会儿科发展突出贡献奖”。

于核心期刊发表论文 50 余篇，其中第一作者 30 余篇。培养毕业研究生近 50 名，其中博士生 20 名，硕士生 30 余名，出站博士后 2 名，在站博士后 1 名。培养全国第五批名老中医传承人 2 名，上海市领军人才 1 名，中国中医科学院传承博士后 1 名，在站博士后 1 名，上海市“杏林新星”1 名，上海市卫计委中医药专门人才 1 名，三年行动计划人才项目中医儿科人才，上海中医药大学第三、四、五批后备专家共 4 名，上海高校青年骨干教师人才 1 名，上海市扬帆计划人才 1 名，上海市中医医院后备干部 2 名，上海首批优秀青年医师第一批专科医师国外研修项目 1 名。

具体人才培养情况如下：

上海市中医药领军人才、博士后	薛征
首批全国中医药传承博士后	张新光
在站博士后	朴香
第四批全国名老中医学术继承人	潘新
第五批全国名老中医学术继承人	周静冬　郭爱华
全国高等中医院校优秀青年教师	明溪
上海市“杏林新星”培养计划	张新光
上海市卫计委中医药专门人才	周静冬
上海市首批优秀青年医师	白莉
上海中医药大学优秀干部	朱慧华
上海中医药大学后备专家	赵鋆　吴杰　张新光　白莉
上海高校青年骨干教师	吴杰
上海市扬帆计划人才	白莉
国家临床研究基地龙医学者	姜永红
上海市中医医院后备人才	李利清
上海市中医医院后备干部	张新光　吴杰
上海市中医医院优秀年轻干部	张新光

四、管理能力

曾任上海市中医医院院长，现任上海中医药大学上海市中医药研究院中医儿科研究所所长。带领医院取得了跨越式的发展。医院先后成为上海中医药大学教学医院、附属医院、上海市文明单位，在国家中管局医院等级复评审及医院管理年督查中均以高分列入第一方阵。2007 年获中华中医药学会首届“全国优秀中医医院院长”称号。带领儿科团队在临床工作、科学研究、教育教学、人才培养等方面取得了长足的进步，在做好临床和科研工作同时，注重学科基础建设、学术建设、人才队伍建设、文化建设等。

在基础建设方面，完成儿科病房建设，床位数居全市中医儿科之首。基础设施完备、诊疗设备先进、医护人员力量雄厚，已正式投入运行。

在学术建设方面，“十一五”期间，联合上海中医药大学各附属医院儿科成立了上海中医药大学、上海市中医药研究院中医儿科研究所，以我院为依托单位，其他三所医院儿科为共建单位，开创了儿科临床、科研、教学、人才培养的新平台。研究所定期举行学术例会和讲座，学术氛围浓厚。建设工作在大学及研究院述职考核中获得较好评价，并连任儿科研究所所长。

在学科人才队伍建设方面，培养了一支高学历、高素质、高能力的医护人员队伍。医师队伍硕博比 66.7%；护理人员队伍大专以上学历比例 100%，本科学历比例 37.5%。

在学科文化建设方面，学科内部形成了勤奋、务实、传承不泥古、创新不离宗的良好学术氛围，具有极强的凝聚力。学科成员紧密团结，通力协作，对学科文化有高度的认同感和归属感。

作为学科带头人，在本学科起到领头人及枢纽的作用，抓好学科规划，协调各方面工作；支持“扬弃”，鼓励有继承、有创新，鼓励学术开放，倾听学科人员的意见，不轻易否决有价值的新观念、新方法、新立意、新项目；在学术顾问的指导下，在学术继承人及学科人员的配合下，团结一致，创建学科良好的学术氛围。

五、学术传承

自 1997 年受聘为上海中医药大学中医儿科学硕士研究生导师，2001 年受聘为博士研究生导师，2008 年受聘为博士后流动站导师。在教学过程中，坚持解放思想、平等互动、教学相长，注重锻炼人、培养人、塑造人、爱护人。近年来培养研究生近 50 名，其中博士生 20 名，硕士生 30 余名，出站博士后 2 名，在站博士后 1 名。

建立了具有较高学历结构的学科梯队，保持合理的职称结构，大力选拔中青年学术骨干，并培养了一批中医儿科高层次人才。于 2010 年成立了上海中医药大学、上海市中医药研究院中医儿科研究所，担任所长，带领中医儿科学科建立了较为完善的人才培养制度和完整的人员档案，并积极探索本学科高层次人才的培养机制。

研究生培养过程严格按照制度和方案落实，通过明确每个研究生的培养计划，认真组织临床培训、科学研究、开题报告、学位论文答辩等，提高了研究生的培养质量。

其中，张新光硕士毕业论文《小儿反复呼吸道感染的中医证候分布规律及发病影响因素研究》获 2006 年上海市研究生优秀成果（学位论文）奖、2005 年上海中医药大学优秀毕业论文二等奖，张新光硕士于 2006 年获上海中医药大学优秀毕业生荣誉称号；霍莉莉博士毕业论文《补肾固表方防治小儿复感的临床及实验研究》获 2006 年上海中医药大学优秀毕业论文二等奖；赵鋆博士毕业论文《抗早 2 号方对女童真性性早熟的临床及实验研究》获 2007 年上海中医药大学优秀毕业论文三等奖；朱慧华博士毕业论文《平喘方对支气管哮喘模型小鼠趋化因子及白细胞分化抗原作用的机制研究》获 2007 年上海中医药大学优秀毕业论文三等奖；赵毅涛博士毕业论文《平喘方对支气管哮喘模型小鼠转绿因子 T-bet/GATA-3 表达失衡的机制研究》获 2009 年上海中医药大学优秀毕业论文二等奖；刘斐博士毕业论文《平喘方对支气管哮喘小鼠 cDC/pDC 表达的影响》获 2016 年上海中医药大学优秀毕业论文三等奖，刘斐博士获得当年上海中医药大学优秀毕业生称号；王文亮博士毕业论文《黄芩咳喘敷贴散治疗小儿哮喘临床与实验研究》获 2016 年上海中医药大学优秀毕业论文三等奖；明溪博士毕业论文《虞坚尔治哮用药规律及平喘方 / 拆方对哮喘小鼠 IDO/OX40L 的影响》获 2018 年上海中医药大学研究生优秀学位论文，明溪博士获得当年上海市普通高等学校优秀毕业生称号。

培养的博、硕士研究生毕业后大多成为各工作单位的业务骨干，毕业的中医儿科博硕士被上海、广东、深圳、四川、河南、云南等地及部属高等院校、科研院所、中西医院竞相录用，其中有些已成为所在单位的学科骨干，并担任各类学术团体职务。

博士后薛征受聘为上海市中医药研究院中医儿科研究所副所长、上海市中医医院儿科主任、儿科教研室主任、上海中医药大学教授；李合国博士受聘为河南中医药大学第一附属医院消化内科主任医师，赵鋆博士受聘为上海中医药大学附属曙光医院儿科主任，朱慧华博士受聘为上海中医药大学宣传部部长及附属岳阳中西医结合医院儿科主任医师，李利清博士受聘为上海市中医医院儿科副主任医师，霍莉莉博士受聘为上海市中西医结合医院治未病中心主任及儿科主任医师，周亚兵博士受聘为上海交通大学医学院附属新华医院中医科副主任医师，张皓硕士受聘为复旦大学儿科医院儿科副主任医师，赵毅涛博士受聘为广东省中医院儿科主治医师；王文亮博士受聘为深圳市儿童医院中医科副主任医师；明溪博士受聘为云南省中医医院儿科副主任兼教研室副主任。

博士后薛征教授兼任中华中医药学会儿科分会副秘书长兼常务委员、中国中医药研究促进会综合儿科分会副会长、中国民族医药学会儿科分会副会长、世界中医药联合学会儿科专业委员会常委、全国中医药高等教育学会儿科研究会常务理事、上海市中医药学会中医临床经典分会委员；朱慧华博士为世界中医药学会联合会儿科专业委员会理事、上海市中医药学会儿科分会委员、上海市中医药学会络病分会委员；张新光博士为中华中医药学会儿科分会青年委员会副主任委员、上海市中西医结合学会儿科专业委员会委员、中国中西医结合学会儿科分会青年委员；赵鋆博士受聘为上海市中西医结合学会儿科专业委员会副主任委员；张皓硕士、吴杰博士受聘为上海市中西医结合学会儿科专业委员会常务委员；霍莉莉博士、姜永红博士受聘为中华中医药学会儿科分会委员、上海市中西医结合学会儿科专业委员会委员；周静冬、郭爱华受聘为全国中医药高等教育学会儿科分会理事、明溪博士受聘为中华中医药学会儿科分会第八届委员会青年委员兼秘书长、中国中医药研究促进会综合儿科分会理事、全国中医药高等教育学会儿科教育研究会理事、中华中医药学会儿科流派传承创新共同体常务委员。

定期举行传承梯队各种形式的学术讲座及讨论活动，学术继承人随师侍诊，不断总结临证经验，传承海派儿科学术思想及临床技能。

学术见解

一、论治外感，善用和解

我推崇仲景和解法，倡导小儿体禀少阳，病多外感，和解之法尤适合小儿。认为和解法和解少阳，表里兼顾，有疏表清里之效，具通达表里之功。以“和解少阳，通达表里”游刃于小儿众多疾病之中，如户枢主宰开合，如信使引领药物依意而行，如点睛之笔贯通于诸法之中。和解少阳，通达表里的广泛运用主要在以下几个方面：

（一）外感少阳证——和解少阳，扶正祛邪

首先是其正治之法，病在少阳。我认为小儿最为多见的外感呼吸道疾病，病证多在少阳。

从发病机制上，小儿体质本虚，六淫外邪入侵人体，发病与否除与六淫外邪的多寡有关，而决定因素则是小儿正气的强弱。正气的强弱决定疾病的证型、演变和转归。小儿正气相对稚弱和抗病能力不足决定了感邪的性质和部位。清代柯琴《伤寒论翼·少阳病解》言：“正气虚，不足以固腠理，邪因腠理之开，得入少阳之部”。腠理为少阳所主，正虚腠理疏松，外邪入侵后，循少阳而入，先与少阳正气交锋，继之多入少阳。刘渡舟曾述：“体虚之人，卫外不固，外邪侵袭，可直达腠理。腠理者，少阳之分也。故虚人感冒纵有太阳表证，亦为病之标也；纵无少阳正证或变证，却总是腠理空疏，邪与正搏。”小儿外感的病机即正虚腠疏、邪入少阳、枢机不利、正邪相争。

在认症方面，抓住病程中的几个要点：①小儿外感的发热，体温波动较大，多在午后、夜间发热，清晨、日间自退，热度起伏，有寒热往来的特点。②咳嗽、鼻塞、咽干、咽不适，经治疗，临床症状虽好转，但咽喉部或下呼吸道病灶难消易迁延；③寤寐汗出，多有汗出肢冷，肉松腠疏，时有恶风。④进食时或之后容易恶心，喜呕，食欲不佳或纳谷欠馨。⑤莫名的心烦、易怒。⑥常常

旧感未愈，新感复来，有往来不已的特点。这些症状可仅见一症，随来随去，时缓时重。与“但见一症便是，不必悉具”的少阳病小柴胡汤证“往来寒热，胸胁苦满，默默不欲饮食，心烦喜呕，口苦咽干”可对号入座。其中往来寒热、咽干、心烦、喜呕、默默不欲饮食在小儿极为多见，均属于少阳证范畴。

我认为少阳证多见与小儿生理病理特点息息相关，小儿时期特有的生理病理决定了小儿疾病的发生、发展和转归，只有紧抓其本，临床方能有据可依，心如有定海神针进退有法。

江南地区，小儿外感表实证较少，典型的伤寒表实证持续时间很短，很快转为少阳证；中风表虚证亦易转入少阳。故而小儿外感病位多在少阳，可兼见太阳表虚证和太阴、阳明证。

少阳证因邪气郁阻于半表半里，导致少阳枢机滞障不利，其治疗必当解除其滞障，疏利其枢机，才能使表解里和，从而达到气机调和的目的，所以治疗要和解少阳，临证以小柴胡汤为基础方化裁为经验方和解方，随症加减。其中小柴胡汤和解少阳，斡旋枢机，使相争于半表半里之邪得以枢转而出，以达和解少阳，扶正祛邪之功。

（二）外感兼阳明证——和解少阳，太阳阳明同治

少阳经居身之侧，在半表半里之位，处太阳之里，阳明之外，小儿外感易化热入里，很快出现发热、汗出、口渴或便秘的阳明证，而此时表证尚未尽解。更多见的则是素有便秘的小儿外感时便秘多会加重，患儿热势多较重，或伴腹胀痛、恶心、呕吐、口干。表证常很快入里。我对此辩证为表里同病，外感兼有阳明腑证，或是太阳阳明同病，或是少阳阳明同病，治疗则以和解少阳，通腑为大法。以和解方为主方加减。便秘不重者，加枳实、厚朴；便秘严重者，大便质干结如栗，3~4 日不行，热势高者，加大黄；苔少或花剥，津液不足者，加天花粉、麦冬；风寒表证者，表现为恶寒、少汗、清涕、鼻塞、咽红不显或微红者，多用小柴胡汤加荆芥、防风、枳实、厚朴；风热表证者，表现为恶寒轻或无恶寒、鼻塞、清浊涕、汗出、咽红肿痛、咳嗽等，多用小柴胡汤加连翘、板蓝根、前胡、桔梗；鼻塞、涕出、喷嚏，多加辛夷、白芷、蔓荆子；舌苔略腻，头昏不适加羌活、独活。

对于兼有口渴、烦躁、汗出多者，则辨证为兼有阳明经证。多用和解少阳，清阳明热。如表证微恶寒，身痛未尽解，又兼有汗出多，口渴或时有烦躁患儿，多用和解方加生石膏、知母。素有过敏性鼻炎的小儿，鼻塞、清涕频作，或轻微外感只有鼻塞、清涕、喷嚏症状，而素有汗多、口渴、烦躁者，多用和解方加生石膏、辛夷、白芷、蔓荆子。对咳频、声重浊而又烦躁者，以和解方加麻杏石甘汤加减。

（三）外感兼太阴证——和解少阳，太阳太阴同治

对平素脾虚大便不成形或便次多夹有不消化样便，或饮食不节即易便稀，面黄无泽的小儿，适逢外感；或小儿外感伴有大便稀，便次增多，或吐泻并作，或恶心喜呕，时有腹部不适，便常规未见异常者；或外感后应用抗生素，随即出现便稀次频者。此情况或是素有脾虚，或外感累及脾胃，表现为表里同病，虚实夹杂。我多辨证为太阳太阴合并病或少阳太阴合并病。治从少阳入手，和解祛邪、健脾升清，多用和解方加白术、葛根，方中小柴胡和解祛外邪，党参、白术、茯苓、柴胡健脾升清阳，藿香、厚朴温中化湿厚肠胃，葛根解肌退热生津，升阳止泻。李杲谓：“干葛，其气轻浮，鼓舞胃气上行，生津液，又解肌热，治脾胃虚弱泄泻圣药也。”全方健脾升清既含扶正祛邪之意，又正治太阴脾虚，以和解祛邪毫无伤正之虞。

我针对小儿少阳之体，脾常不足的生理特点，把顾护小儿阳气，顾护脾胃的原则贯穿于诊治之中，对于小儿外感，虑其易伤脾胃，故常在和解的基础上，用党参、茯苓健脾，藿香、半夏、厚朴燥湿和中，有效地扶助正气之源，既快速祛除外邪，又减少了小儿外感后脾虚综合征的发生，可谓一举多得。

（四）外感兼少阴证——和解少阳，太阳少阴同治

对于素体阳虚又兼外感，外感后即见发热、恶寒、无汗、脉沉者，属少阴阳虚兼太阳表寒证，即太少两感证。此为两经兼病，亦即表里同病，我治以表里同治，和解发汗法，方用和解方加麻黄、细辛，随症加减。

外感后诱发心肌损害或累及于肾而表证未解者，我多辨证为太阳少阴同病，发热、咽喉部症状为主，而恶寒、鼻塞、清涕不显者，多辨证为少阳少阴同病，治疗皆以和解少阳为主，兼以温通心阳、疏利三焦，表里共治。

（五）和解少阳，截断病势向里发展

少阳是表里之枢，外感之邪侵入人体的途径不外体表与口鼻，从皮毛而入者卫表首当其冲；从口鼻而入者，易侵入肺。少阳是伤寒六经横向传变与温病三焦纵向传变的交汇处。少阳之气内通阳明之里，外连太阳之表，对阳经经气的升降出入起着重要的调节作用，为阳经之枢及人体气机、气化之枢，为外邪深入及外达的必经之路。三阳经证以少阳为转折点。无论是风寒、风热或其他病邪皆与卫表、肺、少阳密切相关。所以，少阳在外感病发展变化中具有枢机作用。邪正交争，正气不能一鼓作气祛邪外出，则蓄势再战，邪气稽留少阳，表现为往来寒热，发有歇止。若少阳之气弱或所感外邪过于强大，则邪易迅速深入阳明胃肠或下焦，重者甚或逆传入心包。和解少阳，可以截断病势向里发展，使外邪从表而出。清·黄元御以“少阳篇，半言脏病，半言腑病。少阳居半表半里之中，乃表里之枢机，阴阳之门户，阳盛则入腑，阴盛则入脏”为论，提出少阳半表半里在二阳三阴之间，认为小柴胡汤之作用在于“邪解于本经，而无入阴入阳之患，是之为和解表里”。

再者，外感小儿咽喉部阳性症状及体征比较多见，或有持续的咽痒、咽痛、咽干、咽不利症状，或虽无不适症状，但咽喉部有充血、暗红、滤泡、扁桃体红肿等体征。持续时间长是咽喉部症状和体征的又一特点。从部位看，呼吸出入鼻与肺的枢机在咽喉，水谷从口入胃的窍道在咽喉，咽喉位于人体的半表半里。少阳的提纲证“少阳之为病，口苦咽干目眩也”也明确了少阳在咽，《伤寒论》太阳病篇有“咽喉干燥者不可汗”，指出了咽喉不属于太阳表证。外感并发急性肾小球肾炎、病毒性心肌炎、风湿病者多起因于急性扁桃体炎便是强有力的佐证。咽喉部红肿热痛，积极治疗，大部分病情就此截断，不能截断者向里传变，或到肺胃阳明，或到少阴心肾。

（六）和解少阳，里病出表

对于从表入里的诸多疾病，我在治疗时注重使邪从来路而去，张景岳云：“少阳为枢，谓阳气在表里之间，可出可入，如枢机也。”如治疗急慢性肾小球肾炎、病毒性心肌炎、风湿病等，无论病程暂久，关注咽喉部是否有余邪留恋，只要有咽喉部红肿、不适，即用和解之法，旨在枢机通利，里邪透达出表。刘渡舟有云："少阳枢机具有疏通、调节表里内外的作用。枢机利表里之邪得以透达。"和解少阳枢机既能畅三焦、达腠理以透其外，又能舒胆木、利腑道以安其内，达表里分消之功。

少阳三焦总司全身的气机和气化，主决渎而通调水道，主持诸气，三焦是气水火运行的共同道路，联络五脏六腑。对于涉及郁、痰、饮、水、火的里证，虽临床表现各异，但我抓住三焦枢机不利的病机关键，注重调理少阳三焦枢机而达异病同治的佳效。我认为少阳手足两条经脉等同并重，足少阳胆之经脉循身侧，经脉在外，部位表浅，司内外转枢之职；手少阳三焦之经脉位居躯壳之内，脏器之外，一腔之大腑，外应腠理，内邻诸脏，故离表未远，入里未深，处表里出入之地带，具内外转枢之机巧，协调诸脏之气及一身水火的升降出入。因此，在病理上，自然与内外诸经脏腑会有复杂多样的兼涉与证变。手足少阳协同，三焦通治，气、水、火通利畅行，而达内外分解之效。以小柴胡汤治疗，能协调阴阳水火枢机，畅达脏腑气机，扶助正气，导邪外出，通利三焦。

和解法常用柴胡、广藿香解表，黄芩清里，半夏、厚朴降逆气，合用则转枢启阳，胆气生发，三焦气化，推动营卫，运行气机，使邪气得解而不内传，里热得清，少阳得和，湿气得化，胃气得和，腠理三焦调和。兼以扶助正气，激发正气抗邪而祛病，具有安内攘外之功。能拨动表里出入、上下升降、阴阳虚实之枢机，表里、气血、三焦通治，表里双解，达到"上焦得通，津液得下，胃气因和，身濈然汗出而解"的作用。

二、柔肝健脾，倡导"抑木扶土"

从小儿体质而言，"肝常有余"，有易升发、疏泄太过的生理病理特点；"脾常不足"，常克导致肝郁脾虚、气机不畅、脾虚生痰、痰火上扰清窍等病理而致小儿慢性胃炎、功能性腹痛、多动症、抽动症等多种疾病发生。

（一）小儿肝常有余

小儿"肝常有余"之说源于北宋医家钱乙，《小儿药证直诀》提出小儿"五脏六腑，成而未全，全而未壮"，并将"风、惊、困、喘、虚"归纳为肝、心、脾、肺、肾的病变特点。小儿真阴不足，若受外邪，易引动肝风，化热伤阴，而发作抽搐、惊风等证。《丹溪心法》云："小儿……肝只是有余。"万全在总结前人经验和大量临床实践的基础上，提出了"肝常有余"，如《幼科发挥·五脏虚实补泻之法》谓："云肝常有余……盖肝乃少阳之气，儿之初生，如木方萌，乃少阳生长之气，以渐而壮，故有余也"。同时在《育婴秘诀》中云："人皆曰肝常有余，脾常不足，予亦曰心常有余而肺常不足。有余为实，不足为虚。《内经》曰：邪气盛则实，真气夺则虚。此所谓有余不足者，非经云虚实之谓也。"万全认为，肝属木，旺于春，春乃少阳之气，万物之所资以发生者，儿之初生，如木之芽，其气方盛，故肝常有余。

（二）小儿脾常不足

明代万全在《育婴秘诀》中指出小儿"脾常不足"。"脾常不足"是小儿的生理特点：脾为后天之本，气血生化之源，小儿正常生长发育有赖于脾胃运化腐熟水谷，源源不断地化生精微以滋养。"脾常不足"包括绝对不足和相对不足两层含义：一方面，小儿脏腑"成而未全，全而未壮"，是为绝对不足；另一方面，小儿生机蓬勃，生长旺盛，较之成人，对饮食精微需求更高，这与相对薄弱的脾胃相矛盾，是为相对不足。但在一般情况下，只要饮食适宜，调护得当，"常不足"的脾胃仍能基本保证水谷消化和精微吸收，这种"不足"的状态并不会阻碍小儿的生长发育，所以说"脾常不足"是小儿在这一特定年龄阶段的共同生理特点。

"脾常不足"也是小儿的重要病理特点。小儿"稚阴稚阳"，"脏腑柔弱"，形气未充，脾胃功能未臻完善，因此形成了营养物质需求量大和脾胃负担重的矛盾，稍有饮食不洁或不节，冷暖饥饱失宜，便为饮食所伤，加之小儿易为六淫之邪所中，故极易导致脾胃纳运失司，产生泄泻、呕吐、腹胀、腹痛、积滞、疳症、水肿等内伤诸恙；又因脾位中焦，若脾不健运，生化乏源，则无力充养正气，正气不充则不耐六淫所侵，故又可导致外感诸疾蜂起，百病丛生。

（三）肝脾克而互用

五脏中，肝与脾之间的关系尤为密切。肝脾同居中焦，肝属木，脾属土，在木克土的生理状态下，肝与脾维持着一种克而互用、相辅相成的协调平衡关系。首先，反映在饮食消化、吸收、敷布过程中肝的疏泄功能和脾的运化功能之间的相互影响。脾的运化健旺有赖于肝的疏泄正常，《医经精义·上卷》云："肝属木，能疏泄水谷，脾土得肝木之疏泄则饮食化。"这种"土得木而达之"的关系是与脾的生理特性分不开的，《读医随笔·卷一》提到：因为"脾主中央湿土，其体淖泽，……其性镇静，……静用易郁，必借木气以疏之，土为万物所归，四气俱备，而求助于水与木尤亟，……故脾之用主于动，是木气也。"即脾为阴土，其性壅滞，滞则易郁，必须借助肝木的疏泄条达之性才不致阴凝壅滞，才能维持纳运升降、化气生血的功能。在脾土得助于肝气疏泄的同时，肝也需脾土提供的水谷精微之气来供养，才能保持升发条达之性。《名医方论·卷一》对此作了精辟的论述："肝为木气，全赖土以滋培，水以灌溉。若中气虚，则九地不升，而木因之郁；阴血少，则木无水润，而肝遂以枯。曰：人知木克土，不知土升木，知言哉！"

（四）肝气乘胃

叶天士言："肝为起病之源，胃为传病之所。"他认为，"肝藏厥气，乘胃入膈，厥阴顺乘阳明，胃土久伤，肝木横越，厥阴之气上干，阳明之气不降"。《血证论》云："木之性主于疏泄，食气入胃，全赖肝木之气以疏之，而水谷乃化。设肝之清阳不上升，则不能疏泄水谷，渗泄中满等证，在所难免。"而胃气通降也有利于肝气的正常疏泄，如胃失通降可致气机上逆，可见嗳腐吞酸、恶心呕吐、呃逆、胺腹胀满或痛、便秘等症。

现代小儿多因家长溺爱而恣意任性，稍不合意即闷闷不乐，分析其为忧思恼怒，伤肝损脾，木失疏泄，横逆犯土，脾失健运，胃气阻滞，并建立柔肝健脾大法治疗由肝郁脾虚而致的慢性胃炎、功能性腹痛、多动症、抽动症等病。

（五）肝脾同调：柔肝健脾，扶土抑木

情志不遂，抑郁恼怒，肝失疏泄，肝气郁滞，横犯脾胃，脾胃升降失常，可发为痞满或胃痛，归结其病机为肝逆犯胃，脾失健运，治当以柔肝健脾，和胃止痛，创制柔肝健脾方对治，方药组成：白芍、党参、炒白术、川连、吴茱萸、茯苓、陈皮、炙甘草。方中白芍养血柔肝，缓急止痛为君药，党参、白术

健脾益胃，益气助运，与黄连清泻肝胃之火共为臣药；吴茱萸疏肝解郁，和胃降逆；茯苓健脾渗湿、陈皮理气助运共为佐药，炙甘草益气和中，调和诸药，为佐使药。诸药相合，共奏柔肝健脾，扶土抑木之效。

（六）辨治要点：

1.所欲不遂，情志致病为病因

“七情伤人，惟怒为甚”，成人如此，小儿亦然。现今小儿，娇生惯养，所欲不遂，动辄哭闹要挟，久之则性情乖张，养成易暴易怒的恶习。朱丹溪言：“小儿易怒，肝病最多。”万密斋亦言：“盖儿初生，性多执拗……易使怒伤肝气生病也。”均说明“怒伤肝”在小儿为常见之病，究其原因，正如张从正所说：“富家之子，得纵其欲，稍不如意则怒多，怒多则肝病多。”我认为，随着物质条件改善和生活水平较高，当今儿童娇养者甚多，又小儿“肝常有余”，若所欲不遂，则恼怒气郁，肝失调达，肝气郁滞则脾土受伐，出现脾虚失运，是为肝脾同病；如肝郁不达，郁久化火，可能进而出现肝火病变，肝火上炎，则胃气不降，出现肝胃同病。故在治疗上无论健脾益气还是和胃理气，均需在柔肝、养肝、疏肝之基础上进行。

2.中土不振，脾胃虚弱为病本

脾为脏，胃为腑；脾属阴，胃属阳；脾主升，胃主降；脾主运化，为生化之源，胃主受纳，为水谷之海；脾喜燥恶湿，胃喜润恶燥。两者属阴阳表里关系，是机体气机升降出入之枢纽，为“后天之本”。中焦脾胃协调配合，方能共同完成食物的消化和吸收功能。若脾胃受伤，受纳运化失职，升降失调，乳食停滞，乃生此病，故指出，脾胃虚弱，运化不及是小儿慢性胃炎的病本所在。现代家长往往缺乏科学喂养知识，片面强调补充高营养、高热量的滋补类食物，使饮食结构不合理，超越了脾胃的正常运化能力，或因家长过于溺爱孩子，调理不当，过食肥、甘、生、冷或难消化的食物，零食、水果、饮料等杂食乱投，导致脾胃受损。

又小儿脏腑娇嫩，成而未全，全而未壮，脾常不足，且为稚阴稚阳之体，易寒易热，故要特别强调重视顾护脾胃，切忌损伤，正如明代万全所提出的“使脾胃无伤，则根本常固矣”。小儿患肺炎喘嗽、泄泻、痢疾、风疹及水痘等传染病或其他病症后，正气亏之，伤及脾胃，更甚者过用苦寒之剂或误用攻伐之品而伤及脾阳；或过用温燥之品而耗伤胃阴；或暑湿而致湿困脾胃；或病后未能给予正确及时的顾护调理脾胃，均可致中气虚弱，脾运胃纳失健，因此健脾和胃可作为该病治疗的重要法则。

3. 肝脾（胃）同病，辨证细致入微

中医所言的“肝脾不和”“肝胃不和”属于“脏腑兼病”范畴，我认为这两种合病在临床中屡见不鲜，辨证必须细致入微，并采取相应的治则，方可取得良好疗效。

（1）肝脾不和　脾为土湿之脏，亦称太阴湿土，其主要功用是运化水谷津液，脾气虚弱运化不及就会产生“脾阳不振”“湿困中焦”“中气不足”及“中气下陷”等病理改变，肝主疏泄条达，克制脾土，可以疏通脾土的壅滞，相反相成，所以《内经》言脾“其主肝也”，若情志不遂，郁怒伤肝，肝失条达，横乘脾土；或饮食不节，或劳倦太过，损伤脾气，脾失健运，湿壅木郁，肝失疏泄，则出现肝脾不和或称肝郁脾虚的证情，临床以胁胀作痛、情志抑郁、腹胀、便溏为主要表现可见胸胁胀满窜痛，善太息，情志抑郁，或急躁易怒，食少，腹胀，肠鸣矢气，便溏不爽，或腹痛欲便，泻后痛减，或大便溏结不调，舌苔白，脉弦或缓等症，因脾为阴土，故多寒证虚证。治宜柔肝健脾为主，佐以理气解郁。

（2）肝胃不和　肝为风木之脏，木气冲和条达，为清阳疏泄，所以助脾胃生化，正如唐容川在《血证论》中所言：“木之性主于疏泄，食气入胃，全赖肝木之气以疏泄之，而水谷乃化……胆中相火如不亢烈，则为清阳之木气，上升于胃，胃土得以疏达，故水谷化。”若肝失疏泄，木气遏郁，则从阳化热，故多热证实证，其病理机制是情志不舒，肝气郁结，横逆犯胃，胃失和降，以脘胁胀痛、嗳气、吞酸、情绪抑郁等为主要表现，可见胃脘、胁肋胀满疼痛，走窜不定，嗳气，吞酸嘈杂，呃逆，不思饮食，情绪抑郁，善太息，或烦躁易怒，舌淡红，苔薄黄，脉弦，治宜疏肝解郁，理气和胃为主。

肝脾不和，肝胃不和，二者之间即有区别，又互相联系，互为影响，涉及肝脾胃三脏，故在辨证上需当细致明确“脾”“胃”的主次关系，以此决定在柔肝疏肝的基础上，“健脾”“和胃”治疗孰主孰辅，根据病机不同，采取不同的治法方药，才能辨证准确，从而提高疗效。

三、培补脾肾，尤重后天之本

（一）历史溯源

《内经》对脾肾之间的关系，进行了多方面的论述，指出生理上，脾肾相互依存、相互制约，《素问·五脏生成篇》言：“肾之合骨也，其荣发也，其主脾也。”《素问·水热穴论》亦有：“肾者，胃之关也。”在病理上，亦有关于肾病及脾、脾病及肾、脾肾同病的描述。后世医家在《内经》的基础上对脾肾两脏的关系进行了深入的阐发。王肯堂言：“……土全赖水为用也，故曰补脾必先补肾，至于肾精不足，则又须补之以味，故古人又谓补肾不若补脾，二言皆有妙理，不可偏废也。”儿科专家万全在治疗中主张重视先后天之本的调补，认为“肾为元气之根，脾胃为谷气之主，二者当相交养也”，在方剂选择上他认为“古人制参苓白术散谓补助脾胃，此药最妙，今作丸剂，与前滋阴大补相间，服之尤佳”，可见他重视脾肾双补。张景岳认为脾肾二脏是相互滋生的关系，“盖人之始生，本乎精血之原；人之既生，由乎水谷之养，非精血无以成形体之基，非水谷无以成形体之壮。精血之司在命门，水谷之司在脾胃。故命门得先天之气，脾胃得后天之气也。是以水谷之海，本赖先天为之主，而精血之海，又必赖后天为之资”。张氏对脾肾两虚的病因病机及处方用药描述比较全面，提出当脾肾双补并以温肾为主，他所制的温补脾肾方剂现在仍广泛用于临床。

（二）徐氏儿科温补脾肾的传承

儿科专著《卤囟经》中提出“凡孩子三岁以下，呼为纯阳”。小儿脏腑娇嫩，形气未充，在生长发育过程中具有“生机蓬勃，发育迅速”的生理特点，古代医家就把小儿这种生理现象称为“纯阳”。徐小圃先生为海上儿科名家，他赞同“圣人则扶阳抑阴”“阳气为人身之大宝”之论，认为人体以阳气为本，诊治儿科疾病时注重温阳扶正。他从小儿机体“肉脆、血少、气弱”的生理特点出发，认为“阴属稚阴，阳为稚阳”，而绝非“阳常有余，阴常不足”的

"纯阳之体"，其脏腑柔嫩，易于感染，发病之后，寒热、虚实、阴阳盛衰又易于转化，病变多端，往往容易出现阳气受损之证，所以他特别强调阳气在人体中的重要性，认为"阴为体，阳为用，阳气在生理状态是全身动力，在病理状态下又是抗病主力"，"治小儿疾病必须时时顾及阳气"，指出应慎用寒凉之味，善用温补之剂。

（三）培补脾肾，互为滋生

在防治诸多儿科疾病过程中，我尤重培补脾肾。肾为先天之本，藏精、主骨，肾气、肾精的充足直接关系到小儿各脏腑功能、形态的成熟，且小儿"气血未充，肾气未固"，故临床多见小儿肾气不固、肾精失充的诸种疾病；又小儿"稚阴稚阳"，他脏疾病迁延也易损及肾阴肾阳，我在临床诊疗中注重固护肾气，培补阴阳。脾为后天之本，气血生化之源，为儿童迅速生长发育提供物质基础，小儿"脾常不足"，其脾胃之体成而未全，脾胃之气全而未壮，故而其功能状态与小儿生长发育的需求常常不相适应，临床上因脾运失健导致的脾系疾病较为常见；《内经》云："百病皆由脾胃衰而生。"其指出脾胃虚衰可影响他脏发病；而脾胃为中土，他脏疾病也易延及脾胃，尊前贤"调脾胃即是安五脏，安五脏即是调脾胃"之法，将培健中焦，调脾益胃贯穿于治疗始终。脾肾两脏相互资生，脾主运化，有赖于肾气肾精的资助促进，始能健旺；肾精肾气亦有赖于脾气运化的水谷精微充养培育，方能充盛。在生理上，脾肾两脏相互资生、相互促进，病理上两者常可相互影响，互为因果。故而在治疗上，我以"培补脾肾"为大法，根据临床具体情况，各有侧重。

（四）谨守病机，各司其属

我认为，脾肾之为病，可脾肾同治，先后天互补，或可有所偏重，病程较短而阳气不足者，脾弱为主，应予补脾；病程较长而阳气衰微者，肾虚为主，急宜补肾；病浅在脾，当予补脾，病深入肾，当予补肾，脾肾两虚者宜双补之，总之，临床用药应"谨守病机，各司其属"方能取得良效。

临床经验

一、化痰祛瘀法治哮喘

支气管哮喘（简称哮喘）中医学归属于“哮证、喘证、齁喘”范畴，指外感或内伤引起，肺失宣肃、气无所主所致，临床以发作性喉间哮鸣气促，呼吸困难，甚至张口抬肩，摇身撷肚为临床特征的肺系疾病，因哮指声响、喘指气息，二者常兼见，有哮必兼喘之说，故现代中医通称为“哮喘”。其是儿科常见病和多发病，具反复发作、难以根治的特点，对儿童健康构成严重威胁。

（一）“肺脾肾三脏功能不足，痰、气、瘀互结为患”是哮喘发生发展的主要病机

哮喘是一种由多种因素（免疫、遗传、神经和环境等）导致的复杂慢性气道炎症。我认为哮喘病机错综复杂，相互影响，推崇《证治汇补·哮病》中“内有壅塞之气，外有非时之感，膈有胶固之痰，三者相合，闭拒气道、搏击有声，发为哮病”为哮喘发病机制的经典论述。由于“痰、气、瘀”是哮喘发病的关键因素，哮喘患儿肺脾肾生理功能活动属阳，脏腑的物质基础属阴，病理产物“痰、瘀”阴邪也属阴，在病理因素的作用下，人的阴阳平衡被打破，才是哮喘发生的根本，这个观点与近年哮喘免疫学发病机制研究中，众多相互拮抗的细胞亚群及免疫因子对的发现形成印证。

（二）小儿哮喘辨治关键——痰、瘀

痰、瘀作为病理产物，在小儿咳喘病中常贯于其中。

痰是水液代谢不利所致的病理产物，故与水液代谢密切相关的肺、脾、肾功能失职均可致痰浊内生。痰既成之后，又作为内源性致病因素作用于人体，痰阻于肺，肺失宣肃而见咳嗽、咯痰、气喘等症。临床应不仅重视有形可见之痰，亦关注痰成之机制和留伏不显之隐痰，痰从无到有呈现不同的状态，若能细查，更有助于辨证用药。对反复咳喘的患儿，注重病后和平时的调治，从益

肺、健脾、补肾进行本源之治，治生痰之源，固本以防无形之痰化生。

瘀血亦是咳喘的主要病理产物，不可忽视。瘀血之成原因有三，一是痰气交阻，气滞成瘀；二是痰浊郁而化热，煎熬血液成瘀；三是久病及肾，肾阳温煦不足，血凝成瘀。此外，痰瘀同属阴邪，可相互交结、相互转化，形成因果循环，最终成咳喘之宿根。因此治疗小儿哮喘，除了运用化痰法，还应尽早考虑瘀的因素，早期即用化瘀法，可畅通气机，切断病成路径，防止病进，从源头解决哮喘复发的根本问题。

（三）三期分治，重在平调

哮喘的发病机制复杂，现尚未完全清楚，2008年儿童支气管哮喘诊断与防治指南将哮喘分为急性发作期、慢性持续期、临床缓解期，2016年指南又再次进行明确。急性发作期，患儿喘息、咳嗽、胸闷、甚则口唇发绀等，治应化痰祛瘀平喘；慢性持续期患儿以咳嗽，痰多等症状为主，治应健脾化痰平喘为主；缓解期患儿以咳嗽，痰少，汗出为主，治应益气健脾为主，以绝痰之源。

小儿脏腑娇嫩，形气未充，对病邪侵袭、药物攻伐的抵抗和耐受能力都较薄弱。哮喘发作时喘促气急，喉间痰鸣，呼气延长，此时治疗必以攻邪为主，但攻邪虽重要，在儿科一定要注意药物的配伍，否则攻伐太过既损伤患儿正气。哮喘缓解期虽以正虚为主，但肺以清肃为其主要生理特点，此时治疗应扶正祛邪兼顾，通过健脾而达化痰之功。小儿脏腑清灵，随拨随应，对各种治疗反应都很灵敏，哮喘的治疗应阴阳并施，以平为期，祛邪不伤正，扶正不助邪。

（四）中医治疗哮喘的特殊药物的用法

在哮喘的治疗中，常用的药物和选方也要熟悉。关于祛痰的遣方用药：饮停于肺的泡沫痰，可予小青龙汤加减；偏于脾湿所致的白黏痰，可予二陈汤合三子养亲汤；对于肾不化气所致的痰，可予五苓散、花椒目、菟丝子化气行水；对于热邪所致之黄痰，多用瓜蒌、前胡、姜竹茹、葶苈子、生石膏清化热痰。苏子降气消痰定喘、利膈宽肠；白芥子温肺利气、快膈消痰；莱菔子下气定喘，化痰消食；半夏降气温中化痰；陈皮理气，燥湿化痰；前胡降气化痰。

需注意治痰时必兼治气，善治痰者，不治痰而治气，治气可使气畅痰消，防痰再生。

关于化瘀药物的运用：常选桃仁、地龙干药对化瘀。桃仁性平，具有活血祛瘀、润肠通便之功效，使瘀从大便而解，地龙与桃仁同用，增强活血化瘀之功效，使瘀血祛而伏痰不生。生山楂具活血化瘀、消食健胃之功效，亦是儿科化瘀之上品，因其有化瘀而不伤新血，行滞气而不伤正气的特点，加之药食同源，无毒副作用，不良反应少，能较长时间服用，且在增强免疫、抗凝、舒张血管、抗氧化及调整胃肠功能方面均有较强药理作用，故尤其适于行气未充的小儿使用。因此，治疗上宜祛痰化瘀共施，单用行气祛痰之品，势必难以推动伏痰，活血药可使血活气动，撼动其根，痰瘀松解，方可达痰祛、瘀化之能，即“但去瘀血，则痰水自消”是也。

医案举例

许某，男，9 岁，2013 年 7 月 16 日初诊。

主诉：咳嗽 3 日，气喘 1 日。

现病史：患儿 3 岁时，已诊断患有“哮喘”，咳喘时有发作，每年 5~6 次。此次因“咳嗽 3 日，气喘 1 日”就诊，症见咳嗽阵作，气喘痰鸣，鼻塞流涕，身热平平，胃纳减少，夜寐欠安，二便尚调。

既往史：支气管哮喘、湿疹。

望闻切诊：神志清，精神可，面色白，咽略红，两肺呼吸音粗，可闻及少许哮鸣音，未闻及湿啰音，心音力，律齐，腹软，舌质红，苔薄黄腻，脉细滑。

中医诊断：哮喘。

证候诊断：伏痰夙瘀。

西医诊断：支气管哮喘。

治法：宜肺降气平喘、化痰祛瘀。

处方：自拟平喘方加减。

炙麻黄 5g　光杏仁 9g　紫苏子 9g　莱菔子 9g

焙桃仁 9g　广地龙 9g　辛夷花 5g　川椒目（打）9g

淡子芩 9g　　苍耳子 5g　　新会皮 5g　　制半夏 9g

白云苓 9g　　生山楂 9g　　生谷芽 9g　　生甘草 3g

7 剂（日一剂，水煎 2 次，共取汁 200ml，分 2~3 次温服）

复诊：2013 年 7 月 23 日。患儿喘平咳减、痰声不显，无鼻塞流涕，纳增寐安，二便自调。查体：咽淡红，两肺呼吸音略粗，未闻及哮鸣音、湿啰音，舌质红，苔薄黄，脉略细。前方去紫苏子、陈皮、制半夏、茯苓、辛夷、苍耳子，继服 7 剂痊愈。

按语

哮喘在中医学称为“哮”“哮证”或“哮病”，是以发作性的哮鸣、气喘，伴有咳嗽及痰壅为特征的疾患。《丹溪心法·喘论》首先命名“哮喘”，并指出“哮喘专主于痰”，“伏痰”遇感引触，痰随气升，气因痰阻，相互搏结，壅塞气道，通畅不利，肺气宣降失常，引动停积之痰，而致痰鸣如吼，气息喘促。现代医学认为，哮喘的基本特征是气道慢性炎症，主要表现为气道黏膜水肿，微血管充血，微循环障碍等病理状态。微循环瘀血是哮喘发病的中间环节，亦是形成气道重建的主要病理基础。我在总结前人经验的基础上，经长期观察，认为疲为哮喘发病之夙根，且久病及血，气喘日久，久病必瘀，瘀是导致哮喘难治的重要原因，哮喘的难治性在于痰、瘀互结为患。“痰”和哮喘气道炎症、“瘀”和哮喘气道重建密切相关，痰瘀互结是哮喘的基本病机。我继承上海市名中医朱瑞群教授经验，辨治本病立足于发病之本——伏痰夙瘀，创立平喘方以化痰祛瘀、降气平喘为主要治法，经多年临床验证疗效显著，方中以炙麻黄宣肺平喘为君；以杏仁、紫苏子、莱菔子、桃仁化痰祛瘀，止咳平喘为臣；佐以地龙、川椒目、黄芩清肺降气平喘；使以甘草。诸药齐用，宣肺降气以平喘治标，化痰祛瘀以除因治本，标本兼治，以达到平喘的目的。

二、和解少阳法治小儿外感

我认为小儿少阳之体，正气偏弱，腠理常疏，少阳最易受累，病位多在少阳，故而，立法多宗和法，灵活化裁，圆机活法，取效迅捷。现就运用和法治疗小儿外感疾病的理论进行探源，以期更好地指导临床运用。

（一）体禀少阳是小儿的生理特点

“少阳学说”来源于《内经》的“阴阳学说”。《素问·阴阳类论》云：“一阳也，少阳也。”《太素·阴阳合·卷五》中描述：“阳气正月未大，故曰少阳。”“少阳”少者，小也，少阳也就是小阳，是阳气初升，少阳为一阳始生。

明代万密斋首次提出小儿“体禀少阳”之说，他在《育婴家秘》中指出：“儿之初生曰芽儿者，谓如草木之芽，受气初生，其气方盛，亦少阳之气方长而未已。”将“纯阳”和“稚阳稚阴”两种论点有机结合起来。张锡纯《医学衷中参西录》曰：“盖小儿虽为少阳之体，而少阳实为稚阳也”。指出小儿“体禀少阳”是指小儿在生理上阳气处于稚弱状态。

我推崇和倡导小儿“体禀少阳”学说，认为其涵盖了小儿稚阴稚阳和生机蓬勃、发育迅速的双重特点，是二者的协调统一。小儿稚阴稚阳，无论在物质基础和功能活动方面均是稚弱的，正因为稚弱不成熟，才不断生长发育以逐渐完善，而在整个过程中，正气相对稚弱和抗病能力不足是两大突出特点，这是小儿的体质和常态，是不同于成人的本质区别所在。

（二）正虚腠疏、少阳枢机不利是小儿外感疾病主要的病理特点

小儿外感疾病是感受六淫外邪所致，发病与否与六淫外邪的多寡有关，而正气的强弱决定疾病的证型、演变和转归，小儿正气相对稚弱和抗病能力不足是疾病发生和转归的前提和条件。我认为小儿外感疾病的主要病理特点如下。

1.肺脾肾虚取决于胆

少阳胆管理人体阳气在各脏腑经脉的输注，主持人体阳气，故有“凡十一脏，取决于胆”之说。胆在人体阳气发挥其功能方面起着决定性作用。

小儿五脏中，脾常不足、肺常不足、肾常虚，肝常有余、心常有余。其中肺、脾、肾偏不足之脏功能尤以阳气为重要，与少阳胆关系密切。一者，少阳胆具有生发、枢转、主持阳气的作用，逐时输注阳气到肺、脾、肾，并推动其阳气功能的发挥。二者，少阳升发和气机的条达，助脾气升清，转输水谷精微；少阳枢机不利，影响脾的正常功能。少阳三焦总司全身的气机和气化，肾主司气化功能，主下焦元气，为人体气化动力之本源，彼此关系密切；少阳为

气机之枢，肺主一身之气，宣肃肺气，为水之上源。少阳枢机不利，影响肺、脾、肾的正常功能。三者，少阳三焦总司全身的气机和气化，主决渎而通调水道，三焦是气水火运行的共同道路，联络五脏六腑，上下相贯，表里通达，把在上之肺、在中之脾和在下之肾联系起来，肺、脾、肾功能的实施有赖于少阳三焦气、水、火通道的畅通。所以说，少阳在肺、脾与肾的交通中扮演着重要角色。《灵枢·本输》云："少阳属肾，肾上连肺，故将两脏。"综上所述，小儿肺、脾、肾的功能作用与胆关系密切。

2. 腠理不固

腠理不仅是阻止六淫外邪侵入人体致病的卫表屏障，亦是六淫之邪进入人体的路径，以及被侵犯到的组织及脏腑气血营养物质代谢的通道。

我认为，小儿生理上正气虚弱，元真不足，皮薄肉嫩，腠理易开，腠理的抗邪屏障天然较成人薄弱；加之小儿活泼好动，常汗出太过，致使腠理疏松，皮肤懈缓，易受各种外来病因入侵腠理而发病。《素问·风论》谓："风者善行而数变，腠理开则洒然寒，闭则热而闷。"腠理为少阳所主，外邪所到之处必然影响其正常的功能，从这个意义来讲，外感疾病不同程度都存在着少阳枢机不利。

3. 邪易犯少阳

小儿体质本虚，可谓虚人之体，这个前提就决定了感邪的性质和部位。清·柯琴《伤寒论翼·少阳病解》："少阳为游部，其气游行三焦，循两胁，输腠理，是先天真元之气，所以谓之正气。正气虚，不足以固腠理，邪因腠理之开，得入少阳之部"。我认为，腠理为少阳所主，正虚腠理疏松，外邪入侵后，循少阳而入，先与少阳正气交锋，继之多入少阳。江南地区，小儿外感表实证较少，典型的伤寒表实证持续时间很短，很快转为少阳证；中风表虚证亦易转入少阳。故而小儿外感病位多在少阳，可兼见太阳表虚证和太阴、阳明证。

刘渡舟曾精辟地论述："体虚之人，卫外不固，外邪侵袭，可直达腠理。腠理者，少阳之分也。故虚人感冒纵有太阳表证，亦为病之标也；纵无少阳正证或变证，却总是腠理空疏，邪与正搏。"刘渡舟确是抓住了虚人外感的病机关键，即正虚感邪、少阳枢机不利、虚实夹杂，而小儿外感的病机与此极相契合。

4. 三焦不畅利，气水火失调

小儿外感疾病症状多样，除了肺卫失调表现为主外，同时常有腹部和下焦症状，如恶心、呕吐、食少、腹痛、便秘、泄泻、小便不利、口渴等，有小儿感冒三夹证，外感后脾虚综合征之说。小儿外感后还易侵犯心肌、肾脏、脑等不同脏腑，而致心肌炎、肾炎、脑炎等。而其中主要的病机是少阳枢机不利贯于始终。

少阳是气机之枢，能枢转气机，使气机出入正常，升降自如，开阖有度，共同维持人体气机升降出入达到平衡。少阳枢机不利，不能有效调节肺宣降气机，则咳、喘、气滞、胸闷难愈。肝气郁结，横犯脾土，或因脾虚肝乘，可致脘腹胀痛、恶心、呕吐、神疲食少、腹痛泄泻等。

少阳三焦为气化之枢机，三焦是气水火运行的共同道路，气机不利，势必影响津液的运行，津液或滞或停，形成痰饮水湿等病理产物；影响胆火的疏泄，则胆火郁结。火郁又可炼液成痰。病理产物、火郁反过来又加重气机不利，形成恶性循环。

5. 重视地域因素的湿热病机

江南地区，地势低下，居处卑湿，温热季节长，气候温暖或炎热潮湿，阳气浮于上，腠理疏松，湿因火热而蒸腾散发，湿气弥漫，临海而居，喜食海鲜发物，乳品甜食，久则酿湿生热，故江南地区人群，体质以湿热质为主。湿易困阻中焦，脾胃纳运失职，精微物质不能布散于外以固卫表，则易感外邪，感则内外之邪相引而生。进而湿邪困遏三焦，三焦水道不利，水邪内留，加重痰湿。反过来影响少阳枢机，外不能达于腠理，内不能畅利三焦，病情迁延不愈。

（三）和解法治疗小儿外感疾病的机制

我认为，和法除了狭义的和解少阳枢机外，更有广义的调和营卫、表里双解、扶正祛邪作用，组方具有寒热并用、补泻兼施、作用和缓的特点，如戴北山所云："寒热并用谓之和，补泻合施谓之和，表里双解谓之和，平其亢厉谓之和。"总之，通过调整人体阴阳、脏腑、气血等，使之归于平复。

通过和解少阳，使胆源源有序输注阳气于五脏六腑，管理并推动其阳气功能的发挥，使正气充盛，生机盎然。对扶助小儿肺脾肾生理方面的不足具有重要作用。少阳枢机恢复，各项调节机制自如，可防微杜渐，拨乱反正。

扶正祛邪作用通过扶助正气，以助祛邪，另有防邪内陷之功。通过和解，能升能散，能开能阖，使入犯少阳之邪，得以枢转而出，祛邪而又扶正。

和解法中有柴胡解表，黄芩清里，半夏和胃降逆气，使邪气得解而不内传，里热得清，少阳得和，湿气得化，胃气得和，腠理三焦调和，汗出热解。能拨动表里出入、上下升降、阴阳虚实之枢机，表里、气血、三焦通治，表里双解，达到“上焦得通，津液得下，胃气因和，身濈然汗出而解”的作用。

和解法用药具有药性平和，作用和缓，不刚不柔的特点，既无大补峻攻、大寒大热之品，又剂量适中，法中蕴法，起执简驭繁之功。

总之，和解两方立法组方蕴含着和法的多重机制。

（四）和解法论治

对外感急性期，症见或发热，或咳，或咽痛，或鼻塞流涕，或腹胀纳差，有汗或无汗，舌质红，苔薄白或白腻，脉浮等见证，以和法为大法，扶正祛邪，截断病势，勿使表邪入里，创立和解少阳、芳化清热运脾之法，充分发挥和解法是邪正分争、病势进退转折点的作用。创制和解方，由软柴胡，淡子芩，姜半夏，太子参，炙甘草，广藿香，川厚朴，白茯苓组成，实为小柴胡汤和藿朴夏苓汤化裁。刘渡舟曾论述：“虚人感冒纵有太阳表证，亦为病之标也；纵无少阳正证或变证，却总是腠理空疏，邪与正搏，故可借用小柴胡汤，从少阳之枢以达太阳之气，则太阳表证亦可除矣。”柯韵伯曰：“小柴胡汤为少阳枢机之剂，和解表里之总方。”方中软柴胡味苦微寒，和解少阳，解半表之邪，升阳达表，《本草经疏》论“柴胡，主寒热邪气，推陈致新”。淡子芩清半里之热，又可燥湿；法半夏和胃降逆，豁浊气以还清；太子参、炙甘草扶助正气，抵抗病邪。藿朴夏苓汤具有理气化湿，疏表和中功效，可谓治湿之良剂。精选广藿香、川厚朴、法半夏、白茯苓四个主药，减少渗利之品。广藿香味辛性微温，为芳香化湿浊要药，外开肌腠，透毛窍，散表邪，内化湿浊，快脾胃；川厚朴、法半夏燥湿和中、运脾健胃，使脾能运化水湿，不为湿邪所困；白茯苓甘淡，健脾和胃，渗脾湿于下。上药合用可使邪气得解而不内传，里热得清，少阳得枢，湿气得化，胃气得和，腠理三焦调和，汗出热解。既可攻邪，又可扶正，最适合小儿外感。

少阳经循行于表里之间，外则太阳，内则阳明，且“多气少血”。黄元御在《伤寒悬解·六经分篇》中指出：“少阳居半表半里之中，乃表里之枢机，阴阳之门户。”少阳经主司表里之气的运行，是外邪深入及外达的必经之路，少阳为外感病传变的重要通道。邪正交争，邪气稽留少阳；若少阳之气弱或所感外邪过于强大，则邪易迅速深入阳明胃肠或三阴，重者甚或逆传入心包。《温病条辨·解儿难》中云：“脏腑薄，藩篱疏，易于传变。”对于外感引发的多种变证，我常以和解法为主随证化裁。

值得强调的是，在外感病情好转，几近痊愈时，我重视余邪和新感微邪，习用补虚固表和营卫，和解祛余邪之法，使余邪走表而散。务在扶助正气，去除致病之源，截断传变之机。创制和解 2 方（菟丝子、生黄芪、焦白术、关防风、太子参、淡子芩、软柴胡、麻黄根）为主方化裁。其中，生黄芪、焦白术、关防风组成玉屏风散，益气固表；淡子芩、软柴胡、太子参组成小柴胡扶正祛邪，防病于未然，有则治之，无则防之，有防微杜渐之能，而无伤正之虞；菟丝子性补肾益精，养肌强阴、坚筋骨，益气力，为机体功能提供源源不断的动力源；麻黄根敛汗止汗，《本草正义》云：“其根则深入土中……则轻扬走表之性犹存，所以能从表分而收其散越，敛其轻浮，以还归于里。”

两个阶段治疗融会贯通，相辅相成，各具特色，自成一体，具有整体调控、体质和地域特点结合的辨证施治特点。

病案举例

封某某，男，4 岁，2012 年 9 月 11 日初诊。

主诉：低热、咳嗽 1 天。

现病史：患儿昨日因起居不慎而受凉，旋即头晕乏力，低热起伏，体温 38℃，咳嗽少作，痰少难咯，纳呆不食，夜眠欠安，二便尚调。

既往史：反复呼吸道感染。

望闻切诊：精神倦怠，咽略红，身消瘦，面萎黄，心音力，肺音清，腹平软，舌质淡，苔薄白，脉小数。

辅助检查：血常规：WBC12.15×10^9/L，N63.8%，L22.6%，M7%，Hb120g/L，PLT290×10^9/L，CRP4.6mg/L。

中医诊断：感冒。

证候诊断：体虚外感。

西医诊断：上呼吸道感染。

治法：和解少阳，疏风解表。

处方：自拟方加减。

软柴胡 5g　淡子芩 5g　制半夏 10g　白茯苓 10g

潞党参 9g　广藿香 10g　荆芥穗 9g　关防风 9g

板蓝根 9g　生甘草 3g

7 剂（日一剂，水煎 2 次，共取汁 200ml，分 2~3 次温服）。

复诊：2012 年 9 月 18 日。患儿服药 2 剂后身热即平，待五剂尽诸症皆平。因患儿厌服中药，故嘱必要时随访。

□ 按语

小儿“肺常不足”，表卫不固易感受外邪，“脾常不足”，中阳不振而抗邪力弱，感邪后往往传变迅速，纯粹典型的外感表证少见，半表半里之少阳证多见。此例患儿既往反复呼吸道感染，肺脾两虚，此次发病虽仅一天，就诊时邪已入少阳，表证亦未净，法当和解少阳，兼顾疏风、清热，方宗小柴胡汤之意，方中柴胡透解邪热，疏达经气，黄芩清泻邪热，党参健脾安中，扶正达邪，茯苓、半夏健脾燥湿，化痰止咳，并伍藿香、荆防疏风散邪而解表，板蓝根清热解毒而利咽。审证的确，随证处方，方证相应，故效验确凿。

三、健脾补肾法治复感

小儿反复呼吸道感染，中医学归属于“体虚感冒”“咳喘”久咳”“虚症”“自汗”等范畴，是儿童时期的常见病、多发病，涉及多种呼吸道疾病，严重影响了患儿的健康及生长发育，愈加引起医学界的关注。

（一）复感发病探讨

中医学认为小儿稚阳未充，稚阴未长，脏腑娇嫩，气血未充，脾胃虚弱，肌肤娇嫩，腠理疏松，如若喂养不当，调护失宜，失治误治，戕伐正气，致肺脾两虚，卫外不固则反复外感。我认为小儿复感与肾先天禀赋关系尤为密切，肾元为先天之本，为小儿生长发育之原动力，肾元亏虚，动力不足，影响其他脏腑功能的发挥，以致整个机体缺乏生机，生长缓慢，抗病力低下，复感遂成。临证常见患儿形体消瘦或形胖肉松，毛发稀疏枯黄，面色萎黄或面白少华，山根色青或气池（眼周、鼻周、口周）晦暗，动则自汗、寐则盗汗，筋骨未坚，或伴五迟、鸡胸龟背，尿频或夜尿多，脉沉细无力，都是肾虚的表现。卫气的生成和充盛是根源于下焦，长养于中焦，开发于上焦。卫气出下焦，肾中先天之精气，寄寓着元阴元阳，肾中元阳是卫气之根，是化生卫气之源。"肺为气之主，肾为气之根"，唐容川在《血证论·卷一阴阳水火气血论》精辟地论述了卫气的生成："肾者水藏，水中含阳，化生元气，根结丹田，内主呼吸，达于膀胱，运行于外则为卫气。"

对复感儿感染期和恢复期两个阶段治疗融会贯通，相辅相成，自成一体，具有整体调控、体质和地域特点结合的辨证施治特点。急性感染期攻邪不伤正，扶正不留邪，缓解期扶正不助邪，务在扶助正气，去除致病之源，截断发病之流。

（二）感染期诊治

感染期诊治，我认为首先要明了病机特点，强调辨证时要结合江南地区小儿体质特点，因时、因地、因人制宜，祛邪而不伤正。

江南地区，地势低下，居处卑湿，温热季节长，气候温暖或炎热潮湿，阳气浮于上，湿因火热而蒸腾散发，湿气弥漫，临海而居，喜食海鲜发物，乳品甜食等肥甘厚味之品，久则酿湿生热，故江南地区人群，体质以湿热质为主；小儿少阳之体，家长常溺爱娇宠，如所欲不遂，或学习压力大，肝气不舒，郁而化火，少阳火郁，克制脾土，形成湿热内蕴，肝郁脾虚特征。热蒸于内，皮肤腠理开泄，或中焦湿阻，运化失职，精微物质不能布散于外以固卫表，则易感外邪，感则内外之邪相引而生。再者有些患儿嗜食冷饮，进食、饮水多是凉的，很多家长有天气炎热，服食清火寒性食品的习惯，春夏季多用空调等等，每多伤损阳气，故患儿往往同时又夹有脾阳不足，寒湿困脾之证。

对小儿急性外感之初，症见或发热，或咳，或咽痛，或鼻塞流涕，有汗或无汗，或腹胀、纳差，舌质红，苔薄白或白腻，脉浮等见证，创立和解化湿，疏肝运脾之法，实为藿朴夏苓汤和小柴胡汤变法，命名为和解方，组方：广藿香，川厚朴，姜半夏，白茯苓，软柴胡，淡子芩，太子参，荆芥穗，关防风，板蓝根，炙甘草。在此基础上进行加减运用。

藿朴夏苓汤源于清代石寿棠编著的《医原·湿气论》，在原书中无方名，《湿温时疫治疗法》将其名为“藿朴胃苓汤”，原方由杜藿香、真川朴、姜半夏、带皮茯苓、光杏仁、生薏苡仁、白豆蔻、猪苓、丝通草、建泽泻组成。现据严鸿志《感证辑要》名为“藿朴夏苓汤”，并以淡豆豉代丝通草，为具有理气化湿，疏表和中功效，适用于邪在气分湿重的方剂。藿朴夏苓汤融治湿三法为一方，外宣内化，通利小便，可谓治湿之良剂。取藿朴夏苓汤之义，结合小儿特点，精选广藿香、川厚朴、法半夏、白茯苓四个主药，减少渗利之品。广藿香为君，味辛性微温，归脾、胃、肺经，为芳香化湿浊要药，外开肌腠，透毛窍，散表邪，尚能内化湿浊，快脾胃，辟秽恶，不耗脾气，不劫胃阴，故可用于外邪表证及湿阻中焦证；川厚朴、法半夏燥湿和中、运脾健胃，使脾能运化水湿，不为湿邪所困；白茯苓甘淡，入脾、肺、肾经，性平和缓，健脾和胃，渗脾湿于下，使湿邪有去路。四药合用，具宣上畅中渗下之法，使湿邪从上、中、下三焦分消走泄，同祛表、里湿邪。

小儿稚阴稚阳，五脏六腑成而不全，全而未壮，无论气血津液还是功能状态都不够成熟和相对不足，与少阳病因“血弱气尽，腠理开”“邪气因入”而发相符，感受外邪后，复感儿正气弱，能抗邪但不强，临床表现寒热往来者多见，伴见或咽干咽痛，或咳，或心烦喜呕，或默默不欲饮食，或目眩等，又与少阳病病机相契，少阳病病位在半表半里，是指正邪分争的状态，即正气能抗邪但不强，而邪气又不是太盛，正邪相争，邪胜则恶寒，正气奋起与邪争则发热，邪暂退则汗出热稍退，如此反复。柯韵伯谓小柴胡汤为“为少阳枢机之剂，和解表里之总方”，不仅善治少阳经证，以解半表半里之邪，且善治太阳表证，以祛在表之邪。精选软柴胡透解邪热，疏达经气，解肌退热效果明显；淡子芩清泄邪热，又可清热燥湿；法半夏和胃降逆；太子参、炙甘草扶助正气，抵抗病邪。徐灵胎谓：“小柴胡汤之妙在人参。”在此，将人参易为太子参，是必用之药。上药合用可使邪气得解，少阳得和，上焦得通，津液得下，胃气得和，有汗出热解之功效。治外感表证，既可攻邪，又可扶正，最适合小儿复感。

方中荆芥穗、关防风，辛温，有达腠理、发汗散邪之效，二者相辅相成。《本草求真》中云：“用防风必兼荆芥者，以其能入肌肤宣散故耳。”《施今墨对药临床经验集》中云：“若属外感证，用麻桂嫌热、嫌猛；用银翘嫌寒时，荆防用之最宜。”故而防风为风中润药，又能祛风胜湿，以去内外之湿。板蓝根清热解毒利咽，对多种病毒与病菌有明显的抑制作用。

全方用药照顾到小儿外感的各个方面，能宣畅三焦，疏利气机，上下分消，湿化而热清，合柴、芩、半夏、太子参和解少阳，使邪无居所，祛邪而不伤正。初期之治，虽疗程不长，却起到关键作用。少阳为枢，是寒热虚实转化的关键时期，在整个治疗过程中至关重要。

（三）恢复期诊治

复感儿的发病，现代医学认为多与免疫功能低下有关，部分患儿存在先天免疫缺陷、呼吸道畸形，与空气污染、气候变化、偏食厌食、维生素 D 代谢异常、情绪不良及其他慢性疾病（如营养不良、结核、胃肠病）等密切相关。免疫功能低下取决于先天和后天脾肾功能。肾阳气虚致肺脾不足，则“先天滋后天”“后天养先天”“金水相生”等功能失职，导致肺脾肾脏腑功能下降，使人体免疫力下降，而导致疾病产生。

我认为复感儿往往由于先天不足或后天失养，肺虚卫表不固，易为外邪侵袭，机体无力抵御，久之病邪由表及里，累及于肾，加重肾虚，邪恋正虚，故疾病经久不愈。肺、脾、肾三脏之不足尤以肾脏不足为本病发病的关键，即“肾虚不足，余邪留恋”，肾虚贯穿于反复呼吸道感染的发病全过程。结合地域特点，气升阳浮，腠理开泄而不密，在恢复期，以健脾益肺，补肾固表立法，创制补肾固表方：菟丝子、生黄芪、潞党参、焦白术、关防风、淡子芩、软柴胡、乌梅肉、麻黄根。其中，生黄芪、焦白术、关防风组成玉屏风散，益气固表。潞党参、淡子芩、软柴胡组成小柴胡扶正祛邪。生黄芪补气固表，于内，可大补脾肺之气，于外，可固表止汗，补三焦而实卫，为玄府御风之关键，且无汗能发，有汗能止，特别适合于治疗肌表卫气不固导致的疾病。潞党参、焦白术取四君子汤益气健中，健脾益气，药性平和，不燥不热，施力平和，如同“君子致中和”，尤适于小儿体质。菟丝子性味辛甘平，可补肾益精，养肌强阴、坚筋骨，益气力，为机体功能提供源源不断的动力源；乌梅肉味酸，敛肺气，生津止渴，亦能敛浮热，吸气归元，化生津液，两药合用，开源节流，与复感病机及气升阳浮，腠理开泄的地域特点甚为相契。软柴胡味苦微寒，和解少阳，疏肝解郁，升阳达表，《本草经疏》论：“柴胡，为少阳经表药。主心腹肠胃中结气，饮食积聚，寒热邪气，推陈致新，除伤寒心下烦热者，足少阳胆也。”《本草经百种录》论：“柴胡，肠胃之药也……以其气味轻清，能于顽土中疏理滞气，故其功如此。天下惟木能疏土，前人皆指为少阳之药，是知末而未知其本也。”这些都提示我们软柴胡之功要在调肝疏土；淡子芩苦寒，清肃上中二焦之虚火，柴胡解热开郁配淡子芩，行滞气，清郁热，故清热而不碍解表。两药合用，防病于未然，有则治之，无则预防之，有防微杜渐之能，而无伤正之虞。麻黄根敛汗止汗，《本草正义》：“其根则深入土中……则轻扬走表之性犹存，所以能从表分而收其散越，敛其轻浮，以还归于里。是故根收束之本性，则不特不能发汗，而并能使外发之汗敛而不出，此则麻黄根所以有止汗之功力，投之辄效者也。”全方用药精良，配伍合理，共奏补肾益气固表，扶正祛邪之功。

医案举例

张某某，男，26个月，2012年11月13日初诊。

主诉：屡受外感1年余。

现病史：患儿自1年前罹患肺炎之后，反复感冒，每月1至2次，咳嗽不净，寐寤汗多，胃纳不馨，饮食少进，夜寐欠安，二便尚调。

既往史：肺炎。

望闻切诊：形体消瘦，面色萎黄，咽淡红，心音力，肺音清，腹平软，舌淡红，苔薄白，指纹及风关，色淡红。

中医诊断：反复呼吸道感染。

证候诊断：肺脾两虚。

西医诊断：反复呼吸道感染。

治法：健脾益气，补肺固表。

处方：自拟方加减。

潞党参 10g　焦白术 10g　白茯苓 10g　制半夏 10g

广陈皮 5g　炙内金 9g　金佛手 6g　麻黄根 9g

煅龙牡各 30g

14 剂（日一剂，水煎 2 次，共取汁 200ml，分 2~3 次温服）。

复诊：2012 年 11 月 27 日。服药两周内未有感冒，咳嗽偶作，再予原方出入，调治 2 月余而获痊愈。

按语

此案患儿乃由肺炎所伤，病后失养，导致肺脾两虚，日久生化乏源，宗气不足，卫外不固，而成此证，肺虚而屡受外邪，咳嗽、多汗，脾虚则食少形瘦。治以健脾益气，补肺固表，取六君子汤为主方，党参、白术、茯苓以健脾补肺益气，半夏、陈皮以燥湿化痰止咳，再伍佛手理气而使补而不滞，炙内金消食助运开胃，龙骨、牡蛎敛表止汗。组方补中有疏，肺脾同调，共奏健脾益气，补土生金之功效。

四、外拟和解、内调脾肾辨治紫癜肾

过敏性紫癜是一种以小血管炎为主要病变的全身性血管炎综合征，以皮肤紫癜、消化道黏膜出血、关节肿痛和肾脏损伤（血尿、蛋白尿等）为主要临床表现，其所引起的肾脏损害称为紫癜性肾炎。紫癜性肾炎根据其临床表现在紫癜阶段属于中医学“发斑、斑疹、葡萄疫”范畴，当伴随肾脏损害时，则与中医学中“水肿、血证”等相关。

（一）紫癜性肾炎病因病机

我将紫癜性肾炎病因病机概括为“湿”“热”“毒”“虚”“瘀”5个方面，五者既可单独存在，又可互相转化或兼夹为病，而本虚标实是导致疾病复发和病程迁延的主要因素。

1. 湿

湿是紫癜性肾炎的常见病因。湿为阴邪，其性趋下，易袭阴位，其性重浊，易阻遏气机，损伤阳气。从其发病的部位看，紫癜性肾炎的主要病位在肾和膀胱，常表现为血尿、蛋白尿、水肿，这均与湿性质相一致。多由于患儿饮食不节，过食辛辣刺激、肥甘厚味之品，食之不化而成湿，或患儿素体脾虚，运化失司，水谷不化津液，反化为水湿。湿热互结，熏发于肌肤，血液外溢而成紫癜；阻滞脏腑气机运行或聚于关节则引起腹痛、关节肿痛；下行注于膀胱出现血尿、蛋白尿。

2. 热

我认为，热邪是紫癜性肾炎的另一主要病因。正如李用梓在《证治汇补》里所说的“热极沸腾发为斑……热则伤血，血热不散，里实表虚，出于皮肤而为斑”，明确说明紫斑的发生是由于热邪郁于皮肤，与气血相搏，血行失常，溢于脉外而发。过敏性紫癜的主要病机为热邪迫血妄行，其热邪可由感受风热之邪，从口鼻而入，客于咽喉，侵犯于肺，借肺通百脉，内窜营血或热邪炽盛后化为毒邪，迫血妄行，血不循常道，致血溢脉外，渗于皮下，发为紫癜，邪重者还可伤及阴络出现血尿。热邪也可由内而生，常因脏腑阴阳气血失调，阳气亢盛而成，多因患儿素体心脾气血不足，肾阴亏损，虚火上炎，血不归经引起。从现代医学看，感染往往是诱发或加重紫癜性肾炎的主要因素，患儿往往出现咽红、咽痛、咳嗽、舌质红、苔黄等症状，也符合中医风热、血热的特点。总之，“热”贯穿于紫癜性肾炎整个病理过程中，初期为风热之邪外袭，中期为热毒动血，后期则为阴虚火旺之象。

3. 毒

这里的“毒”包含内外两层含义，既指六淫之邪，又指内生之“毒”。致病的毒热之邪，包括了外感风热之邪、湿热之邪，或恣食辛辣肥甘所产生的热毒之邪等实邪。小儿外感时令之邪，六气皆易从火化，由表入里，加之小儿体禀“纯阳”，阳常有余，阴常不足，更易耗气伤阴，出现阴虚火旺或气阴不足之证。内外合邪，扰动血络，可致热毒壅盛，血热内炽，迫血妄行，血液溢于脉外，而见较密集、鲜红或紫红色的皮肤紫癜，并伴便血、尿血等症。

4. 虚

本“虚”为发病之本，与体质密切相关。过敏性紫癜性肾炎属中医的“尿血”“紫癜”“肌衄”及“水肿”范畴，临床表现多以血尿为主。我认为其病机以“湿、热、毒、虚、瘀”为主，且与患儿体质密切相关。《素问·评热病论篇》说：“邪之所凑，其气必虚。”《灵枢·百病始生》更进一步指出：“风雨寒热，不得虚，邪不能独伤人，卒然逢疾风暴雨而不病者，盖无虚，故邪不能独伤人。此必因虚邪之风，与其身形，两虚相得，乃客其形。”正所谓“正气存内，邪不可干”。论治疾病必求于本，认为先天不足、后天失养是本病发病的内在因素。小儿的体质特点是脏腑娇嫩，形气未充；生机蓬勃，发育迅速。临床患儿以偏气虚体质较多见，《灵枢·五变》说：“肉不坚，腠理疏，则善病风。”如肺脾气虚，藩篱疏漏，守护无权，外邪乘虚而入，又小儿为纯阳之体，外邪入里，易趋热化，“血受寒则凝，受热则行”，血热妄行，外溢肌肤，内迫胃肠，流注关节，甚则及肾而发为本病。体质因素在一定程度上成为决定对致病邪气易感性的内在因素，同时决定了病变类型的倾向性，亦可影响疾病的传变与转归。

5. 瘀

瘀血阻滞是紫癜性肾炎固有的病机。瘀血是该病的病理产物，亦是该病的病因。紫癜性肾炎的病理演变过程以出血为先，因出血而成瘀，瘀可加重出血。几乎所有紫癜性肾炎患儿均表现为出血，内出血必留瘀，瘀血阻络，妨碍气血运行，新血不能归经而外溢肌肤，形成紫斑。若发于经络脏腑之间，则周身作痛、腹痛阵作，以其阻塞气之往来，故滞碍而痛，所谓痛则不通也。《血证论》也有“瘀血化水，亦发水肿”的论述，血瘀内阻，阻碍三焦水道的正常运行，致使精微不能循行常道而外泄以致形成蛋白尿。如若久病伤络，气机阻滞，结于肾与膀胱而至瘀血内阻，则可加重尿血、水肿情况。本病多由外感风湿热之邪，内伤血络，迫血妄行，血溢脉外则成瘀血，久则损及脾肾而成虚实夹杂之证。

（二）紫癜性肾炎中医治疗原则

我认为，紫癜性肾炎治疗上应以扶正、祛湿、清热、解毒、化瘀为治疗大法，并贯穿始终。根据疾病发展阶段不同，早期治以清热解毒，方以银翘散合清营汤加减，常用药物有：双花、连翘、生地、蒲公英、黄芩等。中期佐以滋阴凉血，方以犀角地黄汤加减，常用药物有：犀角（以水牛角代）、牡丹皮、生地、赤芍等。后期病情迁延，临床多表现脾肾气阴两虚，治疗辅以益气摄血，方以归脾汤加减，常用药物有：党参、白术、茯苓、甘草、黄芪、当归、仙鹤草等。

（三）清热解毒是治疗紫癜性肾炎重要法则

阳常有余，阴常不足，外邪入里易于化火而成实证、热证。过敏性紫癜患儿发病初期常有外感发热病史，突发高热，烦躁口渴，面赤唇红，尿赤便结，舌红、苔黄，脉数有力等症，继之出现皮疹、瘀点及瘀斑，属热毒发斑。所以在初期往往采用清热解毒法治疗，所用药物具有抗菌、抗病毒及清除抗原和免疫抑制的作用。而在中、后期往往有伏火潜藏于内，故亦常在辨证治疗的基础上酌加清热解毒之品。

（四）活血化瘀是治疗紫癜性肾炎基本法则

瘀血阻滞贯穿于紫癜性肾炎的始终。中医学认为离经之血谓之“瘀血”，出血和瘀血常同时并存且相互影响，瘀血不去则新血不生，血不归经致出血不止，因此在治疗上必先以祛瘀为要，且不可“见血止血”当以化瘀止血二者相结合。现代医学认为本病的病理改变主要是抗原抗体复合物损伤血管内膜，使毛细血管通透性增高，血管损伤，释放出凝血活性物质，发生血管内凝血，特别是重型病例，血液呈显著的高凝状态，其病理特点是免疫荧光检查见系膜区以 IgA 沉积为主，光镜下表现为系膜增生、增宽，伴有纤维素沉着，这种系膜增生可以是局灶增生或者是弥漫增生，或者是局灶加重，或者伴有局灶节段性毛细血管袢坏死，或者伴有新月体形成及血栓形成。故在湿热毒虚瘀五者中，瘀血占有非常重要的位置，在紫癜性肾炎的治疗中占有举足轻重的地位，在辨证治疗中必须给予足够的认识。常用治疗药物有：当归、川芎、丹参、红花、赤芍等，现代研究认为，这些药物可改善毛细血管脆性、改善微循环、改善血液物理化学特性、调节免疫功能且具有抗炎作用，可以增加肾脏血流量，改善肾小球基底膜的通透性。

（五）清热利湿是治疗紫癜性肾炎常用法则

我在临床工作中发现，随着患儿病情的控制，皮肤紫癜、蛋白尿和水肿等会逐渐消退，而血尿往往持续时间长。通过反复实践发现，在清热、化瘀的同时加入清热利湿药常能达到事半功倍的效果。因湿热之邪攻击的部位不同，如可伤及皮肤、咽喉，阻于中焦，下注膀胱等；又依据湿邪、热邪感邪轻重不同可将湿热之证分为湿重于热，热重于湿和湿热并重，故在临床用药中应整体评定患儿病情。另外从现代血液流变学角度来看，湿邪较重的患儿，其血液黏稠度亦较高，以致肾血管微循环血流减慢，使机体新陈代谢和排泄毒物的水平降低，可造成局部炎症反复不愈，肾小球基质细胞成分增生。

紫癜性肾炎患者多为热盛或阴虚之体，外邪随风而入，易从阳化热而见热毒瘀盛之证，故在每个阶段的治疗之中，均可加入祛风清热解毒之品，如僵蚕、蝉蜕、金银花、连翘、蒲公英、白花蛇舌草。针对临床症状，皮肤紫癜伴皮肤瘙痒者加地肤子，重用白鲜皮；腹痛加白芍、甘草、延胡索；关节痛加用牛膝、豨莶草、伸筋草；尿血多重用白茅根、侧柏炭、地榆炭、小蓟、槐花、三七、茜草、蒲黄、仙鹤草；尿蛋白加石韦、玉米须、泽泻；尿检见白细胞、脓细胞、常配伍车前草、鱼腥草、白茅根、黄柏、六一散等清热利湿药；部分患儿停用激素后会出现脾肾阳虚的表现，治宜温脾助阳，适当选加山药、补骨脂、芡实、金樱子等。临床还常根据皮质醇含量测定观察小儿肾上腺功能，判断肾阳虚的程度，以加减温阳药的用量。

医案举例

余某，男，7 岁，2013 年 1 月 26 日初诊。

主诉：紫癜性肾炎 3 周。

现病史：3 周前出现双下肢皮肤出血点，伴腹痛、关节痛，在西医院以“紫癜性肾炎”诊治，诸症得缓，虽已出院，但尿检红、白细胞，蛋白均呈阳性改变，故来我院求诊，纳食可，二便调，夜寐安。

望闻切诊：形体偏胖，双下肢皮肤无出血点，咽略充血，心音力，肺音清，腹部平软。舌质红，苔薄白，脉滑数。

辅助检查：尿常规：红细胞 20~25 个 /HP，白细胞 5~8 个 /HP，蛋白（+++），OB（++++）。

中医诊断：紫癜　血尿。

证候诊断：外感初起，血不循经。

西医诊断：紫癜性肾炎。

治法：疏风和解，凉血止血。

处方：自拟和解方加减。

广藿香 9g　川厚朴 6g　姜半夏 6g　白茯苓 9g

软柴胡 6g　淡子芩 6g　太子参 6g　荆芥穗 9g

关防风 9g　脱力草 30g　车前草 20g　生地黄 15g

紫草 9g

7 剂（日一剂，水煎 2 次，共取汁 200ml，分 2~3 次温服）。

复诊：2013 年 2 月 2 日。无不适感，神疲，面色欠华，咽略红，纳食欠馨，舌质淡，苔薄白，脉微沉。尿常规复查：红细胞 12~15 个 /HP，白细胞 5~8 个 /HP，蛋白（+++），OB（++++）。症属气不摄血，拟益气摄血，通络止血。方以四君子汤加减：

太子参 9g　焦白术 9g　白茯苓 9g　炙甘草 3g

女贞子 9g　旱莲草 20g　生地黄 9g　大小蓟各 9g

脱力草 30g　玉米须 20g　扦扦活 20g

7 剂，煎服法同上。

三诊：2013 年 2 月 9 日。面华有泽，活泼好动，咽略红，纳食增，舌质淡，苔薄白，脉平和。尿常规复查：红细胞 8~10 个 /HP，白细胞 5~8 个 /HP，蛋白（+），OB（++）。外院检查 ACT59，甘油三酯稍高，尿 24 小时定量 0.42，补体 C3 下降。症属气不摄血，血热妄行兼见，拟益气凉血摄血。方以六君子汤加减：

太子参 9g　焦白术 9g　白茯苓 9g　炙甘草 3g
姜半夏 6g　广陈皮 9g　肥知母 9g　淡子芩 9g
生地黄 9g　赤芍药 9g　牡丹皮 9g　脱力草 30g
玉米须 20g　扦扦活 20g

14 剂，煎服法同上。

以此方加减调理近 2 个月，患儿尿检正常。

按语

紫癜性肾炎因过敏性紫癜引发，过敏为起因，病程中变化多端，皮肤出血点时出时没，伴随症状如腹痛、关节痛等亦变化多端，与风邪善行数变的特点相符，累及肾脏者，如有咽喉红赤或肿大者，多为风邪循少阴经而入，侵及肾脏，故在首诊中仍辨证为感受风邪，邪毒入里，损伤脉络，血不循经，三焦是气、血、水循行的通道，三焦络脉受损，血及精微物质溢脉外则见血尿、蛋白尿，治以疏风和解，凉血止血。用广藿香、软柴胡、荆芥穗、关防风疏散表邪，软柴胡、淡子芩、姜半夏、太子参有小柴胡汤和解少阳，通达三焦之意，柴胡，借其辛平升发之性，畅达三焦，使转枢利、气机和、膜腠畅，则元气得以伸张，郁邪得以外达；黄芩，借其苦寒之性，清理郁积之相火；姜半夏、川厚朴和胃化湿，太子参扶正，助邪外出，小柴胡汤集调畅气机、益气活血、清热利湿诸法于一方，斡旋三焦，攻补兼施。生地黄、紫草、车前草凉血止血，脱力草扶正止血。二诊、三诊余邪渐去，虚证渐显，神疲，面色欠华，舌质淡，脉微沉。有气虚的病机，恐其不能统摄精微，调整治则为益气摄血为主，以四君、六君加减治疗。紫癜性肾炎病理基础是肾小球基底膜受损，血中大分子细胞和蛋白渗出，修复和强健基底膜的固摄作用，健脾益气固摄和凉血止血齐头并进是明智之举，另外，调节免疫不可忽视，淡子芩、生地既具调节免疫的作用，可酌情应用。诸药共用，以期达到恢复正气、祛除病邪、防止复发、全面缓解的目的。

五、柔肝健脾法治疗小儿慢性胃炎

小儿慢性胃炎中医归属“胃脘痛”范畴。近年来，小儿慢性胃炎发病率增高，现代医学采用单一用药清除幽门螺旋杆菌（Hp）疗效十分不满意，而联合用药抗 Hp 治疗过程中也存在耐药、药物副作用等诸多问题，临床疗效依然不令人满意。现代药理学研究表明，许多中药具有不同程度的清除、抑制 Hp，修复胃黏膜等作用。因此，中药的功用是多方面的，通过针对性和整体性相结合，中医药在治疗小儿慢性胃炎过程中取得了良好的疗效。

我认为现代小儿多因家长溺爱而恣意任性，稍不合意即悒悒不乐，根据小儿“肝常有余”“脾常不足”的生理特点，归结为忧思恼怒，伤肝损脾，肝失疏泄，横逆犯胃，脾失健运，胃气阻滞，致胃失和降，而发胃痛。此正如《沈氏尊生书·胃痛》云：“胃痛，邪干胃脘病也……唯肝气相乘为尤甚，以木性暴，且正克也。”归纳其病机为肝逆犯胃，脾失健运，治当以柔肝健脾，和胃止痛，创制柔肝健脾方对治，融局方戊己丸与四君子汤于一体，方药组成：白芍、党参、炒白术、川连、吴茱萸、茯苓、陈皮、炙甘草。方中白芍养血柔肝，缓急止痛为君药，党参、白术健脾益胃，益气助运，黄连清泻肝胃之火共为臣药；吴茱萸疏肝解郁，和胃降逆；茯苓健脾渗湿、陈皮理气助运共为佐药，炙甘草合白芍缓急止痛，并益气和中，调和诸药，为佐使药。诸药相合，共奏柔肝健脾，扶土抑木，和胃止痛之效。

戊己丸出自宋代《太平惠民和剂局方》，由白芍、黄连、吴茱萸组成，为柔肝、理脾、和胃的有效名方，主治肝脾不和所致的胃痛、吞酸、腹痛以及泄泻等。基础研究表明戊己水煎液有直接抑杀 Hp 的作用。现代药理研究发现白芍具有解痉、抗菌、抗炎、预防消化系统溃疡以及解热、镇痛、镇静作用，对志贺氏痢疾杆菌和葡萄球菌有抑制作用；黄连具有抗菌、抗病毒作用，对 Hp 和痢疾杆菌有较强的抑杀作用，吴茱萸有镇吐、镇痛、制止胃肠内异常发酵、抗菌等作用，可显著抑制胃酸分泌，防止溃疡形成。

病案举例

患儿崔某，女，8岁，2013年8月30日初诊。

主诉：反复胃脘痛4月余。

现病史：患儿近4月来胃脘疼痛反复发作，疼痛多于进餐后发生，疼痛隐隐，嗳气、反酸，自觉腹胀，急躁易怒，曾查胃镜示浅表性胃炎，服西药后诸症减，停药则又同前，食少纳呆，夜寐欠安，二便自调。

望闻切诊：神清状可，形体消瘦，面色青黄，咽部淡红，乳蛾无肿，心音力，肺音清，全腹平软，胃脘部轻压痛，舌质红，苔薄白，脉沉弱。

辅助检查：胃镜示：浅表性胃炎。

中医诊断：胃脘痛。

证候诊断：脾胃不和。

西医诊断：浅表性胃炎。

治法：健脾和胃，疏肝行气。

处方：六君子汤加味。

炒党参9g　白茯苓9g　焦白术9g　制半夏6g
炒白芍15g　吴茱萸3g　淡子芩9g　广陈皮6g
川楝子9g　金佛手5g　炙甘草3g

14剂（日一剂，水煎2次，共取汁200ml，分2~3次温服）。

复诊：2013年9月14日。患儿服上药后诸症平，无胃痛、无嗳气、无反酸，大便软，日1次。昨起新感发热，体温38.0℃上下波动，无咳嗽，无吐泻，胃纳差。查体：面色青黄，咽部充血，乳蛾未肿，心音力，肺音清，腹部平软，触之不痛，舌质红，苔薄白，脉浮数。患儿新感，风热袭表，治以疏解，方用自拟和解方加减：

广藿香9g　川厚朴6g　姜半夏6g　白茯苓9g
软柴胡6g　淡子芩6g　太子参6g　荆芥穗9g
关防风9g　板蓝根9g　生甘草3g

7剂（煎服法同上）。

三诊：2013年9月21日。药后2日热退，未现咳嗽、鼻塞等不适，昨日进食后脘腹部略觉胀满，非疼痛，无嗳气，纳欠馨，夜寐安，大便调。证属脾气虚弱，治拟健脾益气，方以六君子汤加减，具体如下：

炒党参9g　白茯苓9g　焦白术9g　制半夏6g

炒白芍15g　吴茱萸3g　淡子芩9g　广陈皮6g

金佛手5g　焦山楂9g　炙甘草3g

14剂（煎服法同上）。

□ 按语

慢性胃炎是由多种致病因素长期作用，引起胃黏膜炎症性病变，近年来全国各地区域性的流调显示，本病在儿童中的发病率不低。其主要临床症状为腹痛、腹胀、呃逆、反酸、恶心、呕吐、食欲不振、腹泻、无力、消瘦等，反复腹痛是小儿就诊的常见原因。中医将本病归于“胃脘痛”范畴，其病位在胃，多由饮食不节、嗜食生冷或忧思烦恼怒等损伤脾胃，气机不畅，从而导致胃的病变。胃之受纳、腐熟及消化功能，依赖于脾气的运化，肝气的疏泄，肾阳的温煦，故胃脘痛一症也与脾、肝、肾关系密切。本案脾胃失健，肝气犯胃，治以健脾和胃，疏肝行气。取六君、戊己丸合用，方中党参甘温，补中益气，白术苦温，燥脾补气，茯苓甘淡，渗湿健脾，甘草甘平，和中益土，再加陈皮理气散逆，半夏燥湿除痞，诸药相合则“气足脾运，饮食倍进，则余脏受荫，而色泽身强矣”（汪昂《医方集解·补养之剂》）。又本案小儿肝火不甚，热证不显，以肝郁为主，故以黄芩易黄连，因症用药，又避黄连苦寒之弊，加川楝子、金佛手增强理气解郁之效。药后诸症平，适逢外感，感时胃脘部未现不适，治以疏解，上中二焦同治，感后5天脘腹部略有不适，但较前症状轻微，再予前方出入而获效。诊治脾胃病证，重视虚实寒热气血变化和脏腑之间的整体关系，既治脾胃，又注重其他脏腑对脾胃的影响；临证用药，擅于甘温补脾，将参、苓、术、草、山药、陈皮等温补调理脾胃之药，运用于各种治法之中；主张平剂和胃，慎用峻猛之药；攻补兼施，强调治疗及时和准确，力求攻不伤脾胃，补脾不滞邪，中病即止。

六、养阴生津法治疗小儿便秘

小儿便秘是由于排便规律改变所致，指排便次数明显减少、大便干燥、坚硬，秘结不通，排便时间间隔较久（≤2次/周），无规律，或虽有便意而排不出大便。小儿便秘可以分为功能性便秘和器质性便秘两大类。本书所论者主要为功能性便秘。

（一）津液不足、大肠干燥可致小儿便秘

便秘一病与饮食生活习惯密切相关，儿童体内水含量显著高于成人，故对水液的需求更大。随着社会经济的进步，多数家长过于重视营养，往往以肉蛋奶海鲜为主食，偏嗜煎炸炙煿、醇香甜品，日久积而化热，煎灼津液，加之饮水量少或以饮品果汁代替白开水，蔬菜食入少（蔬菜中含大量水分、粗纤维和微量元素，可以促进肠蠕动），导致津液不足、大肠干燥，无水舟停故而便秘。现代医学认为蔬菜摄入量少，微量元素缺乏是导致地图舌的根本原因，中医则认为体内津液不足，胃之气阴不足是地图舌的病机关键。

（二）生津养胃为治疗小儿便秘大法

我治疗便秘习以生津养胃为大法，在此基础上进行加减用药，多以增液汤为底方。增液汤是吴鞠通为治阴虚便秘创制，由浙玄参、麦门冬、生地黄组成，是以补药之体作泻药之用，三者均有甘、苦、微寒之性。玄参入肺、胃、肾经；生地黄入心、肝、肾经；麦冬归心、肺、胃经。同具养阴生津之功。玄参、生地黄又能清热凉血，麦冬润肺滋胃阴，治疗热邪伤阴、津伤便秘，为方中君药。三药药简效宏，协同增效，王叔和有精辟的论述："此症人以为大肠燥也，谁知是肺气燥乎，盖肺燥则清肃之气不能下行于大肠，而肾经之水，仅足自顾，又何以旁流以润涧哉……夫大肠居于下流，最难独治，必须从肾以润之，从肺以清之，启其上窍，则下窍自然流动通利矣，此下病上治之法也。"此实乃肺、胃、肾三焦并治。伴有燥屎者，当佐以制川军增强清胃热之力，去炎炎之火以保津液，天花粉增强养阴生津之力，另用金佛手、香橼皮理气、健脾和胃，增强胃肠蠕动。

（三）饮食调整、训练排便亦非常重要

治疗功能性便秘，中药调理的同时应注意改善饮食内容，多补充水分和含纤维素多的食物，并养成排便习惯，可助防止便秘再发。增加水摄入以软化大便，多补充含纤维素多的食物（全麦、水果和蔬菜）也是治疗便秘的方法。规律性如厕习惯是治疗便秘的重要部分。无论有无污便，餐后应有充足的如厕时间，这有利于儿童保持排便频率。

医案举例

患儿王某，女，5岁，2013年3月19日初诊。

主诉：大便干硬4月余。

现病史：患儿近4个月来大便秘结，便质干硬，3~5日方能一行，偶嗳气，无反酸，饮水少，纳一般，小便调，寐欠安。平素偏食挑食，蔬菜少进，喜食煎炸厚味、乳制品等。

望闻切诊：神志清楚，精神振作，形体偏胖，面色萎黄，唇红而干，喉核略肿，全腹平软，触之无痛，舌质红，苔白厚腻而花剥，脉滑有力。

中医诊断：便秘。

证候诊断：胃热灼津胃阴不足。

西医诊断：便秘。

治法：清热生津养胃。

处方：生津养胃汤加减。

浙玄参6g　麦门冬9g　生地黄15g　天花粉9g

金佛手15g　香橼皮9g　制川军后3g

7剂（日一剂，水煎2次，共取汁100ml，分2~3次温服）。

医嘱：饮食均衡，多食蔬菜水果，多饮水。

复诊：2013年3月26日。药后诸症得缓，大便成形不干，日行1次，胃纳佳，夜寐安。查舌质淡红，苔薄白，花剥苔显著好转，脉有力。余症同前。再拟上方出入，具体如下：

浙玄参6g　麦门冬9g　生地黄9g　天花粉9g

金佛手 15g 香橼皮 9g 焦山楂 9g 怀山药 9g

7 剂（煎服法同上）。

三诊：2013 年 4 月 2 日。药后大便每日一行，便质正常，进食蔬菜仍少，夜寐安。舌淡红，苔薄白，花剥苔已消，脉和缓。前方奏效，再守原意。原方再进 7 剂，嘱需注意饮食均衡，不必再诊。

按语

便秘一病与饮食习惯密切相关，该患儿偏嗜煎炸炙煿、醇香甜品，日久积而化热，煎灼津液，加之饮水量少或以饮品果汁代替白开水，蔬菜食入少，导致津液不足、大肠干燥，无水舟停故而便秘。我治疗此案先以生津养胃为法，玄参、生地黄、麦冬均具甘寒之性，入肺、胃、肾经，药性平和，滋阴增液，取吴瑭治阴虚便秘原意，以补药之体作泻药之用，佐以天花粉增强养阴生津之力，无伤正气。选具有理气助运、健脾和胃的金佛手、香橼皮健脾、醒脾，以助运化，促进肠蠕动。佐以制大黄增强清胃热之力，去炎炎之火以保津液。二诊热象渐去，大便转软，便次亦日行 1 次，故去泻火的制川军，增强焦山楂消积助运，怀山药平补肺、脾、肾，使三焦协调如一。

中医药学术价值和发展利用方向

一、海派中医徐氏儿科治疗哮喘的临床及基础研究

本项目传承海派中医徐氏儿科学术经验，深化特色治疗及适宜技术的临床及基础研究和推广应用，取得了良好的社会效益和经济效益。

项目的主要创新点包括：

（1）首次提出“阴阳失衡，痰气瘀互结”是导致哮喘反复发作的关键病机，率先确立儿童哮喘“平调阴阳，痰气瘀同治”的中医治法。

（2）创制平喘方，确立“痰气瘀同治”的中医治法，改善哮喘患儿的症状

和体征。

（3）创制黄芩咳喘敷贴散，在“冬病夏治”传统敷贴之基础上，规范使用离子导入技术，提高临床疗效。

（4）传承海派中医徐氏儿科膏方疗法，以“平调阴阳”为纲，减少哮喘的发作次数，减轻发作程度，增强哮喘患儿体质，经临床研究证实安全有效，挖掘和推广膏方在小儿哮喘治疗中的应用。

（5）首次提出“三阶序治法”治疗小儿哮喘，作为国家中医药管理局小儿哮喘协作组组长单位，制订国家小儿哮喘的临床诊疗方案，在全国范围推广应用，建立一套适合中国国情的中医药防治儿童哮喘的方案。

该项目发表学术论文 58 篇，其中 SCI 收录 3 篇，主编学术专著及教材 12 部。主办国际、国内学术会议 12 次，牵头成立了中华中医药学会儿科流派传承创新共同体。该项目研究成果多次在国内外会议进行学术交流。培养博士后 2 名、博士生 20 名、硕士生 20 余名、进修人员 100 多人次。获授权发明专利 4 项，医院自制制剂批文 1 项。获上海市科学技术进步奖二等奖 1 项，上海市中医药科技奖二等奖 1 项，上海中医药科技奖成果推广奖 1 项，上海市优秀发明选拔赛优秀发明金奖 1 项。制订国家中医药管理局小儿哮喘临床路径 1 项，在全国范围推广，治疗患儿 10 多万人次，减轻哮喘发作程度及发病频率，带来良好的社会效益。

二、平喘方对支气管哮喘模型小鼠气道炎症调控作用的研究

1. 平喘方对支气管哮喘模型小鼠 MIP-1α、CD86 的调控作用

MIP-1α 以及 CD86+、CD3-CD86+ 在支气管哮喘中高表达，MIP-1α 对各种炎性细胞的特异性趋化和激活在哮喘气道炎症中发挥着重要的作用，研究结果显示，平喘方能显著降低 MIP-1α 水平，下调 CD86 分子表达，减轻气道黏膜上皮损伤，减少气道炎细胞浸润，减轻支气管壁及周围间质充血、水肿，具有减轻哮喘发病症状，改善哮喘气道炎症的作用。

2. 平喘方对支气管哮喘模型小鼠气道炎症 Th1/Th2 平衡的调控作用

在初步验证了平喘方对 Th2 细胞的活化受协同刺激分子 CD86 的调控基

础上，通过观察 Th1/Th2 细胞因子表达水平以及转录因子 T-bet 和 GATA-3 的改变，开展了平喘方调控 Th1/Th2 失衡的深入研究，结果显示，平喘方对哮喘模型小鼠 Th1/Th2 失衡有双向纠偏的调节作用，可从 IFN-γ/IL-4 及 T-bet/GATA-3 的不同环节下调增强的 Th2 极化并上调减弱的 Th1 极化过程，从而调节 Th1/Th2 失衡，减轻哮喘发病症状，改善气道炎症，干预气道重建，缓解哮喘发作，同时认为，“祛痰”与改善气道炎症、“化瘀”与抑制气道重建有一定相关性。

3. 平喘方对支气管哮喘模型小鼠气道炎症 Treg/Th17 平衡调控作用的研究

通过平喘方对支气管哮喘模型小鼠气道炎症 Treg/Th17 平衡调控作用的研究发现，平喘方及各拆方组对哮喘模型均可以通过降低 IL-6、IL-17、IL-23、TGF-β、RORγt，升高 FOXp3，从而恢复 Th17/Treg 细胞平衡，减轻哮喘发病症状，改善气道炎症。

三、新药开发研究

中药方和治则正在进行临床规范化及新药开发研究，有望与相关企业合作，开发新药获得经济效益。

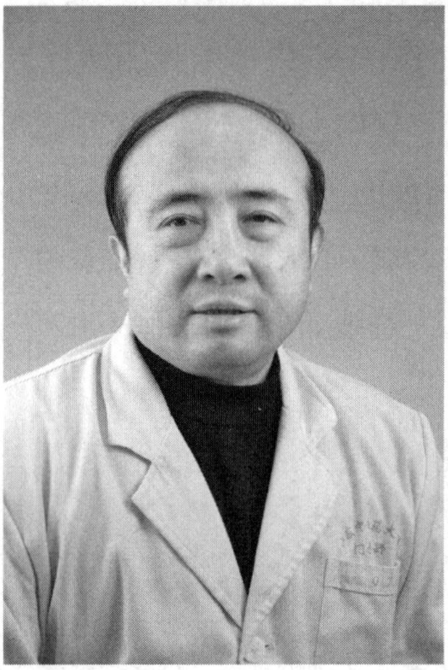

学医行医之路

山东中医药大学教授、博士生导师

姜建国

医家简介

姜建国，1953 年 4 月出生，山东中医药大学教授，博士生导师。第五、六批全国老中医药专家学术经验继承工作指导老师，国家中医药管理局“姜建国名医工作室”主持人，山东省名中医药专家，山东省教学名师，中华中医药学会仲景学说分会顾问，中华中医药学会全科医学分会顾问。

1975 年进入山东中医学院中医系学习，1978 年毕业，应届考入本校伤寒论专业研究生，师从著名中医学家和文献学家徐国仟先生。1981 年研究生毕业留校，主要从事中医学伤寒论专业的教学与科研工作，临床四十余年，擅长中医脾胃病、肝胆病、癌症、不孕不育症以及其他疑难疾病的诊疗。主编国家级统编教材 4 部，出版著作 36 部，其中学术专著 5 部，发表论文百余篇。

学　医

因为是中医学的首届研究生，入校后如何进行专业“研究”心中惶恐不已。本科才三年学制，伤寒论课程仅仅三十六学时，可以说刚刚触及“伤寒”的皮毛，所以读研期间学习压力极大，每天晚上读书至深夜两点，乃至后半生养成了半夜后睡眠的不良习惯，但是也为以后的学医行医打下了较为坚实的基础。

本校两名伤寒论专业研究生导师，徐国仟先生的“博”，李克绍先生的“精”，都让我受益匪浅。他们刻苦治学的精神更是让我感动。徐老一生清苦，家里没有电视（古稀之年因师母来济南照顾生活才买了十七英寸的黑白电视机），没有冰箱，甚至连沙发也没有，孜孜以求的唯有学术。三年的读研期间，平均每周要到老师家二三次，我请教过无数的疑难问题，回忆起来，竟然没有一个问题难倒老师，他的博学让我感到深深的震憾。李克绍先生每晚看完新闻联播和天气预报马上起身回到书房读书，我曾经调皮地问他为什么只看新闻联播和天气预报而不看其他电视节目？他很认真地回答：“要关心国家大事，要关注天人相应，其他的不感兴趣。”我很有幸，遇见了这样两位治学严谨、学问精深的伤寒大家，成为我求学之路的指路明灯。两位恩师，永志不忘。

回忆学医之难，常常感叹：治学难，治疗伤寒学尤其难。初入伤寒之门，面对历史悠久是伤寒学说，面对浩如烟海的注家书籍，面对众说纷纭的争论观点，面对纠缠不清的疑难问题，我只能拼命地学，死命地背，做笔记数十本，录卡片近万张，在导师的指导下，逐渐打开了思维的窗户，分析问题和解决问题的能力得到增强，由无所适从，到有分析，有类别，有论证，有观点。读研的第二年，我即在《山东中医学院学报》发表了首篇论文《内经气味论本义》，随后在《辽宁中医杂志》发表《运用经方，贵在变通——读〈经方实验录〉后》一文。读研第三年因为连续在当时唯一的国家级期刊《中医杂志》发表《浅谈伤寒论平脉辨证的几个问题》等数篇论文，被《中医杂志》编辑部聘为论文评审人，成为当时国家级刊物最年轻的，资历最浅的评审专家。这些点滴的成绩可以说是用“搏命”换来的。记得为了完成毕业论文《伤寒论脉象特点之探讨》，除了研读《伤寒论》以及注家大量的关于脉象的论述，还要阅读专门的脉学著作。当时我校线装珍本书库中有六十四本脉学著作，我每天坐在书库逐本阅读并做详细的读书笔记，读了六十二本，发现遗失了两本。由于两校刚刚分家珍本书库尚未整理，灰尘较多，加之闷热，常常汗流浃背，每次从书库出来都是“花脸”状态。当时的图书管理员陈其迈老师给予了极大的便利，现在想来仍然心存感激。毕业论文答辩时，北京中医药大学刘渡舟教授和南京中医药大学陈亦人教授给予了我很高的评价，该论文被评为优秀论文，并发表于本校校报。

在两位老师的指导下，在学报编辑部丛林老师的支持下，我在《山东中医学院学报》开设“伤寒思辨录”专栏，连续发表研究《伤寒论》的心得体会以及针对疑难争论问题的观点，后来将数年来研究成果积累成册，1995年出版了我的第一本专著——《伤寒思辨录》。又经过几十年的研究，陆陆续续撰写出版四部《伤寒论》研究专著：《伤寒释疑》《伤寒论疑难问题解析》《姜建国伤寒论讲稿》《姜建国伤寒一得》。晚年提出“六经复杂性辨证论治思维”的新理论，对六经辨证及中医的辨证论治概念进行了全新的界定，揭示了《伤寒论》六经辨证的本质和中医学辨证论治的精髓所在。

行　医

本科入学时，班上有数位同学是赤脚医生出身，他们已经有了行医看病的能力和经历，而我却是一张白纸。1978年我毕业分配到邹县两下店医院工作，一个月后接到研究生录取通知书即回到母校读研。研究生毕业留校从事《伤寒论》教学工作，深知自己缺乏临床的培训和修炼。不会临床，哪能教学，尤其是《伤寒论》的教学。所以81年一毕业，我就要求到附属医院从事内科临床工作一年，待回到伤寒教研室，适逢学校规定学生临床实习要有带教老师，我又主动申请带79级学生到淄博中医院工作半年。为了充实自己的临床经验，我常年坚持在“中医药大学门诊部”（后改为中鲁医院）看诊，并多年跟随李克绍先生诊病，耳濡目染，获益良多。先生以善治疑难怪证著称，其灵活的辨证思维，不拘一格的处方用药，常常让我惊叹。受老师的影响，我临床也喜用六经辨证思维和经方治疗疑难杂症，但是对于“经方”问题，经过多年的临床实践，我有两个观点：其一，运用经方必须灵活加减，所谓不动一药一量者，不可取。原因很简单，疾病不会按照方药长。但无论如何加减，经方的配伍原则不可舍弃。譬如小柴胡汤，有人用其退热，去掉人参大枣，恐其甘温助热，就不可取。这是没有理解少阳病的病机特点和小柴胡汤配伍真谛的缘故。其二，我反对所谓的“方证相应”，尤其反对将其视为六经辨证的精髓。我始终认为六经辨证，乃至中医辨证论治的精髓是“方机相应”，亦即方药与病机相应。

因为始终在门诊从事临床工作，没有医院分科的约束，所以我内、外、妇、儿科各种疑难杂症都看，但是有三个重点，即肝胆脾胃病，不孕不育证及癌症。下面主要介绍前面两个病症的辨治体会。

一、肝胆脾胃病

现在的脾胃病，病机十分复杂，远不是教科书所能概括的。我常用经方半夏泻心汤治疗脾胃病，但不是僵化教条的运用。用半夏泻心汤结合个人经验创立了“乾坤方”。取名“乾坤”者，一为脾胃属后天之本，主持人身之乾坤；二为脾胃属中焦枢机，主持气机之升降。乾坤方组成配伍思路：用公英之平和替代黄芩之苦寒，但原方芩连与姜夏辛开苦降、泻心消痞的主旨仍在；用茯苓与白术替代人参大枣，既可健脾燥湿，又能防止参枣之壅补；尽管原方辛开苦降，有泻心消痞之功，但缺乏对症的理气消痞药，这是本方的一个缺陷，为了使方药配伍更为合理，临床疗效更为突出，加陈皮、枳壳、木香、厚朴四味药。乾坤全方如下：半夏、干姜、黄连、公英、茯苓、炒白术、陈皮、炒枳壳、木香、厚朴、炙甘草。本方配伍还有一个思路，就是参照融合另一治疗脾胃病的经方——黄连汤。黄连汤主治胃热脾寒证，与半夏泻心汤仅一味药之差，将两方的思路合一，经方也要进行改进，以适应当代的脾胃病。我们现在之所以连一个常见病“胃炎”都处治不好，根本原因是辨证思路太单一了，亦即惯性思维，线性思维太严重了。随着社会的发展，吃出来的病越来越多，体质性慢性疾病越来越多，看似简单的“胃炎”，其病机并不简单，常常是寒热错杂，虚实夹杂，这正是半夏泻心汤和黄连汤此类方药的适应证。看看张仲景在《伤寒论》中是如何论述寒热错杂证的辨证论治的：有胃热脾寒的黄连汤证，胸热脾寒的栀子干姜汤证，胆热脾寒的柴胡桂枝干姜汤证，肺热脾寒的麻黄升麻汤证，肝热脾寒的乌梅丸证等等。仲景展示这么多的寒热错杂证，无非在提示我们：辨证思维必须复杂，处方用药必须灵活。所以经方要加减，经方要活用。做到这一点并不容易，必须解放思想。打破传统，勇于创新。李克绍先生曾经讲过：“不要迷信老师，不要迷信教材，不要迷信注家，甚至不用迷信张仲景。”他的意思不是让你怀疑一切，但必须学会怀疑，否则你不会成为一位有“悟性”的中医。

肝胆疾病是我临床研究的另一重点，尤其是慢性乙型肝炎。关于乙肝的中医辨证论治，我主要研究了三个问题：一是解决无证可辨。中医讲究“司外而出揣内”，即通过望闻问切四诊，收集外面的症状体征，进行系统的分析归纳，找出疾病的病机所在，然后根据病机处方用药。但是慢性乙肝发病，临床表现极其轻微隐晦，这样使得中医辨证处于老虎吃天无处下嘴的局面，亦即无证可辨，这无疑是现代医学给我们中医提出的新课题。我指导研究生做了专门的研究，提出重视舌诊脉诊，参考西医检查的诊疗思路，为中医治疗乙肝指出了一条辨证方法。二是提出四段疗法。这是结合乙肝诊治特点和中医“治未病”的理论提出的新疗法。第一段防病于先，针对乙肝大小三阳，防止乙肝暴发，用经验方“将军丸”；第二段急则治标，针对乙肝急性发作，迅速控制病情，以免肝脏严重损害，用经验方“将军汤”；第三段缓则小治，针对乙肝病情缓解，肝功指标接近正常，将军汤丸交替服用；第四段预防复发，针对乙肝临床治愈，肝功基本恢复正常，仍用经验方“将军丸”。乙肝四段疗法中，第一和第四段最为重要，因为体现了中医“治未病”的思想。第三段缓则小治，是遵循中医“汤者荡也，丸者缓也”的原则，以及仲景病重病急大治，病缓病轻小治的旨意，例如《伤寒论》大小青龙汤，大小陷胸汤，大小柴胡汤，均是如此。

三是创立将军系列。根据仲景治疗黄疸的论述，参考个人治疗乙肝的经验，创立“将军”系列方药，取名“将军”，寓肝为将军之官之意。将军1号方主治慢性活动性肝炎，将军2号方主治脂肪肝，将军3号方主治肝硬化。其中，将军1号方又有“汤”与“丸”两种剂型，“汤”剂主在荡邪，“丸”剂主在防复。将军汤的配伍组成思路如下：《伤寒论》治疗黄疸有茵陈蒿汤，麻黄连翘赤小豆汤及栀子柏皮汤，其中茵陈蒿汤最为后世医家所重视和常用，方中茵陈清热退黄为主药，栀子清热利湿从前阴退黄，大黄清热通便从后阴退黄，体现了前后分消湿热的旨意。而大黄还具有活血化瘀的功能，因为仲景将黄疸病机视为“瘀热在里”，而且这一点与肝为血脏的特点十分切合。遵照仲景的旨意，我将茵陈蒿汤的清热利湿活血化瘀和四逆散的疏肝理气活血通络相结合，组成了将军汤：茵陈、虎杖、田基黄，清热利湿，用虎杖替代栀子，因为栀子过于苦寒；柴胡、郁金，疏肝理气，用郁金替代枳实，因为郁金更善于疏肝理血；用丹参、白芍替代大黄活血化瘀，因为大黄过于苦寒，丹参白芍还能滋补肝血；仲景治黄与治疗乙肝有所区别，因为乙肝往往具有肝虚的因素，所以加枸杞子、黄芪、灵芝、五味子、炙甘草，养肝扶正。如此组成了清热利湿，疏肝理气，补血活血，养肝扶正的将军方。临床证实疗效较为理想，但是运用中必须根据具体病情和证型灵活加减。

二、不孕不育症

介入不孕不育证的辨治，完全是巧合。我校第二附属医院生殖科孙伟教授，常年从事西医的人工辅助生殖技术工作，是山东省这方面的著名专家。她几次邀请我参与门诊，以求中西医并举，2012年退休后，我以会诊的形式每周一次到生殖中心看诊。数年以来，在阅读大量中医有关生育的书籍和资料的基础上，在粗浅了解西医有关生殖技术的特点和缺陷的基础上，运用中医理论辨证论治处方用药，取得了较好的临床疗效。我现在虽然不到附院看诊了，但是我的诊室中不孕不育患者竟然占三分之一之多，我常常自嘲：一不小心成了妇科专家。

中医关于生育的理论和经验以及历代医家留下的方药十分丰富，我认为“肾”和“血”尤为重要。在肾方面，以肾虚和宫寒为主；在血方面，以血虚和血瘀为主。我创立的治疗不孕症基本方——毓麟方，就是以补肾养血为原则。补肾分阴阳，临床以肾阳虚宫寒多见，因此毓麟方以补肾阳为主。但是应该遵循张景岳“善补阳者必于阴中求阳”的理论，所以毓麟方配伍由三个部分组成：温补补肾阳的紫石英、紫河车、菟丝子、巴戟天、鹿角霜、仙灵脾、仙茅；阴中求阳的枸杞子、桑葚子、覆盆子；养血活血的熟地黄、当归、炒白芍、川芎、醋香附。其实，方中包含了二仙汤和四物汤。临床要随症加减：宫寒较重者，加肉桂、小茴香；气虚较重者，加炙黄芪、党参；血瘀经少者，加桃仁、红花；肝郁焦虑者，加柴胡、郁金；大便秘结者，加肉苁蓉、火麻仁；大便稀溏者，加炒山药、补骨脂。根据病情轻重，一般需要调治二三个月。

多囊卵巢综合征导致的不孕症占较大比例，对此我进行了专门的研究，认为中医病机属于肾虚血热，痰瘀相结。临床辨“证”有五个要点，即闭经、多毛、痤疮、肥胖、乳小。只要具备前面三症，即可推测为多囊，或者是多囊体质，当然还要结合西医检查确诊。针对多囊的发病特点，我创立了“毓麟4号方”。现在青春发育期的女孩子，具有多囊体质的较多，如果不提前进行干预，将来有发展成不孕症的严重后果。体质的调理需要较长的疗程，女孩子长时间服用汤药又不现实，于是我运用“治未病”的理论，将毓麟4号方改成胶囊剂型。又针对痤疮，加减改良为水丸剂型，取名“妙灵丸”，寓“妙龄”少女之意，临床深受患者的认可和欢迎。经过多年的临床研究和用药经验，创立毓麟系列方，1号方主治宫寒不孕症，2号方主治宫热不孕证，3号方主治胚胎停育，4号方主治多囊卵巢。

虽然不属于妇科专家，但是我多年的不孕不育症看诊经历，积累了一定的经验，也有了较大的影响，曾十余次被省内外西医的不孕不育学术会议邀请讲座，为弘扬中医学在生殖医学领域的特色和优势尽了本分。

虽然已经退休，但国家培养多年，一份责任还在，应该继续为中医事业发挥余热，为社会贡献绵薄之力。现在我还担任国家老中医药专家学术经验指导老师，在青岛海慈医院设立名医工作室，承担经典讲座和带徒工作，所以每周仍然坚持六个半天的出诊，每年有二十余次省内外的学术讲座，为培养年轻一代尽到一名老中医的责任，所谓“老骥伏枥，志在千里”。

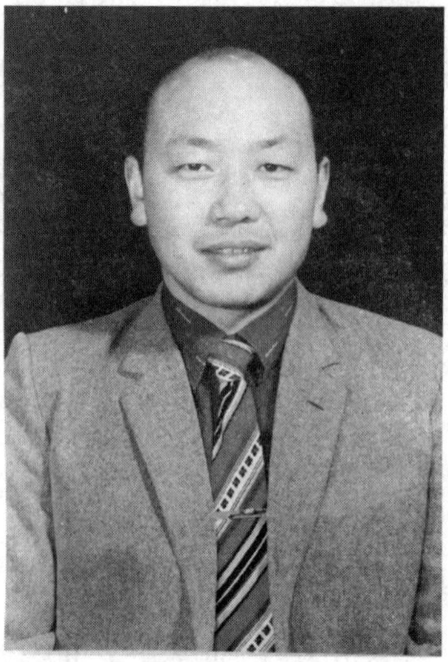

医德医术恩泽天下

山东中医学院副院长，临床医学家

蔡绪江

医家简介

蔡绪江，男，1954 年 5 月出生，1973 年考入山东医学院，毕业后留校任教，在附院任住院医师。1978 年考入山东中医学院，从师于国内外著名的中医学伤寒杂病大家李克绍教授，深得其真传。1981 年获医学硕士学位后留校任教，并在附院内科、急症科工作。1985 年任山东中医学院副院长。1993 年辞去公职。在泰国开办了中医医疗研究院，归隐故里后，开办了“兖州区绪江诊所”。

曾在山东两所高等医学院校及附院受过严格的正规训练，熟练地掌握了中西医两套理论及技能，参编了十几部著作，发表了数十篇论文，研制成功了十余种药品、保健品，荣获国际银奖 1 项、国家金奖 4 项，诊治了近百万名患者，尤其擅长于诊治危急重症、癌症、疑难杂症。本人被载入《世界名医大辞典》，中国香港《大公报》《新民晚报》，中国台湾《现代时事》，泰国《中华日报》，以及《人民日报》《大众日报》《参考消息》《妇女日报》等国内外刊物分别予以报道。

博学参省　掌上千秋史

1973 年，上帝施予了我一次偏爱，我考入了山东医学院。作为从兖州来的农民学生，我深知广大农村缺医少药，亟需医疗人才。经过在校期间的苦读，掌握了人体解剖、生理、生化、病理、药理、诊断及内、外、妇、儿科等基础理论及临床基本技能。毕业后留校任临床教师，在附院工作期间，我曾参加了省医疗队，深入到聊城莘县董杜庄大队，在培养近一百名乡村医生的同时，每日接诊二百多名患者，从黎明忙到深夜，恨不得把所学的知识全部奉献给他们。在一年半的时间里，我诊治了十万多名患者，其结果是对诊治常见病、多发病游刃有余，而诊治疑难病症的功力不足，多么渴望再有一次深造的机会。

1978 年，是我国高等教育史上重大变革的一年，也是我国面向全国招收研究生的第一年，深感“内功不足”的我当然不肯放弃这一千载难逢的机会。当报考申请呈送给山东中医学院教革部主任时，他说：“你从事临床工作不满 3 年，不能报考内科，只能报考内经专业。”本科期间，我仅学到了该专业很少一部分的内容，要在短短的一个月里，利用业余时间攻下它，谈何容易？但事已至此，无它路可走，只得“改行”。经过初试、复试两道关口，我终被山东中医学院录取为内经专业研究生，随著名中医专家张珍玉教授进行研究。当首届 17 名研究生入学时，我又被校领导调至伤寒论专业，从师于伤寒杂病大家、全国著名老中医李克绍教授。

在攻读医学硕士学位期间，我查阅了古今中外《伤寒论》有关书刊近百部，记录了 1 万多张卡片，写下了 10 万余字的心得体会，将《伤寒论》倒背如流。李老毫不保留地为我解惑释难，并将自己四十多年运用经方治病的临床经验传授给我。经过 3 年孜孜不倦的学习研究，终于在 1981 年以优异成绩，顺利通过了毕业论文答辩，获得了医学硕士学位，并留校任教。

1982 年，我欲报考南京中医学院附院张泽生教授的内科博士研究生，系主任以“人才不能外流”为由，不予批准。从此打消了我报考博士的念头，只得脚踏实地在学院任教，去教学医院带教，在附院从事内科急症工作。

在山东两所高等院校及附院工作期间，系统地讲授过《中医基础学》《中医诊断学》《中药学》《方剂学》《伤寒论》《中医内科学》《内科急症十讲》《妇科学》《儿科学》。发表了《尿毒症治验》《急性胰腺炎并发休克》《重视经方的剂量》等十几篇论文，主编了《中医药考试辅导指南》，参与组织编写了华东地区中医学院 17 门系列教材，阅读了几百部中西医有关书籍。先后拜访了近百名国内外著名医学家。向周凤梧老师请教中药毒药的临床应用，向周次清老师请教心血管病的处方用药，向北京中医学院的刘渡舟教授、南京中医学院的陈亦人教授请教经方治疗疑难病的经验。

术业有专攻，全在有心人。记得在山医附院心血管病房实习时，阮景纯教授带教我们八个实习生及十几位地市级的进修医生。当阮老师为一患者听诊时，他告诉我们：“这是一位第四心音的患者。”查完房后，我和同学们反复地听，就是只能听到两个心音，我们去请教进修医生，他们也说，就是两个心音，哪有第四心音。当我推上患者，请高德恩老师做心音图后，我大吃一惊：竟然是第四心音之图。回到病房，我马上向阮老师请教如何听诊第四心音，又到医学院图书馆借阅心脏听诊有关书籍，并去诊断教研室借听心脏听诊的录音磁带，再回到病房反复听诊第四心音的患者，终于学到了这一听诊独技。直至今日，令我受益匪浅。有许多贫穷的患者，做不起昂贵的心脏检查，就凭听诊及中医的四诊就可做出明确的诊断及治疗，也规避了医疗中的许多风险。直至今日，我仍把听诊当作是中医四诊的延伸，即五诊。

在附院内科急症室工作时，有一位 60 岁的女性患者，咳嗽、咳痰一年多，有时憋得喘不上气来，还经常出现短暂性的呼吸暂停。阅读病历及检查结果，均未发现异常，但仔细听诊时，右肺下野有 2 厘米范围的湿性啰音区，按肺炎治疗 15 天，患者康复出院。

临床上有许多身体皮肤、肌肉热得受不了，但测试体温正常的患者，若不掌握“甘温除大热”之法，是无法治愈的，此法源于金・李东垣之升阳散火汤：“治男子妇人四肢发困热，肌热，筋骨间热，表热如火燎于肌肤，扪之烙手。夫四肢属脾，脾者土也，热伏地中。此病多因血虚而得之也，又有胃虚过食冷物，郁遏阳气于脾土之中，并宜服之。”反复揣摩此文，终得省悟。脾主运化水谷水湿，主肌肉四肢，脾以升为健，喜热恶寒，脾与胃相表里。若脾气虚弱，运化失能，水湿蕴结，久而化热，热极化火，火热之邪循窍而出，有的循于上部五窍，有的循在下部两窍，有的循于皮肤之孔窍。明此机制，用对方药，必可豁然。

2014年5月1日，曾治一患者李某，女，42岁。身体瘦弱，步行困难，类风湿性关节炎20余年，各关节已严重变形而屈伸不能；乙肝大三阳10余年，肝功及HBV-DNA重度异常；牛皮癣10年，全身泛发，皮损严重，有的白屑层层叠加如海蛎子状，有的出血裂口；右侧乳腺癌4个月，已溃烂流出血水，右腋下淋巴结如鸡蛋大小；全身关节剧痛，乳房胀痛，肝区疼痛，纳呆，口干，口鼻窜烟，耳朵痒甚，大便日十余次，稀黏，便前腹痛，泻后痛减，下肢冰凉，身泛臭味，惨不忍睹。省市多家医院均拒绝收住，患者痛不欲生，无奈之下，找我诊治。用她的话说：“最后一站，碰碰运气。”面对这三大顽症、一大绝症集一身的患者，该从何处下手治疗呢？诊其脉双关浮大无力，右大于左，余皆沉细，舌体瘦小，舌尖有瘀点，舌边有多处瘀斑，舌质鲜红无苔。综观此病，当属肝气虚弱，中气不足，风寒湿热火毒瘀阻，遂用乌梅丸及补中益气汤，加服抗癌丹。服药一月，患者乳房已不流血水，溃口已收敛，大便正常，腋下淋巴结缩小一半。效不更方，又用药一个月，腋下淋巴结消失，乳腺肿块消了三分之一，肝功正常。更方为乌梅丸合桃核承气汤、下瘀血汤，仍口服抗癌丹，又服药两个月，乳癌包块消失，各关节基本不痛，至今仍能健康的工作生活。事后，一些后起之秀问我：“老师，您当时是如何辨证用药的？”我是这样回答的：“《难经》七十七难曰：‘所谓治未病者，见肝之病，则知肝当传之于脾，故先实其脾气，无令受肝之邪，故曰治未病焉。’医圣张仲景据此提出用药法则：‘夫肝之病，补用酸，助用焦苦，益用甘味之药调之，肝虚则用此法，实则不在用之。’又开出乌梅丸之方，至此理、法、方、药一线相贯，实乃千古绝唱！今日我借而用之，其疗效之高，也是始料未及的。”

龙雷之火，古今书籍，多有记载。考龙雷之理，独详《周易》。医易相通，理无二致。肾应北方壬癸，于卦为坎☵，于象为龙。肝应东方甲乙，于卦为震☳，于象为雷。二者皆有一阳二阴，肾之阳，为命门火，相火，出则为龙火；肝之阳，亦为相火，出则为雷火；两者之阳在生理状态下统称为相火，在病理情况下则成为龙雷之火。古人认为，龙是一种善变的灵异之物，能潜游于水中，飞翔于天空，行走于地面，无处不在，无所不能，变化莫测，生生不息，以喻充满于天地之间的灵能。龙为阳物，其性难驯，喜水温养，随阳升伏，见于季春，伏于季秋。春分至秋分，自然界阳气升浮于地上，地下寒凉，阴水不足，龙失温水涵养，易随阳气腾越，此为水浅不养龙。秋分至春分，自然界阳气潜藏于地下，地下温暖，水分充足，龙得温水涵养，潜伏生息，此谓龙归大海。雷藏泽中，雷起而风火随之。至于春升，龙不现则雷无声；及其秋降，雷未收则龙不藏。但使龙归海底必无迅发之雷；但使雷藏泽中，必无飞腾之龙。雷动未有无风者，雷静而风亦静矣。古人借此喻其病机，常以“龙雷之火”或“风火上煽”并称。生理上，肝阳源于肾阳，雷火依附于龙火，雷木需癸水之涵养。人身肾中不寒，水又充足，则龙雷下安。唯其下寒之甚，又肾水不足时，龙雷无法潜藏，成为龙雷之火，就会风火上煽，冲激焰腾，卦成噬嗑卦䷔，离上震下。震动于地而雷出，离丽于天而电生，正所谓电闪雷鸣、烈焰冲天。证之临床，患者突发头痛、牙痛、面神经痉挛、三叉神经痛、头晕、耳鸣、突发性耳聋、脑鸣等阵发性剧烈之症。综观张仲景之八味丸，朱丹溪的滋肾丸及大补阴丸，陈士铎的引火汤，费伯雄的潜龙汤，无不用大剂熟地壮水之主以制阳光，少量肉桂益火之源以消阴翳。至于用龟板者，古有豢龙御龙之法，虽失传已久，然其大要不外乎制龙者龟也。曾治一患者，女，50 岁，每晚左侧牙痛发作，面颊肿甚，疼痛剧烈，哭叫不止，真是“疼起来要命”。病史一年，多方求治，均无疗效。诊其脉，右尺浮大，左寸略浮，余皆沉细，舌淡红无苔，膝盖以下冰冷，此系肾阳虚衰，肾水不足，阳失温煦，阴不涵养，龙雷之火，奔腾而起；至于夜分，尤肾水主事，不能养火，而火自游行上，攻冲牙根，而齿牙非藏火之地，于是焚烧于面颊。方用引火汤合大补阴丸六剂而愈。该方中熟地必须用至 60 克以上方能见效，如此大量可使一部分人腹痛腹泻，便下如水，这和炮制有关。古人炮制熟地，须九蒸九晒，今医药分家后，各大供药单位，至多能蒸晒两次，补救之法加入骨碎补或补骨脂9克，则可高枕无忧。

善于用毒　胸中百万兵

“毒药”有广义和狭义之分。《周礼·天官记》载：“聚毒药以供医事。”《内经·汤液醪醴论》载：“古今之世，必齐毒药攻其中。”此为广义之毒，即“毒药”是一切中药的总称，《诸病源候论》载：“凡药物之有毒乃大毒者，皆能变乱，于人为害，亦能杀人。”《本草纲目》载：“乌附毒药，非危不用。”此为狭义之毒，即指有毒副作用，可致中毒甚至死亡的中药。

癞蛤蟆　在泰国行医时，我欲用它治疗癌症。对其毒性不甚了解，怎么办？以身尝试吧。先用一只癞蛤蟆煮鸡蛋吃，然后过渡到吃其肉，其肉味和苦瓜差不多，加点佐料，亦可入口。当我一天吃了3只大癞蛤蟆时，不但没有中毒反应，反而力气倍增。随即应用于临床各种癌瘤，除内服外，并可用其皮贴敷肿大之淋巴结或剧痛之处，只要不过敏，就可放胆应用。干蟾皮治疗癌症，腥臭之味，令患者无法下咽，甚至引起呕吐，纳呆等不良反应，对此我另辟蹊径。让患者将活的癞蛤蟆挖出内脏后，先煮鸡蛋，再用其汤煎煮其他药物，不仅提高了疗效，也消除了一些不良反应。

马钱子　苦，寒，有大毒。李时珍说的“彼人言治一百二十种病”即可内服治疗各种关节炎、瘫痪、肢体痿软以及内脏下垂等病症，又能外敷治疗面神经炎。内服用制马钱子粉装入0.5克空心胶囊，晚上睡前服用一粒，若忘了服用，第二天也不能补上，仍然服用一粒。若超过3粒，患者则有头晕，超过5粒，眩晕加重难以站立。故一粒是安全有效的，千万不要盲目加量。兖州曾有一诊所大剂量用马钱子煎煮液，外蒸及浸泡，致一患者士的宁中毒死亡。切慎用之。

斑蝥　辛热，有大毒。治疗食道癌时，用其一只置入鸡蛋内，蒸熟后去掉斑蝥再吃鸡蛋，若无副作用，再入煎剂，此时应配伍一些止血药，以防其尿血。一旦有血尿即应停用。在治疗神经性脱发时，应配伍人参、当归、香附等中药，制成酒精剂，先在皮肤上擦拭，若无过敏反应即可应用。若皮肤有水疱者，几天就会痊愈，不遗留疤痕。

鸦胆子 味极苦，性寒，有毒。中毒可表现为恶心、呕吐、腹痛。过敏者可呼吸困难，甚至昏睡、昏迷、短暂性心律失常。张锡纯言：“鸦胆子，为凉血解毒之要药，善治热性赤痢，二便因热下血，最能清血分之热及肠中热，防腐生肌，诚有奇效。治梅毒及花柳毒淋皆有效验，捣烂醋调敷疔毒，效验异常，洵良药也。”我将 10 粒鸦胆子装入胶囊，每晚服用 3 个胶囊治疗淋病、肺癌、肠癌及痤疮，未见明显的毒副作用。

露蜂房 甘，平，有小毒。首载于《神农本草经》，历经两千多年，可算作历史悠久的药物了。我将其炒而存性，对急性乳腺炎、流行性腮腺炎、咳喘、遗尿、阳痿、牙痛及癌肿包块有效。成人量 6 克。亦可制成粉剂或酒剂。

雷公藤 苦，辛，凉，有大毒。在我接诊的系统性红斑性狼疮、类风湿性关节炎、混合性结缔组织病、银屑病以及肝肾疾患中，发现许多患者的处方中均有雷公藤。此药初服有效，长期服用毒副作用大。对胃肠道刺激可引起恶心、呕吐、纳呆、腹泻、便血或大便失禁，对生殖系损害可使闭经，精子生成不良或死精或阳痿。鉴于此，我用该药，内服入汤剂 9 克，一般不超过 15 克，时间以一周为限；停药一周，患者无不适感，可再服一周，若毒副作用大则立即停药。对育龄期的患者，尽量不用此药。必须用时，可取 30 克煎煮后浸泡手脚。

蜈蚣 辛，温，有毒。为厥阴肝经专药，功能熄风镇痉，攻毒散结，通经止痛，开瘀去恶血。治疗一般咳喘、肝、肾炎症时用 3 条。对抽搐类疾病用 6 条，降压用 8 条，治疗癌痛，一般用 10 条。甚者可用 20 条。我每年用此药上万条，未见有毒副作用，可放胆用之。

黄药子 在治疗各种癌瘤、囊肿时，可用12克加入复方中，以10天为限，停用 10 天后可再服，最好配伍当归、五味子以防肝脏中毒。

巴豆 辛，热，有大毒。治疗面瘫时，可配伍马钱子、皂角，贴于患侧手心。治疗术后腹胀时，可用 15 克雾化吸入，可收奇效。

雄黄 辛，苦，温，有大毒。1972年，我在农村当公社棉花技术员时，两条腿起了几块大约3厘米的红色斑块，痒、肿、痛。供销社的魏国昌主任给了我一块雄黄，研粉后用酒调成糊状，涂于患处，3日内痊愈。可知它能治疗无名肿毒斑疹。内服该药，治疗急性白血病之白细胞升高时疗效明显。日用量0.8克为宜，当白细胞降至10.0×10^9/L以下时，即要停用。

细辛 辛，温，有小毒，香窜通窍，无处不到，外散风寒，内蠲痰饮，上散头风，下通肾气。能治疗咳、喘、痰饮、头痛、牙痛、鼻炎、关节痛等几十种疾病，内服入汤药9克起效，20克疗效显著。宋·陈承曾在《本草别说》中云："细辛若单用末，不可过半钱，多则气闭塞不通则死，虽死无伤可验。"又说："平凉狱中尝治此故不可不记。"，"非本有毒，但以不识多寡之用，固以有此云云。"现各药房、药店，拘此之说，过钱者不给发药。考《伤寒杂病论》中用细辛17方，多用三两，少则一两；清代陈士铎《石室秘录·完治法》治疗头痛曾用细辛五钱或一两。近人张锡纯《医学衷中参西录》中提出"细辛二钱非不可用"；《北方医话》载金梦贤治疗冻疮用50克；《中医杂志》载刘文汉、冯恒善治类风湿性关节炎用30~160克；均突破了细辛不过钱的限制。

密陀僧 咸，辛，凉，有小毒。我学张珍玉教授治疗鹅掌风之法，密陀僧3克、冰片0.3克、核桃仁15个，共捣为泥，贮瓶备用，取少许涂擦患处，1~2周治愈。推而广之，可治疗酒糟鼻、痤疮、手足癣等病症，疗效确切。

大承气汤 由大黄、芒硝、枳实、厚朴组成，可峻下热结。1978年7月22日，曾接诊一患者刘某，女，80岁，当地公社医院诊为"肠癌"。12天滴水未进，嗜睡，呼之不应，处于弥留之际，出院回家准备后事。诊其脉沉实有力，左下腹部可触及大小不等的包块（粪团），心跳呼吸尚可，此为阳明腑实证，予大承气汤一剂，服后40分钟，肠内有鸣叫声，6小时后排出半痰盂大便（先是颗粒状，后是黑色水），随后睁开眼，喝了一小碗米粥，第三天能下床，活至86岁，因心肌梗死而终。

十枣汤 由芫花、甘遂、大戟、大枣组成。我常用于恶性肿瘤所致胸水、腹水。药取炮制品，等量粉末，取1克，用10枚大枣，另加15克人参。先煎人参大枣，用其药汁送服粉末。时间选在早晨6点，2小时内禁止服用一切水及食品。4~6小时后，可排出水样大便3~6次。若排大便次数少，下次将大枣减至5枚；若大便次数超过6次，可将大枣加至15枚。3至5日用药一次。对于重度肝硬化所致腹水者，为防止其刺激胃肠道而易上消化道出血，可改用3倍量之药粉加等量甘草粉调成糊状，外敷脐部，亦可取得理想的效果。

麻黄汤 由麻黄、桂枝、杏仁、甘草四位药物组成，外感风寒之发热，临床较为常见，尤其是小儿，体温可直线上升，甚至引起抽搐惊厥。初发时，多为风寒表实之高热，麻黄汤实当今出汗退热第一方。麻黄、桂枝均可取用30克，炒杏仁12克，炙甘草6克，水煎服。绝大多数患者服药后半小时至一小时，汗出热退，遂即停服。小儿应减量频服，两小时喂药一次，汗出热退后停服。此方源于《伤寒论》，千余年来，历代医家，无不推崇备至。但当今临床，用之甚少。有人认为，脉浮数为风热，应禁用麻黄汤；有人认为，麻黄汤势如猛虎蛇蝎，用之祸不旋踵，银翘散用之稳妥；有人怕担风险，直接将患者推给西医用激素退热。考《伤寒论》35条："太阳病，头痛，发热，身疼，腰痛，骨节疼痛，恶风，无汗而喘者，麻黄汤主之。"而52条"脉浮而数者，可发汗，宜麻黄汤。"可见仲景之论，并无此禁忌，今人却偏为分疆划界，岂不怪哉！但就退热而言，别说是银翘散，就是后世其他治外感之方，均无法与麻黄汤相比。现代医学证实，体温升高1℃，心率就相应增加10次，体温若升至39℃以上，心率岂有不快之理？《素问·生气通天论》言："体若燔炭，汗出而散。"此为治疗外感风寒之高热的用药法则。我已用此方治疗数百例外感高热证属风寒表实之患者，确实是半剂或一剂麻黄汤即可汗出热退，体温不再回升，不像激素那样，汗出热退，退而再升。

45年临床生涯，诊治患者近百万，用药近千种，未出现医疗差错事故，这由于我对每一味中药的气味、归经、功效、毒副作用及药量煎服方法均做过深入的研究。如石膏辛甘大寒，凉而能散，即可外解肌肤之热，又能内泻肺胃之火，煅则生肌敛疮，过之洞泄寒中。大黄苦寒沉降，力猛善走，即入气分，又入血分。入气分可通便泄热，利尿退黄；入血分能活血化瘀；伍咸寒之芒硝则软坚润燥；伍枳实、厚朴可行气推导；伍生地、麦冬、元参可滋水行舟；伍芩连沸水浸汁可泄热消痞；伍虫类药可活血化瘀。麻黄辛温微苦，轻扬宣泄，辛散温通苦泄之性，可外达皮毛开窍，上达肺系止咳平喘，内入积痰凝血以通脉；麻黄之功，重在发汗；麻黄之过，“厥逆，筋惕肉瞤”“叉手自冒心”“心下悸欲得按”“脐下悸”；为防止心悸，需伍人参；为避免失眠，尽量在白天服用；为防止引起尿闭，脑血管病患者、前列腺肥大者，均应慎用或禁用。如此这般，方能处方如布阵，用药如用兵。古人云：学会柴胡大黄，走遍天下无双！这对临床医生来说要求太低，应为“学会毒之不毒，方能天下独步”。

茫茫医海　何处能行舟

1985年1月15日，我被任命为山东中医学院副院长，分管医疗、教育、人事等工作，后去学院主持教务工作。在近9年的管理工作中，坚定不移地贯彻执行党和国家的政策法规，始终以医疗、教学为中心，以培养人才为重点，以尽快解除患者病痛为目的，建立健全了校、院的各项规章制度，扩大了规模，改善了条件，组织编写了全国及华东地区中医院校的部分教材，组织申报了博士点、硕士点、重点学科。在1985年全国省级中医院大检查中，赢得了两个单项第一、总分第四的历史上最好的成绩。1993年辞掉公职后，学院党委为我发布了公文“勤劳恳恳，兢兢业业，勇于探索，积极负责，做出来很大成绩，对附院和学校的事业发展做出了应有的贡献”。我虽无“了却君主天下事”之力，但却“赢得生前身后名”。

辞职的消息被披露后，收到了几十封全国各大医院的诚邀函，有的请我去从事医院管理，有的请我去从事心血管内科及急症科工作，军界给我师级待遇，入伍去部队医院，中国台湾的一位老板飞抵济南，高薪聘请我去他们那里工作……我都一一谢绝。

在一位好友的帮助下，开办了“山东东宝医疗保健有限公司”“山东省春之梦保健用品公司”及中医门诊和希望之光抗癌研究院。研制成功并推向市场的有保元茶、尘肺清、春之梦御液、抗癌丹等10多种产品。荣获国际银奖 1 项，国家金奖 4 项。除在济南治病外，又应国家劳动人事部之邀，给全国近百位劳动模范义诊。先后给山东省老红军义诊，给胜利油田老干部义诊。1996 年赴泰国行医三年。1999 年，老母亲病重返回故乡，开办了“兖州区绪江诊所”。从浪迹天涯转向泽被桑梓，终于从茫茫的大海里找到了行舟的灯塔。

诊所虽小，但患者病种颇多，东至威海，西至西藏，南至台湾，北至黑龙江，岂止全国各地，甚至美国的、泰国的、柬埔寨的患者也纷至沓来。除了不能做手术及接生外，其他各科的患者均来诊治。这与我在省级医院从事内科、急症科及心血管科工作迥然不同。许许多多疑难病症及一些稀奇古怪的患者都可看到。用药也不止 300 味，若无 1000 味中药，很难达到临床的需要。用药也打破了“十八反”“十九畏”“细辛不过钱”等种种清规戒律，况且能自己加工炮制及煎药，仔细观察患者用药后的情况，随时调整治疗方案及药物，真正提高了临床疗效。还能将《周易》《奇门遁甲》之术，应用于临床，对探索病因病机，择吉居住，生儿育女等方面，颇有裨益。

中医医案及处方，包含了医生理论基础及文学功底的积淀，临床经验的积累，失治误治的教训，哲学思维的凝结等诸方面，有了它，才能使中医事业薪火相传，医灯续焰。鉴于此，我每天均将接诊的患者做好记录，按年月编排归档、保存。由于患者太多，无法一一进行教科书式的病历书写，只能在闲暇之际，与徒弟们分拆，点评一些典型的医案。

医案举例

医案一

何某，女，42 岁。2013 年 1 月 27 日就诊。

月经近一个月淋漓不断，腰痛，眼睑浮肿，乏力，左寸关脉浮，余脉沉弱，舌质淡苔薄白。

诊断：崩漏（宫血）。

辩证：血热内盛，气血不足。

方药：当归补血汤、乌梅丸、四乌贼骨一芦茹丸加减。

黄芪 30g	当归 30g	三七粉（冲服）9g	乌梅炭 30g
龙葵 15g	川黄连 6g	黄芩 9g	仙鹤草 30g
棕榈炭 12g	乌贼骨 30g	茜草 9g	杜仲炭 12g
木贼炭 15g	升麻炭 15g	桑叶 9g	小蓟 30g
丹皮 9g	贯众炭 15g	炮姜 6g	大枣 12 枚

水煎服 6 服。

2 月 3 日，何某反馈：复至第 3 服时，漏血很少，6 服而愈。

处方点评：

中医治病贵在辨证，且理法方药一线相贯。本例中年女性，肝气已虚，气血不足，内热火盛，迫血妄行，而漏下不止。

方取《黄帝内经·素问》四乌贼骨一芦茹丸及清·傅青主加减当归补血汤、汉·张仲景乌梅丸，药以黄芪为君，当归、乌梅为臣，佐以桑叶、黄芩、木贼、杜仲、小蓟、丹皮，使以棕榈、贯众、大枣等药，尤其用三七止血而不留瘀，炮姜之热以制约连、芩、丹皮等药的寒凉之性，又用杜仲补肾固本，大枣顾护胃气，6 剂服下而诸证痊愈。

此方将先秦、汉、清及近代有效方药融入一体，可谓出神入化。

医案二

杨某，女，75 岁。2013 年 3 月 1 日就诊。

冠心病十余年，济医附院、北京阜外医院诊为频发早搏 4 年（24 小时达 34000~38000 次），乏力，说话大声亦晕，时心绞痛发作，胸闷，大便干，2~3 天 1 次，心率 30 次 / 分，今测 50 次 / 分，频发室早、房早，时头痛，血压 110/60mmHg，恶寒，手颤抖，脉三五不调，舌质红苔薄黄腻，炙甘草汤加减。

生地 60g	炙甘草 20g	桂枝 20g	麦冬 15g
火麻仁 12g	红人参 15g	炙龟板 24g	炒山栀 9g
炮附子 9g	干姜 9g	甘松 9g	川连 6g
桑寄生 30g	黄芪 30g	仙鹤草 30g	熟地 24g

当归 24g　　白术 15g　　陈皮 9g　　升麻 3g

柴胡 3g　　大枣 30 枚

水煎服。

服药一个月，诸症消失。

炙甘草汤乃东汉张仲景治疗“心动悸，脉结代”之方。证之临床，本方对频发室早、房早甚效。应用时应注意以下几点：

（1）生地用量大，不能低于 30g，便秘者可加大量应用 30~120g。便溏者可加补骨脂及黄连，大量生地配以麦冬主滋心阴。

（2）桂枝量要大，用至 20g 为宜，配以等量炙甘草为桂枝甘草汤，温壮心阳。

（3）气弱者配以补中益气汤、贞元饮，以培补先后天之气。

（4）肾阳虚配以炮附子、桑寄生。

（5）方中大枣要用至 30 枚。

医案三

种某，男，77 岁，微山县退休教师，2013 年 6 月 19 日就诊。济医附院、济第一人民医院、省立医院、北京 301 医院、海军总医院诊为：①特发性肺间质纤维化；②肺癌并纵隔淋巴转移；③冠状动脉粥样硬化性心脏病（冠心病）；④右肾囊肿；⑤颅骨、脊柱、手骨、肋骨、肩胛骨骨转移。现发热 30 天，体温 37℃ ~38.6℃，一直不退，恶寒，自汗，“心热”得难受，纳呆，卧床不起，少力，语言謇涩，迷糊，咳鲜血，动则心悸，比去年体重下降了 15 千克，尿频难解，口唇青紫，憋喘，耳聋，饮水发呛，3 日未大便，右锁骨上可及 5 枚花生米大小淋巴结，右关脉独浮，左浮弦，时结，舌质红无苔。

此例患者，老年男性，长期从事教育工作，大量吸入粉笔之尘，长而久之，形成尘肺，后致肺纤维化，终发展为肺癌并广泛转移，此肝肾脾胃诸脏均亏，痰热瘀毒炽盛。先清解热邪，热退消耗减少后再图治癌症。方取小柴胡汤、白虎加人参汤，青蒿鳖甲汤加减。

处方：

柴胡 60g	黄芩 15g	姜半夏 9g	炙甘草 4.5g
红人参 20g	蛤蚧一对	天花粉 30g	生石膏 24g
知母 9g	青蒿 30g	生鳖甲 30g	地骨皮 30g
丹皮 20g	乌梅 15g	焦楂 30g	白英 15g
蛇莓 30g	蜈蚣 10 条	香薷 12g	山萸肉 60g
仙鹤草 30g	生姜 9g	大枣 12 枚	

水煎服 6 服。

服药一服，发热即退。服药 6 服，一直未热，还能坐起，声音洪亮，对答如流，脉舌同上，气阴双补与攻癌并施。

此方系小柴胡汤、白虎加人参汤、青蒿鳖甲汤加味，用此三方者，主退久热，小柴胡汤以往来寒热，或呕而发热为主症；白虎加人参汤以发热汗出口干舌燥为主症；青蒿鳖甲汤以发热伴肿块为的对之方。更取香薷以祛暑；白英、蛇莓、蜈蚣以抗癌；山楂健胃消食，乌梅、山楂、天花粉酸甘化阴；仙鹤草扶助正气，与人参配伍，使气倍增；生鳖甲软坚散结。诸药合用，一剂热退，体温不再回升。

近代西医进入中国后，国人认为中医不能治疗急症，只能治疗慢性病，此例足以证明，中医治疗急症确能效如桴鼓而起死回生。

在城乡接合部或县级城市里开办中医医疗机构，从事真正的中医医疗工作，而不是打着中医的牌子，用西药或中西药合用来治疗疾病，除了根接地气，不忘初心之外，更重要的是，这里才是中医大显身手、获取独家绝技的风水宝地。当然这会被许多人视为“低俗”“不入流”，古代的扁鹊、华佗、孙思邈、李时珍、叶天士等众多医家，都是来自民间，即便是官至湖南长沙太守的张仲景也辞官回南阳老家。他们均没有显赫的头衔，却有精湛的医术；没有诸多束缚，却有自由行医、采药、制药、授徒、学习、酬劳等充分的权利。他们在历史上形成了流派纷呈、人才辈出、各领风骚、世代相传的中医药局面，以及博大精深的中医药文化，尤其是张仲景、孙思邈、李时珍将几十年积累的中医药经验汇编成册，在晚年撰写的《伤寒杂病论》《千金方》《本草纲目》可谓是超越时空、历久弥新。

双手诊脉　指下有雷声

脉诊是我国独创的诊断方法，是中医学的一大发明。1973 年底，长沙马王堆二号汉墓出土的五种医书中，《脉法》首句就有“以脉法明教下”。《史记》明言：“至今天下言脉者，由扁鹊也。”《黄帝内经》载有三种诊脉方法：上、中、下三部九侯法，人迎寸口脉和寸口脉法，并载脉 23 种。《难经》则以“独取寸口”“三部九侯”建立了脉法新规范。晋·王叔和《脉经》论述了应十二经二十四气的 24 种脉。明·李时珍《濒湖脉学》增加了长、短、牢计 27 种脉。明·李中梓《诊宗正眼》中又补入疾脉达 28 种。清·张璐《诊宗三昧》载脉 32 种。元·危亦林《世医得效方》，将病危及特殊情况下的脉象归纳为“十怪脉”：釜沸、鱼翔、弹石、解索、屋漏、虾游、雀啄、偃刀、转豆、麻促。

几千年来，历代医家在长期的医疗实践中，逐步探索出了寸关尺与脏腑的配属及病症的关系，进而发明了诊断疾病的简便方法。《素问·脉要精微论》记载：“尺外以候肾，尺里以候腹。中附上，左外以候肝，内以候膈；右外以候胃，内以候脾。上附上，右外以候肺，内以候胸中；左外以候心，内以候膻中。上竞上者，胸喉中事也；下竞下者，少腹腰股膝胫足中事也……推则外之，内而不外，有心腹积也；推而内之，外而不内，身有热者；推而上之，上而不下，腰足清也。推而下之，下而不上，头项痛也。推之至骨，脉气少者，腰背痛而身有痹也。”张仲景开病、脉、证并治的先河，提出了“观其脉证，知犯何逆，随证治之”，“辨太阳病脉证并治”，“太阳之为病，脉浮，头项强痛而恶寒”，“伤寒脉弦细，头痛发热者属少阳”，“阳明脉大”，“太阳病，脉浮者，可发汗，宜桂枝汤”，“太阳病，发热，脉沉而细者，名曰痉，为难治”。

证之临床，单手诊脉，对单一的脏腑病变或简单的病症，的确简便实用。但临床中，绝大多数的患者为综合性、复杂性疾患。曾经接诊了一位身患 68 种疾病的患者，光向我陈述病情就用了 3 个小时，如此复杂的病证，到底怎样尽快地做出诊断，谁为主要矛盾，先从何处入手？我带着这个问题，查阅了大量的古代的书籍，又经过长期地探索，终于从所悟出的双手诊脉中找到了答案。医道之难，不难于方，而难于脉也。大抵指下不明，每致毫厘千里之误。对于每一种证候，我们都要仔细辨析其出处，但我们所辨证出来的证理，或许并不是真实的病理体现，在临证时，要随时有这种思维及警觉。

1. 可辨外感与内伤

大凡左手脉大于右手脉，多为外感病，反之为内伤病。曾治一位 15 岁的男性患者，咳喘 2 年多，各大医院，中西药物均无寸功。诊其左手脉浮有力且大于右手，予小青龙汤 6 服而愈。有许多发热的患者，当右手脉大于左手时，可考虑系内伤引起，并随证治之。

2. 可知脏腑相关及之主

有许多胃病患者，长期不愈。左关脉大于右关时，应为肝气太过，肝气犯胃，以疏肝和胃为主。右关脉大于左关时，系脾胃虚弱，应健脾和胃，补土以防肝木来乘。两手关脉相等时，应肝胃同治，柴平汤为的对之方。

3. 可明了独处藏奸

有一处脉象独大或沉取不现时，应辨为相应脏腑之病变，要么是该脏腑虚弱严重，要么是该脏腑导致其他脏腑发病，或者是邪气所藏之处。1988 年曾治一男性低热患者，每逢下午即发热，体温 37.5℃左右，已达 30 年。西医以诊断不明，无处用药而不治，中医则出具多种治法而未效。诊其左手尺脉独浮而无力。此为肾水不足，水不制火，相火亢旺，予都气丸加柴胡、白芍、肉桂。煎好汤药，患者在腋下夹着体温表，服下此药液，15 分钟体温即下降，30 分钟体温降至 36.8℃。60 分钟体温降至 36.5℃，又续服两服而豁然。

4. 可测知何邪所致

济南一位高三的女学生，患慢性非特异性溃疡性结肠炎 11 年。每日几十次脓血便，国内各大医院治疗无效，又随父亲赴美国、德国、日本等国家治疗，仍未见寸功，1988 年找我治疗。脉右寸独浮，余脉沉细，舌质淡苔薄白，观其所携之方，有清热活血的，有补脾止泻的 ...... 该孩子虽病了 11 年，但身高体重均在正常人之上，细细思忖后，辩证为：风寒之邪由太阳转入阳明，化热后波及少阴，侵及肠壁，予《伤寒论》所载之葛根汤及桃花汤。煨葛根12g、麻黄6g、桂枝6g、炙甘草6g、炒白芍6g、姜半夏9g、大枣12枚、赤石脂30g（一半入煎，一半兑入药汁中）、干姜3g，另嘱用半茶碗大米入煎。患者的舅舅是名中医，看了一下处方，摇头不语。但该女却坚决试服。服药一服，大便次数减至10次以内；服药两服，大便日5次，脓血便减少；六服药服完，大便日2次，便无脓血。嘱其母亲用山药、藕粉做粥，马齿苋做饼，以善其后。

5. 可预测其何脏患病

为了占有医疗资源，各级医院风行查体，一位高官，1993年底查完体后，找我诊脉。左手寸脉浮大无力，余脉正常。告诉他一定要注意心脏。他随即拿出查体报告，冠脉造影，心脏彩超，心电图，均系正常。一个月后的深夜，他来电答谢，说出访日本在北京上飞机时，突然胸骨后剧痛，周身大汗淋漓，马上服用了夫人硬塞给他的速效救心丸10粒，稍一缓解后，就入住北京301医院，转危为安。2001年春天，一位45岁的慢性乙肝患者，左关脉独大，右关脉略大，均按之无力。我告诉他："肝胃之气已虚弱至极点，要注意保肝护胃。"他说："刚查完体，除大三阳外，肝功、病毒含量均正常。一个月后，突发上消化道大出血而撒手人寰。"

为医者，不但要善于治病，更要善于识病，尤其是在未病的阶段，未成形的阶段，更要下功夫，发现它，截获它。扁鹊望齐侯之色，张仲景为侍中大夫王仲宣提前20年断病，绝非神话故事。只有见微知著，防微杜渐，方能料敌于先，防患于未然。由术入道，道器合一。

从长期的大量临床实践来看，双手诊脉法，可补前贤之未逮，打开中医临床广阔的天地。掌握此法，许多复杂的疑难病症无可遁形，为快速的诊断及恰当的治疗提供了借鉴与依据。阿波罗号登陆月球时，宇航员曾说的那句话——"这一小小的改变不要紧"，中医也许会因此迈进新的纪元，这也可能是解决临床难以解决之病症的最好出路。正是：三指点破阴阳界，双手指下有雷声。

危急重症　飞快如闪电

如何抢救急危重症，是临床医学必须面对的重要课题。面对濒临死亡的患者，若无中西医两套扎实的基础理论、临床技能及成竹在胸的急救方案，就会在顷刻之间，脑子一片空白，眼睁睁地看着患者死于面前。若能在瞬间，大脑飞快运转，随即对病情做出明确的诊断并采取恰当的急救措施，使患者尽快转危为安，才是人生之一大快事、幸事也。

在大学及研究生阶段，我对急危重症进行深入的研究，对每一内科急症，从中西医两方面制订出相应的抢救方法。在山医附院实习时，我选择了西医内科急症及心血管病房，跟师学到了许多宝贵的经验。在省中医内科工作时，就首先在内科急症室任主治医师。曾赴淄博市中医院讲授过内科急症，还经常到省、市、县级医院参加抢救工作。治急性病要有胆有识，首选经方之峻剂，药少力宏，中病即止。

一、脑血管急危重症

若患者昏迷，从其呼吸、瞳孔、血压、心肺听诊等方面入手，撬开其口观察舌体、舌质、舌苔，再参以脉诊，就能对患者做出是出血性还是缺血性的初步诊断，遂即采取相应的措施。出血者，静滴清开灵，从胃管内注入人工牛黄及羚羊粉；缺血者，用麝香、细辛、皂角等辛窜开窍之品，汤剂用小续命汤合通窍活血汤加减治疗。

二、心脏急危重症

阵发性心动过速、急性快速型房颤、急性冠状动脉痉挛综合征、心绞痛、急性心肌梗死、心源性休克等命悬一线的患者，除用一些急救药品吸入或舌下含服外，在处方时一定要在益心气、养心阴、助心阳、补心血的基础上，加入祛毒瘀、化痰浊等药，将炙甘草汤、四逆加人参汤、生脉散、回阳返本汤等抢救心脏病之方药灵活加减，并备好人参粉、三七粉等急救药，可应急使用。在煎煮中药时，沸后即可倒出少许药汁，让患者服下。只有将药物频饮少服，方能赢得时间，尽快见效。1998 年 5 月 16 日晚上 10 点，我刚从泰国返回济南机场，就接到了胜利油田中心医院紧急会诊的电话，遂即去了东营。患者赵某，60 岁，患“干燥综合征”“冠心病并发心源性休克”，大汗淋漓，四肢冰冷，血压 70/30mmHg，心率 180 次 / 分，五日内滴水未进，剧烈呕吐，生命垂危。脉沉微疾，舌质淡苔薄白。方用四逆加人参汤、生脉散、回阳返本汤合连苏饮。服药后两小时，呕吐停止，血压略升，心率降至 150 次 / 分，第二天早上，患者喝了半碗小米稀饭，两服药后，患者已能坐起。又服一服，心率、血压恢复正常。

三、大叶性肺炎

1985 年 10 月 20 日，在河南省南阳市参加医圣张仲景第二届国际研讨会时，一位来自日本的 60 岁汉方医学者，来华之前，就患右侧大叶性肺炎，在日本治疗效果不显，但他仍冒着危险来参加会议。一到南阳，就请大会组委会的负责人找我给他诊治。他体温 39.5℃，右胸剧痛，咳出铁锈色痰，憋喘气急，鼻翼煽动，脉数急，舌质红苔黄厚腻，右下肺湿罗音明显，3 日未大便，尿黄赤。系痰热毒蕴，予小柴胡汤、小陷胸汤、麻杏石甘汤、千金苇茎汤加金荞麦、鱼腥草。服下汤药后，一小时体温开始下降，第二天就能正常参加会议，6 天痊愈。

四、肝硬化腹水、上消化道出血

1976 年 12 月 19 日，我应邀去河南台前县人民医院抢救一位 32 岁的郭姓男性患者。郭某面色黧黑，身黄如染，腹大如鼓，下肢重度凹陷性浮肿，每日吐血 20ml 左右，柏油样便，日十余次，尿黄，左关脉独浮无力，余脉沉弱，舌体胖大，有齿印，苔薄白。先用甘遂、芫花、大戟、甘草粉调敷脐部，接着煎服温清饮、茵陈蒿汤，并用三七粉、生大黄粉，第二天吐血止，3 日腹水减，10 日病情得到控制，一个月患者出院，后用活蝎子治疗而愈。

五、功能性子宫出血

2010年5月8日，一位姓张的42岁女老板，从山西太原赶来，在椅子上一坐，鲜红的血顺着椅子腿往下流。我立即让她去医院急诊。她却说："我患的是功能性子宫出血，来前住在山西省人民医院，刮宫两次，用了许多止血药均无效，我冒死来找您，哪家医院我也不去，即便是死在您这里，也与您无关，我的司机、秘书均可作证。"说完她拿出了早已写好的书面材料。我急令患者服下三七、人参、血竭、炮山甲粉，急煎半斤人参、二两黄芪、二两当归及四两山萸肉，沸后即少量饮用。一小时后，流血减少，6服药流血停止。事后，我给徒弟们说，想当年在山医就读时，张志远老师讲到崩漏，是这样说的："崩者，如山洪暴发；漏者，如细水长流。"当时同学们均说张老太夸张了，今日看来，他老人家言之不虚。

六、车祸导致昏迷36天

2000年3月的一天，13岁的女学生何某在去兖州二中上学时，被一辆飞驰的桑塔纳轿车撞飞了34米，被送入兖州市人民医院颅脑外科。经检查，除了昏迷不醒外，她的身体并无骨折现象。昏迷36天时，医生告诉家人："我们已经尽力了，放弃吧！别说她醒不了了，即便是醒过来，也是植物人，长痛不如短痛。"当其父母向我哭诉并求治时，我内心也悲痛不已，并有一种说不清的意念突然涌上心头，"给我5天治疗时间吧？"征得家人及主治医师同意后，我给她灌服了通腑泄热、醒脑开窍之剂，第二天，她突然睁开了眼睛；第三天，已能认人；第四天，口水如低流量的自来水，遂更方为附子理中汤以健脾摄涎；第五天，她已能下床行走，说话正常，只是双眼球时而震颤，患者未再服药。虽未能继续就读，但能在家务农，已结婚生子。

七、癌性梗阻、口喷大便

李某，男，53岁，2016年6月18日就诊。曾于省肿瘤医院做过两次结肠癌手术，现已复发，并腹腔、肝、肺转移。腹大如鼓，疼痛剧烈，七日未大便，时时从口腔内喷出大便，肿瘤医院、齐鲁医院已拒收患者，嘱其回家，亦可去找蔡绪江大夫，看他能否救你一命。他及家人均请求我“死马当活马医”，出事他们负责。察其脉舌诸证，应变措施如下：①用巴豆、千金子置入电热壶内煮沸由口鼻吸入；②将甘遂、芫花、大戟、千金子、蓖麻仁、皂角、冰片贴敷腹部；③待不呕吐时，少量频饮大柴胡汤及大黄附子汤。前两种办法用后半小时，患者肠内鸣叫，腹痛减轻，呕吐减少。汤药入口 8 小时，大便出十几枚燥屎及乌黑水样便，遂呕吐消失，进流汁饭。后用调理正气、抑杀癌瘤之药 3 个月，患者至今仍健康存活。

八、败血症

刘某，男，32 岁，齐河县农民，1982 年 8 月 16 日就诊。近一个月来，每日发热 3~5 次，每次约一小时左右，下午为甚，先周身怕冷，不多时周身寒战，体温在 39℃ ~42℃之间，伴头痛，眩晕，恶心呕吐，心烦，全身酸痛沉重，住入当地人民医院，确诊为败血症（白色葡萄球菌在血液中生长），用激素、抗生素热退又升。舌质红，苔黄厚腻，脉弦滑数，予小柴胡加石膏汤合犀角地黄汤，一剂热退，6 剂症状消失。后血培养无细菌生长。

九、变态反应性亚败血症

唐某，女，42 岁，吉林省德惠市人。1982 年 8 月 15 日就诊。高热，皮疹，肝脾肿大，黄疸，白细胞计数 10 余万，血沉 100 毫米 / 小时。先后入住白求恩医科大学附院、上海瑞金医院、北京朝阳医院，最后被确诊为变态反应性亚败血症。使用环磷酰胺治疗，因毒副作用太大而停药，后用泼尼松每日 150mg 维持。当日白细胞计数 $8.0\times10^9/L$，血沉 80 毫米 / 小时，低热，全身关节酸痛，脉左尺浮大余沉数，舌质淡苔薄黄。予都气丸合犀角地黄汤三服。服药后低热退，查白细胞 $5.8\times10^9/L$。患者不相信，又去了山医附院、省立医院查白细胞约为 $6.0\times10^9/L$ 左右。后调治半年，停激素而愈。

慢性疾病 信步于闲庭

长期不愈的慢性疾病，使患者处于长期的痛苦煎熬之中，恨不得药到病除。有些患者，往往以“久病成医”自居，误导医生。对此，我们应在理解的基础上，予以沟通，医患双方取得共识。疑难痼疾，正虚邪实，很难短期奏效，务须缓图以收功。如湿热之邪，不像寒凉之邪一温即好，也不像温热之邪一凉即安，犹如油裹面，抽丝剥茧，缠绵难愈。只要辨证准确，方药恰当，煎服无误，就不要轻易加大药量或更改处方。治慢性病要有方有守，药多量轻，效不更方，主取经方之缓剂而细雨和风，应学会儒将之风雅，信步于闲庭。

一、支气管哮喘

急性发作时，以治痰为主；慢性期，应理虚为要，培补肺、脾、肾三脏。浙江金华的一位 80 岁的患者，2012 年 7 月 9 日哮喘急性发作，住院用抗菌消炎解痉抗过敏之药，持续吸氧 20 余天，似处于哮喘持续状态，医院给家属下病危通知。其儿子请我处方治疗，嘱其在一天半内服下 3 服平哮汤。服药第一天，患者咳出白色泡沫样痰，第二天，咳出成块的痰，哮止喘平，第三天患者要求出院。后又服了 15 服理虚之方药，即麦味地黄汤合参蛤散。患者未再发作。孙某，女，40 岁，自幼患哮喘，几乎天天用药，仍频繁发作，经治疗 3 个月，至今 6 年未再犯病。济南省旅游局的一位同志，其女 3 岁，1993 年 10 月 1 日找我给她治疗哮喘。双肺满布哮鸣音、痰鸣音，脉浮弦滑数，舌质淡苔薄黄腻，我给她开了 3 剂平哮汤，服药 3 剂而愈。家长告诉我说，服药一服，咳出了将近一痰盂的痰，正应古人“痰如泉涌”之说。

二、类风湿性关节炎

该病以关节僵硬，疼痛剧烈，变形为主证，以时好时坏，最终高度致残，病程漫长难愈为特征，被称为“死不了的癌症”。我已治疗 500 多例，90% 以上的可以治愈。快的服药7服，慢的服药380服。1980年治一32岁的赵姓男性患者，病史15年，晨僵明显，四肢关节及腰膝部疼痛剧烈，不能行走，不能翻身，久治不愈，甚至有自杀倾向。用担架抬至我处。辨证为寒邪阻滞，经脉不通。方用桂枝附子汤、麻黄附子细辛汤、乌头桂枝汤，用药半年而愈，至今未犯，并身体健康，未再患有任何疾病。治疗此病用附子乌头时，一定要小量开始，6g为佳，逐渐加量，伍以防风、蜂蜜，并要久煎，少量频饮，并用四君子汤顾护胃气，没有明显热象的尽量不用或少用寒凉之药，以免凝敛败胃。有时患者服药后疼痛剧烈，这是疾病本身的情况，不要盲目加大药量，贵在守方、守药、守量。另雷公藤尽量不用，以避免肝肾损伤、男女不育不孕及其他一些严重的毒副作用。

三、牛皮癣

此病皮损分三层，上为白屑属风，中为水泡属水，下则出血点为火。方用麻黄连翘赤小豆汤、猪苓汤、牡蛎泽泻散及犀角地黄汤，坚持服药3至6个月，可临床治愈。有一位姓肖患者，患牛皮癣20余年，1985年5月4日，她登上了兖州一饭店的楼顶，欲跳楼自杀，正好我在此饭店，立即赶到现场，大声对她说："我能治好你的病，千万不要为了这小病而轻生。"患者服药3个月痊愈。2016年6月美国的一位电影导演汤某，男，35岁，患牛皮癣3年，在美国服药未能见效，专程找我诊治。服药一个月，病去一半，三个月治愈。尚需注意的是：治疗此病，轻粉有效，可应急短期应用，但易引起掉牙、腹痛甚至急性白血病，以不用为妥。

四、股骨头坏死

早期较轻者需一个月的治疗，严重的需治疗半年左右。蔡某，男，50岁，2003年就诊。双侧股骨头坏死及腰椎间盘突出，只能步行两米，痛不欲生，又不愿意做手术治疗。当服中药至180服时，突然扔掉双拐，好如常人，无一点疼痛之感。据其诉说，服至179服药时依然感觉痛甚。这就提醒我们临床医生：气血注之于骨髓使骨之破坏停止，而修补正常，不是一朝一夕完成的，应持之以恒，量的积累会产生质的变化。

五、冠心病、心绞痛

患此病的人，有的一天几十次心绞痛发作，心悸，大汗淋漓，感到有濒死之感。治疗时，多以四逆加人参汤、炙甘草汤为宗，生脉散为友，血府逐瘀汤为宾，随症加减。大凡6服药心绞痛消失，30服药心电图恢复正常。1995年底，胜利油田一位姓张的领导，52岁，患冠心病心绞痛6年，日发心绞痛十余次，病历一大书包，心电图上百份。美国、日本、德国等大医院均未能控制其发作。综观脉证，以上诸方加减，坚持服药一个月而病愈。即便是打一小时的乒乓球心绞痛也未发作。1983年曾用上方治疗了一位姓朱的女性患者，服药一个月，10年心绞痛未犯。

六、脉管炎四肢坏疽

2016年9月份，接诊了一位孙姓66岁的患者。患血栓闭塞性脉管炎10年，近半年加重，住入济宁市脉管炎医院无效。双手双脚已紫黑；双脚皮肤溃烂流脓血水，右小趾及无名趾已溃烂见骨，自动下垂，与上关节似断似连，疼痛剧烈，无法行走。面对这誓死不愿做截肢手术的患者，只能辨证治疗。当时湿热火毒炽盛，血败肉腐蚀骨，方用五味消毒饮合四妙勇安汤，并外撒中药粉剂；当转至气阴双亏时，方用炙甘草汤合活血解毒汤；当阴寒内盛时，改用阳和汤及黄芪桂枝五物汤。治疗了3个月时，病情略有改善，4个月时，双手恢复正常；6个月时，右脚烂掉的两个趾头自行脱落，7个月时患者皮肤色泽正常，健步行走。1986年底，台湾的一位姓阎的老军人，患脉管炎并发下肢骨髓炎30余年，用阳和汤、黄芪桂枝五物汤治疗3个月而愈。

晚期癌症　刀下留活人

癌症是人类的第一杀手，“谈癌色变”是大家的共识。晚期癌症患者更是随时都可以被死神夺走生命。

凡来找我治疗的均为晚期癌症患者。有的无症状，发现时已到了晚期。绝大多数是经过手术、化疗、放疗、生物免疫疗法、移植、介入、靶向治疗等失败后来的。有的骨瘦如柴，有的面色黧黑，有的面如白纸，有的腹大如鼓，有的浮肿如泥，有的疼痛剧烈，有的呻吟不止，有的愤怒，有的茫然，有的恐慌，有的绝望。尽管病态不一，但令我永远忘不了的是那些患者渴望"活下去"的眼神。

我在查阅古今中外的一些有关资料的基础上，逐步摸索出了一些行之有效的方案，拟定了"抗癌夺命汤"及"抗癌丹"，针对不同的患者进行个体化治疗，使许多患者减轻了痛苦，延长了寿限，甚至又存活近 20 年。

抗癌丹是纯中药制剂。1997 年，省防疫站给做了动物实验。将 300 只同属同重的小白鼠，注入肝癌细胞，待其确定为肝癌并且有腹水时，分为三组，每组 100 只。第一组正常吃喝，不用药，到 7 日时，100 只白鼠全部死亡。第二组喂服 5-Fu，7 日内全部死亡。第三组服用抗癌丹，第 56 天才有一只小白鼠死亡。从而为治愈癌症提供了科学的实验数据。

中医药治疗癌症，不是配角，而是主角。尤其在手术、化疗、放疗等西医疗法用尽失败后，中医药可以减轻痛苦，延长寿限，甚至治愈。

医案举例

医案一

杭某，男，50 岁，2000 年 5 月 8 日就诊。因患食道癌入住兖州矿务局总院，手术时发现肿瘤无法切除，只好关胸缝合，并通知家属：其寿限不会超过 3 个月。患者出院后即来我处，共服中药 1348 服，至今已 18 年，好如常人。

医案二

任某，男，58 岁，患乙肝并发肝硬化、肝癌，2004 年在省立医院先后手术两次。第一次术后半年复发，第二次术后两个月复发，遂行化疗、介入，失败后患者生命垂危。主治医生告诉家人，患者最多还能活15天。家人找到我，详述病情后，我婉言推辞。第二天，全家跪而不起，非请治疗不可。服用中药3个月，去省立医院查体，肿块已缩小一半。一年后查体肝脏正常。2017年夏季，因生气复发，服药3个月，查体无异常，患者一切安好。

医案三

颜某，女，53岁，农民。在其睡觉的房间存放化肥而致白血病，在齐鲁医院化疗半年，因支付不起昂贵的药费而来我处。服中药一个月外周血象正常，三个月，骨髓象正常，而能从事农业劳动。

医案四

甄某，女，62岁，2000年1月就诊。宫颈癌半年，腹腔、肺、肝转移，服用中药整整一年，查无异常，活至80岁时因肺心病亡故。

医案五

张某，男，63岁，济南市干部，2016年5月7日来诊。肝癌晚期，无法手术，放弃化疗，要求服中药。前三个月一天一服，后三个月两天一服，服至半年，查无异常，好如常人。

至今我已治疗癌症不下500例，存活的不计其数。体会如下：

1. 服药时间

半年为好。前三个月，一天一服中药；后三个月，两天一服中药。只要能坚持服药半年，许多患者将能存活，嘱以后每年的立春、立秋季节服半月的中药，满5年，可停服中药，亦可三五天一服中药，维持下去，以巩固疗效，绝其病根。

2. 补气固本

正气虚弱是导致癌症发生发展的内在因素。正气不足则可丧失对禀赋不良基因的监控，使此基因被激活、增殖，迅猛代传而发生癌症。邪气猖獗，则易于扩张，机体失荣，肌肉瘦削或恶病质而迅速死亡。故补气固本为治癌第一大法，红人参、蛤蚧、黄芪为必选药物。若阳虚的当选附子、肉桂，阴虚的可选天冬、熟地，血虚的用当归、鸡血藤，气阴两亏的用山萸肉、黄精、仙鹤草等。

3. 疏肝理气

生气是导致成人癌症发生的又一大内因。有许多患者因气致癌，有的癌症已被治愈多年，一生大气，即可再犯，有的一夜之间，胃脘部即可鼓起巨大的包块，亦有的在锁骨上出现碗口大的肿物，简直不可思议，但这确是事实。除告诫患者不要生气，善于躲气之外，用药时加入柴胡、香附、铁树叶等疏肝理气之药。

4. 保护胃气

有胃气则生，无胃气则死。时时固护胃气应视为治疗癌症的一条主线。肝癌、胃癌当为首选，其他癌症亦应加入健脾和胃的药物，如白术、姜半夏、鸡内金等。若予忽略，患者脾胃衰败，进食呕吐，胃脘疼痛，则不得不中止治疗。

5. 清热解毒

热为毒之渐，毒为热之甚。热毒之邪变化急骤，一可耗气伤阴，二能灼津为痰，三是阻遏气机，四则致瘀结块，五会蔓延扩散。乙肝致肝癌者，不忘清热解毒，治其他癌瘤亦应适当加入一些此类药物，如白花蛇舌草、蒲公英、败酱草等。

6. 化痰逐瘀

癌瘤包块之实质，多系痰瘀积聚。治疗时应选用化痰之药以缩小瘤体，减少脏器受压及功能受损，畅行气血津液，减轻患者的病情及精神负担。可选用海藻、昆布、猫爪草、水蛭、壁虎、虻虫等药。但应避免选用一些温热类的药物，以防肿瘤扩散。

7. 对症治疗

对手术后的患者，应注意培补元气。西洋参、人参、蛤蚧、山萸肉为首选之药。对化疗的患者，应随症治疗，呕吐的选柴胡类方或连苏饮；腹泻之热证用葛根芩连汤，寒证用附子理中汤；纳呆的选用保和丸或逍遥散。对放疗的患者，应益气养阴，清热解毒，方用清营汤合五味消毒饮。

8. 注意事项

根据体质强弱的情况决定治疗方案。体质强壮的以祛邪为主，全蝎、蜈蚣、壁虎、水蛭、虻虫、露蜂房等剧毒药可放胆足量应用。体质虚弱的，以扶正为主，脏腑虚弱的，应选血肉有情之品，物质匮乏的应随证补之。

濒临死亡的患者，应提倡中西医结合治疗，尽可能地规避风险，应用中药时，要培补先天、后天之本，少用或不用毒药，千万不要一味攻伐，要学会刀下留人之法，否则的话正气会进一步消耗虚弱，无力消化吸收药物，难以承受攻伐药物带来的副作用，无法抗拒癌瘤的扩散与肆虐，不但治不好疾病，反而会加重病情，促使扩散，加速死亡，临床应慎之又慎。

为防癌瘤之扩散，温热类药物，尤其是温性的活血药要慎用。

要让患者树立信心，癌症不是绝症，只要有一线的希望，我们会尽百倍的努力，只有医患同心，才能出现奇迹。

疑难怪异　出奇方能制胜

《四库全书总目提要》有“罕见之怪异”，是指临床少见，表现奇异，令医生难以辨证施治的甚至长期不愈的病症。

1. 汗腺闭塞

1977 年 7 月 20 日，李某，女，36 岁，自幼身体不出汗，即便是炎热的夏天在从事农业劳动时，也一点汗不出。但她烦躁得要命，尤其是酷暑之季，真是度日如年。诊其脉浮紧有力，舌质淡苔薄白。证属寒闭孔窍，用大剂麻黄汤祛寒开窍。麻黄 20g、桂枝 20g、炒杏仁 15g、炙甘草 6g，水煎服。嘱晚上服药后，盖被出汗。服药 30 分钟，患者心悸、身痒、皮热，一小时后，全身汗出。后如常人。

2. 大汗淋漓

2006 年 1 月 10 日，刘某，男，42 岁。自汗，盗汗 2 年。刚病时仅白天头汗出，后夜间亦出汗，湿透衣服，近半月湿透被子，甚至连床也湿透。全身一阵冷一阵热，周身无一点力气。阅以前处方，发现有的医生开的是当归六黄汤，有的是桂枝汤，有的是玉屏风散，有的是知柏地黄汤。诊其脉左关浮大无力余脉皆沉弱，舌质淡苔薄白。此为肝气虚弱。予来复汤，山萸肉 90g、生龙骨 30g、生牡蛎 30g、白芍 9g、白人参 24g、炙甘草 9g、生姜 9g、大枣 12 枚，服药 6 服，汗出减少了一半，仅湿透衣服，又服药 9 服，病愈。

3. 热药治宫血

1987 年，曾治张某，女，25 岁。患功能性子宫出血 3 年。起因是：月经刚来，即随领导出国，此后月经一天也没有干净过。国内外几十家医院均未见效。月经色淡略有红色，如洗肉水样，周身怕冷，面色晄白无华，脉沉伏难现。舌质淡苔薄白，大便稀，日一次。阅其病历及处方多从血热、血瘀、脾虚治疗。此为阴寒内盛，气血双亏之证，用四逆加人参汤合加减当归补血汤。3 服而愈。

4. 补药治狂证

1989 年 10 月 8 日，李某，男，22 岁。1988 年 5 月 1 日，与 6 位同学一起饮酒，第二天高热，第三天即打人骂人，遂即入住县精神病医院，3 个月后转入地区精神病医院，4 个月后入住省精神病医院，又转入山医附院神经内科治疗。突发烦躁，口出狂言，打人骂人，欲跳楼自杀，日发作 5~6 次。大小便正常，舌质红苔薄白。李克绍老师诊完脉后问我："是实证，是虚证？"我马上回答："狂躁为实证。"李老说："别过早下结论，试试脉再说。"诊其脉，左关浮大无力，右关沉伏不现，余脉沉弱。虚证无疑。在李老的指导下，处方如下：白人参 15g、白术 30g、姜半夏 9g、白芥子 15g、陈皮 3g、干姜 3g、肉桂 3g、甘草 1.5g、石菖蒲 1.5g、郁金 15g、枯矾 0.5g、大枣 12 枚，3 服药后，患者找我下了 3 盘象棋，我输了一盘，6 服药后患者出院。2006 年，此患者又专门找过我，获知他再未犯病，而且是全县唯一的通过考试获得了"执业会计师""执业审计师"。在他举家答谢时，我说："不要答谢我，实乃恩师之功也。"先师的"别过早下结论，试试脉再说"，真是醍醐灌顶，一语点醒梦迷人。狂证多责之于肝胃痰火，方选柴胡加龙骨牡蛎汤及礞石滚痰丸。若无导师的提醒，不去诊脉，就不能发现狂证中还有虚证。可见脉诊是何等的重要。临床诊治时，千万不要将脉诊视为“鸡肋”，也不要将试脉走过场，或者仅仅数一数心率而已。

5. 搔则起包块

1995年，胜利油田的一位领导患了一种怪病，身体任何部位，只要一痒，搔则鼓起一个较硬的包块（既不是肿瘤，亦不是风团块），搔那里，那里肯定会起肿块，约持续12小时左右，自行消失。总医院的大夫不信，他就当场搔抓给大夫看，确如是说，但大家均不知何病，先后用抗过敏、调节自主神经及一些消炎药，长期服用均未见效。1998年找到我，综合脉证诊为风毒，给予白僵蚕、全蝎、蜈蚣合五味消毒饮及千金犀角散，十天而愈。

6. 拍则气出来

1996年，我参加省医疗队至莘县时，有许多女性患有此病：全身有气在走动，走到哪里，那里就胀痛，若用手拍打痛处，就有气冒出来，遂即减轻。当时用小柴胡汤合桂枝汤加减治疗，效果显著。1979年，随导师赴长春中医学院讲学时，北京中医学院的刘渡舟老师称之为“肝气窜”。

7. 右胁无名包

1975年，兖州漕河村的一位女士，50岁，找我看病，太阳一落山，右胁部即鼓起一个直径约10厘米左右的圆盘似的包块，胀痛难忍，第二天太阳一出来，包块就自动消失，查无异常发现，肝胆、腹部B超正常。西医对症治疗近一年无效。究其病因获知：她女儿因失恋上吊自杀未遂，第二天即出现此病证，诊其脉弦劲有力，舌质淡苔薄黄腻，大便干，2日一行，尿黄。认定此证为肝气郁遏，乘袭阳明，阳郁求伸，故肝区鼓块，待太阳出山，阳气较盛时，肝气敛缩，包块消失，方用大柴胡汤6服而愈。

8. 午时即昏睡

1984年夏，省商业厅一位领导的12岁女儿，不小心碰到了桌角上，第二天11点即倒下昏睡，13点即醒，后则天天如此，病了两个多月。山医附院、省立医院、千佛山医院均查无异常，诊其脉沉滑而乍大乍小，观其舌质略红，苔微黄腻，断为外伤惊吓后阴阳气不相接续，予小柴胡汤合乌梅丸加减，3服而愈。

9. 满脸长刺瘊

1983年，淄博市博山陶瓷厂一位中年男性干部，脸上长出了约500多个刺瘊，密密麻麻，长短不一，大小不等，有的长至2厘米，有的刚出皮肤，久治不愈，不敢出门见客，不敢上班，恐怕别人说他是妖怪托生。脉浮弦有力，舌质红苔黄中布黑腻苔。诊为热毒蕴结于阳明，予升麻葛根汤、三黄泻心汤合五味消毒饮加减，一个月后，面部并无一瘊。色素沉着亦全部退净。

10. 子时胃病甚

1975年，我们村有一位邻居，40多岁，每晚子时就胃痛的厉害，夜夜如此，服止痛药仅临时有效。所有检查均正常，诊其脉沉弦，舌质淡苔薄白。辨证为阴寒内盛，肝血不足。给予芍药甘草附子汤，3剂而治愈了他5年的病证。

11. 三枪仙女飞

1976年底，参加省医疗队，莘县有一位怪异病证：45岁女性，每天下午太阳一落山，她就看到一位身着白色纱衣的仙女从空中飘然而至，随即倒地，怎么呼喊也不应不起，需丈夫向空中连放三枪后，她才苏醒，病史近10年。起因是：丈夫是一抗美援朝之战斗英雄，转业提干，她因受惊吓而发病。诊其脉沉弦滑，察其舌质暗紫边有瘀点，苔黄厚腻，5日一次大便。此系肝气郁结，气滞血瘀，痰瘀热甚，待阳明气盛之时，肝魂出窍，幻觉产生。怪病多痰瘀，方取癫狂梦醒汤合礞石滚痰丸及生铁落饮。服药一剂，腹胀肠鸣，攻冲而痛；服药两剂，泻下燥屎十余枚及一痰盂污浊之物；服药三剂，患者呼呼大睡，家属甚为着急，但心肺听诊正常，脉势缓弱。十个小时后，患者苏醒起床，喝了一小碗米粥，吃了两个鸡蛋，从此病愈。

12. 钟馗不打鬼

1986年，济南一著名画家的8岁女儿，每天晚上11点左右都会发现一男鬼爬到她身上，遂即哭喊不止，夜夜如此。住入省立医院半年，未有疗效。此画家擅画钟馗，他就将“钟馗打鬼”裱好悬挂在室内，一幅水墨画不行，再挂一幅朱砂画，但钟馗就是不能将此鬼赶走。观其家中古物太多，尤其是古墓内的物件，也摆在了女儿的房间，诊其脉左关浮而无力，余脉沉弱。舌质淡苔薄白。此病系阴气太重，肝气虚弱，肝魂出窍，鬼魂附体。嘱将古物移走，并予驱鬼汤3服而安，继用滋水清肝饮合补中益气汤善其后，至今未再发作。

13. 白天活见鬼

山东拖拉机厂有一位姓王的60岁的职工，于2010年夏季的某一天下午5点，和老伴在职工俱乐部假山处散步。男的走得快，一回头，见老伴站着说话，他就叫她快点跟上，其老伴说："我正和咱楼上的张姐拉呱，一会儿就赶过去。"男的当时也未在意，走了十几米，男的突然醒悟过来，张姐已死了一个多月了，赶忙叫老伴过来，然后问道："您刚才和张姐说话？她已经死了一个多月了。"话音刚落，女职工猝然倒地，人事不省，救护车拉至县人民医院，急救大夫无法诊治，推找我看。令患者家属急煎一服驱鬼汤，撬嘴灌入，半小时而醒，又服了5服而愈。鬼是人心中的魔障，夜间梦见鬼者大有人在，大白天活见鬼，真是罕见。临床上还经常碰到"鬼魂附体"以及夜晚一灭灯，死人就来，鬼魂即到等种种怪异之象，均可用驱鬼汤治疗，大约6服药而愈。

14. 严冬身大热

有一位70多岁的老太太，每天周身发热，如火烤一般，即便是大雪纷飞，也是一丝不挂。各大医院查无异常，测试体温不高，饮食、二便均正常，闹得孩子们不得安宁。送至精神病医院也无济于事。诊其脉右关独浮，余皆沉弱，舌体胖大，有齿印，质淡苔薄白。此不就是李东垣笔下的升阳散火汤证吗？共服6服此方药，热退病愈。后又用此方治疗了几十例此类患者，均可应手而愈。

15. 酷暑穿棉衣

1995年7月28日，齐鲁石化李某，女，55岁。恶寒甚，烈日炎炎，酷暑季节，一般人离不了空调风扇，她却身穿棉衣，夜盖棉被，时大汗淋漓，汗出恶风恶寒更甚，病史5年。西医诊为神经官能症，自主神经功能紊乱，治无疗效。中医按寒盛、阳虚、湿热等治疗，用之无功。诊其左关脉浮大无力，右尺脉无，余沉弱，舌质淡苔薄白。此为肾阳不足，肝气虚弱，营卫失调。予桂枝加附子汤合当归四逆加吴茱萸生姜汤。服药10服而愈。

16. 激素后遗症

房某，女，30岁，2015年12月1日就诊。2013年6月突然昏迷，北京协和医院诊为“脑型系统性红斑狼疮”。2014年双侧上肢多处闭合性骨折，全身泛发性牛皮癣，免疫指标高度异常，血沉快。中西医治疗无效。脉沉细数，舌质光红无苔，大便干，2~3日一次，尿黄。先用犀角地黄汤、清营汤、麻黄升麻汤治疗一个月。患者牛皮癣大为减轻，3个月后，牛皮癣愈。更方为知柏地黄汤加骨碎补、自然铜、川断、杜仲等药，服药2个月骨折愈合。改用金匮肾气丸合补中益气汤及五味消毒饮，服药2个月，所有免疫指标正常，病已痊愈，停药观察至今未犯。

《孙子兵法·兵势篇》载：“凡战者，以正合，以奇胜。故善出奇者，无穷如天地，不竭如江河。”，“奇正之变，不可胜穷也，奇正相生，如环之无端，孰能穷之？”

中医是什么？有人说是中庸，有人说是西医的对言，有人说是艺术，有人说是文化，有的说是哲学，有的说是科学，有的说不科学……立论纷呈，仁者见仁，智者见智。

中医是一门有着完整理论体系与几千年医疗实践的独立科学体系。她揭示的不仅仅是生命科学，她探讨的既有夸克（物质的最精微结构）以前的东西，又有夸克以后的学问。请记住：真正属于历史的同样属于未来。

中医是医学。真正的中医，绝对不能仅仅局限于养生、治未病、给西医当配角，而应该是医学战线上一支生机勃勃的、能打攻坚战的主力军。你能治的我也能治；你治不好的，我能治好；你不能治的，我也能治；尤其是你治不好的癌症、危急重症、疑难杂症及一些稀奇古怪的病证我都能大显身手，而你只能望尘莫及。我们追求的不仅仅是医学诺贝尔奖，而是国家和民族的希望和未来。只有这样，才能真正奏响中医药事业的生命乐章，这才是一曲令人感慨万千且荡气回肠的不朽交响。

若非掌上千秋史，岂能胸中百万兵……

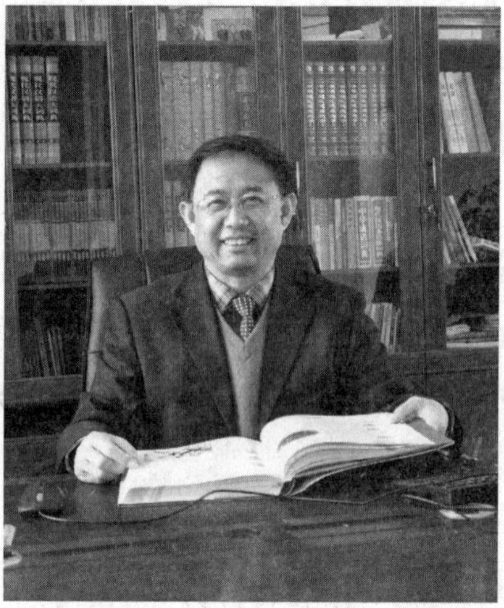

孜孜兴绝学　精勤传仁术

中华中医药学会

少儿推拿传承发展共同体主席

山西省河东中医少儿推拿学校校长

孙德仁

医家简介

孙德仁，男，1956年出生，汉族，山西万荣人。大学本科学历，主任医师，教授，山西省名中医，中华中医药学会少儿推拿传承发展共同体主席，北京中医药大学中医临床特聘专家，山西省中西医结合医院名中医工作室师带徒指导老师。1978年~1983年就读于山西中医学院；1983年~1992年任山西省运城市中医院儿科主任；1992年至今任山西省河东中医少儿推拿学校校长；2013年至今任北京中和亚健康研究院副院长兼少儿亚健康推拿研究所所长；2014年至今担任全国少儿推拿调理专家委员会主任委员、国家中医药儿童健康工程试点工作专家委员会副主任委员。现任山西工商学院教授，中国中医科学院培训中心客座教授，山西中医药大学客座教授，全国百项亚健康调理技术专家评审委员会成员，世界中医药学会联合会亚健康分会副会长，中国中医药研究促进会小儿推拿外治分会副会长，中国中医药研究促进会综合儿科分会副会长，中华中医药学会亚健康分会副秘书长，中和亚健康服务中心少儿亚健康推拿调理办公室主任。

三十多年一直从事少儿推拿的临床、教学、科研工作，有丰富的临床经验与扎实的中医学理论基础，擅长推拿治疗少儿呼吸、消化系统疾病；对哮喘、肌性斜颈和少儿亚健康状态有独特见解和显著疗效的方法。首创“少儿亚健康推拿调理”分支学科，在全国少儿推拿领域颇具影响，是河东少儿推拿流派的传承人和当代掌门人。

承上启下　振兴绝学

一九八三年我大学毕业之后，供职于运城市中医医院儿科，从基层医生到儿科主任，在临床工作的实践中，我目睹了打针、输液给孩子带来的身体和精神上的苦痛，即便是口服药物，小孩也难以接受，临床出现常因患儿不能和医生配合而影响疾病治疗效果的案例。而应用小儿推拿治疗疾病，效果显著，患儿不会有任何痛苦感，甚至感到是一种享受。我常常扪心自问：中医能不能撑起自己的天地？少儿推拿这种儿童乐于接受的绿色疗法能不能发扬光大？心生恻隐，痛定思痛，我做出了重要的人生抉择，义无反顾地走上对少儿推拿在临床和教学的研究的人生道路。

我嗜好读书，认真研读所有古今关于少儿推拿的著作，我奔波于北京、上海、广州、成都、沈阳、济南、郑州、深圳等地，拜访全国各地少儿推拿名家。读古今经典，集百家所长，不断提高临床水平。推拿的治疗水平是提高了，可是，个人的力量毕竟有限，一个人浑身是铁能打几根钉？我有了自己的梦想：我要推广普及少儿推拿，让天下所有的孩子都能享受推拿的好处。办学，只有办学，才能将梦想变成现实。

为了实现梦想，我倾全家积蓄和四处借钱，于1992年6月申请建立了“山西运城中医小儿推拿学校”（现更名为“山西省河东中医少儿推拿学校”）。办学初期我走过了一段艰辛的历程：白手起家，四处求助，租房租地。为了办学，我省吃俭用，外出吃饭就是一碗面，住宿就是一、二十元的旅店。创业的艰辛，没有动摇我对少儿推拿事业的信念；经济的拮据，没有改变我对中医绝学的追求。直到1999年，终于盖起了属于自己的校舍。

运城地处黄河东岸，古称河东。两千多年前，扁鹊带领子同、子明、子游、子仪、子越等弟子在山西运城一带用推拿、针灸为百姓治病，深受欢迎。特别是扁鹊救治虢国太子的尸厥病，更是留下了“起死回生”的千古美名。而扁鹊的推拿医术在河东民间世代相传至今，为河东少儿推拿流派的始祖。

为振兴河东少儿推拿流派，我于1983年跟师河东民间少儿推拿高手杨钊学习；2009年拜全国儿科大家山东中医药大学教授张奇文为师；2013年拜海派儿科推拿大家金义成教授为师，潜心学习研究各流派的推拿技术及学术思想，融会贯通，在扁鹊推拿医术的基础上，博采众长，汇通创新：首创少儿亚健康推拿调理分支学科，充实了河东少儿推拿理论和手法体系，使河东少儿推拿流派焕发活力，再现辉煌。

思想学术　创新理论

创新无止境，理论无尽头。我从事少儿推拿工作已经30余年，长期的临床、教学与科研，使我对少儿推拿有了更多的感悟和体会，逐渐形成了自己的学术思想与推拿技法，同时也充实、完善了独具特色的河东少儿推拿流派理论体系与手法体系。

一、学术思想

1. 少小有别

少，是指少儿，年龄在0~14岁；小，指小儿，年龄0~5岁。通过长期的临床实践和细心观察，我认为，随着时代的变迁，社会的进步，医疗模式的转变，我们不能拘泥于小儿推拿只是单纯在医疗领域，而应该将其扩展到“治未病”的养生保健领域。因此，在2009年中华中医药学会主办的全国首次小儿推拿学术沙龙上，我提出了“少儿推拿”概念，把传统的小儿推拿主要针对0~5岁小儿的治疗调理拓展到0~14岁，扩大了儿科推拿的应用范围，与会专家达成共识。2010年由国家中医药管理局立项、中华中医药学会颁布实施的《中医养生保健技术操作规范·少儿推拿》正式规范了少儿推拿的定义、少儿推拿调理的范围、适应证。

2. 防重于治

长期的临床工作使我认识到，少儿推拿能治病，更能防病。与其已病再治，不如未病先防，这也符合《黄帝内经》的治未病理论。因此，我首创了“少儿亚健康推拿调理”分支学科。我始终认为，少儿亚健康对少儿的成长及家庭、社会甚至国家的未来都将产生严重的负面影响。少儿亚健康如得不到不及时干预，与成人相比，更容易发展为疾病。2011年我承担了《亚健康服务规范·少儿推拿调理》的起草工作，通过中华中医药学会亚健康分会审定，成为第一部亚健康调理服务工作的规范，已进入试行阶段。2011年由我主编的《少儿亚健康推拿调理》进一步明确了少儿亚健康的原因、临床表现、危害及其综合干预方法。2014年我又承担了国家中医药管理局《少儿亚健康推拿调理操作规范》的研究起草工作。

3. 先后天统一观

我认为，先天与后天虽有区别，然其相互资助，相互促进，密不可分，而先天与后天就统一于神阙穴。神阙穴乃神之所舍，生命力之所在；又是神气通行出入之门户，为胎儿从母体获取营养以维持其生命活动之通道。故神阙穴为先天之本源、生命之根，又为后天之根源，十二经之发源地，乃经络之总枢，经气之海，与人体五脏六腑、脑髓胞宫、五官九窍、四肢百骸、皮毛骨肉有着密切的生理、病理联系。我们河东少儿推拿流派独特的“神阙静振法”就作用于神阙穴，功能健脾补肾、和胃理肠、温经通络、散结通滞，对少儿常见之热、咳、吐、泻、惊等病证疗效显著。

4. 经络系脏腑，命根在脚上

在调治临床疑难杂症时，除常用穴位手法外，还用循经推拿法。我根据《黄帝内经》“年少则求之于经”（《素问·示从容论》）理论，认为“经气内连脏腑，外络形身，主外内出入之枢也”，“五脏之道，皆出于经隧，以行血气。血气不和，百病乃变化而生”；“经隧有邪，则变生百病。知者守其经隧而调之，是谓调经”，“善治者，知邪入于经，即从经而外解”。少儿推拿手法作用于体表局部，通过经络行气血、濡筋骨的作用影响到内脏及其他部位，改善和调整脏腑功能，使脏腑阴阳得到平衡。这种调和气血、平衡阴阳的作用是通过经络而发挥的，故“年少则求之于经”是我们河东少儿推拿流派之理论核心，亦是河东流派推拿治疗调理求本之道。为此，我还在《中医研究》杂志2017

年第 30 卷第 1 期上发表了题为“年少则求之于经理论与少儿推拿”的论文。

依据“病在上，取之下”（《灵枢·官针》）理论和“上病治下，滋苗灌根，以脾肾为资生立命之本”（《孟河马培之医案论精要·噎膈》）学说，我将全息反射疗法引入少儿推拿。以轻快柔和的手法刺激少儿足部特效穴，改善五脏六腑功能，增强少儿体质和抗病能力。对少儿咳嗽、哮喘、厌食、腹泻、疳证、夜啼等多种先天不足与后天失调疾病，取得了很好的效果。这也是我们河东少儿推拿流派所独有的学术理论和技术特点。

5. 重视脾胃

长期的临床实践使我认识到，脾胃失调是导致少儿亚健康和少儿疾病的重要因素，其共同特点就是脾胃虚弱，脾胃功能的强弱则直接影响少儿的生长发育和对疾病的抵抗能力。因此，调理脾胃功能就成为少儿养生保健、调理少儿亚健康状态和治疗少儿疾病的关键。脾胃学说，是少儿养生保健、调理少儿亚健康状态和治疗少儿疾病的基本理论和核心。少儿之为病，多外感风寒，或内伤饮食。而外感之疾，亦多挟食也。盖少儿脾常不足，饮食不知自节，或喂养不当，易被饮食所伤，产生脾胃病证。脾胃是后天之本，气血生化之源，脾胃一伤，生化乏源，则气血不足，引起肺、肾、心、肝诸脏不足而百病皆生。胃之一腑病，则十二经元气皆不足也。故养生保健和治疗疾病以健脾和胃为大法，不论外感风寒或内伤饮食，每每推拿之时，无不以补脾经、助运化为要，时时固护后天之本，处处虑及脾胃为先，念念不忘脾胃之气。在少儿推拿调理时注重健脾和胃以扶助正气，调和阴阳，促使机体气血流畅。例如：应用少儿推拿调理少儿亚健康之易感冒时，注重调理脾胃，培土生金，补母实子，健脾益气，固表和卫。调理少儿之厌食时，运用手法技巧，解脾气之困，拨清灵脏气，恢复脾胃转运之机，使脾胃调和，脾运复健，胃纳自开，则厌食自愈。治疗少儿之腹泻时，认为其病机为中气不足，脾虚湿盛，肾阳衰微，故以益火培土，健脾利湿，温阳补肾为大法，调理胃肠功能以改善腹泻。调理少儿肺经虚证之咳嗽、气短，除补肺经外，还根据“虚则补其母”的原则，运用补脾经的手法来补益肺气。调理少儿身材矮小、智力发育异常时，通过健脾益气，调整气血，养精补肾，强后天之本以壮先天之精，肾主骨生髓，肾精充足，则少儿生长发育自然正常，身健则智明矣。

少儿乳贵有时，食贵有节。然少儿幼稚，往往不能自调饮食，多是挑食偏食，造成偏嗜作疾，饮食营养不均衡，或过寒伤阳、过热伤阴、过辛伤肺、甘腻伤脾，高粱肥厚易生痰，少进蔬菜多便秘；或课业负担重，生活无规律，饮食不按时，饥饱不均匀；饮食质、量过度，则少儿脾胃不能耐受而遭损；饮食质、量不足，则少儿气血生化无源而虚怯。又有因家长缺少正确的喂养知识，婴儿期未能用母乳喂养，或未按时添加辅食，或任意纵儿所好，或滥进滋补之品，都易于造成脾气不足甚至受损，运化不健，易发脾胃病证。脾胃一病，则气血生化无源，气血亏虚，则五脏六腑失其所养，必会引起诸脏之不足而诸病生矣。

少儿思想相对单纯，接触社会较成人少，七情六欲之伤亦不及成人多见。但是，少儿情志失调致病也不容忽视。例如，所欲不遂，思念伤脾，会造成食欲下降，产生厌食或食积；学习负担过重，家长期望值过高，致使少儿忧虑、恐惧，产生头痛、疲乏、失眠、厌食，严重者可见精神行为异常；父母之离异、再婚，亲人之亡故，与父母长期分离，教师之责罚，玩伴之欺侮等，均可能使少儿情志抑郁，肝失条达，气机不畅，横逆犯脾，以致脾胃生病："肝气一动，即乘脾土，作痛作胀，甚则作泻，又或上犯胃土，气逆作呕，两胁痛胀"（《知医必辨》）。正所谓"凡脾土亏损，必变症百出矣"（《保婴撮要·癖块痞结》）。

二、手法与特殊技法

1. 手法特征

少儿推拿手法源于整体推拿手法。它充分地吸取了整体推拿手法的精华，又从少儿的生理、病理规律出发，形成了具有自身特色的，符合少儿体质、状态，易于被少儿接受的操作手法。我在汲取前人和各流派的操作手法特点的基础上，结合少儿肌肤娇嫩的特点，对于手法的基本要求也有了新的见解。在整体推拿手法基础上，不强调操作的"持久"与"有力"，将"均匀"改变成符合少儿推拿操作特征的"平稳"，保留了"柔和"，增添了"轻快"和"着实"，从而形成了河东少儿推拿流派手法的基本要求，即“轻快、柔和、平稳、着实”八个字，简单地说就是“轻、快、柔、实”。具体要求是：“轻而不浮，快而不乱，实而不滞，柔而不断”。在操作中，必须做到全神贯注，要求心手合一，心到、手到、功到，所谓“机触于外，巧生于内，手随心转，法从手出”，正是此意。另外，少儿推拿手法始终与穴位相结合，也是河东少儿推拿流派手法的重要特征。

2. 神阙静振法

我认真学习了河东少儿推拿流派的重要人物任化天的小儿按摩理论和手法，潜心研究，细心体会，感悟甚深。特别是对其“按摩胸腹法”，苦思冥想，从理论到操作进行了全方位的实践—总结，再实践—再总结，取其精华，化繁为简，是为“神阙静振法”，这也是我们河东少儿推拿流派的独特技法：施术者将手烤热或搓热，手心（内劳宫）轻覆少儿神阙穴（肚脐）上，手要轻，心要静，聚精会神于手掌，细心感受少儿之呼吸，随少儿之呼吸逐渐调节自身呼吸以配合少儿呼吸，当两者呼吸达到同一频率后再逐渐以施术者自身呼吸去引导少儿之呼吸，呼按吸提，不即不离，形成共振，是为神阙静振法。手心（内劳宫）属火，腹为阴中之阴，运用呼按吸提，动静结合，阴阳交感，任督互通，补益中气，温暖全身，充五脏，强六腑，生精血，濡筋骨，脾升胃降，上下通和，阴阳平衡，具有驱外感诸邪，清内生诸积之功效。

“神阙静振法”功能改善气机升降出入运动，以气机共振激发少儿元气，调理任脉、肝经、肾经和大小肠的功能，重在调理少儿脾胃，温通气血，具有健脾助运、培补元气之功，调和营卫、抑强扶弱之效，使少儿精充、气足、神全，经络疏通，气血流畅，升降有序，阴阳平衡。

3. 足部特效穴

（1）止泻穴　止泻穴位于足外踝向下作垂直线与赤白肉际相交处，此穴对腹泻之病，特别是虚证、寒证之腹泻，随试而随效，屡用不爽。此穴以揉法操作，每次 3~5 分钟。

（2）止咳穴　止咳穴对咳嗽之症，不论外感内伤，皆配以止咳穴。止咳穴位于足拇指跖骨外侧，行间穴与太冲穴成一带状区。止咳穴与足部反射区中胸部淋巴结及咽喉气管的反射区一致。临床实践证明，因上呼吸道感染、气管-支气管炎、支气管肺炎引起咳嗽的少儿，均可在此处触摸到质地稍硬的沙粒样或带状敏感点，通过推按法或掐揉法刺激该部位都可使咳嗽症状减轻或消失。该穴操作每次 3~5 分钟。

（3）镇惊穴　镇惊穴位于双足拇趾的整个趾腹，与足部反射区中的大脑、脑垂体反射区一致。临床发现，少儿因精神紧张或受到惊吓而出现夜啼、注意力不集中、头痛等症时，触摸足拇趾趾腹深层往往有数个小颗粒或小气泡的感觉。我对少儿情志因素导致的夜啼、腹泻、厌食等，必用镇惊穴。此穴操作以施术者之拇指旋推整个趾腹，每次 3~5 分钟。

（4）消食穴　消食穴位于足底部第 1 跖骨底与楔骨间成一带状区，与足部反射区中的胃、胰、十二指肠反射区及足太阴脾经之原穴太白穴一致。消食穴对少儿常见之食欲不振、消化不良、疳积等脾胃病有着很好的治疗和调理作用。当少儿出现胃肠胀气、消化不良、食欲不振消化系统症状时，该反射区都可触摸到凹凸不平、质地软硬不等的疼痛敏感点。该穴操作以施术者拇指指腹推揉法或推按法，每次 3~5 分钟。

4. 循经推拿法

循经推拿法是以中医理论为基础，经络学说为依据，辨证论治为原则，在少儿身体上循着经络走向施以推拿手法，对脾经、胃经、肺经、胆经、膀胱经、任脉、督脉及特定穴位，施以推、按、点、揉、摩、擦等手法刺激，通过经络的传导输送，疏通经络气血，调节脏腑功能，使气机升降有序，达到调理少儿亚健康状态，增强少儿体质的一种纯自然疗法。

我们河东少儿推拿流派的循经推拿法就是根据少儿亚健康状态或病症表现，四诊合参，确定某经病变，然后循其四肢之相应经络缓缓推揉。如遇手下异样点，则定点按、点、弹拨等。循经络整体调理，异样点局部处置，二者结合，取效甚速。

三、四诊应用

四诊是少儿推拿辨证施治的前提和必要条件，四诊的过程，亦是辨证的过程。由于少儿与成人在形体、生理及病理等方面均有差异，因此，我认为在强调四诊合参的同时，还要根据少儿之亚健康状态或病症表现，又有所偏重。例如发热，则注重望诊与切诊，切诊之中尤其重视触摸法：望诊时先望其神，或有神或少神以辨轻重缓急；除面色、舌象外，尤重视鼻涕之清浊与颜色，所谓“有涕水者为风热在肺，无涕水者为风热闭肝”，以涕水之有无辨表里，涕水之色质辨寒热；触摸诊则偏重四肢末端之手心脚心与手背脚背之温度差异，胸腹部与腰背部之温度差别，用以判断是外感还是内伤引起的发热，更能明辨热深厥亦深之真热假寒证。再如咳嗽，望诊之外，以闻诊为主，问诊辅之：少儿与成人不同，很难咳出痰以查其清浊颜色，故可通过闻（听）其咳嗽之声查痰之有无，或清稀或稠浊以辨其寒热；辅以问诊，问诊可以弥补望诊、闻诊和切诊之不足。临证之时，少儿很有可能不出现咳嗽现象，常常不能闻得其咳嗽之声。因此，通过询问少儿父母或监护人其在家里的咳嗽声音或状况，往往可以得到有价值的资料。重点询问咳嗽的声音，有痰无痰，痰是否容易咯出；咳嗽发作或加重的时间，咳嗽的持续时间。问其饮食、大小便之状况，咳嗽有无外感因素，最终辨明咳嗽之表里寒热。又如腹泻，望诊为主，更重闻诊（嗅），再辅以问诊：望其色质以辨寒热；嗅其气味以别虚实；问其父母或监护人有关少儿大便状况以弥补望诊、闻诊之不足。问诊内容与望诊、闻诊内容相同，只是强调其准确性而已。特别是闻（嗅）诊内容，一定是少儿父母或监护人亲力亲为，而不是想当然。

少儿脏腑娇嫩，形气未充，发病容易，传变迅速，易虚易实、易寒易热。面对少儿病证多变的表现，四诊之应用，亦当有所偏重。通过四诊，辨症状以求病因，审病因以定治法。病因不同，推拿治疗调理之法亦不同。病因明了，辨证准确，则推拿治疗调理的取穴、手法、介质必无误矣。

下面，以少儿常见之发热为例，简要介绍四诊的应用。

我在治疗少儿发热时，首辨外感与内伤两大证型。外感发热由邪正交争，或邪气入里化热；内伤发热多由于积食导致。由于致病因素不同，发热机制也不一样，故治疗方法迥异：外感发热以宣散为主，内伤发热以清泻为主。因此，辨明发热的外感、内伤就显得十分关键。辨证之前，四诊当先。四诊之中注重望诊与切诊，切诊之中尤其注重触摸法。

望诊时首重望神、望面色、舌象之同时，尤重视鼻涕之有无，鼻涕之清浊与颜色。前人所说："有涕水者为风热在肺，无涕水者为风热闭肝"，即是通过望鼻之涕水有无来辨别是表证发热还是里证发热。

肺主气，司呼吸，外合皮毛，开窍于鼻。鼻为肺之窍，外邪犯肺，肺气失宣，其窍亦不能通而涕水自流，故发热伴见鼻流涕水者，乃外邪侵袭之征象，如此，则解表宣肺为其治疗大法。风邪是外感病因的先导，寒、热等邪，往往都依附于风而侵袭人体。与寒合为风寒之邪，与热合为风热之邪。既然已经辨明发热是由外感引起，当再辨风寒或风热，而涕水之颜色则是辨风寒、风热之关键。一般而言，鼻塞流清水样鼻涕，伴有喷嚏者，多为风寒袭肺；鼻流黏稠浊涕或黄涕者，多为风热客肺。如此，理明则法自出。

里证发热，其理亦同，无涕水而已，再参以舌象及大小便之变化，辨证不难。所谓"无涕水者风热闭肝"，意在强调少儿"发病容易，传变迅速"的病理特点：里证发热，往往扰动肝风，更易引起高热惊厥，并非指病位在肝，所谓"热极生风"，此其意也。

按诊是在少儿身躯上一定的部位进行触、摸、按压，以了解疾病的内在变化或体表反应，从而获得辨证资料的一种诊断方法。我在应用切诊诊断发热病证时，尤其注重触、摸，着重触摸胸腹腰背与四肢末端之手足。

触摸胸腹腰背，根据胸腹部与腰背部之热势表现及温度差别，用以判断是外感还是内伤引起的发热：初觉热甚，久按热反转轻者，为热在表；若久按其热反甚者，为热在里。胸腹之热高于腰背者，为内伤发热；腰背之热高于胸腹者，为外感发热。

触摸手足，依据手足心与手足背之温度差异，以辨别外感发热或内伤发热：手足背部较热的，为外感发热；手足心较热的，为内伤发热。若少儿手中指独热者，主外感风寒。

触摸手足更能明辨热深厥亦深之真热假寒证：身灼热而手足冰凉，特别是指尖冷者，为阳热内闭，不得外达，属真热假寒证。此时尤当慎重其事，谨防惊厥。

此外，还有以手足心热与额上热的互诊来分别表热或里热的方法：额上热甚于手足心热者，为表证发热；手足心热甚于额上热者，为里证发热。

关于四诊应用的心得，我在《中医儿科杂志》2017 年 9 月第 13 卷第 5 期上发表了题为“四诊在河东少儿推拿流派的应用体会”一文，愿与同道共享。

知行合一　注重临床

实践是检验真理的唯一标准。少儿推拿，包含小儿推拿，已经有几千年的历史，为少儿的健康成长和少儿疾病的预防和治疗做出了巨大的贡献。明代周于蕃就充分肯定了少儿推拿的效果：“其去轻病，如汤之泼雪，随手即消；去重病亦如笤之拂尘，渐次亦净。用药犹有差池，而推拿毫无差池。”由此可见，少儿推拿操作方法安全，防治效果显著，是真正的绿色疗法。

少儿推拿除了有良好的治疗效果外，还有非常好的养生保健功能。经常运用少儿推拿，可以增强儿童体质、提高儿童的抗病能力。那种认为养生保健是老年人的事，孩子只要吃好穿好，没有什么养生问题，是一个认识的误区。在人的一生中，少儿的生长发育变化是最为显著，最具特点的。少儿养生保健不仅重要而且非常必要，它影响着孩子一生的健康。少儿推拿就是根据孩子成长的不同年龄阶段的生理、病理特点，有针对性地进行养生保健调理，真正实现健康养生从孩子抓起。经常应用少儿推拿对少儿进行养生保健调理，就可以增强少儿的体质，使他们少得病，不得病，即使得病了也会很快康复。

经过长期的临床实践，我也形成了自己的特色疗法。

一、少儿亚健康推拿调理

我很重视少儿亚健康状态的推拿调理，在临床上见到有少儿体质虚弱、易感冒、反复咳喘等，常用足部特效穴、四大手法加揉迎香、拿风池、分推手阴阳、揉板门、捏脊等。少儿食积、消化不良、腹泻、腹胀、便秘、口臭等，常用神阙静振法、足部特效穴加补脾经、揉板门、掐揉推四横纹、揉中脘、摩腹、按揉足三里等；凡腹泻者，必用特效止泻穴。少儿学习困难、口吃、语言发育迟缓、反应迟钝等，常用足部特效穴加补肾经、揉二马、摩囟门、按揉三阴交、揉涌泉、揉肾俞、擦腰骶部等。少儿神气怯弱、易受惊吓、夜眠不安、睡中惊惕等，常用循经推拿法、足部特效穴加补肾经、捣揉小天心、清肝经、摩囟门、揉五指节等。

二、少儿常见病、多发病推拿调理

我在治疗少儿常见病、多发病时，注重脾胃功能的调理和补肾益心以壮胆镇惊，常用补脾经、揉板门、掐揉推四横纹、神阙静振法、足部特效穴、补肾经、揉小天心、揉委中、揉涌泉。

三、少儿心理行为异常推拿调理

我首次将少儿心理行为异常引入推拿调理的范畴。少儿心理行为异常是少年儿童在生长发育过程中较常见的疾病，表现为智力发育障碍、学习障碍、注意缺陷多动障碍、语言发育障碍、发育协调障碍等等。我认为，这些疾病如果不能及时得到干预治疗和调理，必然给少儿的健康成长造成不良的影响，引起许多心理疾病，甚至给家庭、社会带来严重后果。目前，少儿心理行为异常的治疗还是以药物治疗、心理矫正和专业训练为主。我们采用少儿推拿手法配合针灸、中药对少儿心理行为异常进行治疗和调理，为少儿心理行为异常的治疗提供了新方法和新思路。针对少儿心理行为异常，推拿调理除对症选穴外，必用循经推拿法、神阙静振法。

四、循经推拿法

1.肺系病证

咳嗽、哮喘实证、感冒、痰鸣等。神阙静振法，足部止咳穴，循推肺经（上肢掌侧前线，重点刺激中府、云门、尺泽、列缺、太渊、少商等穴），加头面四大手法，揉迎香，拿风池，分推手阴阳。肺系虚证治在肾（见肾系疾病）。

2. 脾系病证

消化不良、腹泻、腹胀、便秘等。长时间神阙静振法、足部止泻穴或消食穴，循推胃经（下肢外侧前线及下肢内侧前线，重点刺激上巨虚、内庭、公孙、太白、三阴交、阴陵泉等穴），加补脾经，揉板门，掐四横纹，揉中脘，摩腹，揉足三里。

3. 肾系病证

口吃、语迟、反应迟，神气怯弱、遗尿、尿频、口齿耳疾等。长时间神阙静振法、足部涌泉穴，循推肾经（下肢内侧后线，太溪、复溜等穴），循推脊柱，加补肾经、揉二马、揉三阴交，摩涌泉，摩囟门、推肾经。

4. 心系病证

夜啼、惊惕、多汗、吐舌弄舌、口舌生疮等，神阙静振法、足部镇惊穴，循推心包经（上肢掌侧正中线，重点刺激内关、大陵、劳宫等穴）、膻中振法、清心经、清肝经、捣小天心、清天河水。

5. 肝系病证

惊风、抽动症、多动症、磨牙、眨眼频繁，神阙静振法、足部镇惊穴，循推肝经（下肢内侧正中线，重点刺激行间、太冲、中封等穴），加清肝经、清心经，搓摩胁肋，点风府，摩囟门，掐总筋，掐揉五指节。

2013 年 8 月，我参加“山西省农村卫生适宜技术研究与应用”项目工作，获山西省科技进步一等奖。

用心办学　传授仁术

山西省河东中医少儿推拿学校是全国唯一一家以教授中医少儿推拿保健养生技术为特色的集教学、临床、科研为一体的普通中等专科学校，因为唯一，所以专注，因为专注，所以专业。因为专业的独特性和唯一性，才有了我们学校自己编写教材的思路。在国家中医药管理局、中和亚健康服务中心的关心和帮助下，我作为总主编，组织领导了《少儿推拿专业系列教材》共计 10 本的编写工作，并担任其中6本教材的分册主编。这些教材的出版发行为学校的发展与壮大打下了坚实的教学理论基础。

在市场经济条件下办学，充满激烈竞争，有多少学校在竞争中被淘汰，有多少单位在经营中倒闭。河东中医少儿推拿学校二十多年能够立于不败之地，能够越办越好，得益于改革、得益于创新。我从办学一开始就提出了“教学、临床、科研”三结合办学模式。学校不仅专门设置了临床部，而且聘请知名专家，设立科研所。少儿推拿调理人才的培养靠教学，而教学的效果靠临床验证，科研则是教学和临床的引擎。三结合的教学模式，为教学质量的提高，创造了基础条件。

教学质量是办学的生命线，学生临床调理水平是教学质量的标志，学生素质决定临床调理水平。根据三十多年的临床经验和二十多年的教学、科研实践，我提出了培养知识、技能和能力三位一体的合格调理师素质结构。

合格的调理师素质结构包括：合理的基础知识、熟练的调理技能和较强的沟通能力。

1. 合理的基础知识结构

少儿推拿是一门科学，是以中医学理论和现代医学为基础，学习中医学基础、诊断学基础、儿科学基础、经络腧穴学、解剖学等医学知识，只有基础知识坚实，才能够有效地促进技能的掌握。

（1）少儿推拿基础知识：少儿推拿中医学基础、少儿推拿儿科学基础、少儿推拿中医诊断学基础、少儿推拿解剖生理学基础。

（2）少儿推拿专业基础知识：少儿推拿中药方剂学、少儿推拿经络腧穴学、少儿推拿手法学。

（3）少儿推拿专业知识：少儿推拿治疗学、少儿亚健康推拿调理、少儿推拿辅助调理。

2. 熟练的调理技能结构

根据我们三十余年的临床和二十多年的教学经验及市场的需求，对学生应该重点掌握的技能结构，提出了三方面、十八个项目技能。

（1）保健项目三技能：增高、益智、强身。

（2）亚健康项目六技能：易感，口臭，食欲不振，便秘，假性近视，夜眠不安。

（3）常见病项目九技能：泄泻，感冒，咳嗽，哮喘，鼻炎，扁桃体炎，遗尿，肌性斜颈，脑性瘫痪。

把学生掌握十八项基本技能，作为专业教学的落脚点，十八项基本技能是我校少儿推拿技术的强项，是我校临床反复验证成熟的项目，也是市场上需要的项目。学生掌握十八个项目就有了一定的真本领，就有了一定的立身之本。

3. 较好的沟通能力

沟通能力是合格调理师不能忽视的重要素质，调理接触的对象是少儿和家长，较好的沟通能力可以使技能得到更好发挥，本领得以更好施展。

（1）普通话表达能力。

（2）关于一般养生保健的英语对话能力。

（3）礼仪接待能力。

我校绝大多数学生选择大中城市就业，服务对象不同中小城市，增加养生保健类英语的对话能力，深受欢迎。我们在学生毕业前一学期各班级均开设普通话、养生保健英语类和接待礼仪课程，为学生高薪就业创造了十分有利的条件。

合理的知识结构为学生技能的掌握奠定了坚实的基础；熟练项目技能的掌握，使学生具有一技之长，立身之本；较强的沟通能力增进了与家长、儿童的亲和力，使技能充分发挥作用。学生这种三位一体的素质结构，既克服了民间少儿推拿师徒传承重技能、轻知识、知其然不知其所以然的弱点，又避免了学校少儿推拿教育，重知识教学、轻技能传授的不足。把少儿推拿学校教育和师承教育相融合、相补充，学校教育促进了师承教育，师承教育补充了学校教育。

学校的学历教育主要招收初中生和高中生。初中生在校学习 2 年，实习 1 年；高生在校学习 1 年，实习半年。每个学生每年享受国家 2500 元学费资助。

学校大力开展成人培训，开设有 3 个月、1 个月和 15 天的短期培训班。仅 2014 年和 2015 年，受山西省卫生厅的委托，为全省乡镇卫生院和社区服务站的医务人员举办少儿推拿技术培训班 20 期，培训基层医护人员少儿推拿骨干2000余名，受到了省卫生厅的表扬和基层卫生院的欢迎。

随着教学质量的提高，学生三位一体素质结构的实现，合格调理师的培养，毕业学生为企业所欢迎，为市场所需要。办校二十多年来培养了20000余名专业人才，遍及京、沪、浙、赣、晋、秦、豫、冀、蒙等地。毕业学生在以北京四季康贝科技有限公司为龙头的上海、广州、深圳、长沙、温州、杭州、太原、厦门、西安十大就业基地高薪就业，并且深受社会好评。

勤奋著作　笔不停辍

在繁忙的临床、教学之余，我还善于思考，细心总结，笔耕不辍，发表学术和临床论文30余篇；作为总主编，组织编写了由中国中医药出版社出版的少儿推拿专业系列教材，共计11本，并担任其中7本教材的主编，为推广普及少儿推拿事业打下了坚实的基础。特别是其中的《少儿心理行为异常推拿调理》为少儿心理行为异常的治疗调理提供了新思路和新方法。2009年，我应邀参加由国家中医药管理局人事教育司立项的“亚健康学科体系的建设”工程，主编了亚健康专业系列教材之《少儿亚健康推拿调理》《中医儿科学基础与亚健康》；2010年承担国家中医药管理局立项、中华中医药学会提出并发布实施的《中医养生保健技术操作规范·少儿推拿》的起草工作；2011年承担国家中医药管理局立项、中华中医药学会亚健康分会提出、审定的《亚健康服务规范·少儿推拿调理》的起草工作；主编《父母是孩子最好的推拿调理师》《孙德仁小儿推拿百病消》《德仁小儿推拿按按捏捏少生病》《孙德仁河东流派少儿推拿》等少儿推拿科普书籍4部；主编《中国健康服务业岗位能力提升培训项目系列教材·少儿推拿保健》《少儿推拿实用教程》《少儿亚健康推拿调理师培训教材及教学大纲》《中华中医药学会中医养生保健技术操作规范·少儿推拿规范培训教材》等少儿推拿专业培训教材4部；参与编写《中国推拿大全》《中国儿科推拿》《小儿脏腑推拿》等推拿学术专著3部。参加“山西省农村卫生适宜技术研究与应用”项目并获“山西省科技进步一等奖”。

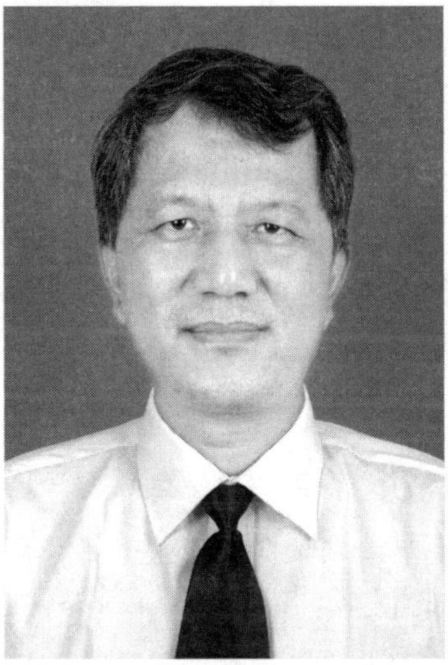

学习与交流　观变与拓展

厦门市中医院副院长
硕士生导师
高树彬

医家简介

高树彬，1957 年 6 月出生，1982 年 8 月福建中医学院医疗系毕业，学士学位。从毕业伊始，就一直从事中医儿科工作。曾任厦门市中医院副院长，硕士生导师。

为国家卫计委儿童用药专家委员会委员，中华中医药学会儿科分会名誉副主任委员，中华中医药学会外治分会副主任委员，中华中医药学会儿童肺炎防治联盟副主席，中华中医药学会少儿推拿继承发展共同体副主席，中华中医药学会儿科流派传承创新共同体副主席，福建省中医药学会儿科分会主任委员，福建中医药学会外治分会主任委员 福建省中西医结合学会儿科分会副主任委员，厦门市中西医结合学会会长，国家卫计委重点专科（中医）学科带头人、国家中医药管理局重点专科学科带头人、福建省中医重点专科学科带头人、厦门市领先学科及中医重点专科学科带头人。

荣获福建省五一劳动奖章、福建省名中医、厦门市技术拔尖人才，厦门市首届最有人情味医者，中华中医药学会郭春园式好医生。主持国家中医药管理局课题一项，省卫计委课题二项，厦门市科技局和卫生计生委课题数项。其中创立的“小儿慢性扁桃体炎的推拿疗法”被国家中医药管理局列为第五批中医适宜技术。

主要论著有《小儿慢性扁桃体炎的推拿疗法》《试论小儿“积常有”状态》《对儿童外治法的几点思考》等。

我是福建中医学院77级医疗系的学生，1982年毕业。毕业后即分配到厦门市中医院儿科工作，已经从事中医儿科工作36年。在医院领导和同事的关心和帮助下，自己获得了各种学习的机会，1983年3月到1984年2月在广东省中医院儿科进修，1989年5月至6月在山东省中医院进修小儿推拿。在从医的道路上，我认为自己是运气好的人，因为一直得到全国中医界的领导和专家们的关照和厚爱，除了得到福建省的不少名老中医的指点外，在工作中或参加各种会议期间，得到诸多国医大师如焦树德、谢海洲、路志正、任继学、朱良春、干祖望、洪广祥、王烈等的指教，全国儿科名老中医张奇文、刘弼臣、李学耕、俞景茂、张世卿、朱锦善、汪授传等前辈对我多方指导。由于自己对儿科的内病外治感兴趣，在从医路上还得到了外治专家吴震西、温建民，小儿推拿专家张素芳、刘开运、冯泉福等专家的指点。在较长的时间内，我有幸参加中华中医药学会儿科分会、外治分会以及全国中医重点协作组的各项活动，结交了大量亦师亦友的儿科学术带头人，其中有马融院长、虞坚尔院长、董幼琪院长、王雪峰主任、闫慧敏主任、王素梅主任、丁樱主任、韩新民主任、王立宁主任、李新民主任等等全国各地的中医儿科领军人物，通过交流和请教，使自己的视野更加广阔，学术水平得到不断提高。

一、学术见解

在长期从事儿科的工作中，我深感改革开放以来，儿童的生长发育和疾病谱有了很大的变化。随着科学技术水平的提高，多学科加大对人体疾病的研究，人民群众的生活水平不断提升，预防接种的普及，过去的儿科四大证麻、痘、惊、疳逐渐消失，取而代之的是发热、咳嗽、腹泻、厌食、各种过敏疾病等。由于现代医学的进展，很多孩子生病时，常已经看过西医，使用过西药，内环境变数大，也就是中医所说的体内阴阳气血津液变化大。在疾病在分类证型上，与过去教科书所介绍的证型有所不同，过去的孩子虚证多见，现代以实证、热证、虚实互见、寒热互见的为多。因此，在临床上，随着儿科疾病谱的变化，证型的改变，加上家长把对孩子的健康需求，从过去只要把病看好就可以了，到现在要求不仅医生能看好病，而且在疾病的预防，生活方式如何改进，如何做到用药的安全有效，减少药物的副作用，以及如何缩短病程等方面变化，就需要我们的临床思维同样要进行调整。我在临床上集中精力，思考和实践如何使用中医中药，并在儿童的状态调理，治未病、内病外治及小儿推拿等方面下功夫，同时也对中药的剂型改革等进行探索，以增加孩子服用中药的依从性。通过努力，取得了一些成绩，简介如下。

1. 提出“积常有”的观点

这个观点是从儿童状态调理、治未病的角度，关注儿童从无病状态到疾病状态的病前状态、探索病因的累积，身体的各种变化，由量变到质变最终导致生病过程，由于这种状态在孩子身上长期存在，所以将这种状态称为“积常有”状态。在分析疾病的苗头，分层次处理病前状态，通过对疾病的苗头状态及时干预，达到减少疾病的发生，降低疾病的反应程度，缩短病程的目的。在临床上主要观察食积、热积、寒积、风毒积等在反复呼吸道感染，支气管哮喘、鼻炎等疾病中的作用，让家长与医生相互配合，观察孩子身体的变化，及时发现疾病的苗头，加以解决。目前不少家长能够接受这种观点，采用我们指导的方法，对自家孩子的生活方式进行管控，有效地控制疾病的发生。基于这样的观点，我们申报福建省卫生厅和厦门市科技局的相关课题各一项，对孩子的病前状态进行观察和干预。并且建立厦门市防治小儿反复呼吸道感染分级诊疗体系，组建由家庭、社区医生、专科医师组成的分级诊疗体系，以“积常有”见解指导，控制小儿反复呼吸道感染的发生。通过一年的观察，在医院、社区卫生服务中心、家庭的共同努力下，取得了较好的效果，使参与儿童的反复呼吸道感染得到有效控制，顺利结题。经厦门市卫生计生委批准，我们医院的儿科成为厦门市儿童反复呼吸道感染分级诊疗中心。对于“积常有”的有关见解，我们团队已经发表了相关论文十一篇。

2. 在临床的诊疗中，注重自己中医诊断水平的提高，对四诊收集的信息力求准确，关注体内气、血、津液、食等的运行状况

由于儿科是“哑科”，孩子的表述能力不佳，家长的观察往往带有主观意识，所以需加大对望诊和切诊的力度。在望诊时，借用中医耳鼻喉科和眼科的经验，注意观察孩子苗窍（眼、鼻、口腔、咽等）黏膜的各种变化，由于黏膜

的变化是身体疾病反应早期表现（比舌象的变化要早），作为诊断和疾病趋势判断的证据，具有重要的意义。在切诊（触诊）方面，加大对身体相关的经络、经筋走向以及特殊穴位及特殊部位的触诊，初步摸索出某些部位出现的体征，与方剂的相关性如葛根汤的体征反应，平胃散的体征反应、小柴胡汤的体征反应等，提高临床诊断的准确率。

3. 不断提高对于病证的分析能力

疗效是中医的生命，没有疗效中医就没有存在的必要，儿科尤为如此。在临床中需要不断探索，总结提高，把提高临床疗效作为第一，除了学习前辈和同行的经验外，注重自己的临床实践。而临床疗效的提高首先是对证型的判断要准确。随着人们生活水平的提高，孩子的丰富营养，加上现代医学已经渗透到疾病的诊治的每一个环节，儿童疾病的证型有了很大的变化，因此对疾病产生的原因，证型的变化，疾病的发展趋势，必须要有充分的把握。如目前儿童疾病中的食积比例增加，实证、热证增多，过敏现象增多，孩子的全身体虚现象减少，局部虚象增多。虚象的出现除了在那些病程较长，或西药、中药使用不当的患儿中体现外，往往隐藏在一些实证之中，较难辨别，而这种虚像有时又在疾病中起主要作用，需要认真加以识别。在临床上有时要扶正祛邪，有时要祛邪以扶正，这是需要权衡与斟酌。同时在疾病的治疗中，要注重中医的角色，有时使用中医中药是唱主角，有时是唱配角，同样都可以发挥自己的优势，促进疾病的尽快康复。努力扮演好自己的角色，是提高临床疗效的重要方法。虽然我是中医大夫，门诊日看诊百人以上，几乎百分之一百开中药，但与西医同道的合作非常愉快。

4. 改进儿童用药方法，增加依从性

儿科诊疗环节中，面临的主要问题是儿童的服药问题，服药问题是儿科疗效的瓶颈。古人为此有很多的探索，积累了很多好的经验，留下了很多千古名方。纵观儿科的方剂在历代古籍中的记载，散剂占的比例最大，个人认为，由于这些方剂经过大量的临床实践而保留下来，证明其安全有效，将儿科的经典散剂用好，对于提高临床疗效和增加孩子对中医中药的依从性，具有重要的意义。在同事们的共同努力下，我们把临床常用的一些儿科散剂，在组方不变的情况下，改成袋泡茶的方式，主要的散剂有泻白散、七味白术散、小柴胡散、银翘马勃散、葛根芩连散、三拗散、温胆汤散、栀子淡豆豉散、达原饮散等古方散剂，以及桔梗与枳壳、前胡与白前、干姜与五味子等系列药对等。在临床上通过辨证论治，在常见病的治疗上，大都使用散剂；疑难疾病由于病情复杂，有的用散剂，有的则采用汤剂，取得了较好的疗效，不仅节约了药材，又节省了家长煎药的时间，服用方便，深受家长和孩子的喜爱。

5. 善于外治法的应用

外治法在儿科的使用同样是历史悠久，由于小儿的服药困难，儿科的内病外治一直是特色方法。长期以来我都不断研究内病外治法在儿科的运用，取得了较好的临床疗效。门诊时采用外治法在 30% 以上。外治方法多种多样，有敷贴、膏摩、熏洗、刮痧、推拿等。所创立的涌泉贴、发热足浴方更是在闽南地区享有盛誉。刮痧法在小儿抽动障碍、腹痛中的应用，取得了较好的疗效。在厦门市，不少家庭中都备有我们医院儿科外治方剂，由于其简便灵验，很受家长和孩子的欢迎。在临床中有采用内病外治法、内外治并用法，可促进临床疗效的提高。我们医院儿科形成的内病外治特色，受到国家中医药管理局和省市卫生部门领导的充分肯定，成为福建省中医药学会的外治培训基地，较长时间以来，为我省的各中医院培训了大量的外治人才。

6. 在小儿推拿方面，继承与创新并举

小儿推拿是儿科常用的治疗方法，在继承小儿推拿传统的基础上，我们不断探索，持续改进。其中用了较长的时间，探讨运用推拿的方法来调节儿童气血津液等在体内的运行，在某些疾病上采用推拿方法，比服药方法疗效更好。我对一些气血运行不畅的疾病，摸索推拿手法的应用，首先从常见的小儿慢性扁桃体炎反复发作开始，经临床观察，采用推拿的方法来控制小儿慢性扁桃体炎反复发作，疗效显著，通过申请国家中医药管理局的项目，成为科研课题，经过多中心的观察，形成科技成果。《推拿控制小儿慢性扁桃体炎》被列为国家中医药管理局第五批中医适宜技术，向全国推广。同时我们发表了相关论文五篇，出版了专著《小儿慢性扁桃体炎的推拿疗法》。经过长期的临床探索，我在一些疾病的推拿手法的改进以及施术部位上，都有自己的心得，除了慢性扁桃体炎外，还创立了小儿咽喉炎性咳嗽的推拿手法、快速退热推拿手法、鼻炎鼻窦炎的推拿手法、腮腺炎推拿手法等，并且均有较好的临床疗效。我还继承在闽南及中国台湾东南亚地区曾经流行的小儿放筋疗法，寻访民间高手，恳求一教。根据《厦门志》的记载，厦门鼓浪屿早期的女中医叶豆仔（1845–1942），民间尊称"先生嬷""斗姑"，她根据其外祖父生前的"放筋"治疗儿科病症图文手稿和其他中医验方，来治疗小儿疾病，收效甚佳。曾经有一患儿被原鼓浪屿救世医院首任院长，外国医师郁约翰诊为死症，让家长放弃治疗，经人指点，抱孩子请"斗姑"诊治，经"放筋"结合药散治疗后，逐渐复苏，家长千恩万谢。后来家长将患儿带去找郁约翰检查，郁约翰深感惭愧和不解，亲自登门拜访"先生嬷"，探访其中的奥秘，对于这种"放筋"疗法和中药散剂的应用，仍无法理解。后来鼓浪屿公共租界工部局得知此事，立即派员了解情况，予以授匾表彰，于是"斗姑"名声远扬，求诊者络绎不绝。放筋疗法是小儿推拿的一种方法，手法较重，治疗时间短，疗效显著。我通过不断的临床实践和总结，体会到放筋疗法不仅可以用在治疗上，还具有诊断的功能，我们可以通过经筋的触诊来发现，人体某些部位气血津液的运行状况是否存在堵塞，为准确辨证提供帮助。《小儿放筋疗法》一书我们正在撰写中。

通过对自己从医经历的回顾，个人认为：应尊古而不泥古，继承与发展并举。前辈医家的实践，现代科学的进展，各学科的交流，给我们减少了很多在黑暗中摸索的困扰，今天我们是站在巨人的肩膀上，时代的千变万化，信息交流的通畅，各种研究方法的出现，更有利于我们在中医儿科的发展壮大。

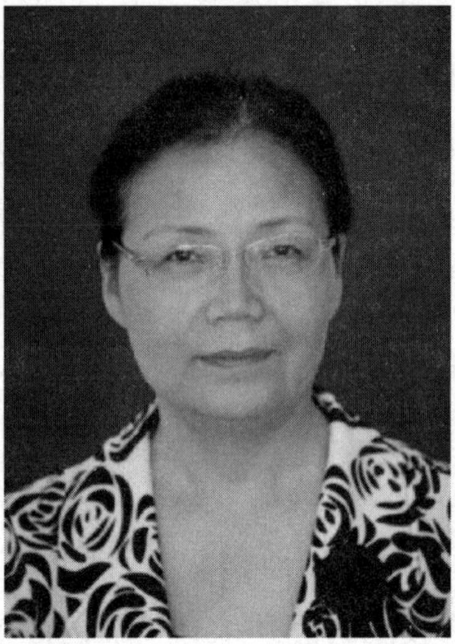

我的从医之路

河南省洛阳正骨医院（河南省骨科医院）
业务副院长
平乐郭氏正骨第七代传人
郭艳幸

医家简介

郭艳幸，1959年8出生，河南洛阳人，大学本科学历，主任医师（二级），教授，博士生导师，博士后指导老师，平乐郭氏正骨第七代传人，国家名老中医郭维淮学术经验继承人，河南省洛阳正骨医院（河南省骨科医院）业务副院长，享受国务院政府特殊津贴专家，河南省名中医，河南省中医临床学科领军人才培育对象。兼任中华中医药学会理事会理事、中华中医药学会骨伤科分会副主任委员、中华中医药学会治未病分会副主任委员、《中医正骨》与《中国中医骨伤科杂志》副主编、河南省政协委员等职务。从事中医、中西医结合临床、科研与教学工作四十余年，具有较深的理论造诣和丰富的临床经验，擅长颈肩腰腿痛、骨关节病、骨伤杂病等诊治。全面继承了国家名老中医郭维淮的学术经验，创立了平乐正骨气血理论、平衡理论，临证药法独到，效果良好，受到患者的一致好评，在国内外中医与中西医结合骨伤科领域享有较高声誉。公开发表学术论文140余篇，出版专著9部。现主持承担地厅级以上科研项目6项，获得省部级科技成果5项，地厅级科技成果19项，国家发明专利5项，实用新型专利6项。培养硕士研究生28名、博士研究生3名、博士后3名。现任国家“十二五”临床重点专科学科带头人。

学 医 路

我是平乐郭氏正骨的嫡亲传人，到我这代已经是第七代，自幼目睹我的祖母高云峰女士、父亲郭维淮先生为慕名而来求医的乡亲们看病问诊，正骨除痛。曾亲眼看见长辈为前臂尺桡骨骨折患者正骨，先手法牵引，又端提挤按，再折顶回旋，几分钟后用柳木夹板固定。就这样“骨头接好了！”，幼年的我深感中医正骨的神奇，耳濡目染对学习中医产生了浓厚的兴趣。

后来，我渐渐地长大了，父亲开始慢慢传授我一些正骨医术。当时，常有很多远道而来的患者直接到家里来求医，而家里人少，忙不过来的时候，我和姐姐就帮助父亲为患者缠缠绷带，敷敷药，用现在的话说，就是“打杂的”。父亲虽慈祥，但对我们的要求十分严格，尤其在对待患者上要求我们不能有半点马虎。在我的印象当中，当第一次给患者敷药的时候，我三下五除二就给患者敷上药，绑上绷带了，很得意地让父亲过来看，哪知他看后却严厉地说：“你看你缠的绷带，这样不行，重新返工。”在他的亲自监督和指导下，我认真规范地打好后，他才露出满意的笑容。看着我委屈的样子，父亲语重心长地说：“敷药缠绷带看似小事，如果不精心，就会出现皱褶，容易对患者的皮肤产生损害。”

13 岁那年，我辍学在家照顾卧病在床的祖母高云峰女士（平乐正骨第五代传人，全国著名骨伤科专家，曾受到毛泽东主席和周恩来总理的亲切接见）。虽然失去了上高中的机会，但没有影响我求学的意志，上天总是关闭了你的一扇门，却默默地为你打开了另一扇门。我得以贴身亲耳聆听祖母的教诲和密授，在照顾祖母的空暇时间，我开始广泛接触中医典籍，熟读《黄帝内经》《药性赋》《针灸三字经》《医学传心录》等中医经典书籍及解剖学，研习《平乐正骨讲义》等平乐郭氏正骨专著，钻研正骨理论，在祖母和父母亲的示范下，我亲自实践领悟郭氏正骨基本方法，如颞颌关节脱位、桡骨小头半脱位、肩关节脱位、岔气等家传速效复位手法与点穴手法。学得认真，练得艰苦，父亲要求我每一个动作都要心领神会、准确无误，机出于手，法到病除。父亲常说："患者就是医生的天，医法只有精确得当，才能精确解决患者的痛苦。"这种治学严谨的态度至今一直影响和伴随着我的医学生涯，使我打下了坚实的正骨底子。记得祖母和父亲给我讲得最多的是祖辈行医为仁的故事，比如救治穷人时分文不取，富家患者给的高额诊费用来赈济灾民。贫穷的农民为了报答恩情，有时就送上一把麦穗，一穗玉米，甚至一块刚刚蒸熟的红薯——这些恰恰是给予一名医者最真挚的诊费。

平乐郭氏正骨拥有太多的光环，给传承人留下巨大的精神财富，与此同时，带给他们的是超常的鞭策。在外人看来，出生在这样一个世代行医，享誉海内外的家族是多么幸运，可对我们来说，家族光环下，郭家的孩子承担了巨大的压力。1976 年，祖母去世后，不到十七岁的我便背井离乡，只身前往河南省柘城县卫生学校学习。当地属贫困地区，学习和生活条件异常艰苦，远离了父母的呵护和优越的城市生活，与一帮大姐姐、大哥哥们夏顶酷暑、冬冒严寒，忍受着远离家乡亲人的孤独，一同学习，一起劳动，虽然仅有短短的一年学习时间，却是我首次较为系统接触医学专业知识珍贵的一年。毕业后，我在商丘地区宁陵县孔集公社卫生院工作，跟随老中医李忠林先生学习中医内科一年，初步掌握了中医学辨证施治原理及治法方药，为以后从事中医骨伤工作打下了良好的基础。

高考制度恢复后，由于未上高中，曾怯于考试，最终在母亲的"绑架"下，硬是在半年内啃完高中书本，忐忑不安地参加了 1978 年高考，得益于初中时期坚实的知识积淀，顺利进入二本录取线。为了打好现代医学基础，更好地传承祖传中医正骨医术，在父母的指导下，我毅然放弃了高分进入中医学院的本科学习机会，而选择了当时负有盛名的老牌院校——豫北医专（现新乡医学院），以人专生的身份学习临床医疗专业，以优异的成绩毕业，获得了优秀毕业生称号。大学毕业后，我回到河南省洛阳正骨医院，成为一名骨科医生，在繁忙的工作之余，除了学习家传渊学，还挤时间自学中医专业知识。1996 年国家开办全国中医本科自学考试，我欣喜万分，倍感鼓舞和珍惜——终于可以圆了我的中医大学梦了，于 2000 年修完中医本科顺利毕业。1997 年，经过层层选拔和考核，我被国家人事部、国家卫生部、国家中医药管理局确定为“全国名老中医药专家郭维淮学术经验继承人”，师从我的父亲、全国著名骨伤科专家郭维淮教授。当时，除了临床一线工作外，我还担任业务副院长等职务，每周两天，白天跟随父亲应诊、抄方，晚上整理、分析父亲的临床经验，把体会一点一滴地积累下来，每月归纳成千余字笔记，请父亲批改、指导，用心领会父亲的评析，收获颇丰。我在独立应诊期间，把跟师所学心得和经验融会贯通，应用于临床。在记录门诊日志的同时，把父亲针对每一种病证的辨证分析和用药特色记录在日志上，并在闲暇时间总结成临证医案，形成跟师笔记。在父亲口传面授、着力培养下，我细心领悟，深得真传，临床诊断、手法、方药、疗效均达到父亲所要求的标准，全面继承了祖母高云峰和父亲郭维淮的学术经验，掌握了平乐郭氏正骨的学术精髓，实践了平乐郭氏正骨理论的精华，以优异的成绩在学术界赢得了较高的学术地位。期间，在中医杂志等国家级核心期刊发表论文《郭维淮治疗强直性脊柱炎经验》《名老中医郭维淮治疗骨不连的经验》《运用郭氏远取点穴法治疗急性软组织闪扭伤》《名老中医郭维淮远取点穴法治疗急性软组织闪扭伤的作用机制》等论文。于2000年12月，圆满完成全国老中医药专家学术经验继承工作结业考核，总结出3万余字的出师论文，对父亲的学术经验进行了深刻的总结，以父亲临证善用“气”药，或行气活血，或补气养血，或理气通经等，归纳总结了平乐正骨“气血理论”和伤科“气血辨证为纲”说等，以优异成绩出师，从理论和实践为我之后的从医之路奠定了基础。

行　医　路

1981年7月，我毕业进入河南省洛阳正骨医院从事中西医结合骨伤科临床工作，担任创伤骨科住院医师，正因为掌握现代医学的基础功底，刚一参加工作，我就获得了医院病历竞赛第一名。时任医院院长的父亲总是叮嘱我：要谨遵平乐郭氏正骨人精神“正心、正气、正身、正业、正骨”，踏实行医，做人正直。也正是在父亲的鞭策下，我在临床技能上不断提高，20 世纪 80 年代中后期即开始独立带教实习与进修医师，在临床实践中善于精研与总结，不断谱写平乐郭氏正骨发展的新篇章，成为当之无愧的平乐郭氏正骨第七代传承人。

一分耕耘一分收获。由于自己的勤奋努力，在业务技术上得到大家的广泛认可，我于 1994 年 6 月从众多年轻医师中脱颖而出，担任医院骨病矫形科副主任。1996 年 6 月，担任医院业务副院长、正骨研究所副所长。肩负重任，不辱使命，不仅管好自己，还要带领全体业务人员在老一辈平乐正骨人辉煌业绩上再创新的佳绩，成为我思考的重点和鞭策我前进的巨大动力。管好自己，做好表率，是我对自己的第一要求。在临床、科研中更加严格要求自己，取得了较大的成绩，得到了广大患者的信赖和拥戴以及学术界的广泛认可，为此，我被推举担任《中医正骨》编辑委员会副主任委员，中华中医药学会骨伤科分会常务委员，中国残疾人康复协会肢体残疾康复专业委员会常务委员，世界中医骨科联合会常务副主席。荣膺“河南省百名巾帼科技带头人”“河南省三八红旗手”“河南省巾帼建功标兵”“河南省科教兴豫高级人才专家团成员”“洛阳市拔尖人才”“洛阳市巾帼科技带头人”“洛阳市三八红旗手”“洛阳市巾帼建功标兵”等荣誉称号，获得地厅级以上科研成果 10 余项等。这些成绩的取得跟自己的努力和拼搏分不开，更离不开各级领导、老师、同事、患者的关心和鼓励，这些始终是我做好工作的强大动力，激励着我在从医的道路上砥砺前行。在业务管理上，所主管的科研、教学与产业喜讯连连——全院业务人员科研积极性空前高涨，科研成果层出不穷，创历史新高；以研究所为依托获准为河南省中医骨伤工程技术研究中心、河南省首家 SPF 级实验室投入运行，获得“筋骨痛消丸”新药批号，河南省洛正制药厂正式成立并投入生产，成为所在区域的高新技术企业和纳税大户。

2002 年 12 月，我被厦门市以高层次人才引进厦门第二医院，在厦工作的七年余，创立了该院的中医骨伤科，把平乐郭氏正骨医术及祖传方药传播至闽南及台海两岸，造福当地患者和百姓，深受当地患者称颂，被评为医院十大名医之一。在厦门期间，有机会得以抛开繁杂的行政事务，静下心来思考过去的所学所知，并加以梳理总结，升华沉淀，撰写了《平乐正骨郭维淮》《伤科集成》《中医骨伤科治疗手法图解》（汉英对照）等著作，萌发了后期创立“平乐正骨平衡理论”的思想，以及后来获得的诸多成果和专利，也都是在此期间不断思考和沉淀的结果。

平乐郭氏正骨传承了220多年，始终以“处处为患者着想”为祖训。回想小时候，经常在家里看到祖母和父亲为附近百姓正骨的情景，无论时间早晚，患者贫穷富贵，只要患者有需要，平乐郭氏正骨人都会随叫随到，有求必应。一颗仁心和一双圣手，造福乡邻，也让平乐郭氏正骨享誉杏林。在我41年的行医生涯中，始终牢记祖训，时刻把患者放在首位，从医以来接诊的患者达20多万人次，在我的眼里，患者就是家人，患者的痛苦感同身受。每当坐诊时，求医者总是络绎不绝，排起长队，时有出现拥堵及患者争先恐后往诊室内涌的现象，跟随我坐诊的学生偶尔会较简单地把患者往外赶，出语未免急躁。每当此时，我总会教育学生，“话，好说是一句，歹说也是一句，为什么不能心平气和地说呢？患者远道而来，加上疾病的痛苦，偶尔出现焦躁是必然的，作为医生，我们首先要换位思考，体谅患者的痛苦和难处，耐心做好解释工作，不仅从身体上解决他们的痛苦，也要从心理上、精神上照顾到他们的需求，医患合作，共同促进疾病的早日康复。”无论工作多忙，我总是坚持把最后一个患者看完，耐心问诊，细心检查，从不疏忽，尽量做到让每一位患者满意。

平乐正骨治骨伤，以手法和药物并举为著称。骨伤三期用药是平乐正骨的至宝，手法治骨理筋是平乐正骨的技术要素。从医41年来，坚守“能中不西，先中后西，中西结合，兼容并蓄，开放创新。一切围绕以花最小的代价为患者带来最大的福祉为宗旨，以减轻患者痛苦以及患者的安全和疗效为核心”的理念。平乐郭氏正骨注重功能，强调一切诊疗行为，均须围绕治疗后最大程度恢复患者功能为目的进行。曾经有一位前臂尺桡骨骨折的学生，经几家医院诊疗过均主张手术切开复位内固定，家长怕耽误孩子学业，也怕开二次刀，听说平乐郭氏正骨术对孩子的骨折病情，可不开刀不住院，特赶来洛阳正骨医院找到我医治。我对孩子的骨折处进行认真的检查后，在助手的辅助下，先手法牵引，又端提挤按，再折顶对位，夹板固定。然后告诉患者："骨头接好了！"随后，孩子的家长带着孩子去照了X光片，结果显示骨头对位精准。我告诉孩子无需住院，只需静养、按时复查和适时的功能锻炼。家长缴费时发现费用不到300元，惊讶之余，感动得连声道谢。几十年来，这样的例子不胜枚举，患者送的锦旗已有上百面之多，这都是患者对我工作的肯定。

传承创新路

中医要发展，传承是基础，总结是手段，创新是根本。传承和创新是事业发展的两驾马车，相辅相成，起驾并驱，缺一不可。只有创新和发展才有生命力。平乐郭氏正骨也不例外，她和其他自然科学一样，只有在传承中创新，创新中发展，与时俱进，才能保持旺盛的生命力，才能践行她"为人类健康竭诚服务"的初衷和宗旨。

2010年盛夏，受河南省卫生厅、河南省洛阳正骨医院之邀，我重返故里，担负起传承创新、发扬光大平乐郭氏正骨事业的重任。

新的时期，新的起点，新的思考，新的收获。

时隔七年半，一切都是新的，连医院一半以上的员工都是新面孔。以前所有的荣誉与辉煌都变成遥远的回忆，一切都要从头再来——人才的遴选与培养、团队建设、业务计划、项目选择、传承规划、发展思路、创新抓手……

传道授业解惑。自20世纪80年代中后期，开始带教来自全国各地的中医骨伤实习和进修医师，到后来担任硕士导师、博士导师及博士后指导老师，粗略统计学生远远超过1000名。特别是2002年起开始担任研究生导师，已培养硕士研究生28名，博士研究生3名，博士后3名。这些学术继承人遍及全国各地，大都任职于三甲医院，成为当地知名的专家教授或技术骨干。作为医院业务副院长及平乐郭氏正骨学术带头人，我主管教学及中医非手术医疗中心，大力开展联合办学，实现优质教育资源共享，与上海、湖南、河南、福建、安徽等地的著名中医药院校联合培养硕士研究生、博士研究生、博士后。此外，还开办了河南中医药大学“平乐正骨传承实验班”、湖南中医药大学中医骨伤专业本科班、七年制班，以及河南职工医学院护理教改班等，承担后期临床教学任务，积极探索医疗机构和高等院校联合培养具有平乐郭氏正骨理念和知识高层次人才的新途径，培养并为各地输送了大量人才，为中医骨伤科后继有人做了大量卓有成效的工作。为了更好地传承、创新平乐郭氏正骨医术，医院设立颈腰痛研究治疗中心、骨关节病非手术疗法研究治疗中心、手法正骨诊疗中心、风湿病诊疗中心等传统疗法治疗中心，多数学科被国家中医药管理局确定为国家中医重点专科、国家临床重点专科及国家重点研究室等。近年来，全体平乐正骨人同心协力，传承而不泥古，创新而不离宗，取得了非凡的成绩。由于疗效突出，深受广大患者的好评，祖国各地甚至海外慕名前来求医的患者络绎不绝，使平乐正骨技术名扬海内外。

作为全国第一批中医学术流派传承工作室建设项目“平乐郭氏正骨流派传承工作室”负责人，我坚持以传承带教和临床运用推广、整理和挖掘平乐郭氏正骨医术的理论和技法为主要内容，有组织、有目标、有计划、有步骤地全面展开“平乐郭氏正骨法”的传承、整理、保护等工作，并对其进行开发和研究。在多年的努力下，取得了突出的成效：①挖掘整理了流派历代传人传记及代表性著作、流派典籍等文史资料，完善流派学术思想。梳理八代共224年历史，整理高云峰、郭维淮等传人传记8篇，出版代表性著作18部，流派文献143部，实物41件。②总结撰写流派学术思想（观点）学术著作“平乐正骨”系列丛书20部。发表流派相关论文共583篇（其中发表在核心期刊495篇）。③根据临床实际需要，突出本流派优势病种的文献挖掘整理，总结出了本流派的多个优势病种，以及具有本流派特色经验与诊疗方案。总结分析临证医案，形成特色诊疗技术15种，临床使用率100%。在全国各地建立平乐郭氏正骨流派二级工作站13个，平乐郭氏正骨流派传承工作室建设项目于2016年以优异成绩通过国家验收。

作为平乐郭氏正骨第七代传承人，在继承祖母高云峰、父亲郭维淮的学术经验基础上，根据社会的发展需求和现代疾病谱的变化，不断探讨总结，提出了“平乐正骨气血辨证为纲”及“养骨”等理论，运用“筋骨并重”等平乐正骨养骨学思想及秘方，探索实践，治疗骨关节病、筋伤杂证及老年骨质疏松症，效果良好；摸索出颈椎病分型论治、瞬时屈曲复位法治疗急性腰椎间盘突出症、远取点穴法治疗软组织闪扭伤等许多新观点及先进疗法，并将最常见的颈型颈椎病、腰肌劳损及骨关节病等病证提升到“治未病”高度，拟定相关预防、保健手法和自我诊疗“套餐”，具有良好的可操作性和科普价值，多次外出讲学，使广大患者受益，惠及广大受众。

以河南省科技攻关计划“平乐郭氏正骨系统研究与开发”项目为抓手，根据现代疾病谱和医学模式的变化，采用数据挖掘技术，通过对平乐正骨流派近代大量文献资料进行回顾性梳理研究与归纳总结，将平乐郭氏正骨学术思想由原先的“三原则”“四方法”提升为“七原则”“六方法”。

1.七原则

包括平衡为纲、整体辨证、筋骨并重、内外兼治、动静互补、防治结合、医患合作。

（1）平衡为纲：平衡是人体生命健康的标志，健康之法本于平衡而守于平衡。平衡贯穿于疾病诊断与治疗的全过程，外伤、内伤、七情、六淫等病因均是引起自然界、自然与人、人体内部失衡状态的原因，这些失衡态影响人体脏腑功能的正常活动，从而引发了机体的各种疾病。以骨伤病为例，骨断筋伤即静力动力失衡、气血失衡，进而波及脏腑等失衡，治疗时就要恢复关节、肌肉、肌腱、韧带等组织或结构的均衡，同时，辨证调理气血、肝肾等，才能顺利康复。在康复的不同阶段，根据失衡的状态，施以不同的调理与适时的功能锻炼，最终达到骨折与损伤完全康复，恢复肢体、关节部位的平衡与功能。当然，在具体的医疗实践中，要注重标本兼顾平衡，以人体气血平衡和五脏协调平衡为基础，强调筋骨互用平衡，遵从动静互补平衡，重视形神统一平衡与天人合一平衡，还要做到起居平衡、膳食平衡，实现局部平衡和整体平衡、内平衡和外平衡的统一。

（2）整体辨证：平乐正骨强调人身是一个整体，为一个小天地，牵一发而动全身。首先，外伤侵及人体，虽然是某一部分受损，但必然影响全身脏腑气血，医者必须从患者的整体出发，看待损伤，全面调理。其次，外伤侵及人体，除直接受伤外，往往造成间接损伤，甚至较重的内伤，医者必须整体辨证，避免漏诊、误诊，并分清病情轻重缓急与主次，整体辨证论治，既医外伤之标，又治内伤之损，标本兼顾，促进康复。如平乐正骨在骨折的不同时期，根据机体的不同变化，十分强调骨折早期用疏肝祛瘀接骨方药，中期用活血和中接骨方药，后期用补肝肾接骨方药，并应结合患者情况，进行辨证施治。

（3）筋骨并重：人体筋与骨是相互依赖、相互为用的。《灵枢》记有："骨为干，脉为营，筋为刚，肉为墙，脾为坚。"第一，骨骼是人体的支架，为筋提供了附着点和支撑，筋有了骨的支撑及其支点，才能正常舒缩，产生动力，才能实现其运动动力之功能。而骨正是有了筋的附着、连接、舒缩和给养，才能健康，并显示其骨架作用，否则只是散乱无序、无功能的骨骼。第二，人体骨居其里，筋附其外，外力侵及人体，轻则伤筋，亦名软伤，重则过筋中骨，名曰硬伤。不论其单一受伤，或者两者皆伤，都会出现两者的功能协同障碍。平乐正骨十分强调治伤要筋骨并重，即使是单纯的筋伤，从治疗开始也应不断地维持和发挥骨的支撑和筋的维系、给养与适时适当的运动作用，筋骨互用，促进气血循行、筋续骨连，有利于疾病康复。只有这样才能加速创伤的愈合，收到事半功倍之效。

（4）内外兼治：筋骨损伤，势必连及气血。轻则局部肿痛，重则筋断骨折，甚则波及内脏，或致脏腑失调，或致阴阳离绝而丧失生命。医者必须全面观察和掌握病情，进行内外兼治，双管齐下，既治外形之伤，又治内伤之损；既用内服药物，又用外敷药物；既用药物辨证施治，又注意用手法接骨续筋。平乐正骨十分强调骨折、脱位手法复位，推拿按摩，理筋治伤，以内服药物调理气血，以外敷药物消肿止痛。

（5）动静互补：《吕氏春秋·尽数篇》说："流水不腐，户枢不蠹，动也；形气亦然，形不动则精不流，精不流则气郁……"用进废退现象，是生物的一般特性，平乐正骨十分强调这一规律在临床中的应用，根据每个患者的情况，一定要尽可能地进行和坚持有利于气血通顺的各种活动；把必要的暂时制动，限制在最小范围和最短时间内，这就要根据不同时期的病情，实行不同的活动和制动计划。例如：骨折后患肢失去支撑作用，功能受到影响，在骨折未愈合之前，需要一个静止的环境，以防止骨折再错位；而骨折断端之间，却需要生理性嵌插刺激活动，以缩小两折端之间距，加速骨折愈合，但要防止影响骨折愈合的剪力活动和旋转力活动。总之，根据病情，以固定制动，限制和防止不利的活动；反过来亦可鼓励适当的、适时的、有利的活动，以促进气血循环，做到行动精流，以加速骨折愈合。

（6）防治结合：平乐正骨强调养骨为先，疾病的发生与正邪双方较量失衡密切相关。邪气是各种致病因素的总称，是疾病发生的重要条件；正气是人体功能活动的动力和对病邪的抵抗力，以及维护健康的能力，是决定筋骨健康的内在因素，是疾病发生的内在原因和根据，故《素问》曰："正气存内，邪不可干。"因此，平乐正骨十分强调"未病先防"和"已病防变"，强调"防治结合"。未病先防：平乐正骨养骨思想认为筋骨疾病应重视未病先防，当以增强正气，避其邪气为原则。正如《素问·上古天真论》所云："上古之人，其知道者，法于阴阳，和于术数，食饮有节，起居有常，不妄作劳，故能形与神俱，而尽终其天年，度百岁乃去。"既病防变：是平乐正骨防治结合的精髓，强调防中有治、治中有防、防治互助，相辅相成。往往是此阶段的治，寓下阶段的防；下阶段的防，又为了此阶段的治。如疾病病情反复或愈后复发，因复感新邪，或饮食不节，或过度劳作，或滥施补剂，或药物调理失当，或运动不当，或起居失常而发等。因此，病后防复时，则以防为主，兼夹治疗，强调病后慎避外邪、节饮食、适劳作的重要性。同时，在预防中我们可运用一些治疗手段，如对于脾胃久虚患者可以长服加味补中益气丸健脾强胃，预防气血失衡等。

（7）医患合作：《素问·汤液醪醴论》曰："病为本，工为标。标本不得，邪气不服，此之谓也。""病为本，工为标"指的是基于标本兼顾理念的一种医患模式。医生的任何医疗行为均需要患者的配合，才能达到治疗的目的。平乐正骨的医患合作思想包括四个方面内容：首先，患者要客观全面汇报疾病发生、发展经过，搬运、处置、诊疗历史及其效果，个人既往身体状况及家族成员既往健康状况等信息，以便医生对疾病做出客观准确的诊断，从而制定出恰当的治疗方案，有利于疾病的治疗和康复。其二，医生要给患者讲清楚诊疗期间的注意事项，取得患者的理解和有效配合，提高其对治疗的依从性，严格按照医嘱行事，有利于疾病的治疗和康复。其三，医生和患者的有效沟通可以解除患者的思想负担，达到情志条畅、平衡，饮食、起居调和，有利于疾病的康复。其四，医生和患者的有效沟通，医患关系协调，有利于避免纠纷。所以，医患合作是平乐正骨学术思想重要内容之一，是形神统一、心态平衡的具体体现，是平乐正骨防病治病平衡学之首要内容。

2. 六方法

包括诊断方法、治伤手法、固定方法、药物疗法、功能疗法、养骨方法。

（1）诊断方法：平乐正骨诊断方法包括望、闻、问、切、检、动、量“七诊”，运用平乐正骨“检查十二法”，即触摸法、按压法、对挤法、推顶法、叩击法、扭旋法、伸屈法、二辅法、弹拨法、对比法、尺量法、器具辅助法，同时配合影像学检查及实验室检查等，中西并用，互为补充。平乐正骨的手法检查核心是“手摸心会”，在四诊的基础上，根据病情徒手进行针对性检查。检查时，由轻到重，由浅入深，由远及近，轻柔缓和，两相对比。切勿动作粗暴，增加患者痛苦。

（2）治伤手法：①复位手法：骨折、脱位一般均有移位，这些移位若不恢复正常，则功能必然或多或少受到影响。因此，在发展变化和不断提升中总结出“平乐正骨十法”，即拔伸牵拉、推挤提按、折顶对位、嵌入缓解、回旋拨槎、摇摆推顶、倒程逆施、旋撬复位、牵拉按压、金针拨骨法等，并强调医者要熟练掌握和运用，综合分析病情，借以巧力，以恢复筋、骨的正常形态、平衡和功能为目的，在辨证的基础上进行手法复位。②治筋手法：“骨正筋柔，气血自流”，在治疗筋伤过程中，平乐正骨运用通经活络法、拍打敲击法、活筋利节法、循经点穴法、理筋法及揉药法等，实现舒筋活络，消肿止痛，调理气血，强壮筋骨，通利关节，使损伤肢体恢复正常。

（3）固定方法：“效”“便”“短”是平乐正骨固定的特点。外固定首先要求“有效”，即有效限制各种不利于创伤修复的活动，同时保留、保护各种有利于创伤修复的活动，实现动静平衡与筋骨平衡。“便”即轻便、方便，以小夹板及系列经皮外固定器具为代表的平乐正骨固定物，充分体现了轻便、简便、方便，同时具有良好的固定效果，又不影响X线检查，有利于功能锻炼和恢复。“短”即固定物在保证固定效果的基础上应尽量的短、小，在保证达到固定目的的前提下，固定时间越短越好，一旦骨折达到临床愈合，尽早解除固定，配合正确的功能锻炼，促进功能恢复。

（4）药物疗法：在药物治疗上，平乐郭氏正骨提出了“破、活、补”三期用药，即“早期祛瘀接骨、中期活血接骨、后期补肾壮骨”的辨证施治原则，使用骨折药物治疗有章可循，成为治疗骨折的“法”和“纲”，成了平乐郭氏正骨传统药物及其用药方法。平乐正骨药物治疗以整体与局部并重，内治与外治并举为原则，以八纲、脏腑、经络、卫气营血、三焦等辨证方法为依据，以气血辨证为纲，采用辨病与辨证相结合，标本兼治，以恢复人体平衡。

（5）功能疗法：功能疗法是平乐郭氏正骨的精髓之一，是“动静结合”的重要组成部分，是功能恢复的关键。适当的功能疗法可促进气血循行，使瘀血消散，舒筋活络利关节，防止肌肉萎缩与骨质脱钙疏松等，是促进伤痛减轻和骨折愈合、恢复患肢原有生理功能的重要手段。既可用于骨伤科，也可用于其他疾病的康复治疗。平乐正骨功能疗法强调贯穿于疾病治疗与康复的全过程，与手法、固定、药物等疗法并驾齐驱，相辅相成。

（6）养骨方法：平乐正骨养骨法是在中医理论的指导下，以气血辨证为纲，整体辨证为基础，平衡理论为核心，长期以来不断实践过程中形成的一种养骨、护骨的方法，遵循法天顺地，形神共养，动静结合，协调平衡，保养精气的原则，通过运用体质、情志、起居、膳食、运动、药物、按摩、气功、音乐、器械等相关养骨方法，达到气血共养、筋骨并重，整体平衡。其根本要义即在日常生活中，养成良好习惯，使人体骨系统处于平衡、稳定的状态，防患于未然。

在理论研究方面，深入研究国学经典，系统总结平乐正骨的学术思想和祖传经验，在“平乐正骨气血辨证理论”的基础上，结合祖国传统文化及中医基础理论，从宇宙、自然界万事万物的生存变化特点入手，分析人体病理系统的变化特点，构建了平乐正骨“平衡理论”体系，包括气血共调平衡论、筋骨并重平衡论、动静互补平衡论、五脏协调平衡论、形神统一平衡论、天人合一平衡论、标本兼治平衡论、膳食平衡论、起居有常平衡论，进一步完善了平乐正骨学术理论体系。

（1）气血共调平衡论：平乐正骨理论认为，气血是人身之至宝，人的生、长、病、老无不根于气血。气血平衡既是健康的标志，也是治疗伤科疾病的关键。气血的运行保持着既对立制约又相互依存的动态平衡关系。气血平衡，则机体安；气血失衡，则患生。损伤诸证，首犯气血，气血乱则伤病生，伤科疾病的辨证论治核心就是调理气血至平衡状态。

（2）筋骨并重平衡论：平乐正骨理论认为，筋骨是人体复杂而平衡的运动系统之总称。在人体中，肌肉收缩产生的力通过肌腱、韧带作用于骨，不同部位的筋通过骨将力进行有效整合，从而产生协调统一的运动模式，因此筋与骨之协调是保持关节运动动态平衡的基础。

（3）动静互补平衡论：平乐正骨认为“动”与“静”是对立统一，互补互用，相对平衡。平乐正骨动静互补平衡论包含着丰富的哲学辨证思想，它源于中医学之“整体观念”和“辨证论治”理论，“动”与“静”的平衡因人、因时、因地而异。在伤科治疗中，适时的“动”可促进损伤修复过程中所必需的“静”，而适当的静又可促使筋骨发挥更有效的“动”。两者互助互用，保持动态平衡，促进康复。

（4）五脏协调平衡论：平乐正骨理论十分重视人体的统一完整性，注重构成人体的各组成部分之间相互为用，相互协调，在病理上也相互影响的关系，认为“牵一发而动全身”，局部的病变会引起五脏六腑、气血经络等的病变；反之，五脏六腑为气血传化之核心，五脏六腑失衡不和或发生病变，势必相互影响，并影响到气血化生、疏布与循行。五脏平衡，可促使气血的化生循环，四肢百骸包括筋骨的动态平衡。

（5）形神统一平衡论：平乐正骨认为形神统一平衡蕴含着生命科学的重要原理，形与神是组成人体的重要部分，二者相互联系又相互区别；认为无形的神与情志和五脏六腑、筋骨肌肉、气血津液等有形之体互根互生，相互依赖。形神统一，则身心平衡，气血循环顺畅，从而使脏腑筋骨肌肉器官得养，机体健康；反之形神失调必将导致各种疾病的发生。

（6）天人合一平衡论：平乐正骨认为人生长在自然界中，天地之间，自然界的变化与人体息息相关，直接影响人的生命活动。人体的五脏，通过经络血脉将六腑、五官、九窍、四肢百骸等全身器官与外在的五味、五色、五声、五音等相联系，形成一个表里相合，内外相关的统一整体，并通过气血津液的作用，来完成机体协调统一的功能活动。内外失衡，违逆四时，则脏腑失调，筋骨失衡，伤病发生。故整体相顾，顺应自然，法天顺地，即可未病先防，既病防变，加速康复。

（7）标本兼治平衡论：在诊治伤科疾病过程中，应明确标本轻重缓急，把握标与本的辨证关系，才能在诊治过程中标本兼顾，从而达到良好的疗效。标与本从病因而论，内因为本，外因为标；从病机而论，则正气为本，邪气为标；从本质与现象而论，则内病为本，外病为标；从局部与整体而论，则整体为本，局部为标；故分清标本主次，在治疗过程中才能标本兼顾，从而达到及时判断和把握疾病的变化，精准诊断，实现中医学的精髓——辨证施治。

（8）膳食平衡论：人体赖以膳食补充后天营养，膳食是人类生存的物质基础，而膳食的平衡则是机体与筋骨健康的基本保障。五脏的平衡很大程度来源于膳食的摄入平衡，脾胃为后天之本，气血生化之源；气血的生化首先依赖于胃的受纳，膳食过量、过味、不足或结构失衡，均会导致脾胃运化失职，进而五脏失衡，肝肾不足，气血虚损，筋骨失养。故膳食平衡是机体维持阴阳平衡，保持机体与筋骨健康的基础。

（9）起居有常平衡论：起居有常则全身筋骨健康。人体只有在顺应自然界阴阳消长变化及其自身的生理运行规律的基础上，作息有时，才能做到天人相应，劳逸结合，情志愉悦，气血运畅，筋骨强壮。反之则脏腑功能紊乱，气血运行失常，筋骨失养而产生筋弛、筋萎、筋伤等疾病。由此可见，起居有常是机体与筋骨健康的基本保证。

屈指算来，回归洛阳正骨医院已七年有余，在领导的关心和支持下，在大家的共同努力下，先后发表学术论文 140 余篇，出版专著 9 部，已交付出版著作 18 部，获得省部级科技成果 5 项，地厅级科技成果 21 项，国家发明专利 5 项，实用新型专利 9 项，主持承担地厅级以上科研项目 6 项。并获得了国务院政府特殊津贴专家，河南省名中医，河南省中医临床学科领军人才培育对象，洛阳市科技创新领军人才，洛阳市特级名医，河南省优秀医师等诸多荣誉；所带领的团队也被省科技厅授予“骨关节病防治创新型科技团队”称号。如今，我也渐进花甲，岁月的长河留给我的时间也越来越少，时常思量：作为专家，我还能为我钟爱的中医骨伤科事业做些什么？作为医生，我还能为期待与信赖我的患者做些什么？作为平乐郭氏正骨传人，还能为祖国医学的传承与发展做些什么？……只有倾其毕生，鞠躬尽瘁，才能无怨无悔。

结　语

医生，是一种要求严刻、责任重大的职业，也是一种崇高神圣的职业。作为一名医生，首先要对技术精益求精，因为这是做医生的基本技术标准和道德要求。其次，医者，父母心。作为医生，对每个患者的痛苦都要感同身受，每一位患者都是我们医生重要的唯一，要耐心细心地诊治，为他们解除痛苦。

回首近四十年来的行医之道，身负传承、发扬平乐正骨学术重要使命，艰辛坎坷，苦中有乐，但传承弘扬家学，发展中医骨伤事业，治病救人神圣的责任和使命一直激励着我为这项崇高的事业鞠躬尽，瘁终不悔！

事业待有人才出。如今的平乐正骨是享誉华夏，闻名海内外的著名学术流派，平乐正骨人遍及祖国各地、大江南北，其中有众多著名专家、教授，他（她）们为着一个共同的目标，为人类的骨健康事业默默工作着。中医药是中国的，更是世界的，平乐正骨是中国的，她也更应当是国际的，是全人类的，为了让两百多年家传医学迸发出新的辉煌，惠及更多的患者，我将上下而求索。

（张云飞整理）

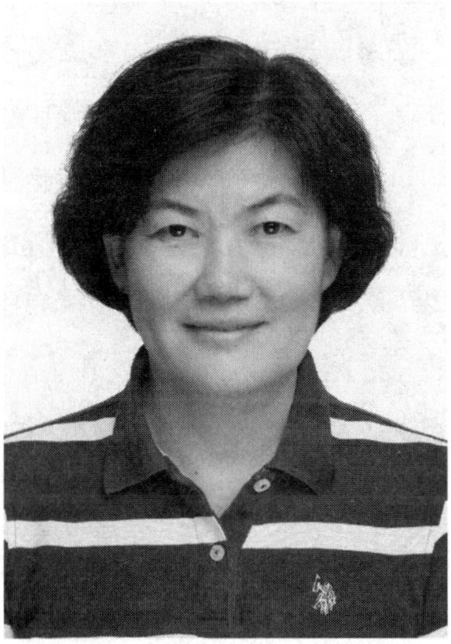

读经典拜名师做临床，永远在路上

中国中医科学院广安门医院妇科主任
博士生导师
赵瑞华

医家简介

赵瑞华，女，1959 年出生，主任医师，教授。中国中医科学院广安门医院妇科主任，博士生导师。师从国医大师许润三、路志正，首都国医名师李光荣、肖承悰。国家级第三批名老中医李光荣教授学术继承人，第二批全国优秀中医临床人才，北京市中医特色诊疗中心学术带头人，国家中医药管理局“十二五”妇科重点专科和重点学科负责人，中国中医科学院学科带头人、首席研究员，岐黄学者。现任全国妇幼健康研究会中医药发展专业委员会主任委员，中华中医药学会妇科分会、生殖医学分会副主任委员，北京中医药学会妇科专业委员会主任委员等。第九、十、十一届国家药典委员会委员。国家中药品种保护审评委员会委员，国家药品监督管理局新药咨询专家。培养博、硕士研究生 36 名，带徒 3 名。以第一作者或通讯作者发表学术论文 80 余篇，主持国家及省部级科研课题 10 余项。获中国中医科学院科学技术二等奖 2 项、全国妇幼健康科学技术奖自然科学奖二等奖 1 项、北京市科学技术三等奖 1 项、中医药专利证书 3 项。

学习、传承和从业经历

我出生于中医世家，父母均为中医师，其中父师从胶东名医刘竹轩先生，先生三世为师三世为医，学富五车，时人写对联誉其为“一份学问一份艺，三世相传三世医”。家庭的耳濡目染，使我对中医学有了深厚的情感。上小学时就跟随父亲、兄长学习背诵药性赋、十二经脉等。1979 年考入山东中医学院中医系，实现了我的中医梦。从此，我便将青春与汗水无怨无悔地奉献给了中医这项神圣的事业。

1979 年是恢复高考招生的第 3 届，当时的中国百业待兴，春意盎然。老师们殷切希望我们快速成长为国家有用之才，77、78 届的学长、学姐给我们做出了很好的榜样，食堂、校园小路上、树荫下都是他们读书的身影，他们随身携带笔记本，小声谈话的内容也都是有关医学方面的。这些对自以为很努力的我震动很大。我必须努力，必须刻苦，方不负父母、兄长的嘱托和希望。不积跬步，无以至千里，不积小流，无以成江海。锲而不舍，金石可镂。寒窗苦读 5 年，终以优异成绩毕业。

1984 年大学毕业，来到山东中医药学校担任讲师和主治医师，从事教学及临床工作。讲授中药学和方剂学两门课程，业余时间去门诊部跟诊。教研室的陶振刚和许振华老师给予我很大的帮助，“要给学生一杯水，老师要有一桶水。”要学生收获一杯水，教师应该引导他们去寻找一片海洋。这种压力在成为教师后才真正体会到。只有更加努力，博览群书，虚心向老教师请教，才能成为一名称职的老师。功夫不负有心人，8 年的教书生涯，多次进行全校观摩教学授课，多次评为优秀教师。教学相长，在教书的过程中，也夯实了理论知识，积累了临床经验，为日后的从医生涯奠定了坚实的基础。

1992 年，为进一步提高自己的医学理论知识和临床技能，我选择继续去医学殿堂深造，考上了北京中医药大学中医妇科专业硕士研究生，师从国医大师、中日友好医院许润三教授。许老师医风朴实，潜心医道，治学心法理论源《黄帝内经》《难经》，杂病法仲景，温病宗吴塘。补肾贯穿于妇科病治疗的始终。许老师精于脉理，详于辨证，以善用经方治疗疑难重证著称，医界恒以“内、妇临床家”相许。许老师温润如玉，言传身教，3年的硕士生涯，使我对经典理论在妇科的应用及景岳补肾健脾的学术思想有了一些体会，初步掌握中医药对女性不孕症、妇科杂病的治疗，学会与焦躁、忧虑、心里纠结的不孕症患者的相处之道，妇科诊疗水平产生了质的飞跃。

1999年始，我调入中国中医科学院广安门医院，置身于这所集医疗、科研、教学于一体的具有专科特色的“三级甲等中医医院”，似鱼归大海，雁向高空，欣喜之情溢于言表。2003有幸成为首都国医名师李光荣教授的学术继承人，李老师学术上推崇活血化瘀理论，认为妇女为病多虚、多郁、多瘀，强调脏腑论治，重视肝脾肾同调，提出离经之血就是瘀血。李老师为人正直，治学严谨，让我明白什么叫知难而上！她常常教导我们：“不要只总结有效病例，也要总结无效病例、失败病例。失败并不可怕，可怕的是不善于总结经验和教训。”在这种精神的感召、鼓励和鞭策下，我学会在临床中发现问题、提出问题、解决问题。3年的跟师学习，自己的理论水平、临床技能和科研能力都有很大提高。对某些西医治疗不好或放弃治疗的病症，也敢大胆地进行尝试，并且有些取得较好的疗效。

2008年参加第二批全国优秀中医临床人才研修。定期的集中学习，可以从繁忙的临床工作中抽身，有时间静下心来思考、咀嚼、分析以往遇到的问题。有机会多次聆听国医大师、著名中医药大师如朱良春、熊继柏、冯世纶、李今庸、迟华基、周仲瑛、徐景藩等授课，开阔视野，点石成金。参加学员间交流、讨论，甚至有过争论，然后取长补短，思想碰撞，学术锤炼。跟师首都国医名师、京城四大名医之首萧龙友嫡孙女肖承悰教授，肖老师侠女柔肠，家学渊源，重视中医经典，紧跟学科前沿，又饱读经书，历史文化随手拈来。读经典，拜名师，做临床。3年的学习，使我开阔眼界，站到更高的平台。

2013年，我再次踏入山东中医药大学，攻读中医妇科专业博士研究生，师从山东名医刘瑞芬教授。2017年拜师国医大师路志正，重读经典，重点研习脾胃理论。路老18字诀的学术思想核心“持中央，运四旁，怡情志，调升降，顾润燥，纳化常”，是调理脾胃学术思想的浓缩和精华，将之与彭子益的圆运动理论结合，体会中焦脾胃在气机升降斡旋的核心地位，不断地学习、领悟，从理论到临床，融会贯通，收效斐然。

2004年开始培养硕士研究生，2014年开始培养博士研究生。中国有句古话叫“授人以鱼不如授人以渔”，带硕士、博士研究生，与之前跟专科学生授课又不相同。硕士、博士研究生本身已经比较优秀地完成本科学习，渴望在专科领域继续深造。相对而言，她们自学能力强，渴求知识的欲望高。培养她们的重点是发现问题，解决问题的能力，从理论到实践，从临床到科研，养成善于思考、勇于创新的习惯，具备独当一面的能力。

回首向来路，行医数十载，业已形成了自己的学术思想和治疗特色。努力让今天的自己超越昨天的自己，哪怕只是一点点。在传承老师们学术思想的基础上努力前行。依托恩师们的不辞吝教，站在巨人的肩膀上，无论是医术、医德，或是为人处世都深得诸位恩师的影响和教诲。

学术思想和经验

学术上立足中医理论，精研经典，融汇中西，崇尚脾胃学说、情志致病及瘀血理论，提出“重病因，和脾胃，调气血，怡情志，护阳气”学术思想。发挥中医药治疗妇科疑难病的特色和优势，临床疗效颇为满意。深谙《金匮要略·妇人杂病脉证病治》“妇人之病，因虚、积冷、结气”、《灵枢·五音五味》曰“妇人之生，有余于气，不足于血”和《圣济总录》“妇人纯阴，以血为本，以气为用”的理论在妇科临床的指导意义，谨守“脾胃为后天之本”“女子以肝为先天”，临证时刻顾护阴血与脾胃功能，调畅气机，密切关注气血变化，组方遣药强调“用药如用兵”，兵不在多而在精。力求辨证准，用药精。女本阴体，阴邪易侵，女人以血为本，阴血遇寒则凝，血凝则为瘀，从而导致变证丛生。所以对于女性而言，避寒与护阳很重要。女性的性格特点多思多忧，易郁易怒，更易受情绪影响。气机贵在调达，气血贵在充盛，血脉贵在温通，调达、充盛和温通，缺一不可。不充盛则为虚，不调达则为郁，不通畅亦为瘀。治疗妇科疾病，当以气血为纲。以血为本，血以调为补，益气所以补血；以气为用，气以通为顺，调经宜先调畅气机；妇科疾病贵在调和，气血调和、通畅，谨防郁滞；肝为冲任所系，肝主藏血，女子以肝为先天，调肝养血为临床常用之法；肾乃先天之本，经水出诸肾，脾胃为后天之本，亦应重视调理脾肾。

脾胃五行属土，居于中焦，共同承担着化生气血的重任。脾胃又为气机升降的枢纽，脾主升清，胃主降浊，升清降浊完成气机的升降出入，气血津液的运化敷布。所以顾护脾胃无论在养生还是治疗疾病方面，都具有重要的地位。中医治疗的最高境界是和法，追求“阴平阳秘，精神乃治”的状态，而妇科病重在调和，调和气血，调畅气机，调和阴阳。临证将和法的核心定位于中焦脾胃，脾胃健，则气血和；脾胃调，则气机畅。

多囊卵巢综合征是妇科多发病、常见病和疑难病，具有发病多因性、症状多态性、难治性、病程长等特点，多与肾精亏损、肝血不足、脾失健运、痰湿壅阻、肝郁血瘀等因素密切相关。患者就诊时多存在不同程度的肝、脾、肾失调，虚实夹杂、寒热错杂。精血同源，肝郁肾虚致精亏血少，血海失充，出现月经量少、月经后期、闭经、不孕等证；木郁乘土，气血生化乏源，日久加重肝肾亏虚。脾胃居中焦，脾主升清，胃主降浊，“清浊之间，是谓中气，中气者，阴阳升降之枢轴”。脾胃同病，“升清降浊”功能失常，中焦气机郁闭，阴阳不得顺接，清阳不能出上窍、发腠理，“心肺无所禀受，皮肤间无阳，失其营卫之外护”，浊阴不能出下窍、走五脏，胃土上郁化火，易形成寒热错杂之证。脾胃受损，运化水液失调，水津失布，聚湿生痰，阻滞气机，出现胸痞痰多、形体肥胖等症。肝肾同源，肝木为病易于传脾，三脏相互联系、影响，临证要从整体观念出发，审证求因，恪守主要病机，坚持辨证论治，不忘三脏同调，顺应阴阳消长规律，平调阴阳。疏肝补肾、健脾祛湿化痰、调畅气机、养血活血等诸法并用或兼顾或先后次第应用，中西合参，权衡利弊，指导改变不良生活方式，改善体质，临床疗效显著。

子宫内膜异位症（EM）是具有活性的子宫内膜组织（腺体及间质）种植

到子宫腔被覆内膜和子宫肌层以外的身体其他部位，并浸润、生长，发生反复周期性出血，形成结节和包块，引起疼痛和不孕。是育龄期妇女的多发病、常见病、疑难病，发病率高、发病年龄日趋年轻化。“疼痛、不孕、复发”是EM三大临床难题，严重影响患者的身心健康和生活质量。EM可贯穿患者近40年的生育期，不同年龄、疾病不同阶段对EM的控制目标不同，无生育要求患者重在缓解症状、控制包块、抑制复发，有生育要求患者重在促进妊娠、保护生育能力，围绝经期患者重在警惕恶变。

数十年对子宫内膜异位症进行了大量的临床和机制研究。在李光荣教授以瘀血立论，三型辨证论治的基础上，创新性提出“从郁论治子宫内膜异位症”这一学术观点，并筛选出活血消异方。运用“解郁活血”法治疗子宫内膜异位症相关疾病，可有效缓解临床症状、抑制复发、控制或消减包块、促进生育。承担并完成国家科技支撑计划课题“十一五”“中药治疗盆腔子宫内膜异位症的临床研究与疗效评价”、“十二五”“活血疏肝补肾序贯治疗子宫内膜异位症相关不孕的临床研究”，结果显示，中药抑制子宫内膜异位症术后复发的疗效肯定，不良反应少，明显改善患者生活质量，提高不孕患者的妊娠率。活血疏肝补肾序贯治疗可以明显提高子宫内膜异位症不孕患者保守术后的妊娠率和活产率，改善子宫内膜容受性，促进卵泡发育并排卵。承担并完成子宫内膜异位症基础研究的国家自然基金项目3项，北京市自然基金2项。研究揭示中药通过抑制异位内膜的黏附、侵袭和局部新生血管的形成，降低异位内膜组织种植、侵袭、转移能力，减弱在位内膜局部病灶雌激素的合成，增强在位内膜抗凋亡能力，调节细胞因子水平、调整免疫失衡进而抑制EM的复发。“从郁论治子宫内膜异位症的理论与应用研究”获中国中医科学院2011年度科学技术二等奖。“基于六郁理论抑制子宫内膜异位症复发”获2015年妇幼健康科学技术奖自然科学奖二等奖。“活血消异方治疗子宫内膜异位症不孕的临床与机制研究”获中国中医科学院2016年度科学技术二等奖。“解郁活血抑制子宫内膜异位症复发的临床与机制研究”获2017年北京市科学技术三等奖。

鉴于EM难治性、高复发性、终身性的疾病特点，需要长期用药、长期管理。近年又承担北京市重点攻关课题，开展EM慢病管理研究，利用中医治未病理念，借助现代科技信息技术、网络和远程医疗，采用“互联网 +”形式，开发 APP 工具，以整体观念、辨证论治为指导，从健康教育、用药指导、生活方式干预、心理疏导等诸多方面对 EM 患者进行管理，并针对不同体质、疾病不同阶段，制定个体化管理方案，以期构建长期、规范、有效的 EM 慢病管理模式，达到有效制病情、提高生活质量的长期管理目的。

医生的成长是自学的过程，也是自学与交流探讨相结合的过程，更是前辈耐心培养、患者充分信任的过程。医者首先要认清自己，知己知彼，百战不殆。知彼是后者，知己是前提。致良知是我们每一个人的必修课。“有时治愈，常常帮助，总是安慰”，这一理念应该牢牢根植于每个医者心中。医乃仁术，无德不立。大医有魂，生生不息。中医药是生长在中华文化的沃土中，同时它又是打开传统文化的钥匙。作为中医人，机遇和挑战并存。有很多的慢性疾病与生活方式有关，这需要用中医养生防病的理念去纠正；还有很多慢性病，需要长期用药、长期管理，需要中医药治疗，更需要用中医的智慧去管理。只有经历了衣带渐宽终不悔，方能体会众里寻他千百度，蓦然回首的喜悦！路漫漫其修远矣，吾将上下而求索！

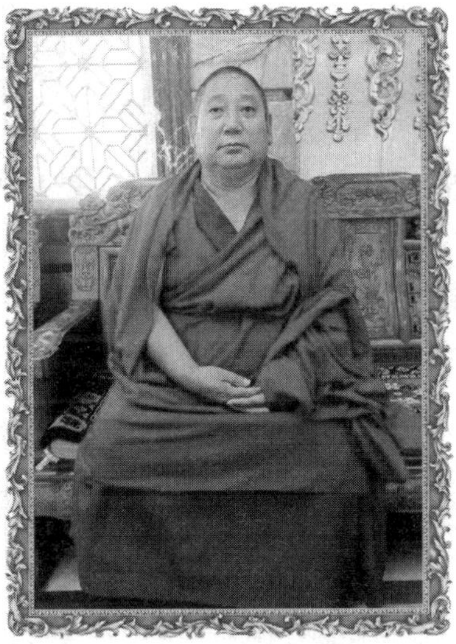

情满高原　爱济苍生

——记藏医丹巴尖措

甘肃省基层名中医

甘南卡加曼寺藏医院院长

中国民族医药协会常务理事

丹巴尖措

医家简介

丹巴尖措，1961 年 10 月生，甘肃甘南人，副主任藏医师。现任甘南卡加曼寺藏医院院长，卡加藏药开发有限公司董事长，中国民族医药协会常务理事，甘肃省藏医药学会副会长，甘肃省中医学会副会长，甘南县政协委员，甘肃省基层名中医。丹巴尖措师承于全国著名藏医旦科教授，他长期从事藏医药的临床医疗、教学和科研工作，具有坚实的理论基础、深厚的专业知识和丰富的临床经验。在藏医领域，丹巴尖措教授擅长内外科常见病、多发病和疑难杂病的治疗，在各种急慢性疾病的预防、治疗以及脏器功能损伤康复领域独创多种新技术、新疗法。在藏药领域，丹巴尖措藏医师致力于传统藏药的种植、炮制和研发，致力于经典藏医药秘方的搜集、保存和开发，在藏药各个方面都取得了显著成就。在他带领下，甘肃甘南藏族自治州合作市创建了甘南州卡加藏药开发有限公司，是全国第一家藏医药科研机构，机构内科研设施完善，师资力量雄厚，采用国际先进的工作流程和标准指导藏药研发工作，引领了国内藏药研发的前沿，打造了多种藏药品牌。目前卡加藏药开发有限公司已研发通过国家药品 GMP 认证，取得制剂批准文号的藏药有 100 多个品种，接近 200 个规格，其中自主创新品种 60 多个，尚待开发生产的经典秘方有百余种，同时还取得了多个品种的化妆品生产批件，成为甘肃省知名药品生产企业之一。同时，丹巴尖措藏医师在慈善医疗和扶贫救助方面也做出了卓越的贡献。他不仅仅只在藏医院坐诊，很多时间都是在整个藏区出诊，尤其是贫困的牧区和交通不方便的山区，为那些无力支付医药费用的藏民免费诊疗。近年来，他带领的藏医团队已举行各种免费义诊、赠药活动上百余次，赠药金额达 600 多万元，受到了各族群众的好评。

生命的传奇：出家与拜师

美丽而纯净的甘南藏区孕育了丹巴尖措藏医师生命的脉搏。1961年，他出生于甘南州一个普通牧民家庭。在他生下来两个月时，一位活佛算定他此生要出家为僧，活佛当时还给做了出家仪式。在藏地，藏传佛教寺院是藏医药民间传承和发展的一个主渠道，小时候每当丹巴生病的时候，父母就会带他去附近的寺院请僧人医生为其诊疗，看到医生能够为患者解除痛苦，幼时的丹巴便有了将来做一名医生治病救人的梦想。1979年，丹巴高中毕业后，正值国家宗教政策恢复，他放弃了西北民族大学的录取资格，在牧草茂盛的季节前往佐盖多玛寺出家做了一名藏医。他在寺院里学习了藏语文法，声明学，天文历法，四继密宗、藏医四部经典等等。佛学思想和理论的学习为日后学好博大精深的藏医学理论奠定了基础。三年后，丹巴来到了卡加曼寺院，当时寺院的六世江干活佛推荐他去找著名的藏医专家阿克旦科拜师学艺。

1983年，丹巴参加了在甘南州举办第一届甘南藏医理论培训班，当时开班老师就是著名的藏医专家阿克旦科。在这届培训班上，旦科老师对藏医著作《四部医典》中的《根本续》和《后续》做了详细的解读，丹巴是培训班中学习最努力，成绩最优秀的学员，深得旦科老师的喜爱。在这个培训班学习期间，他与旦科老师结下了不解的师徒之缘。1985年，丹巴正式拜旦科老师为师，开启了追随旦科老师学习的藏医生涯。在跟随旦科老师学习期间，丹巴每天的学习任务主要围绕《四部医典》及其注释本《蓝琉璃》和《祖先口述》，还有藏医学著作《晶珠本草》《月王药诊》等进行学习和背诵。

传统藏医“医药不分”，学制药与学医同时进行。藏药学的学习是一项系统工程，涉及药材的种植、辨认、炮制等各个领域。藏药学起源并发展于青藏高原，是高原人群在漫长的历史演化进程中利用天然产物（动物、植物、矿物）与疾病做斗争的经验总结，其发展文字记载可查历史1300余年。其特殊的自然环境（高海拔、严寒气候、长日照）造就了高原地区独特的植被类型和物种分布，成就了庞大的天然珍贵药材资源库，也是藏药材资源主要分布区。藏药材基本上属于有机药材。由于在广阔高原的藏药材都处于野生状态，其活性成分含量是内地人工种植药材的 5~10 倍，被科学家誉为“自然生物的萃取”。

丹巴跟随旦科老师学习藏药的过程非常严谨。药材辨认的学习依时节进行，每年到相应月份他都会跟随老师去草原或山坡上学习药材的辨认。夏天主要辨识草药，秋天是果类，冬天是根类。每个药材的辨认要准确，叫什么名字，其性状、作用都要熟记在心里。之后每个药材挖出来如何晒干、加工都要在老师的亲自指导下进行学习。炮制的技艺最为复杂，不同的药材、不同的需求有不同的炮制方法。比如有毒性的药材铁棒锤，要通过蒸煮、与其他药材相作用后祛除其毒性。同一种药材对应不同的病症有不同的炮制方法，如延胡索生品可以治疗冠心病，酒炙后可以活血、祛瘀、止痛。而药材的配比讲究平衡，比如用 30 种药材做一个药剂，这其中 20 个是针对病的，5 个是平衡毒性的，再 5 个是平衡阴阳、冷热使药性温和。在藏药文化中，将药材的炮制方法视为“绝技”，这些“绝技”一代代传承下来，传承方式具有鲜明的特色。从传承体系来看，药材的炮制方法以老师为准，老师相同那么方法就相同，不同的传承有不同的方法。一般来说各有其绝技、绝招，而这些绝技、绝招均口传身传不写文字。经过几年的学习，丹巴掌握了旦科老师关于藏药学的理论体系和丰富的临床实践经验，从对生理、病理的认识，到诊断、治疗以及对药物使用，形成了一整套完整的藏药学科体系，为日后行医打下了坚实的基础。

藏医学习及临床实践是丹巴跟随旦科老师为患者诊治过程中展开的。旦科老师收徒弟的条件非常严格，藏医专家华尔藏曾经说：“当时想拜旦科大师为师的人很多，但老师择徒条件很严苛，丹巴尖措这位学生待人十分恭敬、真诚，侍奉老师细致入微，而且勤奋好学，对老师严厉的批评总是虚心接受。旦科大师平日十分严肃，但只有见了丹巴才会笑。”旦科老师接诊时几个学生就在一旁认真听、做记录，整理处方并帮忙取药，旦科老师是在治病的过程中讲一些治病的理论和方法，并让学生们亲自实践。回忆学习的情景时，丹巴自己总结为“我就一直跟着老师学习，他走到哪跟到哪，讲到哪跟到哪。知道学医不容易，自己要好好学，要勤奋学。老师很忙，通常要念经、做功课、看病、接待客人，自己想学的时候也不是马上就能学到，等到有机会的时候学，比如老师教别人的时候学，看老师闲下来主动去学，一点一点积累。这需要漫长的时间，不是一下子就能学成，要像青稞的穗麦一样一个一个的学，能学到一个知识就算一个。”

精湛的技术：行医与问药

“医术经典皆精通，实践秘诀切要害，怜悯慈善依他行，圣医遍布此世间！”这是悬挂于丹巴尖措藏医师办公室走廊内的一则偈文，也是他给自己确立的行医指导思想。藏医药学的传承主要是师徒传承的模式，他通过跟随旦科老师师徒传承和总结经验，形成了自己独特的师承藏医药体系。

藏医学理论核心为三因素说，即隆，赤巴，培根。藏医认为这三种物质是构成人体的物质基础，三者平衡则人体健康，三者失衡则疾病发生。治疗疾病的实质就是调和三种物质使其趋于平衡。阴阳也是藏医学的指导思想，主要以太阳（热）月亮（寒）两力来表述生理、疾病、诊断、治疗及药物性能等对立、依存、消长、转化的关系，人体同自然万物，讲求阴阳调和。病理方面，藏医认为疾病产生分内因和外因。内因中的近因为隆，赤巴，培根三因素平衡的破坏；远因为贪欲、嗔恨、愚痴三毒，强调情志和社会与疾病的密切关系。疾病产生的外因除了气候、环境、饮食起居等因素外，还有恶鬼、宿业等超自然力的作用。所以藏医中也注重念经、沐浴等方法治疗疾病。隆、赤巴、培根三因素所引起的疾病都归结为“寒证”“热证”两大类型，藏药方剂亦按其性质将药区分为“热性”“寒性”两大性能。“藏医讲究‘对治’，就是两两相对，其性相反，一为药性，一为病性。如寒与热，在治疗‘寒证’时用‘热性’药，治疗‘热证’时用‘寒性’药。”比如“隆”病中有一种病的性质属“轻”，表现为心神不定，神情恍惚，藏医则采用“重”效能的药物去治疗。以此类推。藏医用药讲究调伏增效、对应配制，即各类药物适配对治。根对治骨骼病，枝对治脉络病，茎对治肌肉病，叶对治六腑病，叶液对治骨髓病，芽对治骨血精液病，花对治眼病，果实对治内脏病，尖对治头部病，外皮即树干下部之皮对治皮肤病，韧皮对治筋病，树脂对治四肢病，藏医治疗疾病的方法主要分内治、外治两种。内治法以饮食及药物为主，强调根据季节调整饮食起居。当药物治疗疗效不明显，一些特定疾病必须进行外治法以及需要内外合并治疗时，藏医也要采用外治方法。外治法包括针刺放血、按摩、外擦、火灸、拔罐、药熏、敷烫、药水浴、穿刺等。尤其藏医疗法中的放血疗法和药浴疗法，是不同于其他医学的独特疗法。

丹巴尖措藏医师继承和发扬这些传统理论，并把理论广泛运用于治疗消化系统、心脏血管系统、肝胆系统疾病和类风湿疾病等，取得了不能比拟的良好效果。针对西医中根治不了的疑难杂症，比如高血压，糖尿病，脑中风后遗症等，丹巴通过藏医独特的理论体系寻找突破点。四部医典中记载着藏医完整的关于身体、病理学方面的理论基础，藏医从整体视角考虑，将人放在自然界，宇宙环境中考虑，不仅仅是单纯地面对疾病，受藏传佛教影响，藏医认为各种各样的疾病都有双重性质。任何一种病的病因都是因缘造成的。比如说，你有欲望，你为了满足欲望而伤害他人，从而获得了自己的满足，这满足的过程也破坏了自己的生活。那么一个人的疾病所引起的痛苦，就是这个人为伤害他人所承担的后果。这种后果以疾病的方式出现。因此丹巴认为，健康之心，是治愈任何疾病的良药。在这些综合理论的指导下，治疗疑难杂症成了藏医的特长。比如藏医珍宝类药物的治疗运用，其中有一些重金属药物，最朴素的观点认为它们是地球物质中最坚硬的，把它们做成药对人体克服疾病有好处。但是它不能直接用，所以产生了炮制技术。再就是对不同的疾病采取相应的治疗方法，比如糖尿病的治疗，存在个体差异，根据个体的不同每天每个时间段配以不同的药物。丹巴对于各种疾病的治疗不是完全依靠医药，还要进行个人良好生活饮食习惯、情绪心理平衡等方式辅助治疗。

丹巴对于藏药的使用严谨而科学。他认为真正的藏药必须具备传承秘方、特殊炮制、超能加持三个条件。藏药材的来源也是藏医药文化中极具特色的部分。药材一般都需人工在高海拔的山区、草滩采挖。每个山上盛产不同的药材。采药必须按照植物发芽、出花、结果的时间进行，快到冬天的时候采根。采药时要注意采完全成熟的，不采幼苗，幼苗要保护起来，是可持续利用资源。采购时药材的选择也有自己的方法。首先要看颜色，尝味道，苦的程度是很苦的还是淡苦；酸的程度，比如石榴籽，若是半酸半甜，那么这个石榴籽就还没有长好，药效不好，特别酸的药效才好。采药还要讲究节气，如根类要看是否是快到冬天的时候挖出来的，是否饱满。

丹巴带领他的藏医药团队创建了全国第一家藏医药科研机构，采用国际先进标准结合地道藏药制作的方式来进行藏药研发。藏药加工制剂车间采用GMP获批灭菌要求，引进西医的制药流程与藏药生产过程二者相互融合。同时，在藏药制作过程中增加了一道独特而必不可少的程序——曼殊，即药物加持仪式。加持是选在甘露日，按照药师佛的加持仪轨进行，其目的是通过沐浴、念经、供养，祈请佛的加持力和慈悲心渗透到药物里，增强药物的效用。加持时间一般为七天左右，二十四小时换班加持。其基本过程为药厂僧人集体或轮班念诵药师心咒和其他配套经文，再配以宗教仪轨。不同的药物有不同的加持方法，如加持治疗气血不畅的药物，是念诵缘起咒和药师咒。最后成品药剂也要装饰有法论和咒语符号。这些古老的宗教仪式，既传承藏药在药物取材、使用过程中对原材料品质完美的绝对追求，也代表了对药材和成品药物的尊重，由此制作产生的高品质藏药，为藏医治疗产生良好效果提供了有力的保障。

慈悲的情怀：济世与修行

藏医著名教科书《四部医典》中对医生的要求是具备六个条件“具有智慧，具有善心，为患者服务的誓言，在身、语、意三方面做出榜样，对工作要勤奋，精通人间俗事”。丹巴尖措藏医师将古代藏医文化精神融合于现今医德医风中，践行着出家人慈悲为怀的理念，从内心深处体悟并身体力行，几十年如一日为藏区和汉地提供医疗服务和慈善义举。

在丹巴从医的三十多年来，每天他早晨五点半起床，一直到八点半念经修行，徒弟们说无论在医院还是外出开会，这是丹巴每日雷打不动的功课时间。每天吃完早饭丹巴就开始了忙碌的一天，去门诊为前来候诊的患者看病，去药厂指导药物的制作。白天忙完这些事务后还要继续看书学习，学习佛学和藏医学的理论知识，或者研究处方。晚饭后继续修习做功课。除了出差和闭关修行，丹巴每天的生活如此周而复始。为患者治病和生产出地道的藏药，是他每天最欣慰的事情。

创办藏医院和藏药厂的缘起是丹巴遵从旦科老师的嘱托。早在跟随旦科老师学医的时候，老师就曾经告诉丹巴说“卡加自古是出名医的地方，如八思巴妹妹的医生就出自卡加。卡加寺院历史上名医辈出，往近里算，我老师的老师就是卡加曼寺院隐士高僧旦巴。”卡加寺院藏医药在藏区闻名遐迩，青海和四川的人也常来这里看病。基于这种文化底蕴，旦科老师建议丹巴回家乡创办医院和药厂，这是藏医药文化在新时期的传承与发扬，是为了造福更多的老百姓。丹巴说“创办医院和药厂不是为了自己赚钱获取利益，是为了老百姓能吃上真正传统的藏药，得到最好的治疗。”在当今市场化运营下，好多藏药制作已不是那么传统，算不上真正意义上的藏药。丹巴秉承着以佛教理论为缘起、为出发点，把藏医药与现代的科学相结合的理念，将藏医药的传承清净无误地发扬下来。

丹巴把医院和药厂所得利润一部分用来维持药厂正常运转和生活开支，一部分又用来布施药物和慈善事业。平时看病时也是视医治对象的不同收取不同的费用。经济情况不好的不收费，中等的少收费，情况好的又可以发善心多给钱的，就做供布施之用。近年来，以丹巴尖措藏医师为主带领的专家团队，秉承慈悲为怀的理念，到贫困的牧区和交通不便的山区给藏民免费体检和发放藏药价值600余万元，在一定程度上解决当地农、牧民群众因病致贫、因病返贫的问题，构筑起了群众健康保障的牢固大堤，受到了广大群众的一致好评。

“情满高原，爱济苍生。每一次的怀有仁慈心的制药行医，是为与自己心目中的佛陀距离更近。”这就是丹巴尖措藏医师的生命写照。

（丹巴尖措藏医师提供，韩玉亭整理）

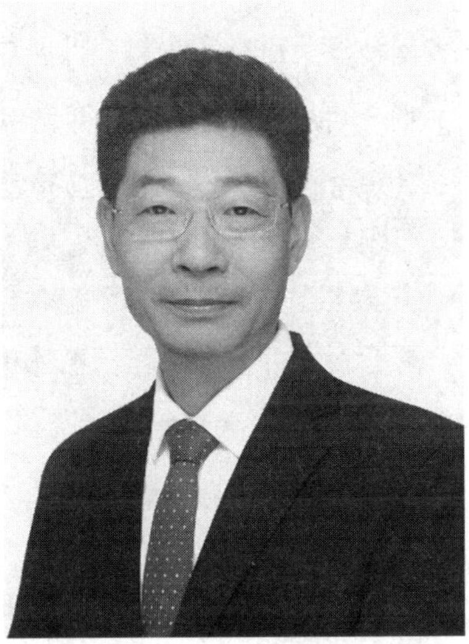

继承中医传统，走中西医结合治疗骨伤病之路

山东中医药大学附属医院骨科副主任，
教研室副主任，创伤骨科主任，医学博士，
山东中医药大学博士研究生导师
毕荣修

毕荣修，男，1962 年出生，汉族，山东寿光人。医学博士，山东中医药大学博士研究生导师，山东名中医药专家。现任山东中医药大学附属医院骨科副主任，教研室副主任，创伤骨科主任。兼任山东中西医结合学会骨科专业委员会主任委员，国际矫形与创伤外科学会（SICOT）中国部委员，中国中西医结合学会骨伤科分会委员，中华中医药学会骨伤科分会创伤专业委员会委员，中国医师协会中西医结合医师分会骨伤科专家委员会委员，中国医促会骨科分会创伤学组委员，世界中医药联合会骨伤科分会常委，山东中医药学会骨伤分会常委，山东医师学会创伤外科分会常委等职。

主编《全国中医药专业技术资格考试大纲与细则－中医骨伤科学专业（中级）》，副主编“十三五”规划教材《中医骨伤科学》《中医筋伤学》及“十二五”规划教材《中医正骨学》，参与编写规划教材《中西医结合骨伤科学》《骨伤科手术学》等。主编《实用中西医结合骨伤诊疗学》《骨伤科典型创伤病例精解》等著作。主持课题“带旋髂深髂骨瓣移植及中药治疗股骨头缺血性坏死的临床及实验研究”获山东省科技进步三等奖；获山东省医学科技二等奖 1 项，三等奖 2 项，山东省中医药科技二等奖 2 项。目前承担国家自然基金科研课题 1 项，省级课题 4 项，撰写学术论文 40 余篇。

荣获 2001~2002 年度“山东中医药大学优秀共产党员”；2002 年被评为“山东中医药大学先进工作者”；2007 年被评为校“优秀青年教师指导教师”；获 1997、2009、2011 年度山东中医药大学“十大优秀教师”、2010 年山东中医药大学附属医院学生“最喜爱的十大优秀导师”、2011 年度“山东中医药大学优秀共产党员”，2012 年“山东中医药大学科教兴鲁先锋共产党员”，2015 年度山东中医药大学“十大师德标兵”等称号。

担任第五批山东省中医药专家学术经验继承工作指导老师。继承人：①管东辉，山东中医药大学附属医院骨科，副主任医师；②王式鲁，山东中医药大学附属医院骨科，讲师。擅长病种：擅治四肢骨、关节损伤及骨坏死、骨软骨退行性等疾患。

学习中医骨伤之路

我于1980年9月就读于山东中医学院中医系，在大学学习过程中，有幸聆听到了如周凤梧教授、李克绍教授、张珍玉教授、刘献林教授、张志远教授等大师们讲的课程，老师们渊博的知识、扎实的中医理论功底、生动的临床经验给我留下了深刻印象，促使我在大学学习期间取得了良好的学习成绩，为以后的临床工作奠定了良好的基础。在毕业实习阶段，有机会接触到了骨伤科，在实习过程中感到了中医骨伤科治疗疾病的神奇。有一次在值夜班时来了一位肩关节脱位的患者，因肩关节疼痛不能活动痛苦难忍，当时老师不在身边指导，自己按照老师讲的复位方法，试着用“拔伸足蹬法”将其复位，患者的痛苦随之解除，体会到了手到病除的喜悦，从此以后便对中医骨伤科产生了浓厚的兴趣。

1985年7月有幸留校在中医骨伤教研室任教，从此与中医骨伤科教学、临床及科研工作结下了不解之缘。毕业后在1985年7月至1987年7月担任过2年的兼职政治辅导员，边做学生的辅导员工作，边做临床和教学工作，通过做辅导员的工作，锻炼了自己的工作能力，也学到了在临床上学不到的知识，对我以后的学习和工作产生了巨大的影响。在做兼职辅导员的工作中，继续在附属医院参加临床工作，学习了当时骨科邵光湘、曹贻训、于光华等教授的学术理论和丰富经验，特别是在1995年3月被山东省卫生厅、山东省人事厅确定为于光华教授全省首批老中医药专家学术经验继承人后，得到了于老师的悉心指导，学习到了于老师宝贵的临床经验，对我以后的学习和工作起到了很大的帮助和推动作用。在此后的骨伤教学和临床工作中，通过学习和继承老师们的学术思想和临床经验，自己的教学和临床能力有了很大的提高，1996年被破格晋升为副教授，1997年被山东中医药大学评为首届“十大优秀教师”，为自己的工作得到了肯定而感到欣慰，没有辜负领导、老师们的培养和教育，也为此后的工作奠定了良好的基础。

2000 年 7 月，我被科室选送到解放军总医院骨科进修，解放军总医院骨科拥有全国实力最强的团队，在进修学习期间，受到了卢世璧院士、王继芳教授等老师们的指导，学习到了现代先进的骨科理念和手术技术，也感受到了自己距离先进技术的差距和压力。为此，白天跟教授们查房、手术，晚上在图书馆查找资料和文献，总结学习的经验和体会，通过半年的进修学习，自己业务能力有了很大的提升。进修结束时，我被评为解放军总医院“优秀进修生”，得到了大家的好评。进修结束回到科内后，将进修期间学习到的先进理念和技术运用到自己的工作中，首次将髋关节置换术的手术入路由前外侧入路改为后外侧入路，减少了软组织损伤和出血量，缩短了手术的时间，减少了患者的痛苦；首次开展了股骨头坏死的双侧同时置换人工全髋，减少了患者的住院费用和缩短了治疗周期。开展了多项新技术和新的业务，其中“骨髓移植术治疗骨折迟缓愈合的研究”被评为医院新技术奖。2003 年我主持的省科技厅课题“带旋髂深血管蒂骨瓣移植结合中药治疗股骨头缺血性坏死的临床和实验研究”通过鉴定并荣获山东省科技进步三等奖，同年晋升教授，为科室业务的发展和能力提升，发挥了应有的作用。

随着社会的进步和骨科事业的发展，自己感到了理论水平和业务能力不能适应时代的发展，为此我想要进一步的学习和充电。2007 年在我 45 岁的年龄，通过辛苦的努力终于考取了南京中医药大学中医骨伤科学的博士研究生，跟师于黄桂成教授，在攻读博士的三年期间，在导师的指导下，系统地学习了中医骨伤科的理论精髓和现代骨科医学的进展，并结合自己在临床上的经验，将“中药预防和治疗关节软骨退变的机制研究”作为自己博士研究课题，通过三年的努力，博士论文“关节止痛胶囊干预实验性膝骨性关节炎的作用机制及临床研究”顺利通过答辩，同时获得医学博士学位，自己的理论水平和业务能力又有了一个大的提升。通过初学、跟师、进修、深造的学习和工作过程，使我体会到了中医的博大精深和中西医结合治疗骨伤疾病是自己学习和发展之路。

三十多年工作和经验总结

一、学术思想

首先继承中医传统骨伤科的学术特色，以中医为本，注重整体观念，辨证论治，同时体现中西医结合的理念，尽量做到中医骨伤与现代手术完美结合。人体作为一个有机结合的整体，内部脏腑与外部筋骨，在功能活动上，有机联系，协通作用，相互影响；在病理变化上，相互影响联系、相互传变而产生复杂多变的病理变化。“肢体损于外，则气血伤于内，营卫有所不贯，脏腑由之不和”，在骨伤治疗过程中，遵循骨伤病的特点和治疗原则，特别重视“筋骨并重”在骨伤病的作用。筋骨是辩证统一体，两者互为依存缺一不可，片面强调筋骨的重要性都是片面的。

其次，在遵循骨伤病的治疗原则下，还要重视中医的整体观念。气、血、津液，是构成人体的基本物质，是脏腑、经络等组织器官进行生理活动的物质基础。骨科疾病与气血的运行失常有密切的关系，既可以单独形成气虚、气滞、血虚、血瘀等单纯气、血方面的病证，也可以形成气滞血瘀，气虚血瘀等病证。并且气血的病理变化也相互影响，气的运行失常，气滞、气虚，便无力推动血液在脉内的运行，从而导致血瘀，进一步发展，血瘀后，又阻碍了气的运行，形成了恶性循环。因此在治疗过程中坚持气血并重。同时在继承中医传统骨伤科学术特色的基础上，突出中医辨证，积极研发和自制中药制剂，发挥中医骨伤手法整复、夹板固定、整体与局部康复的学术优势，积极开发院内制剂和中医特色疗法，彰显中医骨伤科发展的强大优势和勃勃生机。

第三，现代解剖及手术的发展，很大程度上推动了骨科的进步。随着社会、经济、思想的发展，人类对身体功能的要求越来越高，对于骨科疾病的诊治，现代手术也显得越来越不可替代，在紧跟国际骨科发展步伐的目标下，多次开展全院新型手术模式，如微创手术治疗骨折、股骨颈骨折和股骨头缺血性坏死的保髋治疗、骨髓炎的中西医结合治疗等方面做了一些有益的工作，为骨科事业的发展做出了一定贡献。

例如，桡骨远端骨折（Colles 骨折）是人体最常发生的骨折之一，约占所有骨折的 6.7%~11%，多发生于绝经后女性及老年患者。随着人口老龄化、骨质疏松人口的增加，Colles 骨折发生率呈现上升趋势，且累及关节面的粉碎性骨折明显增加，如治疗不当往往会影响腕关节的功能，从而使患者丧失正常生活、工作能力。对于这种常见的损伤，中医骨伤科有其独到的优势，我的经验是采用手法整复配合夹板外固定，在“筋骨并重，动静结合”治疗原则指导下，收到了良好的治疗效果，体现了中医骨伤治疗骨折的优势。

在拆除外固定后，给予中药熏洗，方选活血止痛熏洗剂（又名活血止痛散，方药组成：透骨草 30g，川楝子 15g，当归 15g，姜黄 15g，威灵仙 15g，川牛膝 15g，羌活 15g，白芷 15g，苏木 15g，五加皮 15g，红花 15g，土茯苓 15g，乳香 6g，川椒 9g），水煎外洗，每天 1 次，每次 30 分钟，根据汤药温度先靠热气熏蒸，待水温适宜后泡洗 30 分钟，水温变凉后适当加热，连续用药 1 个月。我认为外治法一直以来就是中医骨伤治疗疾病的优势所在，本方选用活血止痛熏洗剂进行骨折局部熏洗，红花、当归、乳香改善局部微循环和淋巴回流，活血化瘀、消肿止痛、消炎生肌续筋；川椒、川楝子、牛膝、土茯苓渗湿消肿、行气止痛；透骨草、威灵仙、桑寄生、羌活等疏通筋脉、通利关节，诸药合用活血化瘀、消肿止痛、舒筋通脉，通过皮肤直接吸收，作用快速、效果明确，促进骨折愈合，加快了 Colles 骨折患者的功能恢复。

Colles 骨折治疗的目的就是精确复位、恢复腕关节的正常功能，传统整复方法简单有效，一直是临床常规整复方法，其指导原则为顺势牵引、逆势复位，且牵引必须达到足够的力度。整复成功后配合夹板的外固定以及早期的功能锻炼为骨折的复位、腕关节稳定奠定了坚实的基础，可以最大限度地恢复腕关节的功能，因此手法整复成功后配合夹板固定治疗一直以来都是治疗 Colles 骨折的首选方法。竹夹板固定是一种弹性固定，也是近几年逐渐形成的骨折治疗中中国接骨学（CO）理念的具体体现，可以在骨折断端纵向加压，同时固定期间不影响手部关节的活动，具有良好的生物力学效应，而且早期手部活动可以在骨折断端产生微动的应力以促使骨折的愈合，充分体现了骨折治疗的动静结合、筋骨并重原则。骨折愈合过程并发症少，花费低，因此 Colles 骨折手法整复成功后要优先选择竹夹板进行固定，同时积极配合中药熏洗，促进骨折愈合和功能恢复。

二、临床经验

1. 注重四诊合参

“欲知其内者，当以观乎外；诊于外者，斯以知其内。盖有诸内者形诸外。”通过望、闻、问、切的方法，得到疾病外在的临床表现，通过辨证、分析，从而了解疾病的本质。

2. 注重补益肝肾

肾主生髓长骨，肝其体合筋，肝肾同源，肝藏血、肾藏精，肾脏功能失常，精失去调节，骨骼也会出现病变，骨的病变也影响肾脏，导致肾脏病变。“诸筋者，皆属于肝”，筋的运动自如取决于肝脏的濡养。肝脏病变，筋的营养不足，筋的功能就会衰退。老年人行动缓慢，容易劳累，就是肝脏功能减退，筋失其滋养的原因。肝肾同源，肝藏血、肾藏精，肝肾之间为母子关系。肝肾与筋骨关系密切，生理上，相互为用，参与人体运动，病理上肝肾亏虚，则导致筋骨功能失常，宜产生骨科疾病。

我体会到损伤初期筋骨血脉受损，血离筋脉或皮破血出而致气血虚损；或瘀血内积而致为肿为痛。若兼见筋骨错位，则应先行复位固定，然后进行内治。对瘀血内积，为肿为痛，或虽有出血，但素体强健，尚无虚象者，宜用行气活血、消瘀止痛为主，或攻下逐瘀，此皆“盛者泻之”之意。损伤中期肿痛渐消，病势渐稳，筋伤开始接续，但瘀血散而未尽，气血损而未复，其治首当以调和气血、接骨续筋为主，但也是运用补法的最好时机。此时多以健脾养胃为本。因脾为后天之本、气血生化之源，胃为水谷之海，只要脾胃运化有力，健运正常，则气血生化源源不绝，肝肾滋养有本，四肢肌肉筋骨皆得濡养，如此何愁气血不调、筋骨不续，况且骨伤初期常以活血化瘀行气止痛为主，多用攻逐之剂，难免脾胃有损，此时健脾养胃，正当其时。损伤后期有轻重两型。

轻证型即康复型，患者肿消痛止，精神健旺，受损筋骨功能渐复但尚未完全康复。此型调治不难，内治常以滋养肝肾、强筋健骨为主。重证患者多因前期失治、误治或损伤过重，元气大伤，或年高体弱，肝肾亏虚，或伤后复感外邪等导致伤病迁延难愈。其治当以滋养肝肾，强筋健骨为主，兼活血祛风或治风寒湿邪或兼补气血、健脾胃。

3. 注重中西合参

致力于运用中医药及中西医结合的方法治疗骨科常见病、多发病、疑难病。始终坚持以传统手法正骨复位配合小夹板外固定，遵循动静结合，内外兼治，三期用药的原则，结合现代医学，对四肢常见骨折、部分开放性骨折、骨折后遗症等配合手术治疗，成功对复杂性损伤、复合性损伤、多发性损伤、多脏器损伤和创伤并发症进行多科室协同救治，并成功开展了手术治疗骨盆骨折、髋臼骨折及高能量暴力所致四肢骨、关节等复杂损伤。

例如，青年股骨颈骨折在股骨颈骨折中约占 20%，其发病多因暴力，骨折多移位严重. 保守治疗效果欠佳，常需手术治疗。结合带旋髂深血管蒂髂骨瓣移植治疗股骨头坏死的经验，对青壮年股骨颈骨折在切开复位内固定的同时应用带旋髂深血管蒂髂骨移植并配合中药治疗，取得了良好的效果，减少了股骨颈不愈合率和股骨头缺血性坏死率。正确复位和牢固的内固定是治疗青壮年股骨颈骨折的前提，恢复血供是减少并发症的条件。髂深血管束比较恒定、蒂长，易于转位，血运丰富。它保留了移植骨的血供，因所移植骨为正常成活骨，其愈合不需要爬行替代过程，从而增加了股骨头血运，降低股骨头缺血坏死的发生风险。同时在股骨头颈前侧开骨槽，既降低骨内压，增加动脉血供，又促进了静脉回流及周围软组织对股骨头血供，有利于自身的修复。骨块跨越骨折线更有利于骨折的愈合。采用手术方法固定骨折断端，植入带血管蒂的髂骨瓣后，给骨折愈合创造了条件，并配合中药治疗，可促进血运恢复和新骨形成，明显提高治疗效果。中药具有促进血管生长、修复和再生，促进骨诱导、加速成骨，改善微循环的作用，能带入有诱导成骨细胞生成的刺激因子或其本身的某些有效药物成分具有类成骨细胞刺激因子作用，从而促进新骨生成。

4. 强调筋骨并重，注重早期功能锻炼

通过临证，体会到骨折后要在医生指导下积极锻炼未受伤的关节，循序渐进，能避免关节僵硬、挛缩和肌肉萎缩。采用轻按摩的方法进行自我按摩，可促进局部血液循环，有利于骨折的恢复。

例如肱骨髁间骨折是一种严重的肘关节内骨折，约占肱骨远端累及到关节面骨折的96%。由于这种骨折累及关节面，且常造成关节面粉碎，因此，无论是采用闭合复位还是切开复位，均较困难，常常造成肘关节功能障碍、异位骨化、骨不连、骨折畸形愈合、肘关节创伤性关节炎等情况发生，预后欠佳。在内固定术后，采用动静结合训练法和传统“无痛”原则指导进行康复功能锻炼，定期随访，采用 Mayo 肘关节评分标准（即肘关节评分标准）和疼痛评分（VAS）标准评价患者术后肘关节功能康复情况，研究动静结合训练法在指导肱骨髁间骨折术后康复功能锻炼方面的应用、意义及优势。

动静结合训练法，共分四个阶段，平均 3 个周为一个阶段。第一阶段为损伤关节的邻近关节的锻炼。从术后第 1 日起开始进行腕关节及指间关节的主动屈伸活动，包括桡腕关节的主动屈曲、背伸、桡偏、尺偏；指间及掌指关节的活动，包括握拳和伸指，且保证每次均用力活动到最大程度，每次维持 8 秒；嘱患者早期主动进行肱二、三头肌的等长收缩锻炼，每天进行 4 次，每次进行 10 分钟。从术后第 4 天起可以让患者进行试探性屈肘和伸肘，每次维持 25 秒，以患者能够忍受的疼痛为度。进行肘关节的主动屈伸，并在肘关节屈伸和肘关节旋转活动的最大程度上维持 25 秒，术后第 7 日再重复该锻炼，此后，每隔 2 天重复该锻炼，如此进行 5 次左右，肘关节屈伸活动度可达 80。左右，旋前和旋后可达 40 度左右。在此期间，继续进行肱二头肌和肱三头肌等的等长收缩锻炼，每天 3 次，每次 10 分钟，随着锻炼的进行，可适当延长锻炼时间，以患者不感疲惫为宜。同时进行肩关节的屈伸、旋转、外展、内收等功能锻炼，7 天后，以患者感肩关节略痛为度进行肩关节钟摆及画圆锻炼。同时，每天进行 3 次，每次 20 下手的握力锻炼。

第二阶段为稳定性康复锻炼。此时，肘关节已在功能位固定 3 周，可在进行康复功能锻炼的时候将外固定解除，充分进行锻炼。当锻炼完毕后，再行外固定。如此，将肢体固定和锻炼相结合，以达到“动静结合”的要求。同时，还要求在进行肘关节的主动和被动锻炼时，要在肘关节感微痛范围内进行，在关节最大活动范围内进行肱二头肌、肱三头肌等肌肉的等张收缩锻炼，逐步为下一阶段的锻炼做准备，同样以每天 3 次，每次 20 下为宜。

第三阶段为主动性康复锻炼。术后第 4~6 周，可根据患者病情的恢复情况，适当增大肘关节的主动屈伸活动范围。以关节无明显疼痛为度，最大限度地增加肘关节活动范围，在保证骨折内部稳定性的前提下，可进行等速收缩锻炼。此阶段的锻炼要以多重复、低负荷、循序渐进为主要原则。此外，还要注意患者进行肘关节活动时的姿势，如发现患者的活动姿势异常，要及时进行纠正，增高肌肉耐力的持久性，每次 40 下，每天 4 次。

第四阶段为强化康复锻炼。此阶段以主动性锻炼和适当的抗阻锻炼结合锻炼为主。着重增强臂和前臂肌肉的肌力和运动的协调性，训练肢体帮助其恢复本体感觉，恢复前臂的旋转功能。每次锻炼 45 下，每天 5 次。

在传统“无痛”原则指导下按照国际内固定组织制定的固定原则（AO）理念，进行无系统量化的康复功能锻炼。让患者在术后按照自己的意愿及疼痛情况，自主进行肘关节的功能锻炼，包括肌肉收缩，关节活动等，以不引起肘关节疼痛为度，由患者自己掌握锻炼的时间、次数强度及活动量，无具体的指导方法。动静结合训练法来源于中医“动静结合”理论，以“动静结合”理论为指导发展而来。中医“动静结合”理论最早起源于我国的古文化，《吕氏春秋》中有云：“流水不腐，户枢不蠹，动也。形不动则精不流，精不流则气郁”，提出对于筋脉迟缓、痿软无力的足躄采用运动、功能锻炼的方法来治疗，此为动静结合训练法的基础。唐代蔺道人在其所著的《仙授理伤续断秘方》中提出“凡曲转，如手腕脚凹手指之类，要转动，用药贴，将绢片包之，后时时运动，该屈则得伸，得伸则不得屈，或屈或伸，时时为之方可”。这也形成了动静结合训练法的原始思想。清代医家赵廷海在其医书《救伤秘旨》中提出“骨折，极难调理，夹后不可常兜挂于项下，要时常屈伸”。以上的思想及涉及的诊疗方法都体现了“动静结合”的理论在传统中医“整体观念”和“辨证论治”的理论指导下，对骨折的治疗提出了一些行之有效的方法，如“摸、接、端、提、按、摩”正骨八法以及“诸骨各有本向，或纵入如钉，或斜迎如锯，或合笱如匮，或环扼如攒，种种不一，总期体之固、动之顺而已”等等。“动静结合”，其来源于中国古代传统文化，并在之后得到了进一步发展。在动静结合训练法中，动即活动、功能锻炼，静即固定。动静结合训练法的要义即为将患肢固定（静）与功能锻炼（动）有机结合起来。静是保证骨折愈合的基本条件和根本，也是进行肢体康复功能锻炼的前提，而肢体适当的康复功能锻炼亦有助于促进骨折的愈合，进一步稳定、牢固骨折断端，为肢体损伤组织进行修复提供必要的静，二者缺一不可。

5. 未病先防，主张积极预防骨折发生

提出从练功强身、饮食调摄、防止外伤等方面积极预防骨质疏松及骨折的发生，未病先防。

（1）宜早不宜迟　我体会到，骨质疏松症的发生与骨量的丢失年龄段有关，女性在 35 岁，男性在 40 岁左右骨量便开始丢失，正如《素问》中讲的女子“五七阳明脉衰，面始焦，发始堕”，男子“五八肾气衰，发堕齿槁”。因此，骨质疏松的防治也特别强调年龄段，宜越早越好。因此中年以后应每年检查一次骨密度，以了解自己的骨峰值，防患于未然。

（2）宜动不宜静　长期循序渐进的运动，不仅可减缓骨量的丢失，还可明显提高骨盐含量。运动还能促进骨细胞的活性。

（3）宜补肾不宜伐肾　补肾方药能抑制破骨细胞的骨吸收活动，同时还能增生成骨细胞，促进骨形成。人至中年，应根据体质的阴阳偏颇，常服补肾之品。若肾阳虚则温之以气，服用肾气丸、右归丸等；如肾阴虚则补之以味，服用六味地黄丸、大补阴丸等。

（4）宜健脾不宜损脾　在骨组织的代谢过程中需要适量的钙、磷及维生素 D。某些胃肠道疾病可影响钙及维生素 D 的吸收，造成骨质疏松症。还有老年人肠黏膜对钙的吸收功能减低，也属脾虚之列。临床应用健脾调脾法治疗胃肠道疾病和改善老年人的消化吸收功能，行之有效，可用人参归脾丸、参苓白术丸等。

（5）宜养血活血不宜破血耗血　老年骨质疏松症突出的症状是腰背疼痛，

或伴四肢放射痛、带状痛、肢体麻木无力，或伴肌肉疼痛、下肢腓肠肌痉挛等。通则不痛，血滞必用通法，但宜养血活血以通之，可用当归、川芎、白芍、怀牛膝、鸡血藤等。

擅治病种

在三十多年的临床工作中，擅治四肢骨、关节损伤及骨坏死、骨软骨退行性疾患。

一、四肢骨关节损伤

以整体观念和辨证论治为理论核心，遵从“动静结合、筋骨并重、内外兼治、医患合作”四大治疗原则，继承“摸、接、端、提、推、拿、按、摩”正骨八法，并在此基础上不断总结个人经验，长期临床实践形成了自己特有的骨折复位手法。同时运用中药促进骨折愈合，按初、中、后三期辨证施治，用药攻补兼施，寒凉适度，并重用理气活血之品。并擅长运用国际先进的国际内固定组织的内固定原则（AO）、生物接骨技术（BO）、中国接骨学（CO）理论和技术与器械治疗大批骨盆骨折、髋臼骨折及高能量暴力所致四肢骨、关节等复杂损伤。

例如，锁骨骨折是临床常见的一种疾病，发病率占所有骨折的2.6%~12.0%。锁骨远端骨折和中段骨折最为常见（占所有锁骨骨折的90%~98%），而近端骨折发病率极低（占所有锁骨骨折的2%~10%）。对于锁骨近端骨折无论是保守治疗还是手术治疗效果均不理想。在临床中发现锁骨远端解剖锁定钢板倒置之后与锁骨近端的形态恰好相似，且采用锁骨远端解剖锁定钢板倒置的方法治疗锁骨近端骨折取得满意的临床疗效。锁骨近端骨折在临床上较为罕见。锁骨近端骨折大多由直接暴力所致，一般情况下骨折移位较小，且很少累及胸锁关节，因此往往采取保守治疗。保守治疗虽然可以避免术中对深层的臂丛神经、锁骨下静脉、腋静脉、肺尖等组织的损伤，但出现骨折不愈合、畸形愈合、功能障碍等并发症的概率较高。随着医疗水平的不断提高和患者对临床疗效要求的提高，对于年轻患者以及运动量较大的患者，切开复位内固定治疗已经成为首选治疗方法。

但是，目前由于一方面还没有针对锁骨近端骨折设计的专用钢板，另一方面锁骨近端后方有肺尖、心脏、大动脉、锁骨下静脉、腋静脉、臂丛神经等器官组织，解剖结构复杂，手术治疗很容易对他们造成损伤而产生一系列严重并发症，治疗起来相对比较棘手。切开复位内固定治疗锁骨近端骨折被认为是首选方法，但内固定的方法和材料目前无公认的标准和规范，且临床未设计出专门针对锁骨近端骨折的固定材料。临床有报道采用克氏针以及带线锚钉、钢缆环扎、T形钢板、钩钢板、重建钢板等来固定此类骨折，但是克氏针以及带线锚钉、钢缆环扎固定强度较低，易发生内固定失效导致断端不稳定；T形钢板固定强度及断端稳定性较差，且跨越胸锁关节易导致应力集中发生钢板断裂；钩钢板抗扭曲能力较差，易穿破胸骨导致内部脏器损伤，手术操作风险较高；重建钢板需要充分暴露手术视野，且钢板塑形较困难，导致局部血运破坏严重且手术时间延长，另一方面重建钢板相对较薄，固定强度不足。锁骨在解剖形态上呈“~”形，上面光滑，下面粗糙，中间部分是锁骨体，内侧2/3凸向前，外侧1/3凸向后。锁骨内外侧段的解剖形态有一定相似性，由于锁骨远端骨折是临床常见的一种骨折，因此针对锁骨远端的固定材料设计已经比较成熟。但是，目前还没有针对锁骨近端骨折的专用钢板，因此治疗起来相对比较棘手，内固定材料的选择也有很大的争论。我们在临床中发现锁骨远端解剖锁定钢板倒置（内外侧颠倒）后与锁骨近端的形态极其相近，且对其稍微塑形就能与锁骨近端骨面贴敷良好。

因此，我应用锁骨远端解剖锁定钢板倒置的方法治疗锁骨近端骨折患者，取得了满意的临床疗效，尚未出现严重的并发症，且操作简单，手术时间和出血量均较少，可以作为一种方法在临床操作中参考并推广使用。

二、股骨头缺血性坏死

股骨头缺血性坏死是骨伤科的常见病和疑难病，在临床中体会到坏股骨头死的病因病机是在肝肾亏虚的基础上，外伤、邪气的入侵，阻碍了股骨头的气血运行，使之失去濡养所致。关键在于“缺血”，缺血是股骨头坏死的首发因素，并存在于股骨头坏死发病过程的始终。而脉络瘀阻在缺血的过程中起关键性作用。对于股骨头缺血性坏死分期辨证论治，早期自拟活血通脉汤加减口服，中期带旋髂深血管蒂髂骨瓣移植配合活血通脉汤口服，后期采用人工关节置换。

对于激素性和酒精性股骨头缺血性坏死，通过对早期激素性股骨头缺血性坏死的病理生理进行研究，根据 Ficat 分型（即股骨头缺血性坏死的分期），对于 I 期的患者采用活血通脉汤加减治疗或结合创伤有限的髓芯减压植骨术治疗，取得了较好的疗效。股骨头是一个封闭的间隔，不能扩张，骨内微循环障碍导致的骨内压增高，是股骨头缺血性坏死的主要原因。股骨头缺血性坏死骨内压增高是普遍现象，髓芯减压术是一种既安全又较易施行的外科治疗，其钻开坏死内缘的硬化骨，可降低髓内压力，减轻骨髓细胞的水肿，改善坏死区的血流量，消除供应股骨头血运的屏障。证实了股骨头髓芯减压术可以改善临床症状、减轻骨髓水肿、降低骨内压、改善骨内循环、促进股骨头修复。

对于 Ficat II、III 期的患者，采用带旋髂深血管蒂髂骨瓣移植配合中药治疗，取得了良好效果，此项研究获得了山东省科技进步三等奖。通过多年的临床积累，将早期激素性和酒精性股骨头坏死的病机归纳为：湿瘀留滞，气滞血瘀，筋脉瘀滞；久而气血不足，肝肾亏虚；加之药毒化热，热毒蕴结。据此病机，将早期激素性和酒精性股骨头坏死的表现分为筋脉瘀滞、肝肾亏虚和热毒蕴结三种证型。然后因证立法，以活血化瘀通络为主，根据辨证不同辅以补益肝肾、清热解毒之品。活血通脉汤辨证加减治疗早期激素性和酒精性股骨头坏死是由桃红四物汤衍化而来，方中当归、川续断为君药，活血补血，补肝肾、行血脉。丹参、桃仁、红花、牛膝、赤芍助当归活血化瘀，红花又有止痛之功，牛膝引药下行，丹参功同四物，骨碎补助川断补肾活血，共为臣药。白芍敛阴益营、柔肝止痛，穿山甲活血消滞、通血脉，川芎活血行气，可防当归之腻，祛瘀而不伤气血，共奏活血祛瘀、养血活血之功，地龙通络，均为佐药；甘草缓急止痛、调和药性为使药。全方以行气活血通络为主，兼顾补益肝肾，强健筋骨；行气而不伤阴，活血而不伤血；既针对病机又兼顾改善症状，辨证与辨病相结合，故能取得良好疗效。

三、膝骨性关节炎

在临证过程中，体会到膝骨性关节炎的发病是以肝肾脾亏虚为基础，加之外力劳损，而致筋骨失养及气血淤滞，脾肾亏虚，温煦失职，气化失常，运化失司，湿浊内生，气滞、血瘀、湿浊作祟膝关节，为肿为痛，久则骨质增生、硬化，渐成本病。此外，本病易感受外邪而和它病同生而致缠绵难愈。本病病位在筋骨，与肝肾脾关系密切。其病机概而论之有虚（肝、肾、脾、精、血）、瘀（血瘀）、湿（内湿）三端。病性多为本虚标实。发作期以气滞血瘀湿阻标实为主，缓解期以肝肾脾亏虚、精血不足本虚为主。根据膝骨性关节炎的发病机制研制的院内制剂“关节止痛胶囊”（主要药物有独活、威灵仙、苍术、萆薢、鸡血藤、桑寄生和川牛膝等），动物实验证实具有促进兔软骨基质合成，抑制其降解，能减轻内源性 DNA 氧化性损伤，减少 DNA 键断裂及低分子片段数量，可减少兔软骨细胞凋亡数目，阻止兔软骨内胶原转型，降低兔关节内一氧化氮（NO）和氧自由基的含量，增加关节内超氧化物歧化酶（SOD）的含量，以及抑制滑膜炎症及增生的作用，可有效改善软骨的营养，促进软骨的修复、再生，可有效地缓解骨性关节炎的临床症状，恢复膝关节功能，延缓了骨关节炎的形成和进一步发展。根据既往的研究，课题《骨髓基质干细胞凝胶复合体加关节止痛胶囊修复兔膝软骨缺损的实验研究》列入 2007 年山东省中医药科技发展计划项目，研究将此复合物植入兔膝关节软骨缺损部位，并应用关节止痛胶囊，观察其修复兔膝关节软骨缺损的情况，并探讨了关节止痛胶囊能否促进骨髓基质干细胞向软骨细胞分化，促进软骨形成，从而利用现代医学的研究成果，借助先进科学的研究手段更新理论思路，探讨了中药治疗关节软骨缺损的新思路。此项研究成果获得山东中医药科技二等奖，为中医药防治此类疾病提供了可靠的实验资料及坚实的理论依据。

在从事中医药治疗骨伤疾病的三十多年中，虽然取得了一些成绩，但与老师的教诲分不开的，没有老师的培养和教育，也不会成就今天的我。我现在也是一名老师，要继承和发扬老师们的优良传统，教书育人，把中医骨伤科事业传承下去，不辜负党和国家的培养和教育。

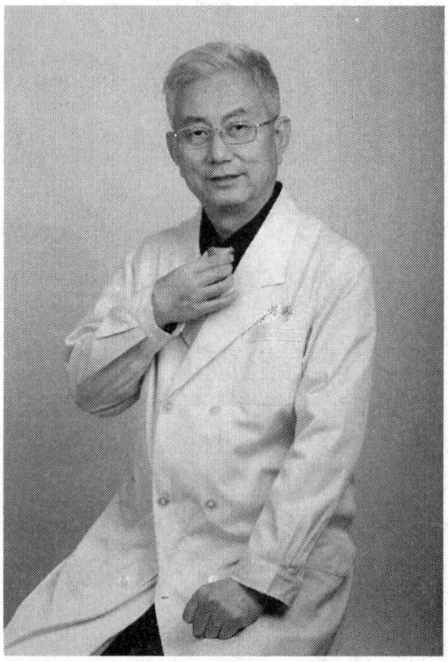

采众家之长　走创新之路

北京中医药大学皮肤性病学系主任
北京中医药大学皮肤病研究所所长
主任医师，教授
中医外科学皮肤性病学方向博士生导师
李元文

医家简介

李元文，男，1962年出生，主任医师，教授，中医外科学皮肤性病学方向博士生导师，北京中医药大学皮肤性病学系主任，北京中医药大学皮肤病研究所所长，北京中医药大学东方医院皮肤科重点学科学术带头人，享受政府特殊津贴专家。兼任世界中医药联合会皮肤科分会常务理事、中华中医药学会皮肤性病分会副主任委员，中国中药学会皮肤病药物研究专委会主任委员、北京中医药学会皮肤性病专业委员会主任委员等多个职务。李元文教授师承已故皮外科名家金起凤教授，从事皮肤科临床、教学30余年，对慢性难治性皮肤病、性病的诊疗有独到的经验，特别是应用配方颗粒治疗疑难皮肤病患者，临床效果显著。曾应邀赴英国、泰国及中国台湾讲学，获得好评。研究神经性皮炎的外治方法及支原体感染耐药菌株的治疗多年，先后主持参加国家科技支撑项目、国家自然科学基金、国家中医药管理局及北京市科委科研项目等多项课题。并获北京市科技进步三等奖等多项成果，研制青石止痒膏获国家专利，并获批院内制剂。现任《北京中医药大学学报》《中国性科学》《中华中西医结合临床杂志》《北京中医药》等杂志编委，发表论文60余篇，主编学术著作15部。培养博士生12人，硕士生50余人。

李元文教授学术经验采撷

一、学术渊源概述

孩提时的经历注定了李元文教授与中医的不解之缘。年幼之时由于母体多疾，赤脚医生成为家中的常客。医生诊疗过程中的一举一动都让李老师仰望不已。看着药工熟练地拉开药斗子，闻着中药独有的香味，励志成为一名医生的愿望在李老师心中扎根发芽。随着改革开放，1979 年李老师以全县第二名的成绩考入北京中医学院，实现了儿时的梦想，开始了漫长的学医从医之路。

（一）师出名门——学术思想的源泉

李元文教授的大学期间恰逢中医大家辈出。李老师先后受教于刘燕池、任应秋、刘渡舟、王绵之、赵绍琴等中医大家，不断钻研学术，奠定了其殷实的专业基础。命运的安排更让李老师与皮肤科结缘。1984 年 7 月李老师以全年级并列第一的好成绩顺利留校，并分配至东直门医院皮肤科。在许连霈、李秀敏、瞿幸、周德瑛教授的带领下，为李老师开启了中医皮肤科的大门，逐渐了解和熟悉这一学科。李老师有幸师从于金起凤先生，听先生讲医案、医理、医话，学习揣摩先生思路，尽得其术。

金起凤老师勤求古训，博览群书，熔古化新，详识药性，灵活善用。金老师临证之时四诊合参，注重舌象的寒热变化；秉承《外科正宗》“百病由火邪而生”之旨，重视火热之邪，创清热六法治之；认为热病后期多伴胃津耗伤，强调顾胃养阴，喜用益胃汤加减治疗；慢性皮肤病多属虚实交杂，治疗当扶正与祛邪相兼。金老师的学术特点对老师日后诊疗思维的形成产生了深刻的影响。

（二）发皇古文——学术思想的基础

在中医泰斗许连霈老师的带领下，金起凤老师的影响下，李元文教授系统阅读了《医宗金鉴》《外科正宗》《疡科心得集》等经典著作，融汇近现代名中医学术思想及经验，不断提高临床疗效。同时，李教授不断融入自己的实践体会，真正开始走上带有个人属性的皮科之路。

病络理论最早由我国著名中医学家王永炎院士等提出。然追其根本，《黄帝内经》首次明确了“络”的概念，并系统阐述络脉的循行及分布规律，为病络理论提供了理论基础。《医门法律》络脉论一篇详细论述了络的分类致病及治法。叶天士在《临证指南医案》中首次提出“久病入络”“久痛入络”的观点，并治予通和血脉。发皇古文，融汇王永炎、吴以岭等现代医家对病络理论的学术观点，并结合临床经验不断继承、发扬、创新，李老师将本理论巧妙运用于皮肤病的治疗中。

（三）汇通中西——学术思想的完善

1991 年李老师至北京大学第一医院皮肤科进修，跟从王光超、朱学骏、马圣清教授等国内顶级皮肤科专家学习，具备了扎实的西医皮肤科知识及临床实践能力。后期至英国留学的经历更加深了李老师对现代医学的认识，产生了中西医结合治疗皮肤病的思想萌芽。李老师弘扬中医学特长的同时，亦应将中西医融会贯通，才能使学科能够更加快速的发展。

中医学与西医学作为两个不同的理论体系，各有所长，二者结合以取长补短。所谓“中西医结合”，或云“中西医配合”更为贴切，应以“相互尊重为基础，相互学习为动力，提高疗效为目的，立足于实践为生命”为原则。临证之时，李老师在把握中医辨证的基础上，结合西医的理论知识及先进的仪器和检查手段，从实际情况出发解决临床问题，发挥“西为中用”的最大效益。继承中医传统宏观辨证方式，李老师借助现代医学微观研究手段，创新性地提出表皮细胞的五官辨证和真皮血管辨证的诊疗思路；熟识药物的性味主治及现代药理学作用，故而用药灵活。

（四）科学研究——科研成果相关内容总结

1999 年底李老师调入北京中医药大学东方医院筹备皮肤科，并担任科主任。在科室的共同努力下，东方医院皮肤科已经成为北京中医药大学的皮肤性病学医、教、研专门机构。在继承金起凤教授经验的基础上，李老师结合多年临床经验及现代科学研究方法，科室顺利完成多项科研立项研究，为皮肤性病学中医诊疗提供新思路和新方法。

1. 苍柏湿毒清治疗气虚湿毒型解脲支原体性尿道（宫颈）炎研究

解脲支原体性尿道（宫颈）炎是泌尿生殖道感染解脲支原体（UU）引起的尿道炎、宫颈炎，是皮肤性病门诊的常见病、多发病。因本病多迁延不愈，李老师认为其核心病机为脾气亏虚、湿毒下注。解脲支原体性尿道（宫颈）炎属气虚湿毒型者，治疗宜清热解毒、益气健脾，兼活血，方拟苍柏湿毒清，药用黄柏、炒苍术、生黄芪、茯苓、白扁豆、生薏苡仁、柴胡、丹参、苦参、马鞭草、虎杖、马齿苋、败酱草、白花蛇舌草、白头翁。

苍柏湿毒清依托国家自然科学基金进行疗效及作用机制研究。研究证实苍柏湿毒清组方合理，可降低 UU 定植率，有效抑制 UU 生长、繁殖，改善阴道 pH 及尿道（宫颈）炎症，减轻患者症状，提示其可有效预防、治疗 UU 感染。此外，其与阿奇霉素或左氧氟沙星可发挥协同作用，不仅可提高西药抗生素疗效，亦可减少复发及耐药菌株的出现。机制研究发现本方可能通过提高白介素 2（IL-2）、降低白介素 12（IL-12）水平进行免疫调节，其中健脾利湿组在调节 IL-12 方面发挥重要作用，不通过白三烯 C4（LTC4）发挥作用。

2. 青石止痒软膏治疗神经性皮炎、湿疹研究

青石止痒软膏（曾用名：甘石青黛膏）源于金起凤教授经验方，由李老师结合多年临床经验优化改良而成，药用炉甘石、石膏、青黛、黄柏、苦参、冰片，具有清肝泻火、燥湿止痒的功效。

青石止痒软膏依托国家“十一五”支撑计划课题、北京市中医药管理局课题、北京市科委《十病十药》研发课题、北京中医药大学校级课题等进行临床研究和药理机制实验探讨。研究表明青石止痒软膏组方合理，使用安全可有效治疗急性、亚急性湿疹及神经性皮炎，改善红斑、瘙痒等症状。其可能通过调节 B 淋巴细胞瘤因子 2（Bcl-2）与 Bax 蛋白表达，从而抑制角质形成细胞增殖、促进角质细胞和淋巴细胞凋亡，最终改善湿疹症状；通过减少血管活性肠肽（VIP）、神经肽 P 物质（SP）表达从而抑制瘙痒症状。

二、学术思想采撷

李元文教授从事中医皮肤病临床、科研、教学 30 余载，师从金起凤老师，

扬岐黄之道。临证师古而不泥古，博采众家之长，不断积累和总结，逐渐形成了自己的特点和思想。

（一）病证症“三位一体”论治模式

中医认为病是对异常生命过程的本质特点与演变规律的概括；西医之病指由致病因素引起的机体自稳调节紊乱，导致生命活动障碍的过程。所谓辨病，应同时辨中医之病与西医之病，这样才能更全面、准确地把握疾病，亦更符合临床的实际要求，有助于我们扬长避短、提高临床疗效。证是指证候。证候之“证”是“證”之俗字，《说文解字》释“證”为“告也，从言，登声”，是指告知的事物；证候之“候”字《说文解字》解为“伺望也”，《说文解字注》注“凡觑司皆曰候，因之以时为候”，具有观察到的现象及其过程之义。合而为用，即指通过四诊获得的疾病过程中表现在整体层面的机体反应状态及其变化。症指症状，其具有伪装性，需合理取舍。“病者本也，体也；证者标也，象也。有病始有证”。临证之时李老师采用病证症“三位一体”论治模式，即以辨病为先，辨证为主，亦应重视症状的辨识治疗，才能更全面地认识疾病，提高临床疗效。特别是复杂难治性皮肤病的治疗中，病证症“三位一体”论治的诊疗思维尤为重要。

（二）肝脾论治皮肤病

中医学认为肝属木，主疏泄、藏血，有调畅气机、疏利三焦、调理气机、濡养肌肤之功，喜条达而恶抑郁；脾属土，主运化，可运化水湿，喜燥而恶湿。随着社会生活节奏的加快，生活压力不断增加，情绪过激或抑郁等情绪失调问题的发生率不断提高，易导致肝失疏泄而致郁。肝气郁而化火，蕴结于肌肤，可导致某些急性皮肤病的发生，如神经性皮炎、带状疱疹、急性湿疹等。肝不藏血，血虚生风化燥，可致某些慢性皮肤病的发生，如慢性荨麻疹、角化性湿疹、干性脂溢性皮炎等。此外，由于皮肤病多影响美观、降低生活质量，故而患者多伴情绪急躁、焦虑等情志不畅。今时之人多喜熬夜，饮食不节（洁），易损伤脾胃；或多食肥甘厚味之品，致湿邪困脾；或肝郁日久，木克脾土，脾运化失司，湿从内生，湿性缠绵，易致皮肤病迁延不愈、反复发作。综上可见，肝脾在皮肤病的发生、发展中发挥重要的作用，且二者关系密不可分。临证之时李老师注重从肝脾论治，清泻肝火亦须防苦寒伤胃，清热除湿宜佐以健运脾胃，血虚风燥者也应补益脾气。李老师自拟疏肝理脾祛风汤治疗肝郁脾虚证慢性荨麻疹、青石止痒软膏外用治疗肝郁火化型神经性皮炎，均取得了理想的疗效。

（三）从毒论治皮肤病

中医学对“毒”的认识由来已久，最早可追溯至《黄帝内经》。《素问·生气通天论》中记载：“清静则肉腠闭拒，虽有大风苛毒。”《金匮要略心典》中记载：“毒，邪气蕴结不解之谓。”《类经》亦云：“六淫又皆可化为六毒。”致病邪气不解可化毒、产毒、聚毒、酿毒，加之环境恶化，人多正虚，毒邪已成为皮肤病的主要致病因素。毒邪依据来源之别有内外之分，其内者多因脏腑功能失调、气血失常；其外者可为虫兽毒、药毒、毒气、食毒、光毒。所致之皮肤病多具有峻烈性、顽固性、相兼性、特异性、隐匿性、环境相关性的特点。治则依所兼病邪不同而异，常用凉血解毒、除湿解毒、清热解毒、疏风解毒、滋阴润燥解毒等解毒之法。根据病位不同，毒邪性质亦有不同，风热之毒易袭阳位，多位于人体上部，李老师常配野菊花等清扬升散之品；发于下肢者，多与湿毒有关，予以黄柏、苦参、土茯苓等解毒渗湿之品。此外，亦可以毒攻毒，但应中病及止，以防伤及人体正气。特别是在慢性、顽固性皮肤病的治疗中，毒邪是导致病邪难处、病性缠绵的重要因素，从毒论治方可事半功倍。

（四）重视病络理论

《黄帝内经》最早提出络的概念，《灵枢·脉度》：有云“经脉为里，支而横者为络……”王永炎院士首次提出病络的概念，认为病络指各种原因导致络脉形态、功能异常。这一基本病机可导致脏腑组织器官损伤，引起疾病或者病证。李老师常说“络脉有常有变，常则通，变则病，病则必有病络产生，病络生则络病成”，认为“病络是很多皮肤病的病理基础，亦是发展至中晚期阶段的特征性改变”。李老师从病络理论认识皮肤病的病因病机，以络为纲，统纲挈领。如银屑病后期多以血虚风燥、络瘀血阻为主要矛盾；湿疹迁延不愈者多属风湿阻络；结缔组织性皮肤病多与络气亏虚有关。治疗上强调从络论治，以通为用。尤其对于慢性、顽固性、难治性皮肤病，从瘀入手、活血通络，以调畅气血、祛除病邪。对于风邪致病者，重视“治风先治血，血行风自灭”；湿邪为患者，强调“活血利水、活血化湿”。此外李老师亦将病络理论运用于中医外治疗法，使芳香走窜之品直接作用于皮肤络脉以透皮达络。如配伍鸡血藤、桃仁、红花养血活血；配伍桂枝、麻黄、细辛温通散寒。同时临证之时应分清寒热虚实，寒热并用、补虚泄实、因势利导、平衡调理、内外合治，以疏通经络、修复病络、防治疾病。

（五）内外合治

《医通源流》“外科之证最重外治”，中医外治法因其“简、便、廉、效”的优势得到越来越多临床医生的重视。临证之时我重视内治法，亦善于联合外治疗法。《理瀹骈文》提及“外治之理，即内治之理，外治之药，亦即内治之药，所异者法耳”。在外用药的选择方面，李老师以辨病论治为核心，亦重视皮损辨证，遵循中医外治法治疗原则，选用不同的剂型、药物外用以治疗疾病。如青石止痒软膏封包治疗肝郁化火型神经性皮炎、湿疹；二白散兑入凡士林治疗血虚风燥型角化性湿疹、手足皲裂；选用活血、通络、解毒的药物进行足部浸浴治疗带状疱疹后遗神经痛；香柏波外用治疗头皮部脂溢性皮炎。李老师临证之时在经验方基础上随症灵活加减，如瘙痒重者予苦参、薄荷，角化皲裂明显者加威灵仙。此外亦应注重控制药物强度及浓度的递增，注意控制感染，密切观察患者的药物反应，内外合治，疗效显著。

（六）衷中参西

中医学是运用系统性方法研究整体层面上机体反应状态及其运动和变化，而西医以还原性方法研究机体的器官、组织等的结构与功能。二者作为不同的医学体系，各有所长，亦各有其短。根据多年临床经验，李元文教授临证之时应以准确的中医辨证为基础，巧妙地结合皮肤病现代医学、现代药理学，衷中参西，以提高临床疗效。

在银屑病的治疗上，李老师借助现代微观研究方法，将临床宏观辨证与病理微观表现有机结合，提出表皮细胞的五行辨证与真皮血管辨证的诊疗思路，如真皮乳头毛细血管扩张、僵直乃血瘀指征，临床上配伍丹参、红花、桃仁以活血化瘀。此外，李老师熟识药物现代药理学研究，用药灵活巧妙。如白花蛇舌草、土茯苓、半枝莲可清热解毒，现代药理学研究表明其又可抑制表皮细胞DNA合成，可谓事半功倍。

（七）以和为贵，以平为期

阴阳是对一切事物和现象矛盾双方的概括，阴阳失衡乃疾病发生之根本。《黄帝内经》云“阴阳者，天地之道也，万物之纲纪，变化之父母，生杀之本始，神明之府也”。“阴平阳秘，精神乃治。阴阳离决，精气乃绝”。其体现了阴阳在机体生理、病理过程中发挥了重要的作用。中医学即通过使失衡的阴阳达到动态的平衡、恢复阴平阳秘的自然状态，从而治疗疾病。李老师认为治疗宜“谨察阴阳所在而调之，以平为期”，中病即止，切不可伤及机体。“冰冻三尺非一日之寒”。结合多年临床经验，李老师强调慢性、难治性皮肤病患者病因繁多，病例复杂多变，多寒热错杂，虚实互兼，治疗当“以和为贵，以平为期”，调盈济虚，平亢扶卑；潜方用药应注重寒热并用，攻补兼施。

三、验方荟萃

1. 苍柏湿毒清

组成：炒苍术10g，黄柏10g，生黄芪10g，柴胡10g，丹参15g，白扁豆10g，生薏苡仁30g，茯苓15g，苦参10g，马齿苋15g，马鞭草10g，虎杖10g，败酱草15g，白头翁10g，白花蛇舌草15g

功效：清热除湿，健脾益气，活血解毒。

适应证：中医辨证属于气虚湿毒阻滞证。

加减应用：尿频、尿急重者，加萹蓄、瞿麦，泽兰、泽泻；外阴或阴道瘙痒者，加地肤子、全蝎；腰酸腿软者，加狗脊、怀牛膝；失眠多梦者，加远志、五味子；小腹坠胀，会阴不适者，加小茴香、厚朴；大便溏者，加山药、芡实、葛根。

方解：方中以苍术、黄柏二妙丸成分作为主药清热除湿；辅以黄芪、白扁豆、生薏苡仁、茯苓等健脾化湿；柴胡、丹参理气活血，疏肝而利于健脾化湿；苦参、马齿苋、马鞭草、虎杖、败酱草、白头翁、白花蛇舌草等清热解毒，化瘀止痛。全方共奏清热除湿，健脾化湿，理气活血，解毒通淋等功效。

2. 加味过敏煎

组成：柴胡 10g，乌梅 10g，防风 10g，白术 10g，茯苓 20g，当归 10g，赤芍 10g，徐长卿 15g，丝瓜络 10g，鸡血藤 15g。

功效：疏肝健脾，养血息风。

适应证：慢性荨麻疹、慢性湿疹、慢性皮炎等，中医辨证属于肝郁脾虚证。

加减应用：瘙痒明显者，加苦参、白鲜皮、地肤子；气短懒言，乏力疲倦，舌体胖大者，加生黄芪、党参、五味子；失眠多梦，心烦郁闷者，加远志、合欢皮、郁金；皮疹红肿灼热者，加丹皮、拳参、淡竹叶；大便溏泻，食纳不佳者，加山药、砂仁；畏寒肢冷，便溏腹胀、舌体淡暗，苔水滑者，加附子、细辛、麻黄。

方解：方中柴胡、乌梅、防风是过敏煎，具有疏肝养肝、息风止痒的功效。加味过敏煎增加了健脾化湿的白术、茯苓及养血活血，通经活络的当归、赤芍、鸡血藤、徐长卿、丝瓜络。全方共奏疏肝健脾，养血息风的功效，体现了慢性病从肝脾论治，治风治血的思想。

3. 青石止痒软膏

组成：煅炉甘石 60g，青黛 20g，煅石膏 30g，关黄柏 30g，苦参 30g，冰片 10g。

制法：以上六味，将煅炉甘石、青黛、煅石膏、关黄柏、苦参粉碎成细粉，过 100 目筛，混匀；将冰片研细，与上述细粉配研混匀，另取橄榄油 745.5g，加入蜂蜡 74.5g，加热使熔化，待冷至 40℃ ~50℃时，加入上述细粉，搅匀，分装，即得。

功效：清肝泻火、燥湿止痒。

适应证：用于神经性皮炎、湿疹、银屑病等。

方解：方中煅炉甘石，性味甘辛涩温，功用收湿止痒、敛疮生肌为君；青黛，性味咸寒，有清肝泻火、燥湿解毒、凉血消斑之功；煅石膏辅佐君药增强燥湿敛疮生肌之效，二药共为臣药。黄柏、苦参助君药加强清热燥湿止痒之功，为佐药。冰片，辛苦微寒，善清热解毒、疗疮消肿，为使。诸药合用，共奏清肝泻火，燥湿止痒之功。

李元文教授师从已故名中医金起凤老师，发皇古文的同时，融汇近现代名中医经验。此外，李教授结合 30 余年临床、科研经验，不断继承、发扬、创新，形成了以“三位一体论治模式”“重视病络理论”“衷中参西”等为核心的学术思想，并将其学术思想应用于临床，自拟加味过敏煎、苍柏湿毒清、青石止痒软膏等经验方，在慢性难治性皮肤病及性病的中医治疗方面取得了理想的疗效。当然，李元文教授的学术经验融合了其多年来医学心悟，非本人寥寥数语能概述，仍需结合临床深入体会、领会。希望本文能够为广大同仁提供诊疗思路，同时亦欢迎各位同道批评指正。

（吴迪整理）

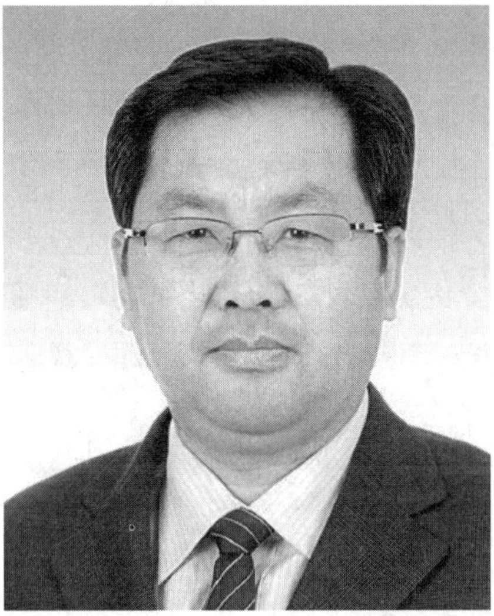

医海无涯　志趣为先

山东中医药大学校长、教授、主任医师、
博士研究生导师
高树中

医家简介

高树中，1962年出生，现为山东中医药大学校长、教授、主任医师、博士研究生导师。主要学术任职有中国针灸学会副会长兼针药结合专业委员会主任委员、世界中医药学会联合会外治方法技术委员会会长、世界针灸学会联合会对外交往工作委员会主任委员、山东针灸学会会长等。主要学术著作有《一针疗法》《中医脐疗大全》《中国传统医学独特疗法丛书》《当代针灸临床家丛书》等，发表论文100余篇，获10余项科研奖励。临症倡导针药并用、内外合治。多次应邀赴美国、澳大利亚、新西兰、马来西亚、埃及、中国台湾等多个国家和地区讲学，深受欢迎。

学医之路

一、幼年多疾 发奋学医

我自幼体弱多病，从我记事起，印象最深的就是因为我经常生病发烧，父母将吃饭用的碗、碟子、茶杯等沾上酒，在我后背前胸和四肢给我刮痧，我在刮痧的过程中大哭大闹，往往是痧出来了，我也因用尽全身力气哭闹反抗而满头是汗，闹够了闹累了就自然睡着了，等一觉醒来烧也就退了。当然，刮痧不可能包治百病，所以我记忆中最痛苦的事情还是动不动就要吃药打针。

等到了上学的年龄，我和同龄的小伙伴们背起书包开始了愉快地学习时光。但上学不到半年时间，我又得了严重的眩晕病，一犯起病来感觉天旋地转，呕吐涎水不止，只能平卧，不敢睁眼，更不敢站立行动。当时农村的房子比较黑暗，闭上眼睛漆黑一片，睁开眼睛天旋地转并且还是漆黑一片，如果大人们不在时就会感到特别恐惧。每次犯病少则一周，多则半月，等好了就一如常人，但用不了多久就再次发作，每次发作症状完全相同。父母为了我的病四处求医，但丝毫无效。没有办法，只好休学一年。

我的家乡临朐县五井镇地处沂蒙山区，从我记事起就经常有部队驻扎在我村进行野营拉练和实战演习。记得有一年我犯病在家时，又来了一支部队住在我村，我发现这支部队穿的军服和以前的军服颜色不同，部队领导知道了我的病情后对我父亲说他们是海军402医院的，医院就在临朐之北的益都（现在的青州市），并留下医院地址说等训练结束后要父亲带我去他们医院免费检查治疗。等到了海军402医院，医院专门给我们安排了免费吃住和检查，经过全面检查后我的眩晕病被诊断为内耳性眩晕，也叫梅尼埃病。通过儿时与部队特别是海军402医院叔叔们的近距离接触，让我对部队产生了极大的兴趣和好感，感觉世界上最亲的人除了家人就是人民解放军了。四十多年过去了，他们飒爽的英姿，严明的纪律，顽强的作风，和蔼的话语，亲民的行动等，一直历历在目。从少年一直到大学期间，我最喜欢穿的就是军绿色的上衣，如果说我此生有遗憾的话，就是因为身体原因没能参军入伍。滴水之恩，当涌泉相报，自从我从医之后，我就给自己定下了一个规矩：只要是人民解放军来找我看病的，不管我是否认识，我都会免费为其针灸治疗。

然而，从军医和父亲的交谈中我也得知，我的病虽然被诊断清楚了，但西医认为此病病因不清楚，有一种说法可能与内耳积水有关，并且也没有特效疗法，只能对症治疗。西医没有特效办法，那就找中医，但那时农村缺医少药，找了当地的几位中医，也喝了一些中药汤剂，但我的眩晕病还是时常发作。实在没有办法，也迫于经济压力，父母就开始四处打听民间治疗眩晕的偏方验方。父亲也自己找些中医书查找方药，在我的记忆中，我用的偏方验方有：桑椹子花煮鸡蛋、苍耳子煮鸡蛋、天麻炖白毛乌鸡（母亲专门从外地花高价购买乌鸡并长期喂养供我治病吃）、煮各种动物的脑吃（如猪脑、狗脑、羊脑、麻雀脑）等。那时候生活条件差，哪里有那么多的猪、羊、狗脑吃啊！记得那时候麻雀还是“四害”之一，为了吃麻雀脑子治疗我的眩晕病，我从小学二年级开始就学着用自制弹弓打麻雀吃，也不知道是哪个偏方起了主要作用，等到了初中二年级时，我的眩晕病就再也没犯过，同时我也在当地练成了弹无虚发、远近闻名的“神弹手”。并且孩童时期我就知道了用麻雀脑煮食可以治疗眩晕，外敷患处可以治疗冻疮，冻疮一般外敷几次就能好，所以一到冬天跟我要麻雀脑治疗冻疮的人很多，我也常常借此小露一手，手起雀落，乐此不疲。等后来麻雀变成了保护动物后，我就再也不打麻雀了。也正是有了童年打弹弓的经历，让我认识到，打弹弓是技术，中医的临床更是技术，技术靠读书是练不成的，需要靠长期有针对性的训练才能熟能生巧、运用自如。

内耳性眩晕整整折磨了我八年，当时我的感觉就是人生最大的痛苦莫过于疾病，疾病最大的痛苦莫过于眩晕。所以等我在 1980 年参加高考时，我毫不犹豫地填报了山东中医学院中医学专业，我立志要发愤学医，因为疾病确实太让人痛苦了！

当然，等我以后得了牙痛和严重的胃病后，才知道无论什么病，都是痛苦的，这是后话。

二、名医之路，志趣为先

俗话说，不想当元帅的士兵不是好士兵。我在1980年考入山东中医学院之初，就怀着极大的兴趣，立志想弄明白两个问题：一是怎么样才能成为名医？二是怎么样才能健康长寿？

这两个问题也不是我空想出来的。一方水土养一方人，我的家乡地处沂蒙山区，也是革命老区，民风朴实，人文底蕴深厚，当地农民虽然天天面朝黄土背朝天，但许多家庭都是耕读世家，在当地农民的眼里，有文化的老师和医生都被尊称为“先生”，是两个最受尊敬的职业，记得当时村里许多家里都挂着一些字画，并且大部分是当地农民们自己的作品，给我印象最深的就是一些对联，如“忠厚传家远，诗书济世长”“虎行雪地梅花五，鹤立霜天竹叶三”“室雅何许大，花香不在多”“谈笑皆鸿儒，往来无白丁”等。

“不想当元帅的士兵不是好士兵”这句话用在我的家乡也最为贴切。我老家所在的村子三面环山，其中村的西面一座山有八个山头，称作八岐山，无巧不成书，现在当地百姓最津津乐道的就是在八岐山下临近的几个乡镇，养育出了中央军委副主席许其亮等八个将军，因而八岐山又被称作将军山。

虽然我自幼体弱多病，但有幸的是我出生在八岐山下，并且出生在一个有着良好家风的耕读之家。我是长子长孙，从我出生的那一天起，我们家就四世同堂了，在我大学四年级时老爷爷高怀敬以年近九旬的高龄去世。爷爷高永年一直在我县公安局、法院和检察院工作，我的父亲高学升一名潍坊柴油机厂的工人，但因为我的两个姑姑和二叔都在上学，家里只有奶奶和母亲，没法承担农村繁重的农活，父亲只好从工厂辞职回家，承担起了家里的农活。从我记事起，父亲就是村里的会计，并且无师自通拉得一手好京胡，我小时候也经常随着父亲的京胡唱上几段《智取威虎山》等样板戏。父亲字也写得不错，每年过春节时，左邻右舍家的春联都是找父亲写的。父亲还是中国楹联学会的会员，经常创作对联在报刊发表。

受乡风和家风的影响，在老师和大人眼里，我一直是一个听话懂事的好孩子，从小学到高中也一直担任班干部，并且学习名列前茅，课余时间最喜欢去的地方就是公社和县里的新华书店。1980 年是我国恢复高考的第四年，如果哪家的孩子考上了大学，那是非常出名和光荣的事情，所以乡亲们得知我考入大学学习中医之后，纷纷来我家祝贺，一些乡亲们还给我讲了当地和历史上名中医的许多逸闻趣事，这也引起了我学习中医的极大兴趣。

我上大学之前最喜欢看长篇小说，越长越好，因为那时候书太少，短的小说很快就看完了，还是看长篇小说过瘾。我印象最深的长篇小说有《苦菜花》《金光大道》《煤城怒火》等。等我考入山东中医学院以后，我惊喜地发现学校图书馆里面的小说太多了，看起来也太过瘾了！等我把现在小说看得差不多了之后，我又开始看古代小说，这一看不要紧，让我喜出望外的是，我发现一些古代小说竟然有一些中医药的内容，并且写得栩栩如生，活灵活现，如《红楼梦》《西游记》《镜花缘》等都有一些精彩的中医内容。等我迷上了这些中医内容，我渐渐地感到看小说太浅显了，没什么意思，还是看中医书有意思有深度。大学第一学期刚过了两三个月，我的兴趣就由小说转到了学校图书馆期刊阅览室中订阅的一些中医期刊。只要是学校图书馆订阅的中医期刊，我是每期每本必读的，尤其是对一些偏方验方以及用什么方治什么病疗效如何特别感兴趣，我会把这些文章全部抄录在笔记本上，这一做法一直坚持了四年，到第五年去医院实习时才被迫终止。

我从大学一年级寒暑假回家时就学着给人治病，一开始多半就是用我抄录的偏方验方和其他医生的临床报道，碰上适合的患者，原方照抄给患者。大学第五年毕业实习时，我的笔记本也经常被同班同学借去阅读。例如我抄录了一篇用炙甘草汤加减治疗中风后呃逆的临床报道，原理是“君火以明，相火以位”。当时省中医院内科病房恰好有这么一名患者，久治无效，在这个病房实习的同学把我的笔记本拿给老师看，问老师能否用炙甘草汤加减？老师说可以试试，结果没几天患者呃逆就好了。

在翻阅中医期刊时，我又惊喜地发现，《山东中医学院学报》开辟了“名老中医之路”栏目，每期刊登一位全国名老中医的成才之路回忆文章，我更是如获至宝，每篇文章必然会反复阅读，对我影响比较大的有岳美中、蒲辅周、李克绍等。后来《名老中医之路》结集正式出版时，我又马上买了回来仔细拜读，学习当代名医们的临床经验，试图探索和研究他们的成才之路和规律。

习 医 之 路

一、学而时习，不亦乐乎

“学而时习之，不亦说乎？”出自《论语·学而》，对“习”之含义，有两种说法：一种是温习；另一种是练习。我更同意后者，因为只学不练，只学不用是死读书、读死书，有何用？学以致用才是目的。学是理论，习是实践，只有理论与实践紧密结合，学以致用才能不枯燥无味，才能乐在其中，学医更是如此。

20世纪80年代，我所在的农村老家还是缺医少药，所以在我只上了半年大学寒假回老家时，就有左邻右舍的人过来求医问药，但因为当时还没有学习中药方剂，所以还不敢开方下药，只是口头应付一下而已，等到了大学一年级末，也就是1981年放暑假，我就开始到山上采药认药，并学着用自己采来的药试着给人治病了，例如用绿豆、竹叶、车前草各一把煮水喝，治疗热淋（泌尿系感染），五加皮晒干泡酒喝治疗寒湿腿痛，鲜徐长卿、鲜地肤草、蝉衣各一大把煮水外洗治疗皮肤过敏、瘙痒，用鲜桑枝、鲜柳枝、鲜桃枝、鲜槐枝各一大把煮水外洗治疗外伤后遗肢体疼痛，鲜小蓟捣烂如泥外敷治疗外伤出血，鲜马齿苋、鲜地锦草煮水喝治疗急性热性腹泻和痢疾，鲜百部晒干煮水外洗肛周治疗虫症引起的肛门瘙痒，鲜葎草煮水泡脚治疗小儿腹泻，干辣椒根、干茄子根煮水外洗预防冻疮等，因为这些药物在我家乡的山上和田野中随处可见，可以随采随用，基本不用花钱，并且有一定的效果，所以深受老百姓喜欢。在治病的过程中，我也从老百姓的口中知道了一些偏方验方，例如手上长赘疣可以用牛的口涎外涂患处，也可以用老屋旧瓦上长的瓦松捣烂外敷等，我也会现学现用，检验疗效。农村的老百姓很容易满足，只要有点效果，就对我大加赞赏，这一下不仅成了我的义务宣传员，也极大地提高了我学习中医的兴趣。

暑假过后回到学校，课余时间我又一头扎进了学校图书馆和新华书店，一是查找书籍，找我在假期中见到的不会治的病，看看书上都是怎么说怎么治的，二是因为用偏方验方治病尝到了甜头，所以重点借阅了一些偏方验方的书籍，并将一些简单的方药全部抄录下来备用，盼望着再放寒暑假时一试身手。我感觉比较好的偏方验方书籍有清代鲍相璈的《验方新编》以及20世纪50年代末60年代初各省组织编写的一些书籍，如《山东省中草药手册》等。

等我学习了《伤寒论》《金匮要略》等中医经典著作后，我就试着用经方给自己家里人和亲戚治病了，没想到效果出奇的好。我记得自己用的第一首经方是小柴胡汤，在一年春节过后我去给二姥爷和二姥姥拜年，二姥爷告诉我："二姥姥得了个怪病，白天什么事也没有，可是一到晚上就像见了鬼一样胡言乱语，已经两天了，求神拜佛也不管用，你能不能给你二姥姥治治？"我一问二姥姥正好在月经期（40岁左右），脑海中马上就浮现出了《伤寒论》记载热入血室症状的原文，这不就是"昼日明了，暮则谵语如见鬼状"吗？治疗方法应该是刺期门或者服用小柴胡汤，因为当时还没有学习针灸，所以就开了小柴胡汤原方，用的是教材上的原量，只开了两副，没想到只吃了一副症状就全部消失了。

我开的第二首经方是小陷胸汤，是给奶奶治病时用的。有一天上午，我去奶奶房间发现她在床上躺着，说是上腹胃脘部闷胀得厉害，已经两三天了，我给她检查了一下，发现剑突下及上腹胃脘压痛明显，舌质红，舌苔黄腻，脉象浮滑，马上想到了《伤寒论》第146条原文"小结胸病，正在心下，按之则痛，脉浮滑者，小陷胸汤主之"。于是立马开方：全瓜蒌18克、黄连6克、制半夏9克，骑上自行车到镇上买了3服中药，回来煎好端到床前看着奶奶服下，结果第二天就好多了，3付药吃完后就全好了。

我用的第三首经方是柴胡桂枝汤。我的一位大娘患有严重的头痛10多年，每次发作时前额和后项部抽掣作痛，痛势剧烈，多在农忙季节过劳汗出受风后发作，久治无效。我初以抄录的偏方苍耳嫩心6克水煎服无效，继以抄录的止痛验方三生饮（生川乌、生草乌、生南星）水煎服也无效，当时正好买了一本权依经的《古方新用》，说前额和后项抽掣作痛是风邪出入阳明与太阳，可用柴胡桂枝汤从少阳以达太阳之气，结果以原方原量1服痛减，3服疼痛基本消失，再用八珍益母丸善后，至今已经30多年未再复发。

实践决定认识。因为我三次用经方三次获奇效，再加上我学习了《金匮要略》后才知道，小时候得的眩晕病（眩晕、呕吐痰涎、背寒冷如掌大、胃中有振水声、舌苔水滑等症状）原来属于痰饮病，为典型的苓桂术甘汤证，本来几服药最多十几副药就能治好的病，却折磨了我整整8年！记得我刚上大学时读的中医期刊，经常发表一些经方派和时方派学术争鸣的文章，当时我是最坚定的经方派，可以说对张仲景佩服得五体投地，认为温病时方派轻描淡写，不值得一提。但随着阅历的增多，我才知道，真正把《伤寒论》读懂并且能跳出《伤寒论》的第一人当属温病四大家之首的叶天士。为了学习经方，我几乎翻遍了学校图书馆内的所有注释《伤寒论》《金匮要略》的书籍，并且去书店购买了当时能买到的一些书籍，其中对我影响比较大的医家和书籍有曹颖甫《经方实验录》、刘渡舟《伤寒论通俗讲话》和《伤寒论十四讲》、李克绍《伤寒解惑论》、郭子光《伤寒论汤证新编》、张启基《伤寒论手册》、王琦《经方应用》、权依经《古方新用》、郑钦安《伤寒恒论》《医法圆通》和《医理真传》等。

我的父亲体格瘦小偏弱，由于一人承担了全家繁重的体力农活，常常是夏秋农忙之际劳累而出现膝关节疼痛，往往是先左膝痛，然后右膝痛，发作时先痛后肿，少则三五日，多则十多天，卧床不起，肿后痛减，再过数日后肿消自愈，几乎年年如此，因为可以自愈，也从未治疗。我学医之初也不知此为何症？该如何用药？就先请当地名医和学校老师拟方治疗，但效果不显。我觉得此属怪症，就去图书馆借阅书籍，后从清代沈源《奇症汇》看到一个李东垣的医案，症状与我父亲几乎完全相同，其注云："先血后气乃先痛后肿，形伤气也，和血散痛汤主之。"时值暑假期间，父亲膝痛又作，就以此方原方原量用之（羌活、升麻、麻黄各4.5克，桃仁10个，柴胡、防风、黄柏、知母各3克，黄连、防己各1.8克，猪苓、独活、当归、红花各0.3克，甘草0.6克），其方有15味药，但药量奇小，我去买药时称药的还嫌药量太少没法称，经我再三相求才买了6服药，结果效果出奇好，6服药吃完，我父亲的膝痛病就再也没犯过。我对此方极为好奇，就开始查李东垣的书，没有发现和血散痛汤的记载。后来我从《名老中医之路》中看到湖南李聪甫先生是研究李东垣的大家，就写信向李老讨教此方，李老专门给我回信说："此方不见于李东垣的著作。"李老的结论是"不是东垣之方的东垣之方"。此后我从清楼英的《医学纲目》也查到了此方，也说是东垣方，但用药剂量稍有差异。我还请教过王文正教授，他说李东垣用药很少将羌活、独活一起应用，从用药规律上看，此方是否是李东垣所拟还值得考证。

我上大学期间还治疗过一位腿痛患者，她左下肢疼痛多年，遍请当地中西名医治疗无效。因为我初出茅庐就治好了一些病症，加之农村本来就缺医少药，结果一传十十传百，寒暑假期间到我家里求治的患者就越来越多。当时，经过仔细询问，得知其疼痛屈曲时则减，翻阅原来的用方，多是从风寒湿痹论治，查其舌体偏小，舌红少苔，诊其脉象，左脉明显比右侧脉细小，较差于右脉一倍。我脑海中就立刻浮现出了张锡纯《医学衷中参西录》记载的"治疗肝虚腿痛，左部脉小者"的曲直汤，还是原方原量水煎服，结果 3 副痛减，6 副痛止，又继续服用 10 余副，疼痛就没再发作。

我初学给人治病的那几年，家人和左邻右舍只要有点头疼脑热，我都是主动提出给他们免费开药，而且还会主动替患者拿药煎药，吃药后还会天天问问服药后的反应和变化，这么做一是兴趣使然，二是为了患者更好地配合治疗，患者会感到我确实是在全心全意给他们治病，即使没有功劳，也有苦劳，三是在实践中练习和提高自己。

等我学习了《针灸学》后，就开始学着用针灸给同学和家人治病。有一位同学自小尿频，一下课第一件事就是马上去洗手间，憋久了有时候还会小便失禁。他看到我经常用针灸在自己身上练针，就请我给他针灸试试。于是我先去图书馆查书，看到有本二十世纪五六十年代的书上说小便频数或者失禁可以针承山、委中。然后按此法给他针了 1 次，没想到 1 次就明显好转，又针了几次，竟然霍然而愈。中国中医科学院张雪亮教授是当代名医，大学时和我一个宿舍，他喜欢踢足球，是足球高手，有一次踢完足球又接着饮食生冷，突发胃痛，我为其针中脘，数分钟后疼痛消失，从此他就给我起了个外号，叫"高一针"。

大学暑假期间，我的爷爷饱食后出现呃逆不止，别无他苦，我为之针中魁穴，针入呃止。

二、亲身实践，久病成医

俗话说：人吃五谷杂粮，没有不长病的。我自幼体弱多病，自从我学医后，就试着给自己开方针灸治病调理，体会针药以后的反应。

我大学毕业后留在附属医院针灸科工作，记得刚工作不久，同科的一位老大夫跟科主任请假说自己牙痛要去口腔医院治疗，我当时就问了一句："针灸治疗牙痛不是很有效吗？为什么不用针灸治疗呢？"这位老大夫告诉我，针灸主要治疗上火引起的牙痛，他患的是龋齿牙痛，针灸对龋齿牙痛无效。之后我也查阅了一些针灸书籍，大都也是这种看法。

几年之后，我也因为龋齿导致牙痛，这才亲身体会了什么叫"牙痛不是病，痛起来要命"。为了验证针灸是否有效，我开始给自己针灸，先针合谷、内庭、下关、颊车无效，再针翳风、三间无效，继续针太溪、耳门、丝竹空还是无效，我一天给自己针 3 次，连续针了 3 天，但始终没有起到明显的止痛作用，难道说针灸真的对龋齿牙痛无效？我还是不死心，强忍着疼痛不用任何止痛药物，第四天继续到学校图书馆查找资料，终于在下午快闭馆时查到了一个治疗牙痛的简易方法，把大蒜捣烂如泥状贴双侧阳溪穴。当晚临睡前我就用上了，胶布固定，等翌日晨起时我大喜过望，一夜之间牙痛竟然完全消失了！但当我取下大蒜泥时才发现，贴药处起了一大串水疱，至今还有发疱后淡淡的痕迹。之后在农村遇到龋齿牙痛患者，我又用过多次，大多能一次止痛，但坏处是发疱后会留有瘢痕，影响美观。再以后我受《灵枢》的启发，发现龋齿牙痛患者在手阳明大肠经的络穴偏历穴处有条索状物和明显牙痛，先按揉之再接着针刺大都能针后痛止或者痛缓，这才知道龋齿牙痛非针灸适应证的说法不准确，才明白《灵枢．九针十二原》提出的"言病不可治者，未得其术也"确属至理名言。

我 30 岁前后，因为废寝忘食研究脐疗、鼻疗、足心疗法等中医外治法并著书立说，得了严重的胃病和颈椎病。当时天天胃痛，我就在自己身上把可以治疗胃痛的穴位轮换一一针刺，以体会针刺后的效果和反应。我当时属于脾胃虚寒型胃痛，在我身上的实验结果是如果单针中脘或者足三里，都不能马上止痛，而针刺公孙穴10~20分钟，疼痛即可减轻或者缓解。此外，我又结合研读《内经》等在自己身上找治疗胃痛的其他穴位，发现止痛最快的经穴是至阳穴和灵台穴（源于《灵枢》：“心痛当九节求之。按之立已，按已刺。不已，上下求之，得之立已。”）。还发现了可以治疗胃痛和各种胃病的高氏治胃三奇穴：鼻部的鼻胃穴、上肢的尺胃穴和脐部的脐胃穴，并在临床应用，确有良效。

我自己有严重的颈椎病，在自己身上针刺摸索后发现，颈椎病在第5掌骨侧后溪穴处都有明显的条索状物和压痛点，在申脉穴向足跟方向大约03~0.5寸也有条索状物和压痛点，针刺时必须要找准和扎准条索状物和压痛点疗效才更好。此外，我还发现了位于手背的高氏治疗颈椎三奇穴：颈椎1穴、颈椎2穴和颈椎3穴。直到现在，我也经常根据自己的身体状况，或针灸，或外治，或口服中药进行治疗，一方面是为了养生保健，另一方面是为了以身试穴试药，体会针药后的反应。

通过数十年的临床实践和摸索，我已经发现了30多个临床常用的高氏奇穴，例如治疗腰痛的腰1穴到腰5穴，治疗肩胛缝处疼痛的胛缝穴，治疗肩周炎肩前部疼痛的鱼肩穴，治疗网球肘的肘灵穴等，皆有针入痛缓之效。

晋朝医家皇甫谧中年时得了风痹症，于是他就边学习针灸边给自己治疗，数年后，自己的病好了，第一部针灸学专著《针灸甲乙经》也问世了。结合我自己的亲身经历，我常常对我的学生们说：“当医生的如果自己生点小病绝对是福气啊！”

行医之路

一、大医精诚，医德为重

记得我刚考上大学时，村里一些有文化的前辈们就跟我说过描述医生医德的几副对联，如“但愿人皆健，何妨我独贫”“但愿天下人皆健，何妨架上药生尘”“虎守杏林春日暖，龙蟠橘井水泉香”等，并给我讲对联之后感人的医德故事，对我影响很大，至今记忆深刻。

等我学习了孙思邈的《大医精诚》以及历代名医们的著作后，发现历代名医都非常强调和重视医德为重，医乃仁术，没有仁心，哪有仁术可言？经过自己 30 多年的临床实践和思考，我也更加深刻地体会到，如果一个医生没有高尚的医德，他的医术也肯定高明不了。为什么这么说呢？

一名患者到医院就诊，可能会碰到三个层次的医生，第一层次是损人利己的医生，即不管患者痛苦，把患者当成赚钱的工具和机遇，唯利是图的医生，这样的医生会算计着如何在患者身上赚取更多的钱财，不仅在人品上为世人所唾弃，而且因为其心思根本就不在如何提高自己的医术上，甚至有好的医术也故意不用，久而久之哪有高明的医术可言？

第二层次是利己不损人或者明哲保身的医生。这样的医生，面对当今社会经济大潮和复杂的医患关系，“眼看人尽醉，何忍独为醒”，来了患者首先考虑如何保全自己，为了避免医疗纠纷，也为了更好地经济效益，可做可不做的检查全做，可用可不用的医疗全用，经常出现过度检查和过度医疗的情况，无形中增加了患者的医疗负担，甚至会因为过度医疗造成医源性或者药源性疾病。

第三层次是把患者当亲人，急患者之所急，想患者之所想，一心想用最简单的方法，用最短的时间，花最少的钱，受最少的痛苦，帮助患者尽快治好的医生。这样的医生才是大医精诚，也只有这样的医生才能在医疗实践中不断地提高自己的医疗水平。

成为第三层次的医生一直是我毕生的追求。我信奉的理念是：能否帮助别人既是品德的体现，更是能力的象征，为善最乐，人有多大能力，就办多大善事，赠人玫瑰，手留余香。从医数十年来，在寒暑假回家乡和业余时间，只要有求诊者都是热情相待，免费诊治，对生活特别困难者甚至免费赠送研制的脐疗等外用药物，不求回报，并乐此不疲。我也经常教育和告诫我自己的学生，如果想发财不要学中医，特别是学医之初治病的过程就是学习提高的过程，能免费的尽量免费，不能总想着如何挣钱。

二、大道至简，以苦为乐

要想成为名医，必备的因素到底是什么呢？对我来说，疑问越多，探索的兴趣就越大。对这一问题，至少让我饶有兴趣地思考和探索了十年左右才找到了答案。

学医之初我想当然地认为，历代的名医肯定多是祖传的。但实际上并非如此，在历代名医中，属于祖传的名医并不是很多。相反，有的祖传名医反而一代不如一代。

既然祖传不是必然因素，我又想当然地认为，历代的名医肯定从小就开始学习中医，但通过我查阅了历代名医的学医年龄后发现，这一点也不成立，许多人到中年才开始学习中医的人最后成为名医的也大有人在，例如朱丹溪、黄元御等。

俗话说："名师一点胜读数十年。"既然以上两点都不是成为名医的必需条件，那么是不是历代名医都有名师指点呢？结果还是否定的，我发现许多名医都是无师自通的，例如岳美中、李克绍等。

学医之初我还有个想法，就是中医学博大精深，源远流长，历代都有名医，每个名医都有自己独到的经验方，如果我把历代名医的独到经验方都学到手，那我自然不就是最厉害的名医了吗？基于这一想法，我利用十年左右的时间几乎通读了《中国医学史》教材上记载的历代名医的著作，抄录了数千首历代名医经验方，但在临床中验证，却发现"方是死的，病是活的"，照着书本生病的人太少了，经常有"千方易得，一效难求"的感觉。

随着我对《名老中医之路》记载的当代名医成才之路以及古代名医成才之路的思考和研究，最终我发现历代名医之所以成为名医，有四点是共同的。一是熟读和精通中医经典著作；二是学以致用，实践出真知，有长期而大量的临床实践；三是有深厚的国学和传统文化底蕴；四是有独特的思维方式，即系统多维的哲学思维方式，而非当今中小学灌输的线性思维方式。而在这四点当中，读经典和做临床又是必须的和最重要的，因为读经典本身也有四个层次，第一层次是通文理，第二层次是通医理，第三层次是通应用，第四层次是通思维。如果下功夫把经典著作读通了，自然而然地会增加自己的传统文化底蕴，最终也会形成系统多维的哲学思维方式。这也正是《内经》反复强调的“知其要者，一言而终，不知其要，流散无穷”的道理。

历史上许多医家都对《易经》推崇备至，如孙思邈、张景岳等，而有“医易相通，医易一理”“不知易不足以言太医”等说法。一开始我对此观点还是有所疑问的，但随着年龄的增长和知识阅历的增加，我越来越确信此确属至理名言。“易”之为字，上为日，下为月，所以，易者，变化也，为天地日月之易，讲的是天地日月的变化规律；医者，易也，为人体形神之易，讲的是人形体和精神的生理病理变化规律。《内经》言：“人以天地之气生，四时之法成。”人生活在天地之间，也必须“人法地，地法天，天法道，道法自然”。所以要研究人体的生理病理变化规律，就必须研究天地日月变化规律为人体的影响，实际上这也是中医阴阳五行、子午流注和五运六气的道理所在，所以《内经》强调：“不知年之所加，气之盛衰，虚实之所起，不可以为工也。”易有三，曰不易、简易、变易。不易指永远不会变的东西，例如再过几千年几万年，人还是拥有双臂双腿；简易则是指变化规律，例如在我国，太阳是从东方升起，从西方落下，一年四季的更替、寒暑的往来等都有规律可循；变易则是指无时无刻地千变万化。为什么要学习中医经典著作？实际上从易经的角度看，中医的经典著作讲的是人的不易和简易，都是必须要掌握的知识和规律，而且这些知识和规律至今还是正确的。如果把历代名医的著作比作大山，那么中医的四大经典著作就是五岳，《黄帝内经》就好比是风景最为秀丽的黄山，这就是“五岳归来不看山，黄山归来不看岳”的道理。

除了中医经典著作外，对我影响比较大的历代医家和著作有：皇甫谧《针灸甲乙经》、葛洪《肘后备急方》、巢元方《诸病源候论》、孙思邈《千金要方》《千金翼方》、张从正《儒门事亲》、李东垣《脾胃论》、窦材《扁鹊心书》、窦默《针经指南》、张景岳《类经》《景岳全书》、杨继洲《针灸大成》、高武《针灸聚英》、李时珍《本草纲目》、叶天士《温热论》《临症指南医案》《种福堂公选良方》、吴鞠通《温病条辨》、杨粟山《寒温条辨》、傅山《傅青主女科》《大小诸症方论》《洞天奥旨》、陈士铎《石室秘录》《辨证奇闻》、黄元御《四圣心源》、张锡纯《医学衷中参西录》、赵学敏《串雅内外编》、程鹏程《急救广生集》、吴师机《理瀹骈文》等，此外，医案医话类的还有俞震《古今医案按》、魏之琇《续名医类案》、柳宝诒《柳选四家医案》、孔继菼《孔氏医案》、陆定圃《冷庐医话》、范中林《范中林六经辨证医案》、蒲辅周《蒲辅周医案》、《蒲辅周医疗经验》、岳美中《岳美中医话集》《岳美中医案集》《岳美中医论集》、刘惠民《刘惠民医案》、吴少怀《吴少怀医案》、李克绍《胃肠病漫话》、朱良春《虫类药的应用》《朱良春用药经验》、龚士澄《临症用药经验》等。

对于人怎样才能健康长寿这一问题，我至少思考和探索了三十多年才找到了让自己满意的答案。

学医之初，正值《少林寺》《太极张三丰》等武打电影风行社会，当时我就想：是不是练太极拳和气功的人都和张三丰一样长命百岁呢？但当我查了陈氏太极和杨氏太极鼻祖和大师们的寿命以后，结果却与我预料的大相径庭——他们绝大多数并不长寿！为什么会是这种结果？结合我自己也练过气功，并且以意领气给人针灸的实践体会，我的看法是，气是客观存在的，是人体的“暗物质”，练太极拳或者练气功只要是动了意、耗了气，都会对身体造成损害。这就是“真人不露相，露相不真人”的道理。当然，练太极只是活动锻炼一下四肢，对人体是有利的。

之后我又受长寿名方“打老儿丸”等的影响，认为中医肯定有延年益寿的妙方，历代长寿的人应该也与服用这些保健方子有关，所以我就下了很大的功夫抄录了数百首历代书籍记载的长寿方。但随着我对历代长寿老人的研究，发现长寿老人极少服用所谓的延年益寿的药方。

经过三十多年的临床实践，我发现现在的疾病除了意外伤害外，最常见的病因有五：吃得太好太饱、活动太少、压力太大、睡得太晚、污染太重。简而言之，就是心态、生活习惯和居住环境，所以养生也要评三好——好心态、好习惯、好地方。而实际上这些道理和规律《黄帝内经》早就总结出来了，如“其知道者，法于阴阳，食饮有节，起居有常，不妄作劳”“春夏养阳，秋冬养阴”“从阴阳则生，逆之则死，从之则治，逆之则乱”等。

俗话说：“医的工夫在医外，诗的工夫在诗外。”一个好的医生，不应该只是被动的治疗来诊的患者，还应该在给患者治疗的同时对患者进行健康教育和指导，告诉患者每个人都是自己健康的第一责任人，这才符合中医标本兼治和上工治未病的道理。当今的医学，应该从以疾病为中心转到以健康为中心，所以健康中国战略也正是上医医国的良方。

三、针药并用，内外合治

针药并用，内外合治一直是历代中医临床的特色和优势，历代名医大都是针药并用，内外合治。如医宗扁鹊曰："人治所病病疾多，医之所病病道少。"药王孙思邈也有句名言："针灸而不药，药不针灸，皆非良医。"又曰："汤药治其内，针灸治其外，内外相扶，病必痊愈。"

但令人遗憾的是，现在的医院分科越来越细，出现了针药分离、重内轻外的局面。即用药者不用针灸，用针灸者不用药，重视中药内服，轻视中医外治，我认为这是非常不利于中医的传承、发展和应用的。我一直试图尽全力改变这一状况，1998 年我被组织安排担任山东中医药大学针灸推拿学院副院长并主持学院工作，我上任后组织召开的第一次全国学术会议就是 1999 年在青岛召开的全国针药并用治疗疑难病症学术研讨会，特别邀请了全国 20 多个知名针药并用的专家，参会人数 200 余人。会议非常成功，时任中国针灸学会会长的李维衡教授等总会领导当即决定，具有重要意义的 2000 年的新世纪中国针灸论坛继续在山东青岛召开。

在我担任山东针灸学会会长以后，又在全国率先成立了山东针灸学会针药结合专业委员会，我的学生马玉侠教授被推选为主任委员，2017 年，在我的倡议和发起下，中国针灸学会针药结合专业委员会成立大会及学术研讨会在济南召开，我被推选为主任委员，我的学生马玉侠博士、于岩瀑博士、刘兵博士等被推选为秘书长和副秘书长。

临证 30 多年来，我自己在临床上也一直坚持针药并用、内外合治，取得了满意的临床疗效。对此感兴趣者可参阅我发表的《针药并用临证琐谈》和刘兵博士撰写的《高树中教授针药结合学术思想举要》。

研 医 之 路

一、以史为鉴，锁定方向

我认为做学问和看问题有三个层次：第一层次是苏轼《题西林壁》所说的“不识庐山真面目，只缘身在此山中”；第二层次是杜甫《望岳》的“会当凌绝顶，一览众山小”；第三层次是毛泽东《念奴娇·鸟儿问答》的“鲲鹏展翅九万里，背负青天朝下看”。只有站得高，才能看得远，纵观几千年中医学术发展史，也都是如此。

自东汉张仲景之后，为什么到了金元时期会出现金元四大家？并且出来的是寒凉派和滋阴派？为什么到了明朝又出现了温病派、命门学说？并且还有补脾不如补肾和补肾不如补脾之争？为什么明朝吴又可会提出戾气学说？为什么清朝又会出现温病四大家？叶天士为什么会提出卫气营血辨证？吴鞠通为什么会提出三焦辨证？为什么火神派和扶阳学说能受人推崇？再者，为什么华佗会提出华佗夹脊以代替背俞？为什么王焘会发出“针能杀生人，不能起死人”的呐喊？为什么王清任《医林改错》有的地方改得并不准确但其所拟的五逐瘀汤却至今疗效颇佳？为什么怪病多痰？中医已有的辨证方法是否完全适用于当代疾病？有没有可能会产生新的辨证方法？大方脉的辨证方法是否完全适用于针灸临床？针灸临床该如何应用辨证方法？当今中医学术研究的热点和主攻方向究竟应该是什么？

我的看法是：中医的学术观点和学术发展离不开当时的社会历史背景，中医学术在不同的历史时期各有其研究热点和主攻方向，并且每一次中医学术的发展都是对当时的补偏救弊，都是学术发展的必然，疾病谱系不同其传变规律亦异，不同的传变规律必然会催生新的不同的辨证方法，随着当今疾病谱系的变化，中医学术肯定还会产生新的辨证方法。针灸临床的辨证方法与大方脉基本相同而不尽相同，不能照搬照抄。中医学术的发展过程，也是在传承经典基础上应用创新的过程。当今中医学术研究的热点至少有两个方面：一是外治法的研究，二是毒邪的研究。

首先看外治法。和西医学相比，治疗方法的众多正是中医学的特色优势之一，历代的名医之所以成为名医，就是因为治好了其他医生没有治好的疾病，之所以能治好其他医生治不好的疾病，其中一个很重要的原因就是他们掌握了其他医生所没有掌握的一些治疗方法，而这些方法几乎都是外治法。但令人遗憾的是，从全国成立高等中医院校 60 多年以来，除了针灸推拿等外治法独立成科外，许多中医的外治法特别是有关内病外治的方法没有被教材所收入。中医本来是内服外治“两条腿”走路，现在却成了“一条腿的瘸子”，所以传承发展中医外治法必将是当代中医学术发展的必然和研究热点。

再看看毒邪。临症 30 多年来，我认为当今疾病除了意外伤害以外，主要的病因有五：一是吃得太饱太好；二是活动太少；三是压力太大；四是睡得太晚；五是污染太重。其中前四个方面中医可以归结为七情和饮食起居，西医可以归结为心态和生活习惯，早有大量的论述研究。但毒邪问题却是一个新的突出问题，当今中国食品安全、水污染、大气污染尤为严重，这些毒邪在中医古籍中并没有涉及，毒邪进入人体后先侵犯哪个部位和脏器？其传变规律是什么？是按原来的六经传变、卫气营血传变，还是三焦传变？如果不是，还能否照搬照抄原来的辨证方法指导中医临床？上医医国，中医医人，下医医病，习近平总书记已经高瞻远瞩地指出：“没有全民健康，就没有全面小康”，“绿水青山就是金山银山”。我们中医应该怎么向毒邪“宣战”？

基于以上结论，我把自己的研究方向集中在两个方面：一是中医针灸经典理论与临床应用研究；二是中医外治法的研究，特别是与经络穴位有关的外治法研究，如脐疗等。

二、持之以恒，久久为功

我对外治法的系统研究始于 1989 年，这一年有三个“66”让我记忆犹新。第一个“66”是我的儿子高翔农历六月六日出生，第二个“66”是他出生后 66 天开始腹泻，第三个“66”是一拉肚子就是 66 天。腹泻之始，我想给孩子针灸，我的母亲怕孩子太小所以不同意，于是就先去了某省级西医院，诊断为小儿秋季腹泻，予以口服液等西药治疗，疗效不佳，后来请省中医院推拿科的同行推拿，还是效果不佳，便又请省中医院儿科主任给孩子开了七味白术散加减，仍然无效。孩子每天腹泻少则四五次，多则十余次，看着孩子一天天瘦下去，我心里很不是滋味。于是我又一头扎进了学校图书馆，查找相关的书籍资料，终于有一天上午在图书馆快要关门时，我从一本古医书上看到有这样的记载："小儿久泻，五倍子津液或苦酒调膏，贴肚脐神效。"

回家后，我马上骑自行车到了学校附近的药店，花了 2 角钱买了 10 克五倍子，回到家先用蒜臼子捣，再用擀面杖擀，好不容易把药研末，再用醋（上文中津液即唾液，苦酒即醋）调成膏状给孩子贴在肚脐上，惊奇的是只贴了 1 次，孩子的腹泻就好了。

当时我母亲帮我照看孩子，孩子病好后，母亲告诉我，她最近觉得全身发热，一量体温，令人奇怪的是，体温不高反低，只有 35.5℃。当时我正读研究生第一学期，课程安排很紧，我就对母亲说："你先用艾条自己灸灸肚脐试试吧！"一周后母亲说自己不觉得发烧了，再一量体温 36.5℃，正常了。

我的导师王秀英教授是研究子午流注、灵龟八法和穴位贴敷的名家，我是老师的第一个研究生，老师的本意是想让我研究子午流注，但看到神阙穴竟然有如此好的疗效，我就向老师请示可否研究一下神阙穴？老师非常开明，告诉我："现在针灸临床重针轻灸，因为神阙穴禁针，恐怕可参考的资料不太多。前几年我也曾经治过的一名患者，因患慢性非特异性溃疡性结肠炎在内科住院治疗，疗效欠佳，就请我去会诊看能否配合针灸治疗，我给他天天隔姜灸神阙，1 个月后症状消失，出院了，但我就治过这一例。你先去图书馆查查相关资料吧。"

带着疑惑、兴趣和老师的嘱托，我又一头扎进了图书馆，可以说，读硕士研究生期间，我的课余时间大都是在学校图书馆度过的。那时候没有现在的检索条件，我只好采取笨办法，第一步先一本本地查阅中医类杂志，把相关报道抄录或者复印下来，截止到 1991 年，我发现有关脐疗治病的报道共有 400 多篇，虽然这 400 多篇报道分别治疗的是一种或者几种病症，但当我把这 400 多篇报道综合起来看的时候，发现神阙穴竟然可以治疗内、外、妇、儿、五官等各科疾病。

把中医类杂志查完后，我就开始第二步，查阅书籍，我先把学校图书馆内现代出版的中医书籍几乎翻了个遍，还不过瘾，又开始查阅古籍书库。当时古籍书库有两个老师负责，分别是陈其迈老师和潘瑞贞老师，两位老师给了我很大的帮助和特殊的待遇，让我至今心怀感恩。我把我查阅资料的情况及时向导师王秀英教授以及刘玉檀老师、张登部老师等汇报，老师们都鼓励我继续研究下去，张登部老师还启发我说："你把古今资料整理一下就可以写一本脐疗的书了。"

陈其迈老师是南方人，一生未婚，可以说退休之前一直以图书馆为家，对历代中医古籍及学校哪位教授喜欢看哪些书了如指掌。例如张志远老师看的书最多，涉猎最广，李克绍老师除了看伤寒之类的书外，对历代医家的著作也多有涉猎，如清朝医家罗国刚的《罗氏会约医镜》等。上海中医药大学国医大师裘沛然教授博古通今，据说有一次来山东中医药大学图书馆，与陈其迈老师一聊，也对陈老师中医古籍之烂熟胸中大加赞赏，深为服膺。当时我把我想研究神阙穴的想法告诉陈老师之后，陈老师对我说："我帮你找书，我知道哪些书有这样的内容。"不一会儿的工夫，他就帮我找出了一大摞古籍医书。此后天天如此，让我节省了许多的时间。

由于古籍图书大都是繁体字且没有标点符号，不如现在出版的图书阅读方便，所以古籍书库平常少有人来光顾。潘瑞贞老师看到我几乎天天蹲在古籍书库，就好奇地问我在做什么。当他得知我是在研究脐疗，想把资料整理成书，并已经把 30 多万字的书稿给了济南出版社数月没有消息时，大为赞赏和鼓励我，并说："你去找一下山东中医学院学报编辑部的丛林老师吧，他跟出版社熟悉，说不定可以帮你。"从交谈中得知，原来潘老师是丛林老师的夫人。

时任学报编辑部主编的丛林主任一直是我仰慕的老师，他也是《名老中医之路》栏目的三位发起人之一，我上大学期间曾多次把自己治疗的一些医案和学习体会写成文章投稿，虽然因为没有达到杂志要求没能发表，但丛林老师还曾专门把我叫到他的办公室指导鼓励我。这次见了丛林老师，简单汇报后，丛林老师说："你刻苦钻研的情况潘老师都告诉我了，脐疗很值得发掘，年轻人有这种钻劲难得啊！陕西科技出版社的卢祥之是我的好朋友，我给你写封信你去找他吧。"因为有丛林老师的推荐，卢祥之主任热情地接待了我，并当即和我签订了出版《肚脐疗法》一书的合同。我怀着激动的心情连夜从太原返回家，同时妻子告诉我，济南出版社潘社长来电话让我去商议书籍出版的事情。后来，我去了潘社长办公室，潘社长告诉我，社里刚开会研究了，我的书《中医脐疗大全》将作为明年12本重点图书出版，这也将是他退休之前作为责任编辑的最后一本图书。我如实汇报了去太原的情况，同时也陷入了两难的境地。当天我又返回了太原，向卢主任说明了情况，表明了歉意并取消了合同，最后我的第一部专著《中医脐疗大全》于1992年在济南出版社正式出版，这一年我正好30岁。

在出版之前，导师王秀英教授带着我到了周凤梧教授家，简单汇报后，周老大加赞赏，当即答应要给拙作写序，并谦虚地鼓励我说："我30岁时还没有出书呢！后生可畏啊！你继续写吧，只要是你写的书我都可以给你作序。"以后我写的十几本外治法的书也都是请周老写的序。中医界老一辈这种提携后学诲人不倦的精神和品格真让人感动不已。

在查阅脐疗资料的过程中，我发现还有许多的外治疗法因为没有被编入当今教材而被遗落，但同时因为我常年废寝忘食，结果身体累垮了，得了严重的胃病（癌前病变），颈椎也严重变形，常常一觉醒来发现上肢一时性瘫痪，在医院门诊时也曾突然胸闷胸痛、大汗淋漓，只好躺下让别的医生急救治疗。在《中医脐疗大全》出版以后，我又强忍着病痛，接着又编著出版了《中医鼻疗法全书》和《中医足心疗法大全》两部专著。

我本来的想法是靠我自己的力量，每1~2年整理出版一本中医外治法的书，整理的过程也是学习和研究提高的过程。但我同时清醒地知道我的身体确实累垮了，当疾病危及生命时，才知道生存是第一位的，名利、荣华富贵等等都不重要，才知道人生是一场马拉松似的长跑，而不是百米冲刺，只有坚持跑到最后的人才是真正的人生赢者！再说如果一个医生自己身体都不健康，不长寿，还有什么说服力说服患者？我很清楚我的病因就是《内经》所说的"食饮不节，起居不时者则阴受之，阴受之则入五脏”，就是“从阴阳则生，逆之则死；从之则治，逆之则乱”。

《中国传统医学独特疗法丛书》，是请周凤梧教授、当代著名中医外治大家中华中医药学会外治分会吴震西主任委员和我的导师王秀英教授担任顾问，请《中医外治杂志》主编朱连学先生和我一起担任编委会主任，我任丛书总主编，同时又组织邀请了山东中医学院的一些优秀青年教师和在读的博士、硕士研究生如纪立金、冯学功、徐云生、刘明、张庆祥、李心虹、张晓莲、刘静君等20多人组成编委会。我们连续出版了《中国传统医学独特疗法丛书》第一辑和第二辑，包括《中医手心疗法大全》《中医耳疗法大全》《中医眼疗法大全》《中医熨疗法大全》《中医药物衣着疗法大全》《中医肛肠疗法大全》《中医熏洗疗法大全》等。可以说，这是新中国成立后第一次对中医特色外治疗法的系统挖掘与整理，这些书籍也全部获得了山东省教委科技进步理论（著作）成果奖。

在编写丛书期间，我经常和年长我数岁的朱连学主编书信往来，但就在丛书出版之前，有半年时间一直没有朱连学主编的回信，最后他的儿子朱庆文（现任职于北京中医药大学）给我来信说，因为朱连学为《中医外治杂志》正式创刊日夜奔波操劳过度，英年早逝了！

2001年开始，我在山东中医药大学率先开设了《中医外治学》的选修课。2006年《脐疗理论与临床应用》被卫生部确立为面向农村和社区“十年百项”推广计划项目，之后山东中医药大学中医外治学科被确立为国家中医药管理局重点建设学科，山东中医药大学还专门成立了中医外治药物创新研究院，由我兼任院长。2016年世界中医药学会外治方法技术专业委员会成立大会及学术会议在济南舜耕会堂隆重举行，来自20多个国家的700多名外治研究者参会，我本人被推荐为首届理事会会长。

对中医经典的学习更需要持之以恒，才能久久为功。对《黄帝内经》《难经》《神农本草经》《伤寒论》《金匮要略》经典著作，几十年来我未曾释卷，可以说是越读越有味，越读越爱读，“读你的感觉像三月，读你千遍也不厌倦”。“书读百遍，其义自见”，读经典不下苦功夫肯定不行，一些重要的原文还要烂熟于胸中、倒背如流才行。在门诊上我现在要求学生要随身携带四大经典，对一些患者，我也时常脱口说出四大经典的原文，并和学生一起讨论诊治方案，例如我在临床上治疗不孕症用紫石英、肩周炎用山茱萸、嗳气用菖蒲、腰痛用桑寄生等皆本于《神农本草经》；在对脐疗脐诊的研究过程，《难经》8难、16难和66难对我启发最大；最喜欢用的柴胡桂枝汤、小柴胡汤、柴胡加龙骨牡蛎汤、乌梅丸、半夏厚朴汤、半夏泻心汤、麦门冬汤、苓桂术甘汤、肾气丸等经方皆本于《伤寒论》《金匮要略》。在经典中，我最重视和下功夫最多的还是《黄帝内经》，尤其是《灵枢》，我认为要想学好中医，《黄帝内经》是第一本必读之书，要想提高医术，《黄帝内经》也是第一本必读之书，舍此无他也。《黄帝内经》必须读原文、通篇读、常常读、反复读、带着思考和问题读，结合临床和实际读，至少要读几十遍才行。

给针灸专业的研究生讲《灵枢》是山东学校的特色，我读研究生时是刘玉檀教授给我们讲的，等我成了研究生导师后我也开始通篇讲授《灵枢》，还在每次上门诊之前提前一小时给我自己的研究生通篇讲授《素问》。我2006年出版的《一针疗法》，还有一个副标题叫《灵枢诠用》，就是把我多年来给研究生讲课的体会结合临床编写而成的。等闲暇时，我还要写一本《黄帝内经讲习录》，供同道们参考和批评指正。

教医之路

一、育人之乐，教学相长

“得天下英才而教之不亦乐乎！”我现在的工作是在学校里教书育人，在医院里治病救人，都是行善积德的好事，乐此不疲。但之所以有今天，我得感谢我的老师们，例如给我讲过课的周凤梧、李克绍、张珍玉、张志远、刘献琳、张善忱、张殿民、姜兆俊、刘玉檀等老师，我在临床跟诊过的王文正、刘景祺、丁国华、尚德俊、张殿民、臧明仁、杜德五、肖永俭、王秀英、陈乃明、刘玉檀、苏道刚等医家，在中医和针灸学术方面给我指导帮助甚多的程莘农、张灿玾、张士杰、臧郁文、周一谋、石学敏、吕景山、张缙、陈汉平、孙国杰、李维衡等前辈们，让我受益匪浅。

我还要特别感谢时任山东中医学院党委书记张奇文老师，是他上任后采取了让最优秀的学生留校的政策，使我这个来自农村的毕业生才有机会得以留校任教。张书记上任后实施的从业务教师中选拔兼职学生辅导员的制度，让我一毕业就担任了两年半的山东中医学院第一届针灸学本科专业的兼职辅导员，并且张奇文书记还作为校领导亲自联系针灸 85 级。令人欣慰的是，这个班的同学如今已经遍布世界各地，不少人如徐险峰、杨佃会、刘方铭、杨震中、刘一凡等已经分别是省级名中医、博导、突贡专家、院长、董事长等业界精英了。

看到我带教的博士和硕士研究生中，有一些已经成为业界精英和当地名医、业务骨干，如北京的刘存志、王军、刘兵，济南的马玉侠、邱建成、郑君、于岩瀑，西安的王栋、滨州的孙玉国、青岛的赵岩等，身为导师的我，内心非常欣慰。

二、传承发展，以文化人

山东是孔孟之乡、扁鹊故里、针灸发源地，以文化人、厚重基础、注重传承、勇于创新一直是山东中医药大学的办学特色。例如时任学院张奇文书记的“一老一少一国外”就是对这一办学特色的典型说明。85、86、87 三届中医少年班的开设，实际上在中医高等教育的历史上开创了两个先河：一是中医高等教育长学制的先河，当时学中医是 5 年，少年班是 8 年；二是开创了中医高等教育院校教育与师承教育有机结合的先河。

1998 年开始，我服从组织安排担任了山东中医药大学针灸推拿学院的行政管理工作。上任之初，我发现在针灸推拿学专业的课程体系中，没有中医四大经典的课程，我就力排众议，率先在全国中医院校中把《内经》《伤寒》等经典课程加了进去，并加大实训的课时和考核，组织编写了《针灸推拿经典必读》等小册子，每年举办中医针灸经典背诵大赛等。经过历届学院领导和师生们的共同努力，收效显著，在全国针灸推拿大赛中屡获佳绩，2017 年的医师资格考试，我校针灸推拿学专业以 96% 的高通过率排名全国第一。

自我担任学校副校长分管本科教学工作以来，有感于当前中医高等教育存在的重科轻文（重视中医的科学属性，不重视其文化背景和人文属性）、重医轻药（学中医的不认药、不会制备传统的膏、丹、丸、散等）、重西轻中（喜欢学西医，不喜欢学中医）、重内轻外（重视内服，不重视外治）、重基轻临（重视基础研究、不重视临床）、重知轻能（重视知识的传授，不重视实践能力的培养）、重学轻思（注重学习，不注重思维）、针药分离（用药者少用针灸，用针灸者少用药）等问题，于是在学校曾经举办过的少年班、传统班、外向班、文献班、全科班等基础上，经过充分研究调研，从 2017 年开始又开设了 8 年制的扁鹊班，每年只招收 20 人左右，目的在于打造当今中医高等教育的特区和“稷下学宫”，在扁鹊故里培养当代扁鹊。这一举措在社会上引起了强烈反响，例如 2018 年 2 月 23 日《人民日报》就以“传承发展中医事业 如何培养中医药人才？山东中医药大学探索 30 余年寻访曾经的少年班”为题进行了整版的详细报道。

中医的背景是文化，思维是哲学，理论是科学，临床是技术。上医医国，当今中国，必须树立制度、道路、理论、文化这“四个自信”；中医医人，传承发展好中医，也必须牢固树立文化自信、哲学自信、科学自信、技术自信这“四个自信”，并且必须要“四位一体”统筹好这“四个自信”，相信在天时、地利、人和的新时代，中医药学也必将会迎来更加美好的明天。“路漫漫其修远兮，吾将上下而求索。”

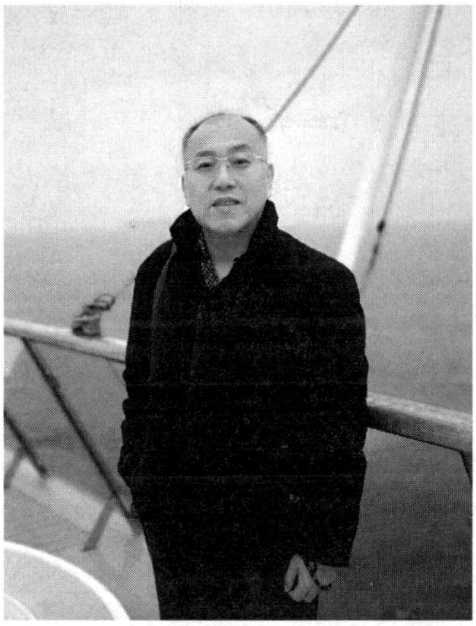

医路四十年　山高勇登攀

山东中医药大学中医内科学教研室主任

山东省中医院内科副主任

消化内镜诊疗科主任

教授，博士研究生导师

曹志群

医家简介

曹志群，1962年生，山东省潍坊市人。山东中医药大学中医内科学教研室主任，山东省中医院内科副主任，消化内镜诊疗科主任，主任医师，教授，博士研究生导师；山东中西医结合学会消化疾病专业委员会主任委员；主持科研课题6项，参与科研课题3项，并获得山东省科技进步三等奖，在省级以上刊物发表专业学术论文40余篇，主编、副主编、参与编撰著作20余部。

跟师学习　博采众长

我学习中医的动力来源于母亲的支持。我的外祖父是一名中医，虽然我与他素未谋面，但母亲受其父影响，对中医颇有好感，身为人民教师的母亲，对我的期望便是学习中医，济世救人，受母亲的鼓舞，我立志学医。1978 年，16 岁的我高中毕业参加高考，顺利考入山东中医学院中医系，是 78 届学生里年龄最小的。

初涉中医之浩瀚海洋，我被这民族瑰宝的魅力深深吸引。主动学习，渴望学习，埋头于图书馆阅读了《黄帝内经》《难经》《名医别录》《医宗金鉴》等书籍，有幸聆听张珍玉教授讲授《中医基础理论》，周凤梧教授讲授《中药学》、《方剂学》，李克绍教授讲授《伤寒论》，张志远教授讲授《中医各家学说》。诸位老教授博古通今，治学严谨，给我留下深刻印象。周凤梧教授曾于课堂上讲道："临床看病，患者带走的只有一张处方，处方为药物配伍组成，不熟谙药性，不明君臣佐使，就难以处一良方，无疗效自然无患者来诊。"这句话对我深有启发，"临证如临阵，用药如用兵"，中药好比我们手中的武器，工欲善其事，必先利其器，学好方药尤为重要。

1983 年本科毕业，我被分配到潍坊市中医院内科工作，在此期间，我有幸结识了郝怀清、王宝光、张殿隆三位老中医。郝怀清时为内科主任，毕业于上海中医学院，善治脾胃病，我向郝老学习到后天脾胃在疾病治疗过程中的重要性，重视脾胃运化，气血升降；王宝光时为内科副主任，精通医理，善治疑难杂病，重视固护肾气，每从"久病及肾"入手，调补先天，燮理阴阳而起沉疴；门诊上我与张殿隆老中医坐对桌，他善治肝胆病，我常观其诊病。三位老中医与我亦师亦友，并鼓励我在学业上继续深造。我在工作之余始终坚持学习，将读书之所得验之于临床，临床之困惑求索于书中，求教于郝怀清、王宝光、张殿隆三位老中医，就这样，在一年的时间里，我对本科阶段所学知识有了更深刻的理解与感悟，也更加坚定了报考研究生的信念。

1985年，考取山东中医学院中药方剂学研究生，师从周凤梧教授。周师是全国著名的中医药学家，长于内、妇、小儿、方药诸科。周师经纶满腹，学富五车，不仅修于身，精于医，练于药，善于教，且乐于书画、皮黄（京剧），于国画界、京剧界尚有较高威望，乃一代儒医。周师提倡“药衍生于《本经》，方必查阅原著”，要求必须研读《神农本草经》《名医别录》等本草经典，从立方人的角度理解方义，应用于临床。我曾治一例自觉发热患者，18岁男性，胸膈烦热而恶寒，体温正常，每于夜间烦热难眠，又觉周身寒冷，覆被则烦热愈甚，甚是痛苦，诊其舌脉未见明显异常。四处求医，迁延半年未愈，观前医尽是养阴清热之法，药用生地、石膏、青蒿、白薇之类。正辨其证，其父说道：“能处一安眠方也可，入夜烦热加剧，彻夜难眠，影响次日学习、生活。”这提醒了我，入夜尤甚似是血瘀证，内热而外寒，这不是“灯笼病”吗？《医林改错》血府逐瘀汤所治症目：“身外凉，心里热，故名灯笼病，内有血瘀。认为虚热，愈补愈瘀；认为实火，愈凉愈凝。三、两付，血活热退。”遂以血府逐瘀汤原方治之，5剂而愈。

此外，周师提倡读书要善于思考，“尽信书则不如无书”，要善于纵向读书，临床则要多读医案。闲暇之时，《临证指南医案》《静香楼医案》我常手不释卷。跟随周师学习，对我以后临床用药有极大影响，对历代本草、方药的研究我从未止步。

1995年我拜师卢尚岭教授，卢师为著名中医心脑血管领域专家，临证重视人体气机升降，认为气机升降出入是脏腑经络、阴阳气血生理活动之基本形式的理论，率先提出了“气机升降逆乱是中风病病机的关键，调理气机是治疗中风病的根本大法”。受卢师启发，我于临床亦重视气机升降，气血经络运行，在内科疾病治疗过程中，逐渐形成“脏腑气血升降—在经（气）、入络（血）—奇经（肾）”的辨证模式，病初调气，病久则通络调肾，重视奇经八脉理论指导用药。

对我影响较大的还有我的博士生导师隗继武教授，1999年我考取山东中医药大学博士研究生，师从隗继武教授，隗师乃脾胃大家，重视脾胃后天之本的地位，药食有赖脾胃运化，故主张诸病皆应固护脾胃。受隗师影响，我于临床重视脾气升清，胃气降浊，认为中焦气滞湿郁为脾胃病重要病机，善用平胃散、二陈汤加芳香化浊之品，佐以活血通络之法，以求理气化浊，健旺脾气，通达胃气。

中西之学　为我所用

1992年至1993年，我赴日本留学，于日本防府中央病院研修消化内科、消化内镜及介入治疗技术。消化内镜能够直观诊察胃、十二指肠以及大肠，息肉、溃疡等微小病变能够一目了然，同时能够准确摘取病变活检组织，进行病理分析，对于不同性质病变，制定下一步治疗方案。可以说消化内科胃肠道疾病绝大多数依赖于内镜诊疗，消化内镜技术的产生和发展，为消化道疾病的诊疗提供了更新、更强大的武器。期间，结识日本汉方交流学会小川新会长和铁村豪副会长，与两位学者保持每月两次学术交流，通过交流学习，体会到日本汉方大致辨证思维，他们临床主张活血化瘀之法，认为疾病的产生不论虚实皆有瘀滞的因素。

例如人参一药，我们常认为其能够补气救脱，补益脾肺，生津止渴，宁神益智，临床常用以治疗气虚不足之证，为治虚劳内伤之第一要药，而日本汉方医学以人参化瘀通络，常用以治疗血瘀积聚。《名医别录》记载："人参主治心腹鼓痛，胸胁逆满……通血脉，破坚积。"这对我深有启发，我曾治一位因右心衰引起肝肿大导致黄疸的患者，前医以利胆退黄、温肾健脾之法，收效甚微，请我会诊，患者卧床，胸闷气短，腹满膨大，遍身皮肤及巩膜黄染，小便量少色黄，双下肢亦有水肿，舌质衬紫，苔白腻，脉细涩。心主血脉，心气不足则血脉流畅不利，而生瘀血，血不利则为水，肝胆气血瘀滞，胆汁不循常道，外溢肌肤，下注膀胱而成黄疸，故我辨为心气不足，络瘀水停之证，治以生脉散合丹参饮加减，红参30g（炖服）、麦冬30g、五味子12g、丹参15g、砂仁9g（后下）、檀香6g、车前子15g、沉香曲6g，浓煎100ml。服3剂后，患者黄疸明显消退，胸闷气短亦有缓解，又进6剂，小便量增加，黄疸消退。

由此可见，日本汉方家对人参功效的理解不仅合乎《本经》，亦可验之临床。有的人反对日本汉方学派，认为其学尽是皮毛，未得中医之精髓，在我看来，诸家之言皆可学而为我所用，只要能治愈疾病，造福患者，便是好学问，正所谓实践出真知。

于日本所学消化内镜技术，在临床操作、诊疗过程中，逐渐萌生“消化内镜是中医望诊的延伸”的观点。古人通过望诊，察人神色，我们通过内镜技术，可察消化道黏膜之形色，对疾病诊断、辨证具有重要意义。由此申报“内镜下胃黏膜疾病的辨证规律研究”相关课题数项，发表“胃癌内镜下黏膜辨证及用药探析”“反流性食管炎内镜下微观辨证及用药规律探讨”等相关论文十余篇。通过内镜下黏膜微观辨证与四诊宏观辨证相结合，总结出胃黏膜疾病脾胃虚寒证患者的黏膜色泽较淡，充血水肿不明显；肝胃不和证患者黏膜色泽改变不明显，蠕动波增多；胃阴不足证患者黏膜薄感，往往可见黏膜下血管网；寒热错杂证患者以黏膜色泽淡、蠕动增多为主，同时往往可见局部黏膜充血、水肿、糜烂点；胃络瘀血证患者黏膜可见出血点，色泽暗红或紫暗。通过传统辨证与内镜下黏膜改变对比，我们有理由认为，内镜下黏膜表现可以作为我们传统望诊的延伸，同时具有一定特异性，构建微观辨证体系，指导临床处方用药，对胃癌、慢性萎缩性胃炎、反流性食管炎等疾病的治疗具有实际意义。

以胃溃疡为例，在传统中医四诊的基础上予胃镜检查，直接观察溃疡表面及周围黏膜的变化，以提高辨证的准确率，更好地发挥中医的优势与特色。根据患者症状及镜下黏膜表现，可分为脾胃虚寒证、肝气犯胃证、瘀血阻络证、湿热中阻证。以脾胃虚寒证为例，症见胃脘隐痛，绵绵不休，劳累后加重，神疲纳呆，大便溏薄；镜下可见：溃疡周围黏膜肿胀而湿润，范围小，上覆少量白苔，其他部位黏膜颜色较淡；治以温中健脾，益气活络。以黄芪桂枝五物汤加减，方中黄芪补中益气，桂枝、生姜温脾散寒，活络止痛。

在临床过程中采用内镜下望诊与中医分型辨治结合的方法对胃黏膜疾病进行诊治，起到相互补充印证的作用，为采取针对性的诊治手段提供依据，提高临床疗效。这将有助于胃黏膜疾病中医辨证治疗进入现代化与客观化阶段，这正是今后临床及科研人员要共同研究的方向。

此外，我在胃癌、癌前病变、新药研发等方面做出许多努力，主持国家自然科学基金面上项目“芪莲舒痞颗粒逆转慢性萎缩性胃炎癌前病变机制的研究”；高校博士点基金项目“昆参颗粒影响进展期胃癌动物模型癌基因、抑癌基因及核转录因子（NF-κB）表达的研究”；“重大新药创制”科技重大专项课题“中医病证诊疗指标规范与替代指标确定”；山东省高校中医药抗病毒协同创新中心项目“基于温病理论应用古方治疗病毒性肠炎的疗效评价”等科研课题。研究成果应用于临床，造福了广大患者，取得了较好的社会效益。

潜心临床　总结提高

1983 年我开始行医看病，随着不断学习，知识积累，门诊患者日益增多。自 2005 年以来，所有门诊病历均由学生整理成电子文档保存，这对我来说是一面镜子，能够照射出自己的进步，更重要的是看到自己的不足。每当回头看自己的病案，既有“过五关，斩六将”，也有“走麦城”。对于败案，我单独整理，于病案后写出深刻反思与分析，必查阅古今资料，从辨证到施治，对此病案彻底剖析。在此过程中，将自己的感悟积累成册，编著了《远离肝胆疾病》《妇科医籍辑要》《儿科医籍辑要》《中国膏敷疗法》《中国当代名医验方选编妇科分册》《中国当代名医验方选编儿科分册》等著作，参编全国中医药行业高等教育“十三五”规划教材《中医内科学》。

当年周凤梧教授常叮嘱，看病要抓住“诊眼”，所谓“诊眼”即最能反映出疾病病机发展的症状或体征，抓住“诊眼”就能够抓住疾病发生、发展的脉络，才能够准确辨证，唯有辨证准确用药才能“直捣贼巢”而达事半功倍之效。

在临床实践中，我以“脏腑气血升降－在经（气）、入络（血）－久病及肾”的辨证模式为主，将升降、消补、燥润、清化等方法用于消化疾病的治疗，并取得良好的疗效，“脏腑气血升降－在经（气）、入络（血）－久病及肾”的辨证模式获得广泛认可，已写入“十三五”规划教材《中医内科学》，现将部分经验总结如下。

一、注重升发脾气

《素问·阴阳应象大论》有云："清气在下，则生飧泄，浊气在上，则生䐜胀"。脾升胃降失常，是大多数消化疾病病机关键所在。其中，脾的生发功能又是关键所在。《素问·经脉别论》记载："饮入于胃，游溢精气，上输于脾；脾气散精，上归于肺；通调水道，下输膀胱；水精四布，五经并行，合于四时五脏阴阳，揆度以为常也。"从以上可看出人体整个气机升降，以脾的生发为前提。对于这一点，李东垣《脾胃论》的认识最为深刻，补中益气汤、调中益气汤、升阳散火汤等为其代表方剂。我临证用黄芪为主，使气机升发，使生长之气旺盛。

二、注重条达肝胆之气

《金匮要略》言："见肝之病，知肝传脾，当先实脾。"我认为消化疾病与肝胆气机失调关系密切，临床上注重疏肝利胆理气，常用四逆散加减。四逆散方中以柴胡疏肝透邪，枳实下气破结，一升一降，使中焦郁滞疏解；白芍柔肝缓急，炙甘草益气健脾，两药相合可使肝木平而脾土健、胃气和。合而用之，可使郁滞解，升降复，气机畅，机体回复正常。

三、运用合方

焦树德老中医家传治疗胃脘痛的三合汤、四合汤，我于临床喜用之，且疗效非凡。受此启发，对于病情复杂的患者，往往将数个经典小方合在一起，易于全面而有效。以慢性腹泻为例，患者往往病程长，治疗过程复杂曲折，既有脾虚、肾虚，又有肝郁、湿热等证，我用四君子、四神丸、乌梅丸、白头翁汤合方，稍加调整，与整体病机丝丝入扣，临床应用效好。

四、临床结合现代药理研究用药

我将现代药理研究成果作为临证处方的重要参考，例如胃酸过多用瓦楞子、乌贼骨；胃酸减少用山楂、乌梅、木瓜等；胆汁反流用旋覆花、柴胡、郁金、代代花等；食积不化用焦山楂、神曲、莱菔子等；萎缩肠化用半枝莲、藤梨根、石见穿、白花蛇舌草等；黏膜损伤用木蝴蝶、凤凰衣、白及、三七粉等；幽门螺杆菌感染用蒲公英、白芷；顽固性呕吐用连翘；便秘用生白术、生地黄、白芍等；腹痛用白芍、醋元胡、川楝子、乌药等。

五、重视中药毒理研究

一直以来都有“中药无副作用”或“中药副作用小”的说法。然我于临床十分警惕中药的毒副作用，尤其是肝毒性。最著名的中药肝毒性案例就是日本的“小柴胡汤事件”。该事件对日本汉方界冲击很大，我在日本留学期间深有感受。柴胡、黄药子、苍术、苍耳子、何首乌、川楝子、艾叶、雷公藤、栀子、款冬花、山豆根等药物均具有一定的肝毒性。以何首乌为例，传统上一直认为是延年益寿之品，但是何首乌具有肝毒性，不可大剂量、长期服用。近年来中药引起肝脏损害的事件屡见不鲜，值得我们重视。

六、脾主卫学说

消化道病变主要是黏膜病变，消化道黏膜细胞增殖最旺盛，活力最强，变化最快速，最容易受到损伤发病。尽管消化道位于体内，但是直接与外界相通，与饮食物、空气、细菌等直接接触。因此，我认为消化道黏膜也属于“表”，只是它不像皮肤那样可以一目了然而已。第四军医大学樊代明院士发现，很多感染幽门螺杆菌的患者，患有顽固性湿疹，而一旦清除幽门螺杆菌之后，湿疹也不治自愈了。我于临床也发现，很多皮肤病可以通过调节胃肠道进行治疗，足见两者密切相关性。人体卫气行于表，营气行于里，消化道黏膜、皮肤均应归于“卫气”职能范围。《灵枢·师传》：“脾者主为卫”，明确指出脾与卫气关系密切。我受此启发，创立了脾主卫学说。在该理论指导下，体表的病变可以采用治脾的思路治疗，例如脱发、各类皮肤病，常用王清任“黄芪赤风汤”治疗。脾胃病可以通过调整卫气的思路治疗，例如在调补脾胃的方子中加用羌活、防风、柴胡、荆芥等。用之于临床，尤其是疑难病患，往往可收速效、奇效。

七、关于溃疡性结肠炎的治疗

我认为该病以肾阳虚衰、瘀血阻滞为主要矛盾，临床采用阳和汤化裁治疗。阳和汤本为治疗阴疽之方，系林屋山人王洪绪祖孙三代经验结晶。我认为，溃结病程长，反复发作，其人表现正气不足明显，内镜下虽见溃疡创面，但是色泽浅淡，分泌物清稀，应归属于阴疽范畴。我以阳和汤为基础方，去易动血的肉桂、麻黄，加用黄芪、仙鹤草、桔梗、乌梅四味药，治疗溃结取得良好疗效。

八、关于胰源性消化不良的治疗

此病是由于各种胰腺疾病导致的消化不良，临床表现为腹胀、腹泻、食欲减退、消瘦、乏力、反复发作性腹痛等。我认为胰腺属于中医“脾”的范畴，致病脏腑主要与脾、肝、肾相关。本病以脾气不运、肝胆失疏为本，气滞血瘀、湿热内蕴为标。创立运脾清胰汤：苍术 30g、厚朴 10g、薏苡仁 30g、白花蛇舌草 30g、郁金 15g、炒莪术 6g、木香 10g、红藤 20g、秦皮 12g、紫花地丁 20g、炒谷芽 30g、黄连 10g、佛手 10g、太子参 30g。胰源性消化不良西医仅仅补充消化酶、营养物质，并无有效治疗手段，我接诊患者往往病程漫长，十分棘手，然而运用该方，取得了良好效果。

“行成于思而毁于随”，在临床实践中要善于思考，善于总结，贵在看到自身不足之处，不断从历代医籍中汲取营养，学无止境、永不止步，只有这样才能取得长远的进步。

贡献所学　哺育桃李

我于 1999 年被山东中医药大学中医内科学专业聘为硕士研究生导师，2006 年又被聘为博士研究生导师，至今已指导硕士 170 余人，博士 11 人。于 2015 年、2016 年分别被聘为“山东省五级中医药师承教育项目第四、五批指导老师”，现已带徒4人。毕业的学生现都已是所在科室中坚力量，在各自岗位发光发热，为人民服务。

《师说》言：“古之学者必有师。师者，所以传道授业解惑也。”为师者当尽传道授业之责，更重要的是对学生个人品德与职业道德的培养，正如我学医一路走来，得益于老师们的培养教育，谆谆教诲，我亦对我的学生倾囊相授，诲人不倦。

一、提倡发散思维，知常达变

对学生没有定向性要求，唯独要求学生多读书，不仅要读中医经典、医籍、医案，其他各门类书籍均要有所涉猎，比如文学、艺术、科技等等。只有多读书，思维才能活跃，遇事能够做到举一反三，灵活应对。这不仅对中医学习有益，对将来的工作、生活亦将有所帮助。在中医学习中，我倡导学生除了读四大经典，金元四大家著作，还要多读医案，如《临证指南医案》《柳选四家医案》《重庆堂医案》《醉花窗医案》以及近代《张锡纯医案》《丁甘仁医案》等等。

二、博采众家，广泛学习

不主张流派，只要对医术提高有益，对疾病治疗有益，皆可为我所用。临床注重“效”，实践是检验真理的唯一标准，面对疾病，不论八纲辨证，还是六经辨证、卫气营血辨证，只要能够对治疗有现实的指导意义，就可应用；不论经方、时方，只要能够准确呼应所辨之证，取得疗效的，都可以使用。邓小平同志说：“不管白猫、黑猫，能抓得住老鼠就是好猫。”我常对学生讲：“我们临床实践就像消防员救火，面对熊熊大火，还顾得上‘井水不犯河水’吗？我们面对病魔，难道还要区分哪门哪派吗？”所以临床治病，“效”字说了算，才是标准。

三、立足中医，与古为新

作为一名新时代中医学子、中医大夫，要学好本专业的西医内容，在继承传统的基础上，也要跟上时代的潮流。章次公先生言“发皇古义，融会新知”，不能故步自封，排斥西医，我自指导研究生以来，必将学生送至山东省立医院、千佛山医院等综合性医院消化科学习四个月，系统学习西医消化内科专业知识，研究生期间具有病房独立值班、接诊的能力。

四、亦师亦友，互相学习

《师说》言："弟子不必不如师，师不必贤于弟子。"我常将自己的学术观点与学生沟通，而年轻人接受新事物能力强，在消化内镜领域更容易接受新技术，学生通过阅读外文文献，对国外已开展的新技术较我更为熟悉，我亦经常请教学生，听年轻大夫讲课。观看内镜下治疗、介入治疗等各种手术操作，既指导，也学习。我于每周四晚举办研究生读书沙龙，与同学们坐在一起，交流读书心得、临证体会。

"书山有路勤为径，学海无涯苦作舟"，医路漫漫更需勤奋与刻苦，持之以恒地攀登，心细谨慎地临证，希望我的学医经历能够对青年人有所启发、鼓励。

（曹志群口述，丁振整理）

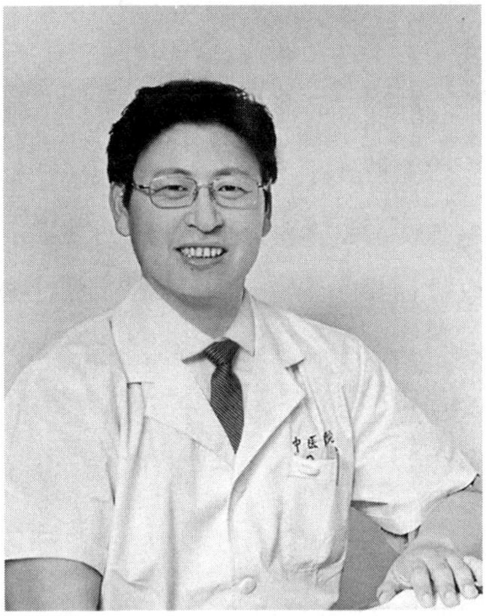

悬壶济世谱丹心

山东中医药大学附属医院主任医师

内科主任兼肿瘤科主任，

博士，二级教授，博士生导师

齐元富

齐元富，男，1963年12月出生，山东寿光人，博士，山东中医药大学附属医院主任医师、内科主任兼肿瘤科主任，二级教授、博士生导师，兼任山东中医药学会副会长、山东中医药学会肿瘤专业委员会荣誉主任委员、山东中西医结合学会肿瘤专业委员会主任委员等。山东省名中医药专家，享受国务院特贴。先后主持国家十一五、十二五支撑计划2项，省厅级课题7项，获省市级科技奖励7项，发明专利4项，发表学术论文110余篇，主编著作5部，参编教材8部。致力于中西医结合治疗肿瘤疾病的研究，在多种肿瘤如肺癌、胃癌、肝癌和乳腺癌等的治疗方面积累了丰富的经验。根据不同肿瘤的发病特点和变化规律，善于灵活运用各种中医治法进行综合治疗，临床取得了较好疗效。

寒暑交替，岁月更迭，不知不觉，埋首医门已三十七载有余。习惯了忙忙碌碌的工作节奏，突然回想过去的风风雨雨，有些“此中有真意，欲辨已忘言”的感觉。此次有幸受张老邀请回顾从医之路，甚感惶恐，生怕自己学识浅薄，不尽之处，贻笑大方。然觉张老深情厚爱无以复加，若能借此契机将自己三十七年来所思、所感、所悟一吐为快，一来可以将沉淀在日常学习、生活、工作中的经验，进行梳理，形成体系，淬炼成人生一大财富；二来可以抛砖引玉，引有志之士雅正，使后世后学获益，岂不美哉。有感于斯，遂欣然领命，并自题《沁园春》一首，作为我回顾的序言。

《沁园春·自题》

犹记当年，医海泛舟，杏林挑灯。
秉岐黄古训，排除杂念；古今业德，竭尽精诚。
苦学深思，以勤补拙，涉猎中西持以恒。
自年幼，愿世间无病，不计功名。
而今天命方知，叹学问幽深未洞明。
喜晨昏切磋，满园桃李，始终激励，一片亲朋。
志在穷经，何须皓首，济世扶危慰此生。
天行健，趁此心未老，风雨兼程。

医道求索 不忘初心

“路漫漫其修远兮，吾将上下而求索。”

——屈原

1963年底我出生在山东寿光一个偏僻的山村里。前面已得三个女儿的父亲中年得子，喜悦异常，又适逢新年，家家户户张灯结彩庆春节，遂给我起名元富，取一元复始，万象更新，国富民强之意。

20世纪60年代的中国，物资十分匮乏，刚刚能得温饱，非常缺医少药，乡邻亲友患病往往拖来拖去，非要到病重才去较远的公社医院就医。甚至有的家贫人家重病也只是在家苦苦煎熬，最终无奈离去。这些经历深深刺激了年幼的我。其中尤为深刻的是家中小弟因“胆道蛔虫病”经常腹痛、发作剧烈时躺地上打滚，号哭不止，每每夜里发生。不得已多次半夜去镇上治疗，辗转曲折，一路艰难，颇多辛苦。母亲每提及此，都盼我努力学习，望有一日能行医泽被乡里，荫及乡亲，我便在那时种下心愿，悬壶济世，扶危救困。

小学时代，正是动乱的年代，除了上课念书，最多的就是勤工俭学，而经常做的劳动，就是去麦田里挖茵陈。每年春末，天气转暖，学校就动员学生们结伴收割茵陈，之后晾晒在学校的操场上，一大片一大片的，很是壮观。空气里也弥漫着特有的那股药香，至今也忘不了。“三月茵陈四月蒿，五月拔来当柴烧”，那个时候就记在心里了。后来随着长大，大人们用艾叶煮鸡蛋吃治疗跌打扭伤，用车前草泡水治疗尿急尿痛，用小蓟揉搓出汁涂抹伤口处治疗外伤出血等等这些简易疗法，让我感觉即新鲜又好奇，原来身边的花花草草也能治病。等到初中的时候，姐姐从邻居“赤脚医生”家里讨来了一本《农村医疗中医验方》，反复翻阅，让我对中医产生了朦胧的认识和向往。从那时也才知道，中医中药是一门很深的学问。

读高中的时候，已是改革开放的年代，学校大力倡导升学率，这个时期的学习是最刻苦的。好在天道酬勤，各门功课均名列前茅，颇得老师们喜爱，终于在1980年即恢复高考的第4年，考入了山东中医学院中医系，立志学医济世，自此也踏上了自己漫漫求医之路。

孤身一人来到陌生的大城市，充满了兴奋和好奇。本科期间，我专心致志，刻苦勤学，研习教材和参考书籍。除了课堂所学，我也通读了学校图书馆里的大量中医典籍，对中医有了完整的认识。其中对中医经典著作《黄帝内经》《伤寒论》《金匮要略》《温病条辨》中的重要内容，都能背诵如流。大学四、五年级的时候，每到寒暑假回到乡里，就有陆续来求方诊病者，通常都能获得较好的疗效，得到乡亲的肯定和赞誉。大学5年，各门功课都取得了很好的成绩，是班里的优秀学生，毕业时全年级考试，在四个班中名列第二。

1985年本科学业完成后，我以总分第一名的成绩考入我国知名老中医周凤梧教授门下，攻读硕士研究生。周老为人豁达、虚怀若谷，学问博大、医理精深。在这3年里，通过先生的言传身教、循循教诲，我如鱼得水、如饮甘霖，学业不断长进，对经典著作愈加娴熟，原来许多百思不解的问题茅塞顿开。在此期间，曾做了大量的读书笔记，广泛阅读了杂志和书刊上的相关研究文献，在融会贯通的基础上，我也开始提出自己的认识和想法，并在导师的指导下整理成文发表，在中医这片广阔的土壤中埋下一颗属于自己的小种子，也算不枉时光所托。

纸上得来终觉浅，绝知此事要躬行。除了精研医书，我也零星接诊一些专程前来就医者，并将所学一一印证。曾治一王姓年轻女患者，哮喘反复发作多年，其母为某医院药师，求治过很多医生，中、西药物用过不少，疗效不著。每次哮喘发作，均伴胸闷窒息、呼吸困难，咳吐稀薄黏痰，畏寒。治以温肺逐饮、降气化痰，解表散邪，用小青龙汤、三子养亲汤合二陈汤加减。服用2剂症状即明显好转，后继服2周憋气喘促全去。家属唯恐复发，再以健脾益气补肾法巩固之，连续服药1个月，其后亦间断服药半年余，未再发作，身体健康，一切如常。此例患者的治愈，让我对中医药疗效更加坚定了信念。这也是我从理论到临床最生动的一次实践。

1988年硕士毕业后，在山东中医学院中医系任助教。第一年的执教生涯让我思考一个重要问题，就是我是安于现状在大学里任教，还是去临床做我向往的事业？在岳父原省中医丁国华老大夫的影响下，我认清了目标，下定了决心，就是要到医院去做临床医生，看病治病、悬壶济世。但按照学校当时的规制，基础类教研室老师是无法进入医院工作的，于是我选择了一条既非捷径又不算曲折的道路，去考博士，毕业后再进临床。1989 年 6 月我南下上海，考取了上海中医学院钱伯文教授的博士研究生，并选择肿瘤临床作为主攻方向。钱老是我国著名的肿瘤病专家，成名早、影响大，是海派中医的代表人之一。在钱老的指导下，我开始更加广泛全面地涉猎肿瘤相关领域的知识，除了学习继承导师的临床经验，我还拜访上海名医邱佳信、于尔辛等大家，从中获益良多。这些大家的治学态度对我日后学术思想的形成产生了深远的影响。攻读博士学位期间，我连续三年都获得了奖学金，并发表了多篇论文。1992 年 7 月，我顺利完成了学业，获得了博士学位。想到自己曾立志学医报效家乡父老，于是谢绝了学校方面的挽留，毅然回到了山东，来到山东中医药大学附属医院工作，成了当时我院第一个具有博士学位头衔的医生。

医者仁心　精诚敬业

“凡大医治病……先发大慈恻隐之心，誓愿普救含灵之苦。若有疾厄来求救者，不得问其贵贱贫富，长幼妍媸，怨亲善友，华夷愚智，普同一等，皆如至亲之想……见彼苦恼，若己有之，深心凄怆……”

——孙思邈

医疗行业本身就具有服务性质，为患者提供良好的医疗服务、减轻病痛是每一位医务工作者的职责所在。若想成为优秀的医生，不仅在临床技能上不能松懈，在医德医风上也要严于律己。我是这样想的，也是这样做的。

肿瘤是疑难病，时至今日，虽然医学发展日新月异，但肿瘤疾病的治疗仍未取得令人满意的疗效。踏上临床工作岗位后，接触到了大量的肿瘤患者，看到他们忍受着身体病痛和精神折磨，每每感同身受。急他们之所急，想他们之所想。一定要积极努力提高治疗技术和医疗水平，解除患者痛苦，提高患者的生命质量。医者，父母心也。

临床工作中，从住院医开始起，到肿瘤科主任，再到后来的大内科主任，我始终把医院当成自己的家，长期坚持在病房工作，认真、负责地管理好病区。视患者如亲人，年年出满勤。即使是节假日或周末，也去病房里巡视病员，处理危重病号。遇紧急情况，哪怕深夜也往医院里跑。曾有一个真性红细胞增多症患者，凝血功能障碍，锁骨下静脉置管后，继发胸腔大出血，适逢五一劳动节放假，在老家接到电话后，便迅速赶回济南，一路狂奔赶到病房，经内科补液扩容输血止血后，血压趋于稳定，嘱值班医师密切观察病情后回家。至当晚深夜，患者急速血压下降而休克，赶到病房紧急升压处理，并与外科大夫一同进入手术室开胸止血，彼时，患者胸腔中血凝块约3000ml，用外科清创用的小碗，悉数舀出，找到出血点止血、关胸，患者过了一趟鬼门关，最后安然归来，保住了性命。现在回想起当时的过程，仍觉得紧张惊险，但是结果却让我无比欣慰。作为医者，挽回患者的生命，为患者减轻痛苦所带来的成就感和喜悦感是无以言表的。

在我的带动下，全科人员团结一致，齐心协力，认真做好工作。在门诊出诊，尽己所能，详细了解患者病情，耐心倾听患者痛苦；在沟通过程中，始终谦逊温和，对待患者就像自己的亲人、朋友，如此一来，消除了医患之间的距离感，患者情绪放松，使得求医就诊多了一股人情味。因为患者太多，遇到外地临下班才赶到的患者，不论他们有多少个，都会给他们加号让他们能看上病。在病房查房也总是面带微笑、平易近人，细致入微地对待每一位患者提出的问题，仔细地解释治疗过程中存在的疑问，努力为患者提供了个体化、科学化的治疗方案。

为了有效提高治疗效果，更好地促进患者的康复，平时不断地翻阅本专业领域内的研究进展，努力掌握最新理论研究和临床成果，吸取先进知识，应用于实践和科研中去。我总觉得一个人的力量是微不足道的，众人拾柴火焰高，大家共同进步，科里的水平才能得良性发展，才能形成自己的优势学科，才能赢得患者的信赖与尊重。

在全科室的共同努力下，科室建设也取得很大发展，业务能力得到不断开拓创新，技术水平上有所突破。肿瘤科多次被医院评为年终综合目标优胜一等奖，并且成为省卫生厅重点学科、国家中医药管理局重点学科、中医内科学泰山学者岗位主要研究方向及教育部中医内科学重点学科研究方向。作为内科主任，在组织、部署和带领内科人员申报泰山学者岗位、中医内科学及国家重点学科中医内科学过程中，积极发挥作用，并为之做出自己应有的贡献。

重视医疗技术和操作水平的提高，对肿瘤内科临床要求的多种穿刺技术，熟悉掌握，精益求精。我科在全院最早开始锁骨下静脉置管穿刺术，我从 90 年代中期开展该项操作后，至今在全院总计已完成约 2 千次。除了保障了本科静脉化疗的顺利进行、保护了患者的外周血管，也为兄弟科室如肾衰患者的透析治疗，发挥了良好作用。其他如肺穿刺、肝穿刺活检，也是在我们医院最早开展的。近年来，肿瘤的微创治疗有了明显的进步，疗效也有所提高。面对新形势，必需迎头赶上，而不是作壁上观和消极对待。在我的积极带动下，科里开展了多种肿瘤的微创治疗手段，从而使肿瘤的局部治疗与中医的全身治疗，得到了全新的结合，疗效也比单纯的微创有了更多的提高。

谨求古训，博采众长

“医道精微，思贵专一，不容浅尝者问津；学贵沉潜，不容浮躁者涉猎。”

——程钟龄

三十余年来，在临床实践方面，我始终细寻深究，慎思笃行，同时坚持理论结合实践，做到知行合一，从而不断地丰富了自己的理论知识和临床实践技能。

“师古而不泥于古”，在中医方面，我勤求古训，研读经典，精析方药配伍，客观提出中医在治疗肿瘤方面的局限与不足，并极力提倡采取中西医结合的方法来治疗肿瘤疾病。对此还提出一些较有意义的建议，如倡导制定中医的肿瘤疗效规范，建立客观评价标准体系等。

在不断增长的临床实践中，治疗肿瘤疾病的经验也在不断地沉淀与积累。我对中医治疗常见恶性肿瘤如肺癌、胃癌、食管癌、肝癌、乳腺癌、大肠癌及造血系统恶性肿瘤如急慢性白血病、恶性淋巴瘤、多发性骨髓瘤等有较全面的认识和见解，并摸索出一系列行之有效的辨证用药规律，取得了明显的临床疗效；在中西医结合如用中药防治化疗的毒性以及增效上，亦积累了丰富的经验。针对某些片面认识，我提出在肿瘤的治疗中，中医、西医各有所长，不能执其一而废其他，二者应有机地联系起来，把握时机，寻找突破点，各自出击，取长补短，相互配合，尽可能地治愈肿瘤或提高生命质量。中医之长在于对疾病的整体调节，着眼于大处，略于局部；西医之长在于对疾病细致入微的认识，详于患处，漠视大局。中西并举，合二为一，方为现阶段临床治疗肿瘤的最佳选择。

针对肿瘤患者邪实与正虚并存的特点，主张将扶正培本、健脾理气、补肾益精治法与化疗、介入治疗有机的结合起来；对血瘀与肿瘤的关系及活血化瘀治疗的利与弊、得与失也有较深入的研究，提出了活血化瘀法治疗肿瘤的注意点与适应证以及禁忌证，对肿瘤临床治疗起到了积极作用。另外如乳腺癌极易侵犯皮肤而致破溃，久不收口，内科治疗同时，以自制“金黄散”外敷，能迅速收敛创口，促进愈合。曾治某乳腺癌患者，讳疾忌医，起初拒绝看肿瘤科，一直在外自服中药治疗，后病情进展恶化，来诊时一侧乳房因肿瘤侵蚀已见一烂至拳头大小的溃疡，表面脓血，渗出不断，腐臭难闻，状极恐怖，患者本人痛苦不已。我耐心与之沟通交流，详细告诉其肿瘤与其他病相异的特点，嘱其住院接受系统治疗，后经使用益气扶正、托毒抗癌之中药，外加敷“金黄散”去腐生肌，并同步配合静脉化疗，一个周期后疮口即见缩小，三月后溃烂疮面已明显减少并生长新的肉芽，半年后完全收口，平复如初，此患者如今已痊愈5年有余，生活正常，未见复发。另有一例耳后癌肿患者，溃烂深及半指，流水不止。以扶正托毒治法遣药，配合外用金黄散及化疗，很快肿瘤消失，逾4年未见复发。

肝癌患者察其舌常可见肝瘿线，对中医诊断有较大助益等等。这些经验皆是临证所得感悟提炼而出，是中医在肿瘤诊疗方法上的浓缩。

针对肿瘤患者疾病特点及治疗需求，并结合中药药味药性，开拓思路，在临床率先开展肿瘤的外治法，自拟多方，在减轻患者化疗胃肠道反应、改善胸腹水及癌痛等方面均取得良好疗效。在积极发挥中医优势的同时，通过改变传统的用药途径，亦收到了明显疗效。用中药注射剂局部注射入身体浅表组织的瘤体内，可看到很多肿瘤不断地缩小或消失。今后将会考虑在影像引导下，进行内脏肿瘤的中药注射缓释治疗。

在学术上孜孜以求的态度，也使我在临床工作方面力求精益求精。面对临床中遇到的各种疑难肿瘤病例，认真查阅最新数据资料，参考国内外最新研究进展，组织开展多层次的病例讨论，以期寻求和制定最优治疗方案，在对临床病例的分析和研究中发现问题并解决问题，及时地吸取教训并总结经验，从而使自身的业务能力和诊疗水平呈阶梯式的增长，进而到达一定的高度。

工作间隙，笔耕不辍，努力将自己的所学所得，总结成文，以启迪他人。从医以来，撰写论文 110 余篇，主编中医肿瘤著作 5 部，同时参编本科生、研究生教材及其他肿瘤专业学术著作多部。针对临床热点和社会需要，积极开展研究课题，并获多项省级奖励。近年来，荣获省市级科学技术奖 7 项，已完成国家“十一五”科技支撑计划课题 1 项，发明专利 4 项，目前在研“十二五”国家科技支撑计划课题 1 项，省厅级课题 7 项。由个人经验方而研发的院内中药制剂“芪连扶正胶囊”，辅助治疗多种肿瘤均有良好的效果，质优价廉，获得社会广泛认可。

桃李不言，下自成蹊

“师者，所以传道授业解惑也。”

——韩愈

面对前来求诊的患者，我努力做一名严谨务实、乐于奉献的医务工作者，如同大树一般，为患者提供守护和慰藉；面对求知若渴的莘莘学子，我更希望自己是一个博学多识、诲人不倦的良师益友，像启明星一样，为处于困顿中的学生们点拨迷津、指引方向。

作为山东中医药大学教授、硕士生导师和博士生导师，在人才培养及教学方面，我一直都不遗余力。不仅担任本科生、研究生、留学生、进修生的临床带教工作，同时负责研究生、进修生的专业授课。

在临床教学方面，善于循循诱导、潜移默化，同时注重因材施教，理论联系实际。为保证带教效果，经常躬亲示范，为学生演示如何进行诊疗技术操作。为增强学生们的学习兴趣，在科室里倡导并坚持每周讲座1~2次，增强师生互动的同时，也不断提高了学生们的临床能力及实践水平。

由于在教学方面的不懈努力，深受广大学子爱戴，并多次被评为院级、校级优秀带教老师。带教出来的学生和毕业研究生，有的获得了全省研究生优秀毕业论文荣誉称号，有的获得了全国中医院校研究生优秀毕业论文荣誉称号，有的获得了国家级奖学金，颇多欣慰。

近十年来，作为中西医结合临床专业研究生导师，共培养硕士研究生35人，博士研究生7人，已毕业硕士生20人，博士生4人，指导博士后并顺利出站3名。这些学生毕业后分散于全国各地，各显其能，有的已成为栋梁之材。

后　　记

人生的角色总是不断变化的，而我们就要在这些角色变换中不断适应，尽职尽责。面对前来求诊的患者时，我是态度和蔼，工作严谨的医生；面对学生时，我又成了孜孜不倦，恨不得把一生所学倾囊相授的老师；而面对年轻大夫，我又是他们的学长，亦师亦友，鼓励他们大胆开拓，加强思辨能力和动手能力，积极创新！盼望他们青出于蓝而胜于蓝。

从初入医林的懵懂少年，到如今的两鬓斑白，我从没忘记年少时所种下的济世宏愿，且时常提醒自己：学无止境唯勤引路、医海无涯以苦作舟，只有不忘初心，砥砺前行，方能不负所托，尽得始终。

七律·悬壶抒怀

医门一入终生幸，卅载浮沉未了情。
春暖杏林知任重，泉香橘井喜身轻。
风霜已尽容颜改，鸿志初酬意气平。
来去匆匆名利客，焉如此处寄余生。

（夏蕾、徐晓卿协助整理）

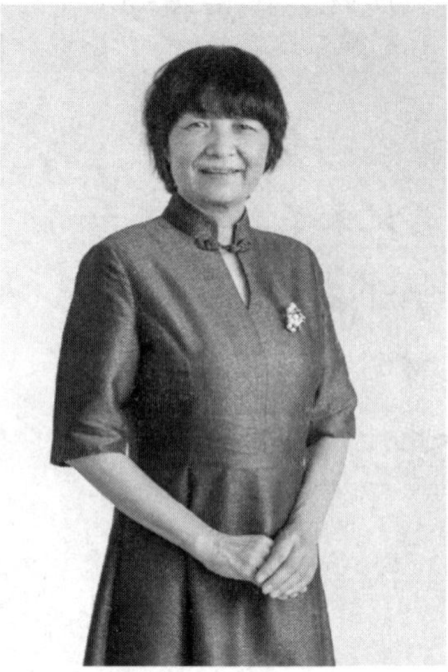

春暄桃李本无言
问道杏林自“成蹊”

潍坊护理职业学院附属医院主任医师

李宏

医家简介

李宏，1963 年 3 月出生，潍坊护理职业学院主任医师，山东省名中医药专家，国家中医药管理局龙砂医学流派主要传承人。世界中医药联合会五运六气专业委员会副会长，中华中医药学会五运六气研究专家协作组专家，山东中医药学会五运六气专业委员会主任委员，山东中医药学会内经专业委员会副主任委员，山东名医联盟委员会常务委员，山东省流行病传染病防控和应急处置中医药专家委员会副组长。受聘山东中医药大学附属医院龙砂医学流派推广站特聘专家及传承带教老师，长春中医药大学五运六气研究所专家。

池边梅自早，难为赤子心

1983年7月，我从山东省中医药学校毕业，分配到益都县（现青州市）桃园医院工作。这家乡镇医院，庙虽小却有高僧，这里有几代传承的老中医，中医氛围颇为浓厚。因此，初出茅庐的我入门正统，得到最基本、最全面的学习和历练。1985年5月，我调到山东省益都卫生学校任教。在教学的同时，一直坚持临床实践。

初入中医之门，多所喜，亦多所窘。苏轼曾言："医者之用药，药虽进于医手，方多传于古人，若已经效于世间，不必皆从于己出"。刚做中医临床时，我只会规规矩矩按照教科书所讲的辨证施治法依葫芦画瓢。正值夏秋之交，痢疾多发，我开的一剂葛根芩连汤下去，给患者止住了多日泻痢，为此被称为"专门治痢疾的小医生"，登门者众；一位诊断为"胃扭转"发热腹痛住院数日的患者，出现严重呃逆，邀中医会诊，我以其腑气不通，开具小承气汤，服半剂后，患者即便通热退、呃逆腹痛止；面对一个久治不愈的头痛患者，我翻检病历，所能想到的办法均被前面的医生用过，忽然记起"巅顶之上、唯风可到"的经文，受其启发，便从"风"论治，结果数剂而愈。然而，这种怡然自得的状态并没有维持多久，不分科别的杂病纷至沓来，令我难辨明暗，身处窘境。说尽愈诸病永远是个神话，但毕竟"言病不可治者，未得其术也"。为医之初，我虽较好地树立了中医的整体观念，且常有灵光一闪，但学识根基薄弱的问题也暴露出来。

我调到益都卫校后在中医教研室工作，承担中医理论的授课任务，感到压力很大。那时，对诸如阴阳五行，春夏养阳、秋冬养阴，七损八益等基本概念，只会囫囵吞枣、照本宣科。要想讲明白，并指导学生在临床中应用，很难做到。没别的办法，我只能一方面向同事学习，一方面坚持继续临床实践，以患者为师。古人云："人有生而知之者，有学而知之者，有困而知之者。"我非圣人，只有走后面这两条学问之道。因此我给自己制定了"规矩"：每天坚持读书不少于两小时。所幸的是，30 多年来这规矩无一日不在"恪守"，且在持续坚持中。

近几年，曾有不少朋友问我："为何停不下学习的脚步？"我说："中医博大精深，没有尽头，没有止境。唯有努力精进，才能不负初心。"2004 年，我取得北京中医药大学本科学历。2008 年，我 45 岁，被选为全国第四批名老中医药专家学术继承人，并获得医学硕士学位。多年来，对于中医各方面知识技能的学习，我都如饥似渴，永不餍足，而临证不避险、不退缩，也日渐成为我的从医风格。

从 1985 年至 2005 年，我每年利用寒暑假期，参加针灸、脉学及中医经典等学习班，曾聆听过贺普仁、彭静山、朱良春等大师的讲课，并在实践中一一体验其理。如耳针疗法，有人轻其为"小道"，但用在一些常见病甚至中西医为之束手的疾病方面，如儿科的神经性尿频、抽动症等，能应手取效，我也因此获得意想不到的认可。之后，我自编《耳穴诊疗学教程》教材用在我校开设的针灸特长班，已培训学生过千人，使学生在专业之外又添一技之长。再如艾灸疗法，我发现灸法对于外科疮疡如带状疱疹、褥疮等有较好的疗效，不像书本上说的热证不能用灸，而且用于治疗乳腺炎、阑尾炎等疗效迅速可靠，甚至还以灸法为主治愈股骨头坏死等多例，并自己动手制造过多种灸具。非典时期，发热患者众多，我采用中医疗法，以退热快、无后遗症特点得到大家的认可。期间有一地方领导被疑诊"SARS"，半个月高烧不退，被劝出院回家"监视治疗"。在诸医避之唯恐不及之际，我应邀出面诊治，用中药一剂，热退。彼时速效之方剂中用了大量的芦根煎煮取液浸泡余药，无意中契合了当时伏燥的运气病机。

恩师赐真经　有境格自高

临证与学习互为驱动，我在医术方面渐渐取得令人欣慰的成就，但更大的困惑和问题也接踵而至。道无术不行，术无道不远。道一日不悟，不足以称明医。我在临床上摸爬滚打30余年，“渐悟”如此漫长，太渴盼“顿悟”的一瞬。

2011年底，一个患者的病情逆转更让我坚定了拜师的信念。周某患淋巴瘤，原在省某医院治疗，病至危殆宣布不治返家后，其妻不忍坐视，邀余诊治，因自忖技浅而拒往，但终不禁其力邀。遂先以独参汤挽住暴泻，后经历发热、剧咳、重症带状疱疹等诸多关口，转危为安，到2011年底已度过了六年时光。可就在全家准备欢度春节之时，周某突发感冒发烧，竟求教数位师友更方不效，症终不退！我想到此时此际只有顾植山教授能救他，可等联系上顾老师时，周某却已遽然离世。

夫君子之所取者远，则必有所待；所就者大，则必有所忍。这是一种只有医生才能体会的痛苦。当一个医生容易，当一个明白彻悟的医生，难！顾老师能把中医的大道讲得明明白白，能准确预测非典的发生和结束的具体日期，还有什么难得住他？我的拜师之心愈坚。

机缘和合，国家中医药管理局开展医学流派项目，顾老师是龙砂医学流派的代表性传承人，龙砂流派是项目两个试点单位之一。2012年3月11日，我心愿得偿，正式拜顾植山教授为师，走进了国家中医药管理局龙砂医学流派，成为顾老师第一批弟子。我永远记得那一天，拜师仪式在古城青州云门山下的颐寿山庄隆重举行，国家及省中医药管理局的领导亲自参加，潍坊市卫生局、潍坊护理职业学院组织了拜师仪式。这个仪式庄严典雅，让我终生难忘，自此我进入了一个全新的中医世界。

五运并六气　道法缘自然

应用五运六气，是龙砂医学流派的主要特色，也是中医学的精髓。“不懂五运六气，检遍方书何济”；“不懂五运六气，就是不了解祖国医学”。以前，我也曾自学过运气推演的基础知识，但终因不解其意、不明其用而搁置。顾植山教授是新中国成立以后研究和应用五运六气学说最权威的大师。拜师学习以来，我终于一步步进入中医悟道的过程。在五运六气理论指导下，临证思维得以转变和提升，从开始的邯郸学步、照葫芦画瓢，到现在对“天人相应”的自觉认识和对五运六气的主动、自然应用，临床疗效有了质的飞跃。我认识到，要落实临床疗效，就必须回归到中医的原创思维，就要回归阴阳五行的本意，也就是五运六气。

六气是从阴阳发展出来的概念。太极图是观察各种自然现象形成的一个自然模式。太极运动一开一阖，老子把它叫作“橐”。这种开阖运动，产生了三阴三阳，而三阴三阳是由开阖枢形成的。《黄帝内经》明确描述了三阴三阳的时空方位，六气就是根据这个方位形成的，由开阖枢产生六气。五运即五行，运和行都是运动变化之意。六气化生万物，万物不可胜数，古人执简驭繁，以象统物，通过动态的象把握万物规律。因为每一个动态变化的过程都是生、长、化、收、藏这五个基本时态，可以用木、火、土、金、水五个符号为代表，所以就形成了五行学说。“五行者，五常之形气也”。它不是静态的，而是互相更替的动态，所以叫作五运。

入之愈深，其进愈难，而其见亦愈奇。我终于明白：现代科学解决不了中国传统文化的现代化问题，答案还需回到古代，学习古人的智慧。我们的祖先仰观天象、俯察地理，用天干地支的工具符号记录、把握时间的周期性规律，从甲子到癸亥，茫茫宇宙的律动，随着时间的推移，在空间内产生象的变化，天地间万物盛衰呈现一种规律性，这便是开阖枢运动与时间周期。用三阴三阳“六气”思想来指导经方的应用，是张仲景在理论上最大的贡献。因此，只有抓住了“三阴三阳”，才能提纲挈领，执简驭繁。古云：“六经钤百病”。“六经”何以能“钤百病”？就是因为遵循了时间周期的基本“律”，“六经”即“六律”，“六经”之“经”即“经纬”之“经”。

道愈悟愈明。与西医重视空间相比，中医更重视时间。因此，抓住时间特点，对于六经辨证具有特殊意义。我从实践中体悟到：“时”是诊治疾病不可或缺的重要因素。当然，“时”的规律不仅表现在一日内，也表现在节、月、季、年，甚至六十年甲子及更长或更短时间内。只要是基于对“开阖枢”时相、时机的把握，就能体现“天人相应”。

开阖枢转圜　是别有人间

一、“开阖枢”的时象规律

古人说桂枝汤是“群方之冠”，曾以为该方不过是用来治疗外感的解表剂，或是提示在表证时不使病邪深入之方。重温经典，回归中医三阴三阳的“开阖枢”，我学到的是“太阳寒水”“太阳为开”等思想，这几个简单的词句就提升拓展了桂枝汤的运用范围。

我接诊过一位女性患者，年方而立，三年来早晨醒来就觉得极度困倦，只有上午睡了回笼觉，下午才勉强坚持不卧床，但已无法外出工作，家务也难胜任，多方求治无效。我观其用方，皆是补气温阳、健脾强肾之辈。引起我注意的是，患者所述病史中的“晨起至中午疲倦感重”，有明显的时间规律。短则晨昏一日，长可以年论之，由此我便问患者：“你这种疲倦感，会不会是每年的春天夏天重，到了秋天冬天反而减轻呢？”患者连忙点头称是。于是，我便处方桂枝汤原方 7 剂，剂量为常规用量，七日后患者复诊，喜道晨起困倦感明显减轻，继服半个月诸证若失，一个月后就外出正常工作了。为什么当初认定的“解表方”会有如此疗效？其实这就是理解“太阳为开”的意义。患者晨起困倦到午时后缓解，就是在一天之中太阳开、阳气上升的时间段，身体跟不上时间的节律，阳气生发不起来，到午时阳气最盛时，得天地阳气的补充之后，下午精力才好些。同样的道理，把昼夜的规律扩大到年，春夏季也就相当于上午的时间规律。针对“阳气不开”，从“开太阳”的角度，桂枝汤主之。引而申之，顺应阳气升发就是“春夏养阳”“春气生则万化安”。反观这个案例，把桂枝汤仅放在“解表剂”中运用，和把桂枝汤放在“太阳为开”中运用，就是两个天地。

还曾接治一个患者，吃火锅后上吐下泻，伴有持续腹痛，自服西药后腹泻未作，但仍然腹痛，时有恶心呕吐，服理中汤后症状无任何缓解。舌淡胖大、有齿痕，苔白水滑，处以桂枝汤原方3剂，喝了半剂肚子就不疼了，可半夜开始恶寒发热，体温至38℃以上，未做其他处理，汗出热退，一剂尽，诸证皆瘥。从常规思路，此类伤食引起的胃肠道疾病首先考虑消食和胃、健脾除湿，为什么又用桂枝汤呢？因为看到了患者的舌象是“舌淡苔白水滑”，一派“寒水”之象，就从“太阳寒水”入手，经历了桂枝汤治疗起效后，可推知患者是因为风寒邪气入里致病，桂枝汤开太阳引邪出表，才有腹痛愈后的恶寒发热。

可见认识“开阖枢”的时象规律，不仅可以简化思路，还可以打开经方使用的新境界。桂枝汤在《伤寒论》“太阳病”与“太阴病”两篇中同时出现，太阳之开和太阴之开的联系。

二、“欲解时”的覆杯之效

过去觉得《伤寒论》《金匮要略》里满满都是干货，只要按照张仲景老人家的指示，就能做出效果。六经病的六篇中，每一篇都有一条专门介绍“欲解时”的条文，在以“实用”著称的《伤寒论》中，似乎显得不那么“实用”，疾病那么错综复杂，什么病在什么时间“欲解”，这似乎是个不好理解的论述，以往人们都把这个“欲解时”忽视了。后来跟师，顾老师教导不要盯在“欲解”二字，不要惑于欲解未解或加剧的症状，而是要理解为“相关时”。我得此点拨，顿时豁然开朗。再遇病症，只要发病有明显时间规律者，归于哪一经的欲解时，就考虑从哪一经论治，临证特别注意询问疾病的时间规律，应对过去常常难以入手的按时发作或减轻的病症，每每收覆杯之效。

曾治某男患者，48岁。2014年1月5日初诊。因肺癌淋巴转移行化疗中，出现了头颈部肿大如“大头瘟”般，疼痛剧烈，肿及胸胁，颈部俯仰转侧严重受限，疼痛需每天服氨酚待因片10片以上。医院停用化疗，劝其出院。当时见其头颈肿大连及胸胁上肢，右胁重，按之凹陷，头颈胸胁疼痛难忍，痛苦貌，精神极差，胸闷憋气、呼吸困难，看到他的情形，脑海里蹦出那句经文“头倾视深，精神将夺矣”，这与西医同行预测的“生命不超过两周”吻合。该从何处下手，颇为踌躇。仔细询问病症时间规律，述1月3日严重雾霾时，诸症加剧。另呼吸困难表现在子午时分尤甚，痰多色白灰黄相兼、质黏，无血丝，难以咯出，痰出略舒。舌暗红，苔黄厚干燥裂纹。抓住子午时分加重的时间特点，符合少阴病和太阳病欲解时；“少阴君火”“太阳寒水”，属水火不济；再者，就诊时间在癸巳年终之气，是火运年、少阳相火加临太阳寒水之时，均是责之“水火”。于是处方：炒黄连 15g、杭白芍 10g、淡黄芩 10g、东阿胶 10g（烊）、上肉桂 5g、鸡子黄 2 枚，3 剂。嘱午时前及子时前服用。当日中午 12 点服用半剂，半小时后腹中出现明显“哗啦啦”的流水音，至下午 4 点渐止，自曰上下通气，头颈、前胸后背、上肢及手的肿胀尽消，疼痛大减，氨酚待因片减至每天 3~4 片。服第 2 剂后，呼吸困难程度减轻，吸氧时间减少，可以间断吸氧。3 剂后，停止吸氧，眠安。痰色白易咯，无血丝。惟口干甚，渴欲热饮，每夜饮水 3000ml，吞咽已无呛咳，水果、蔬菜等随意进食，食量增，小便量多色黄，大便正常。

此患者病情危重，按常规辨证论治难以下手，有此疗效，赖于对六经病欲解时和对五运六气规律的把握。“有病不治，常得中医”是一种境界，就像疾病若是病毒细菌引起，不去抗病毒杀细菌，而是或者给细菌、病毒找寻指引出路，或者调动患者自身部队祛邪外出；患了肿瘤，不去对抗肿瘤，只调整他和天的关系，顺应天时之机，达到顺天者昌。天人若一，就是我们追求的大健康状态。有时候，不去管它什么病，不要去一定搞清病从何来，做到见病不治病。只要天人相应的状态达到最佳境界的时候，这个病也就自然好了。

治此病例，我是从子午节点难以通过的特点入手的。仅仅把六经病欲解时条文临床应用，便收获如此疗效，若从“欲解时”切入，对中医的时象概念进一步挖掘，对阴阳开阖枢有更深的探讨，相信我们能为广大患者做的远不止此。

三、“辨时论治”的实践深化

自从尝到了以时治病的甜头，不管轻症重症、主症次症，只要有明确时间规律的，我首选辨时论治。

如某女孕 6 个月，咳嗽半月余，除了每天丑时剧咳，别无显证可辨。据

《伤寒论》(328 条)“厥阴病欲解时，从丑至卯上”，便处厥阴病的主方乌梅丸 6 克，睡前服，服一次当晚未咳，第二晚再用一次咳未再作。

又如王女，2013 年 1 月 13 日就诊。右乳癌术后一年，左乳癌术后 3 个月。癌细胞向肝、肺、脑及腰椎骨转移，放化疗及生物治疗中。左侧腰骶部疼痛掣及左下肢，沿下肢后中线及外侧线（即膀胱经和胆经循行所过之处）刀割针刺般阵发性疼痛，上半夜发作频重。舌淡，苔白厚腻，脉芤数不静。先后用活血通经止痛、温通太阳、和解少阳方法均罔效。就其疼痛加重的时间在夜半子时，按《伤寒论》(291 条)“少阴病欲解时，从子至寅上”，试用少阴病主方——黄连阿胶鸡子黄汤，药用：淡黄芩 7g、川黄连 10g、杭白芍 20g、东阿胶（烊化）10g、鸡子黄 1 枚 。当晚痛即大减，3 剂后已不太影响睡眠。其夫点名“止痛剂”再取上方。

《伤寒论》六经病都有“欲解时”，张仲景辨三阴三阳的一个重要特色就是辨“欲解时”，通过“欲解时”来判断三阴三阳的归属。除了以上少阴和厥阴，《伤寒论》六经病“欲解时”原文具体如下：“太阳病欲解时，从巳至未上”(9 条)；“阳明病欲解时，从申至戌上”(193 条)；“少阳病欲解时，从寅至辰上”(272 条)；“太阴病欲解时，从亥至丑上”(275 条)。

如失眠这一常见病证，仅从辨证论治的几种证型遣方，效果往往不太满意。失眠的症状表现不一：有的难以入寐，甚则彻夜不眠；有的入睡容易却早醒，醒的时间不同但固定；有的整夜似睡非睡、似醒非醒……这些特点常规辨证思路难以区别诊治，若依睡眠障碍出现的时间：子时、丑时、寅时等，从少阴、从厥阴、从少阳等论治就大大增加了治疗效果。如此一来，抓住时间特点，就解决了过去几十年临床未能解决的问题。可以说，掌握了六经病“欲解时”的临床运用，实际上就是基于运气病机制论的实践与深化。

四、运气规律的全面把握

运气理论除时间上的日规律，还包括了节、月、季、年，甚至六十年甲子及更长或更短时间的规律。“春夏养阳、秋冬养阴”“七损八益”，就是要求针对时间、选择时机，把握运气变化规律来养生和辨治疾病。不同的运气有不同的特征，同一时间段大量的人群会出现跟运气特征相似的同一种病症，还有不同疾病同一时间段见到相同症状、体征。例如甲午年所见病证不管是高血压、糖尿病、风湿病、还是中风、胃肠病、湿疹等，大多具有脾湿兼燥火的特点，这是因为甲午土运太过，少阴君火司天，阳明燥金在泉，选用补土派李东垣的清暑益气汤调治，效果十分满意，有些患病时间长达数十年的高血压、糖尿病患者停服西药。再如，乙未年金运不及，太阴湿土司天，太阳寒水在泉，常见关节不利，筋脉痿弱，腹胀浮肿等症，寒湿合邪之征明显。寒则太阳之气不行，湿则太阴之气不开，遇病当逐湿除寒、强阳益阴，认为三因司天方中的备化汤最为合拍。如某男，高中生，乙未年5月初因全身泛发牛皮癣5个月就诊，皮损遍布全身，真的是“体无完肤”，但除平素大便偏稀外无显证供辨。根据运气特征治从湿寒，未按牛皮癣从血热论治的常规思路，用备化汤加味治疗，重用附子干姜等温热剂，不足 2 个月痊愈。同时期的几个牛皮癣患者，也均以同样思路取得满意效果。但当时间到乙未年和丙申年的“年交”时节，便不敢沿用这个治疗思路了，因为丙申年是少阳相火司天，初之气为少阴君火加临厥阴风木，风火相煽，《黄帝内经》告诉我们要“用热远热”了。

五、不循常态的运气特征

以上所举案例，是根据运气的常态变化规律施治。在现实中，不循常态的运气特征也常常见到，这即《黄帝内经》所云“至而不至、未至而至、至而不及、至而太过”等，临证应根据实际情形对疾病的影响及走向趋势进行辨治。如 2013 年癸巳二之气，太阳寒水加临，但山东在谷雨那天迎来了一场大雪，以运气理论解释，这是因为客气太阳寒水至而太过，因其太过、寒水之气不仅在二之气，三之气和四之气也会持续受其影响。因此，此时病症多有明显的寒象，虽然是火运之年，厥阴风木司天、少阳相火在泉，临证却用大剂附子等大热之品逐寒利水，不管是沉疴痼疾还是新发疾病，临床疗效良好。如某食道癌患者当年 5 月份就诊，症状严重、年迈体衰，就诊时仅能进食流质。在顾老师指导下，我处方主以附子，量维持在 60~160g，服后肿瘤 3 个月即消大半，后完全消失。

越是悟到运气学说运用之妙，我越是对当年最终没能留住患淋巴瘤的周某而难以释怀。如果早一点了解五运六气之学，我当能判其有“伏燥”的病机在内，若由此入手，虽是耄耋之年，也还或有转机。

喜为天下道　唯愿济众生

近年来，我得到恩师顾植山教授的无私教诲，也深深感受到他心中那份沉重而热烈的责任感和使命感。五运六气之所以成为当下中医药学术和临床领域的显学，恩师的心血和汗水居功至伟。目睹恩师不计个人得失的奔波传道，作为首批出师大弟子，没有理由不努力去传播、去推广。

在 2013 年中医哲学年会上，我作了“临床用五运六气体现天人合一观”的演讲，以临床实例诠释“五运六气”“天人合一”，得到与会专家的关注，有的专家甚至以“震撼”形容听后的感受。在国家中医药管理局继教项目全国五运六气临床应用第一、二期学习班上，我分别以“谨守病机、勿失气宜”和“必先岁气、无伐天和”的体会作主题交流。在江苏省、吉林省、广东省、山东省等中医优秀人才培训班和全国第三批中医优秀人才学习班，谈五运六气临床应用体会。还应邀到北京、天津、辽宁、中国台湾，及马来西亚、澳洲等海内外各地宣讲运气应用知识，广受好评。我和我的同道们，通过学以致用、接地气的临床实践，让五运六气理论走下了玄坛，也极大地增强了我对中医的自信。

为普及五运六气理论基础知识和临床应用，让更多业界人士应用起来，为百姓造福，我多次应邀走进高校做报告。在山东中医药大学宣讲后，学生们纷纷表示增强了专业自信心。我所带领的省五运六气专业委员会，与山东中医药高等专科学校成立五运六气专业方向班，这在全国属于首创，目前已有三期。我所在的潍坊护理职业学院，2014 年 5 月承办了“全国第二期五运六气理论临床应用学习班暨学术交流会”“中华中医药学会五运六气研究专家协作组 2014 工作年会”及“国家中医药管理局龙砂医学流派第三批拜师仪式”，引发了五运六气理论的学习热潮，增加了龙砂医学流派的知名度和对中医工作者的吸引力。学院驰名的护理专业设立了中医护理方向，省中医药管理局批复成立了“山东省中医五运六气研究基地”，还把“山东省中医五运六气传承推广基地”放到了我院，由我担任这两个基地的学术带头人。目前，我院正在积极申办中医相关专业。我主持立项的科研项目“三因司天方临床应用观察”等与运气相关，也已经结题。

除了会议讲座的推广外，我还带了10余个弟子，将龙砂的五运六气特色创造性地运用到各科诊疗。短短几年，他们的业务水平突飞猛进，有些是科室技术骨干，有的门诊“一号难求”，有的从事中医教育推广，有的在骨科、感染科、艾灸、脐针、颊针等方面小有建树。

认准了五运六气理论指导临床实践的突出疗效，山东省中医药管理局将学习、推广和普及五运六气理论纳入全省中医药工作要点进行部署，积极培养师资力量。山东省政府将普及五运六气理论纳入了政府工作纲要。2014年在全国率先成立的省级中医药学会五运六气专业委员会，我被推选为首届主任委员。我省还先后在多个地市成立五运六气专业委员会，主办全国和全省的运气临床应用继续教育项目。省中医药学会各专业委员会、全省中医骨干、五级师承、“三经”传承等学习培训班等进行专题宣讲，并于2017年培训师资队伍，在全省各地市进行了普及培训，直接受众已达7000余人。

疗效才是硬道理。许多医生学习使用运气理论之后，门诊量普遍明显增加，有的医院门诊量同比增长52%至71%，而中药处方药味数量却减少三分之一，每付药的价格也大幅下降，平均在10~30元。

顾植山教授说过，只有没有离开中华文化的医才能叫“中医”。要恢复中医，必须把握中医的精髓和内涵。五运六气不仅“为审证之捷法，疗病之密钥”，而且体现了黄帝文化天人相应的思想之魂，是理解《黄帝内经》的关键。

习近平总书记一向对中医药事业高度重视，寄予厚望和重托，称“中医药学是打开中华文明宝库的钥匙”。随着国家中医药法的实施和健康中国战略的实施，中医药振兴发展的春天已经到来。作为中医的一分子，我愿以中医文化的传播和践行为己任，在弘道中拥抱中医人自己的春天！

却顾所来径，苍苍横翠微。到 2018 年 7 月，我从医已整整 35 载。回首走过的漫漫长路，感慨良多。自从我选择了中医，就发愿穷其一生而钻研、付出，矢志不渝，衣带渐宽从未悔；而中医最终也成全了我，让我的人生充盈价值和意义。从小中医到老中医，从糊涂医到真明医，要经历怎样的砥砺磨炼、怎样的艰辛蜕变，才能破茧成蝶？从学而术，从术而道，要经过怎样的跨越，才能实现一次次的质变？我个人的经历可能不会提供直接答案，但可能会给有心人以启迪。

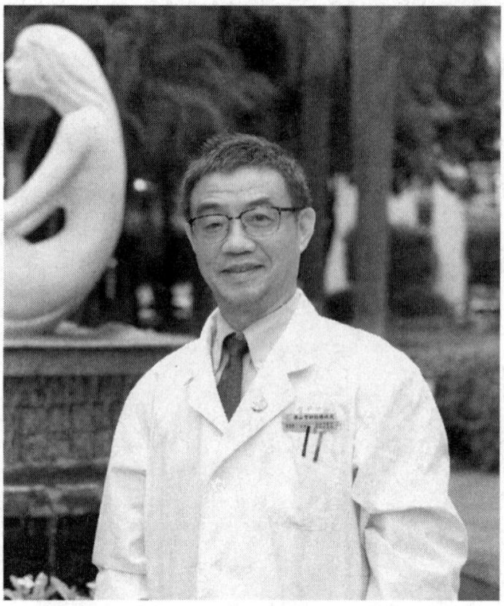

兼收并蓄铸内力
融会贯通摸门来

佛山市妇幼保健院中医科主任

高修安

高修安，男，1964 年 8 月出生，中共党员，1986 年 7 月毕业于江西中医学院中医系中医专业，学士学位。现任佛山市妇幼保健院中医科主任，2005 年至今受聘主任中医师，南方医科大学硕士研究生指导教师。2014 年 10 月 14 日被佛山市卫计局、佛山市人力资源和社会保障局评为“佛山市首届十大名中医”；2017 年 5 月 17 日，由家庭医生在线与广东省科普中心、广东省科普志愿者协会、广州白云山医药集团股份有限公司联合主办的 2017 年“首届南粤好医生”暨“第三届羊城好医生”，被评为“首届南粤好医生”；2017 年 10 月 24 日，被广东省人民政府授予第四届“广东省名中医”。

医学的启蒙阶段

我祖籍江西省安义县鼎湖乡，出生在江西省修水县义宁镇。孩提时代在两县来回度过。修水，是一个山清水秀、三省通衢的小县城，虽属革命老区，倒也文风备崇，与黄庭坚、陈寅恪等陈门五杰共为乡里。

尽管生活在县城，但小时候有很多的故事，多数与我们那一代人的艰辛有关，如上山砍柴、下地种菜、建筑工地做泥土、烈日下河道里担砂、方圆十里步行卖冰棒等，倒也养成了吃苦耐劳的精神。在我的启蒙阶段，对我影响最大的肯定是我父母与她们的中药店。

那时，母亲在县医药公司工作，先在饮片厂做中药加工，然后在药店里买药。母亲在我心中非常伟大，不仅因为母爱，当时非常流行“技术比武”，我母亲曾经在饮片加工、中药识别的全省比赛中多次获奖。那么我孩童时代的八小时之外，基本是在母亲的上班岗位边度过。至改革开放后，母亲承包了县城的“黄土岭药店”，除了周末需要外出做小工赚兄弟几个的学费外，课程学习之余都要到小药店里去帮忙，以至于那时就可以熟练地抓药、识药并简单地推荐小药方。直至大学期间，我还会经常去到药店帮手并义务讲药物的功效，她也成了我的第一个启蒙老师。

家父于 1957 年于江西樟树农校毕业后分配至修水，长期在农业局与科委工作，作为一个老一辈的知识分子，执着、奉献、严谨是其代名词。父亲对下一代无比严格，一辈子都在“楷模”着子女，做什么都讲究“奋斗”。除了耳濡目染其高尚品德之外，父亲樟树农校的同学——修水县卫生局干部谭隆春，应该是我的另一个启蒙老师。谭老被誉为修水的“活药典、草药大王”，全县所有的地道药材储量、分布、甄别、鉴定都了然于心，家中中药标本数百种，在未正式进入医师行列之前，他已经带我走遍了县城周边的山山水水。

主要学习与工作经历

1981年9月我被江西中医学院中医系中医专业录取，1986年7月毕业。

毕业时获得留校机会，但临到分配时，省委、省政府号召“老区建设需要动点真感情”，所有来自老区的都要回到老区去工作。我也只好一搒到底地分配至了江西省修水县人民医院内科做医师。在县医院的三年，对我的从医之路影响极大，当时县医院内科还有一大批下放的高校知名教授在“改造”，他们渊博的知识、超强的敬业精神，深深地影响着我；那三年，起早贪黑，吃住在医院，作为赣西北危急重症救治中心，经历了“炼狱”般的磨砺，也为自己以后的发展打下了良好的基础。我还清晰地记得有一年年三十，曾一晚接诊并抢救了5例病危患者（1例脑出血、1例心肌梗死、3例有机磷农药中毒）。

1989年12月，成立江西省修水中医院，我与五名江西中医学院毕业的师兄一起参与创业，从第一个住院患者（肺心病）的收治，到大内科完成内、儿科的分科。1996–2001年完成了江西省中医儿科治疗中心的创建（是全省第一批省级治疗中心中仅有的一个在县级中医院的中心），并担任中心主任，重点研究呼吸系统疾病及危重病症。我也完成了主治中医师的破格和副主任中医师晋升，先后担任大内科（内、儿科）主任、院长助理、副院长等职务。2001年被江西修水人民政府授予“修水名中医”称号。

2002年4月调入江西省中医院儿科，担任副主任中医师，分管儿科病区。在省中医院短短的时间内，重点开展了呼吸、消化道疾病急重症的诊治，改变了原有的诊疗谱并建立相应的诊疗规范。

2002年10月调入广东省佛山市妇幼保健院，担任副主任中医师、主任中医师。建立中医不孕不育专科、中医儿科和中医外治专科，重点研究不孕不育、小儿呼吸、消化系统疾病和外治疗法等。

担任国家中医药管理局《中医年鉴》委员；中华中医药学会第6、7届儿科分会常务委员、副秘书长；中国中医药研究促进会综合儿科分会、小儿推拿外治学会副会长；广东省中医药学会儿科专业委员会第5、6届副主任委员；广东省中医药学会经方运用分会、妇科分会常委；佛山市中西医结合学会妇科专业委员会副主任委员。

中医学术理论水平和学术地位

一、重点开展中医治疗小儿呼吸、消化和心血管疾病的研究

对于小儿反复呼吸道感染、咳嗽、哮喘、支原体肺炎、腹泻病、病毒性心肌炎等，逐步形成标本兼治、多元治疗；倡导建立儿科用药体系的学术思想，多次于全国中医儿科大会及继续再教育学习班上阐述。其中2009年提出小儿手足口病的诊治思路和临床体会，被国内多中心引用；2009年发表专家论坛，“中医儿科的发展应重视小儿用药体系的建立——从麻黄看儿科用药的独特性”，受到国内同行的高度认可；2004年，“海龙蠲哮方合咳喘平涌泉穴位敷贴治疗小儿支气管哮喘发作期的临床研究”中英文同时发表，被引用1700余次。

在国内倡导突破辨证分型，回归中医本质、建立专科用药体系等学术观点，独树一帜。担任《实用中医儿科学》样稿撰写，并担任副主编，该书打破框框，力图回归中医本能，倡导证治条辨；受邀担任多版研究生教材《中医儿科学》的编写工作，在国内具有一定的影响。

自1993年至今，连续20余年，为国家中医药管理局《中国中医药年鉴》（学术卷）儿科选条专家及主要撰稿人，动态研究和报告年度中国中医、中西医结合儿科的发展水平。2013年，作为主要参与人，与中华中医药学会儿科分会会长马融教授等，承担中华中医药学会儿科学会史的研究，编撰《中华中医药学会儿科分会史》。

二、重点开展中医治疗不孕症、慢性盆腔炎、子宫内膜异位症、月经病和安胎等研究

提出正本清源、扶元达邪学术思想治疗盆腔疾病；扶阳固本、养血为用治疗经带胎产病及不孕症，研发系列专方。其中，改良中药人工周期疗法，开展不孕症的治疗独具匠心，并将其拓展到体外受精—胚胎移植（IVF-ET）中，对于卵巢反应低下、子宫内膜病变等的中医治疗颇有心得，如“中药人工周期疗法对 IVF-ET 卵巢低反应患者的影响”发表论文 4 篇。主持佛山市科技局重大攻关课题《中药人工周期疗法对体外授精治疗中卵巢反应低下的临床研究》，主持、参与省中医药局课题《二至导痰汤对多囊卵巢综合征（PCOS）患者体外授精结局的影响》《玉盆滴注方剂配合正压式多用灌注器治疗慢性盆腔炎的临床研究》等。2013 年担任佛山市中西医结合学会妇科专业委员会副主任委员。2016 年至今，主持佛山市科技局“中西医结合不孕不育研究平台”的创建。

三、重点开展了中医外治疗法研究

在传统疗法的基础上，创造性开展了天灸、小儿捏脊、中药封包、直肠滴注、穴位注射、穴位敷贴疗法等，用于治疗过敏性咳嗽、小儿遗尿症、汗症和不孕症、月经不调等。其中：天灸，年 2 万人次；穴位敷贴，年 1 万余人次；中药封包治疗，年 2000 余人次；中药直肠滴注，年近 1000 余人次；穴位注射，年 5000 余人次，；艾灸疗法，年 5000 余人次等。在药物、穴位选择等方面，形成特色。2015 年，担任中国中医药研究促进会小儿推拿外治分会副会长。

四、重点开展中医儿科学术源流及岭南中医儿科流派的研究

作为课题主要承担人，与国内数十位知名中医儿科学家一起，研究中医儿科学术源流及历代名家学术思想研究，发表 180 万字《儿科心鉴》（本人为常务副主编）；2008 年《中医儿科学术史、各家学说与医疗经验的研究》（第二获奖者）获深圳市人民政府科技创新奖（副省级政府奖）；2011 年科研《中医

儿科学术史、各家学说与医疗经验研究》（第二获奖者）获中华中医药学会科技进步三等奖（省级学会奖）；承担省中医药局科研《岭南中医儿科学术溯源暨历代儿科名医学术思想研究》的研究，多次发表佛山名医程康圃的学术思想等，向全国推介岭南医学。

五、参与医院建设

1993–2001 年于江西省修水中医院、江西省中医院期间，作为主要参与人，建立江西省第一批具备完全独立分科（内、外、妇、儿、产、骨伤等）的“二甲”中医院，建立相对完善的诊疗体系。1993–2001 年主持“益气养阴活血合剂对冠心病患者心脏功能的研究”，该研究被江西省卫生厅立项，成果发表于 1995 年《中医杂志》；开展高血压病的中西医结合研究，采用清心化痰、养肝息风，从心、肝论治，成果发表于 1999 年《江西医学院学报》。2000 年作为中心主任，完成了全省唯一的江西省中医儿科治疗中心的创建工作，在江西省内影响较大，期间完成江西省卫生厅科研课题“清解煎剂直肠滴注治疗小儿外感发热的临床研究”，于 2001 年被江西省科技厅鉴定为国内先进水平成果，发表于 2004 年《中国中西医结合杂志》。调入江西中医学院附属医院，重点开展新生儿高胆红素血症、支气管哮喘、病毒性心肌炎和小儿脑瘫的诊疗和科研，较好地实现了医院儿科的专业定位，治疗从单病种向多元化发展，专业辐射能力大大提高。其中“中西医结合治疗新生儿病理性黄疸的临床研究”成果发表于 2004 年《实用中西医结合临床》杂志。

六、参与编写著作

担任《中国中西医结合儿科学杂志》（中国医师协会）编委、《中医儿科杂志》（中华中医药学会）编委、《中国民间疗法》（中国中医药出版社）杂志编委。担任《临证中医必读》（主编）、《儿科心鉴》（常务副主编）、《中医儿科学》（研究生教材编委）等。先后于《中医杂志》《中国中西医结合杂志》等杂志上发表论文 20 余篇。

师承与为医

在我至今的从医、学习路上，受到皮持衡、陈瑞春、刘红宁、程兆盛、王烈、王静安、马融等一众大师关怀、关照和悉心教导。影响最大的当然是我的三个师傅：衷诚伟、朱锦善和张奇文。

我是最早一批定向的江西中医学院学生，当时定向做中医儿科医生，指导老师就是衷诚伟教授。当年我们先在省人民医院内科与省儿童医院实习儿科实习 1 年，这一段经历，对于一般的实习生来说，是非常难得的。当时的省人民医院呼吸、心内科非常强大，教学极其规范，我要和很多的医学院实习、进修生一起参与管床；省儿童医院则在呼吸、肾病科轮转。说心里话，当时的带教老师非常严格，我也在这种环境下养成了良好的工作习惯与敬业精神。实习完 1 年西医内、儿科后，再回到衷诚伟老师那儿跟师半年。跟师的半年内，基本就是医院、衷老师家里和宿舍来回转，经常吃在衷老师家。衷老师在江西中医学院是一位深受爱戴的老教授，是第一届西学中，说话轻言细语，但思路清晰、有章有法，他把江西中医儿科带到了国内一个较高的层次，当时的本科教材和《实用中医儿科学》都是他参与编写，而函授教材《中医儿科学》更是由他主编。另外，他在对年轻医生的培养上，做足了功夫，对我们悉心培养。当时最受业届内推崇的就是，在中华中医药学会儿科分会理事和科主任的推荐上，被多人举荐的时年三十几岁的朱锦善教授。朱教授自然对我也是关怀备至，琐碎到学习计划、工作目标、生活起居、毕业走向等，逐一“审查”。后来我回到修水县人民医院工作，直至衷老师去世，每年都会详细过问我的学习、生活情况，也是我于 2002 年重新进入江西中医学院工作的主要引荐人。

朱锦善教授，国内知名中医儿科学家，是我跟师时间最长的一位，当然影响也是最大的一位。朱师凛然正气、刚正不阿，读书破万、成竹于胸，溯古论今、学验俱丰，他对中医儿科理论与学术争鸣、中医儿科辨证论治体系的回归与建立做了一辈子的奋斗。从1983年开始，我从誊写王伯岳老主编的《实用中医儿科学》开始，经衷诚伟老师介绍认识朱师，一晃35年。朱师首先教我们做人，他总是让学生学会谦卑为怀，从他尊重他老师王伯岳、衷诚伟可以看出，用了足够多的精力，并关怀二位长辈的家人，在全国范围内举办了王伯岳、衷诚伟学术思想研究会来总结其学术思想。他淡泊名利，朱师在国内中医儿科学界的影响力是很大的，但他总是说声名多虚幻、务实让中医进步才是真，但他对学生总是提携有加，我们在他的影响下，逐步都成为一方名医。

张奇文教授，原山东省卫生厅副厅长，是全国中医儿科学会的会长，名扬天下，他和朱师是我正式跪拜过的两个师父。他毕生为了中医事业呕心沥血，中医少年班的创建、中医儿科学会的成立与发展、小儿辨治体系的建立、小儿推拿外治疗法的振兴、中医药走向世界是其最大的贡献。对于我个人来说，在其身上学到了很多为医之道、为医之术与为医之方。

我也在他们的影响下，对中医的发展与学生的培养倾注了大量的心血。近几年来，作为广东省首批名中医师承指导老师、佛山市中医骨干人才指导老师和南方医科大学兼职硕士研究生指导教师，共带教学术继承人6名。其中，高志云、刘瑜以优秀成绩通过省名中医师承项目，卿璐芝、何婉婷在佛山市中医骨干人才培训中获得最优奖，潘佳蕾完成佛山首批优秀中医临床人才的学习。2002年至今，带领中医科团队创建了中医不孕不育专科、中医儿科和中医外治学科，重点研究不孕不育、小儿呼吸系统疾病和天灸、穴位敷贴疗法等。医学，需要传承，中医精神，也需要传承。在“传道授业”上，我对年轻的中医师除了医术上的传授，还会给他们传达一种信念：“不问老幼、不揣贫富、不计宦民，不由喜恶”。要充分地将所学知识用心服务于每一个患者，因为治愈患者的愉悦感，远比物质带来的短暂的愉悦源远。

在我的努力下，中医科迅速发展，医护人员业务知识得到提升，2016年至2018年，门诊均突破12万余人次，逐步成为佛山地区乃至广东省非中医医疗机构中具有较大影响力的科室。

从毕业至今“医龄”已有32载。2002年前在江西完成自己为医的第一阶段，得到了恩师们的极大帮助。2002年10月，调到佛山市妇幼保健院中医科，立足妇幼，重点研究妇女儿童的病证。坊间有“宁治十男子，莫治一妇人，宁治十妇人，莫治一小儿”的说法，这足以印证治疗任务的艰巨。每天出诊 10 小时，平均每天治疗的患者超过 100 个，是全院当之无愧的“门诊王”。一年下来，我诊治的患者足足比别人多出 3 个月的量。每周门诊工作六天，每天坚持提早半个小时上班，推迟 2~3 小时下班，年平均门诊量 2.7 万人次，在佛山市预约挂号排行榜和患者满意度上，长期位居第一位。

说到小儿的治疗，难就难在“建立关系”，要让小孩不怕你、信任你。我的抽屉里常年备着一大包糖，用来“哄”小孩子。每一次诊治之前，都会做好“看病外的准备”。这个“看病外的准备”，其实就是看病的一部分，在给孩子看病的时候，常会与孩子玩起吹牛、扎小虫虫、开火车等小游戏。与孩子玩耍的过程中，“望、闻、问、切”中“望”的环节，就已经完成了。医术要“精”，行医要“诚”，这样，才能真正获得患者的信赖，做到工作一地，造福一方。

时至今日，尽管取得了一点点进步，明白了一些中医的道理，但觉得对中医的领悟仍有巨大的上升空间，还需百倍地努力学习，“兼收并蓄铸内力，融会贯通摸门来”。

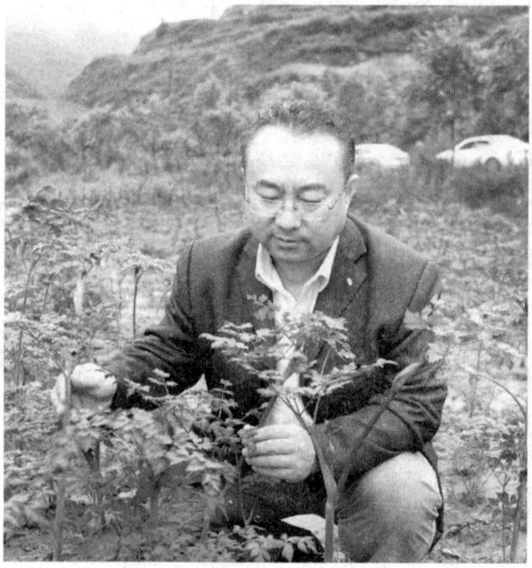

探医源勤求古训渐明开阖枢
尝百草博采众方顿悟升降和

江苏宿迁玄壶中医诊所主任

副主任医师

王昱霖

医家简介

王昱霖（原名王林），男，汉族，1965 年 4 月出生于江苏宿迁，原江苏省宿迁市中医院肿瘤科主任，现任宿迁市玄壶中医诊所主任，副主任医师，中共党员。

1990 年 7 月毕业于南京中医药大学中医专业并获学士学位，同年分配到宿迁市中医院工作，历任中医院中医病区住院医师、团委书记、家庭病房主任、分院院长、创立肿瘤科并任主任。2001 年 12 月开设玄壶中医诊所至今。

在《伤寒论》六经辨证的基础上，以“开阖枢”为理论依据，创立了“升降和”学说及其经方分析天平，提出临床病分三证：火在上、水在下、中焦不通，提出养生总则是：日出而作、日入而息。

2014 年 10 月牵头成立民间铁杆中医联盟，并先后三次分别在江苏宿迁、河南郑州、甘肃定西等地举行中医中药学术交流。

2015 年 6 月起在江苏宿迁玄壶中医诊所举办“升降和”培训班六期。2011 年起至今按照中医传统方式收徒 6 人，举办各种形式培训中医中药人才 100 多人。

学术著作有：《寻找中医之路》《圆运动顿悟—升降和解析经方》《王抑非医案》《玄壶医案》等。

缘起临床疗效疑问　萌生求学问道之心

大学毕业时，我带着5年求学所获得的知识和一句“天生我材必有用”的信念，走出中医学院大门，回到家乡进了中医院，以为从此就可以大展宏图，做一个“苍生大医”了。

治病6年，疗效神奇的确实有，但是，大多数疗效在“有与无之间”，不免令人沮丧，渐渐明白古人云“读书三年，以为无不治之症；治病三年，始知无可用之方”的深刻内涵。

因此，我对中医渐渐信心不足，失去了依靠的初衷，甚至产生了消沉、迷惘、彷徨，加之在中医院工作，由于实际工作岗位的需要，1996年10月我选择了去江苏省肿瘤医院进修肿瘤化疗，在化疗的同时配合用中药，做起了“中西医结合”工作，可是“中医情结”是我心中始终挥之不去的眷恋，时时地敲打着我的心扉。

2001年12月，市委市政府鼓励大家离岗创业，于是我重新选择了我的事业道路，创办了玄壶中医诊所，没有了中医院的平台，现实生存的压力像潮水一样压过来，促使我调动全身心的力量，使出浑身解数，满怀信心地迎接这一挑战。

可是，临床疗效似乎总是在“有、无”之间徘徊，时好时坏，令人忐忑不安。只有“在民间”“接地气”“面对面”，才能真正体会到“疗效是硬道理”这句话的深刻内涵和沉重分量。每当患者以一种期待的目光出现在我的面前时，我都有一种被炙烤的感觉，难道中医真的不行吗？

当然，更多的时候，我是责怪自己中医没有学好，有时候为了一个病例，夜以继日查找资料，翻阅众多专家教授编辑的书籍，但总是找不到我真正需要的。

有时候，严峻的现实迫使我萌生了退缩的想法，可是倔强性格的我却又于心不甘，难以割舍我心中的梦想：“一剂知，二剂已”，“妙手回春”的神奇境界。

面对痛苦和困境，我陷入了长久的深思：到底是哪个环节上出了问题？有的病例，理法方药好像都没有问题，可是，临床疗效就是出不来。也许、可能、应该是药品质量有问题？既然如此，为什么不赶快行动呢？

为了提高临床疗效　走上寻找真药之路

为了切实地提高临床疗效，2008 年 4 月 20 日，一个平常的日子，下午 6 点，我与老同学胡劲松从新沂火车站登上西去的列车，目的地是四川江油，目标是为了寻找道地附子。从此，开启了我求学问道、寻找真药、寻找传统中医中药本来面目的漫漫长路，一路上，困惑与惊喜相伴，辛苦与快乐相随！

8 年来（2008 年至 2016 年），我跑了 28 个省、市、自治区，先后参加了“扶阳论坛”“经方班”等多个学习班。先后五次朝圣河南南阳医圣祠、拜谒过湖北蕲州李时珍纪念馆、河北保定刘守真纪念馆、河北安国药王庙、河北任丘莫州扁鹊祠药王庙、浙江杭州胡庆余堂博物馆、浙江义乌朱丹溪纪念馆、江苏江阴曹颖甫纪念馆、河南辉县百泉药王庙、河南安阳汤阴伏道乡扁鹊墓园纪念馆、江苏江阴致和堂、陕西铜川药王庙、甘肃天水伏羲庙、山东昌邑黄元御故居纪念馆等地。探访过许多药品市场：安徽亳州、河北安国、四川荷花池、河南禹州、河南百泉、湖北蕲州、湖南岳阳花板桥、湖南廉桥、江西樟树、山东临沂、山东舜王城、陕西西安万寿路、甘肃陇西文峰、甘肃岷县当归城、甘肃兰州黄河、青海西宁虫草、吉林抚松万良等十七大药市等。也曾赴新疆寻找甘草、四川寻找附子、甘肃寻找当归、河北寻找细辛、山西寻找半夏、山东寻找丹皮、湖北寻找苍术、河南寻找山茱萸、吉林寻找人参、内蒙古寻找黄芪等。先后拜访过 100 多位中医中药专家、教授、学者、药师、药农、采药人等，特别是民间中医，藏龙卧虎、身怀绝技、虚怀若谷，真是让人相见恨晚、感慨万千，“访道天下、寻找真药”成了我生命中不可或缺的真趣。

为了临床实践真知　虔诚四方拜访名师

1989年6月，我从南京中医药大学来到泰州中医院毕业实习，开启了我真正接触中医临床的生涯，特别是有缘跟随王抑非老师抄方，耳闻目染了王老的大医风采和显著的临床效果，触摸到了传统中医的门槛，真正地体会了传统中医的魅力和味道，确立了我的中医信仰，并且有幸拜师王抑非老中医，成为王老亲炙弟子。

拜师后，我谦恭待师，随诊左右，有闻必录并及时撰写临床医案。有时陪师出诊，有时陪师小酌，听到了许多师公（师父父亲）当年在上海求学问道、兼收并蓄的杏林佳话，以及悬壶济世的传奇故事。

师父给我做医生的训诫题字是："胆大心细，智圆行方，不妨沉会，以期必妥"。师父对我耳提面喻，谆谆叮嘱，在师父的关心下，我终于步入了传统中医之林！在师父的谆谆教导下，我渐渐明白了中医事业的前进方向，知道了该读哪些书，特别是明白了四大经典是中医的根，只有读懂经典、运用经典才能成为真正的传统中医。师父曾语重心长地说："中医的经典传承方式主要是家传、师承和自学，没有其他方式、其他路可走。"

走上工作岗位后，由于历史、体制等主客观原因，我的临床逐渐偏离了传统中医主航线，我与传统中医渐行渐远。"中西结合""辨证分型"等渐渐占据了我的传统中医思维空间，直到我离开中医院，开设玄壶中医诊所后，我才有机缘回到传统中医的"大家庭"。

为了临床疗效的实际需要，我进行了8年的"求学问道，寻找真药"的求道历程。直到2010年4月我再次专程去泰州访师，"中医大道"牵引、导航、推着我一步步地前进，才让我真正地重新回到传统中医之路上来。

《王抑非医案》一书是我对师父一生学术思想、临床经验的系统性整理，是我有幸再学习、再继承、再思考的机会。整理资料，本着尊师重道的原则，特别是医案的整理，完全忠于原貌，基本上能够反映师父的传统中医学术思想及其临床经验。

师父王抑非临床以经方为主，例如对小柴胡汤、四逆散、逍遥散、三妙散、左金丸等的使用和化裁，出神入化，妙合天道，充分体现了师父深厚的传统文化底蕴和传统中医的思维逻辑，特别是他对心脑血管、肝胆脾胃的研究有着独到的见解，创立了“钩葛饮”“排石饮”“羌防二虫汤”等方子。

2013年6月，我又有幸机缘拜师山东省德州名医孙朝宗教授，得其亲炙，掌握奇经八脉的来龙去脉及其脉证方案，在师父孙朝宗书房“悟疑轩”聆听孙氏中医的精髓、传承、传奇。在孙氏中医门诊跟师抄方，诊后又请教不明之处，让我获益巨大，影响深远。

师父孙朝宗的学术思想博大精深，学验具丰，既有家学中医底蕴，又曾拜师针灸名家，后来又到山东中医药大学深造，系统学习中医四大经典以及各个流派著作，工作后，先是遍访当地中医名家，后又到北京、上海等地访问中医名流，一生勤于临床，治人无数，同时对中医理论的研究师古不泥，有所创新，特别是对奇经八脉的认识，发古人之未发，填补了自李时珍以来奇经八脉研究的不足，探索并创立了六经辨证与奇经辨证融合的框架。

师父孙朝宗一生著书众多，至今还笔耕不止，他赠我著作十本并叮嘱我：“学无止境。”临床之余，我认真研读师父的著作，结合临床实践，进一步理解、消化、吸收师父的学术思想，拓展临床思维空间，在六经辨证的基础上加上奇经辨证，经络辨证由足三阴三阳、手三阴三阳的12条经络，及奇经的8条经络，共计20条经络，特别是对冲脉、带脉的认识有了新的提高。同时，对当归剂、人参剂也有了全新的认知，“气、血、阴、阳”乃奇经所主，人参为气之代表，当归为血之代表，熟地黄为阴之代表，附子为阳之代表，所谓人参等入五脏说法迎刃而解，不再纠结一脏一腑，临床运用，得心应手。

师父孙朝宗的学术思想核心是“阴阳五行”，在阴阳并重的思维下，似乎更重视阴的（物质）一面，擅长滋阴养血，理法方药具备，临床至真至善，对五行的研究，思路新颖，有所创新。师父的学术思想启迪了我，完善了我的思维架构，填补了我的空白点，进一步丰富、完善了我的圆运动六经辨证内涵，弥补了我对滋阴养血方面的不足，加强了我研究的圆运动“升降和”右降方面的阵容。

在理论与实践相结合的工作中，我尝试用圆运动的“升降和”思维，解读师父孙朝宗创立的经典名方，并在临床上与过去的思维相结合，探索临床实际操作运用新途径，取得了实实在在的临床效果。

为了进一步寻找、体悟“升降和”学说灵感，2014 年 12 月 6 日，我们铁杆中医联盟宿迁团队发起了“拜谒黄元御，寻找圆运动”活动。在这次活动上有缘见到了中医大师“百寿堂”“慈幼堂”创办人张奇文教授，有幸聆听了黄元御的有关典故，拜读并且收藏了张奇文教授撰写的有关论文（发表在山东中医学院杂志上的关于黄元御生平考），张奇文教授总结了黄元御的学术特点。

1. 推崇四圣（黄帝、岐伯、扁鹊、张仲景），倡导“扶阳抑阴”

乾隆二年（1737 年），黄元御开始酝酿《伤寒悬解》一书，并着手撰写《素灵微蕴》，乾隆五年（1740 年）九月完稿，四卷二十六篇。在该书中黄元御首次提出“扶阳抑阴”的诊疗病理。黄元御认为“阳性动而阴性止，动则运而则郁，阳盛而生病者千百之一，阴盛而生病者，尽人皆是”。绝大多数病因病机，都以“阳衰、水寒、土湿、木郁”八字真诀而立论。

2. 善言“阴阳五行”

黄元御按照易传“天一生水，地六成之；地二生火，天七成之；天三生木，地八成之；地四生金，天九成之；天五生土，地十成之”的理论解释五行的生成，是出于阴阳匹偶的变化，五行之所以能动，乃是五行各自所秉阴阳之气的作用，借以说明脏腑升降传化的生理，对于《尚书洪范篇》“木曰曲直”“金曰从革”“火曰炎上”“水曰润下”“土爰稼穑”的记载，从秉气和升降方面进行了解释，以探求五味根源。

3. 重视“中气升降”

黄元御十分强调中气升降对人身的重要作用。在《四圣心源·房劳解》中，他专题论述了中气在生理病理中所占的重要地位。他说：“脾为己土，以太阴而主升；胃为戊土，以阳明而主降。升降之权，则在阴阳之交，是谓中气。胃主受盛，脾主消化。中气旺则胃降而善纳，脾升而善磨，水谷腐熟，精气滋生，所以无病。”这是他对人之正常生理的一个重要概念。同时他还提出：“四维之病，悉因于中气。中气者，和济水火之机，升降金木之轴……，人之生老病死，莫不出于此。”此为他对人体病理现象的概括。

鉴于以上认识，他治病主张以顾护中气、升清降浊为主。纵观黄元御立方遣药之所以偏于辛温通阳、燥湿健脾、柔肝解郁，喜用人参、半夏、白术、茯苓、桂枝、白芍、附子、干姜等，正是他倡导的“泄水补阳，扶阳抑阴，使中气轮转，清浊复位，却病延年之法，莫妙于此”的学术观点的体现。

通过“拜谒黄元御，寻找圆运动”活动，有缘并有幸结识张奇文教授，承蒙他赠我一套《名老中医之路》一至三辑，在张奇文教授的亲切关怀、谆谆教诲和殷切嘱咐下，我坚定了自己的传统中医信念，对我的传统中医思维启发很大，为我最终提出“升降和”学说起到了极大的启迪、促进和推动作用。

诚心拜读四大经典等　提出“升降和”学说

为了探求中医的究竟，我努力溯本求源，重新拜读研究《黄帝内经》《神农本草经》《难经》《伤寒论》《金匮要略》《辅行决》《四圣心源》《名老中医之路》等，使我对“阴阳五行”“六经”“三焦”“圆运动”“升降浮沉”“寒热温凉”“木火土金”“春夏秋冬”“发长收藏”等理念渐渐清晰起来。

天道酬勤，一路走来，我找到了“道地药材”，找到了“大德高人”，找到了中医的“正道”：回归经典、回归传统、回归伟大的“天人合一，道法自然：圆运动”。在继承古圣先贤智慧的基础上，和同道好友的提醒下，我提出了“升降和”学说，创立了“升降和”分析天平，解析了《伤寒论》《辅行决》等经方的内容结构，还原了经方的配伍思想，为临床理解、运用经方提供了切实可行的手段，找到了一把打开经方秘密的“金钥匙”。

“探医源勤求古训渐明开阖枢，尝百草博采众方顿悟升降和”是挂在我诊所内的一副对联，也是我真正谦卑求学问道8年后，发自内心地对中医中药的认识和总结。她令我自信而欣慰，子云："朝闻道，夕死足也。"信也！本人将8年求学问道、寻找真药的历程分成六大阶段：即寻找附子、追溯扶阳、回归经方、问道圆运动、提出"升降和"学说、临床针药灸并用等。目的是真实记录求道过程，仔细揣摩、回味、体会、思辨、明晰传统中医的原始本意，特别是《伤寒杂病论》一书真旨。

8年后的今天，我也从一个科班出身的学院派中医转变成地地道道的现代传统中医：熟悉、了解西医诊断，而以中医传统整体辨证思维处方用药，理从《内经》，方宗《伤寒》，药用《本经》，兼用后世各大流派源于"伤寒"有所阐发的传世名方。临床上，我以"圆运动"为框架，以"升降和"为抓手，解析经方，探秘圣人心法，理清《伤寒论》六经代表方及其类方之间过渡关系，明白圆运动的障碍点，即"知犯何逆"，重点突破，即"随症治之"，整体调理，精选道地药材，发挥针、药、灸并用优势，临床疗效显著提高，得到了人们的认可，实实在在地守护了一方中医阵地。

2012年10月，我将"升降和"解析经方一文写进了我的《寻找中医之路》第三十一篇，目的是"今后我将以此为起点，开启新的没有终点的征程，为了立住脚跟歇歇脚，为了看清前方的道路，为了更好地一路前行，我将总结一下过去，为自己、为后人、为了同一道路的人留下一点记号"，古人云："合于道者积德，离于道者损德，故而惴惴不安地写下此文，为后来者慎言也！"

升降浮沉，中医理论，《内经》所述者也；寒热温凉，中药理论，《神农本草经》所述者也；六经：圆运动六大板块，临床六大症候群，《伤寒论》所述者也。经方之所以历经千年而不衰，是因为经方疗效确切，组织结构严密，契合天地之道，医圣张仲景《伤寒论》序中云："勤求古训、博采众方。"古训者，古之医经也，众方者，古之汤方也。《伤寒论》医理源自上古朴素的阴阳理论，等同、类似或选自《周易》《黄帝内经》《难经》等，汤方源自上古朴素汤方，等同、类似或选自《桐君采药录》《神农本草经》《伊尹汤液经》等。

张仲景集古之医经、汤方于一炉，以经统方，创立六经辨证体系，以阴阳转化形成圆运动的六大板块（六大症候群）为根据，分别命名为太阳、少阳、阳明、太阴、少阴、厥阴，对汤方进行分析、排列、归类，结束了汤方散漫无章的状态，明白六经升降浮沉、寒热温凉，即明白六经所属汤方功用、意图，组方原理昭然若揭，所谓“观其脉证，知患何逆，随证治之”，就是组方原理如此，加减变化的临床指证在此，按图索骥即可也。

天人合一，天人同构，天地之道阴阳也。《伤寒论》六经辨证提纲名称，即是阴阳理论的全部，阴阳转化的途径绘制成图即是圆运动，如地球自转成圆、地绕日转成圆、宇宙爆炸成圆、电子绕原子核转成圆，阴阳经过开、合、枢相互转化的六个阶段即是六经，圆运动从上下讲即是升降浮沉，从四季讲即是春夏秋冬，从五行讲即是木火金水，从药性讲即是寒热温凉，药物性热主升、性寒主降。

升降和示意图：

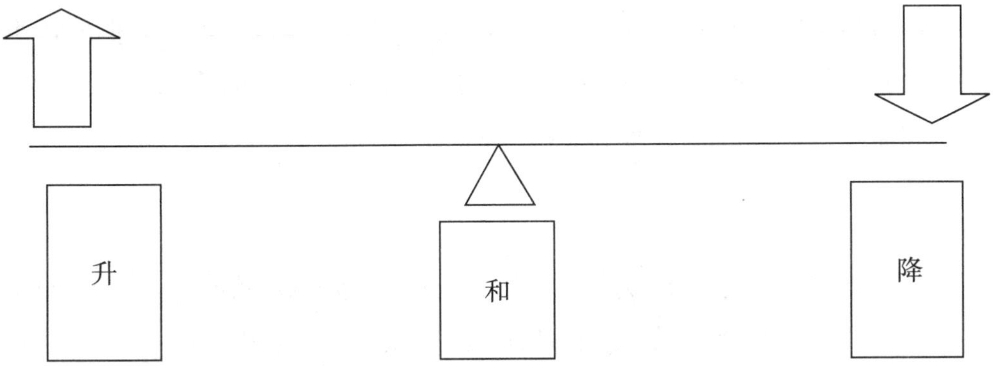

《伤寒论》是临床论述著作，侧重点是临床要点，故而以脉证为主线，以阴阳、表里、寒热、虚实八纲为重点展开讨论。阴阳是总纲，其实六经就是阴阳通过开阖枢左右展开，上下升降而形成的圆运动，包括“理、法、方、药、脉、证、经络、脏腑等。

千百年来，各门各派，大德高人，都是中医中药这棵参天大树上的枝叶和果实，所谓“天下人势，分久必合”，《伤寒论》是第一次将理论与临床实践相整合，并以临床实践为主体展开讨论。今天，我们有理由相信：中医中药又将在大家的共同努力下迎来更大规模的整合。

“升降和”学说重点解析 3 个圆运动，即六合正精（四象二旦）圆运动、足三阴三阳圆运动、手三阴三阳圆运动等。我们将人体比作一个亚腰葫芦，足三阴三阳圆运动演示了葫芦的下边一个圆，手三阴三阳圆运动演示了葫芦的上面一个圆，六合正精（四象二旦）圆运动演示的是葫芦所在的生存空间，其大无外，其小无内。3个圆运动形象地演示了“取类比相”“天人合一”哲学思想，18个代表方及其类方能够基本反映人类疾病所表现的“症候群”，并且予以干预和解决。

以“升降和”分析天平为框架，可以演示、分析、讲解3个圆运动代表方的药物组成及其功用所在，随后对其类方进行分析、排列和比对，可以演示医圣张仲景临床加减规律，为临床提供可操作手段不外乎“左升、右降、中间和”。

临床成功的经验和失败的教训，展示了“升降和”学术思维的临床操作性、指导性、实用性！目前，我们的“升降和”学术观点根植于古圣先贤的智慧之中，刚刚提出不久，还很粗浅，有待进一步发展完善。并且我们的医案较少，涉及面较窄，有些说法还很稚拙。我们衷心希望更多的道友参与进来，共同研究和探讨，最终目的是为中医药事业的传承、发展和复兴贡献力量。

六经代表方“升降和”解析举例

（六经主要是指足三阴三阳“肝脾肾”）

1. 太阳代表方：桂枝汤，示意图如下：

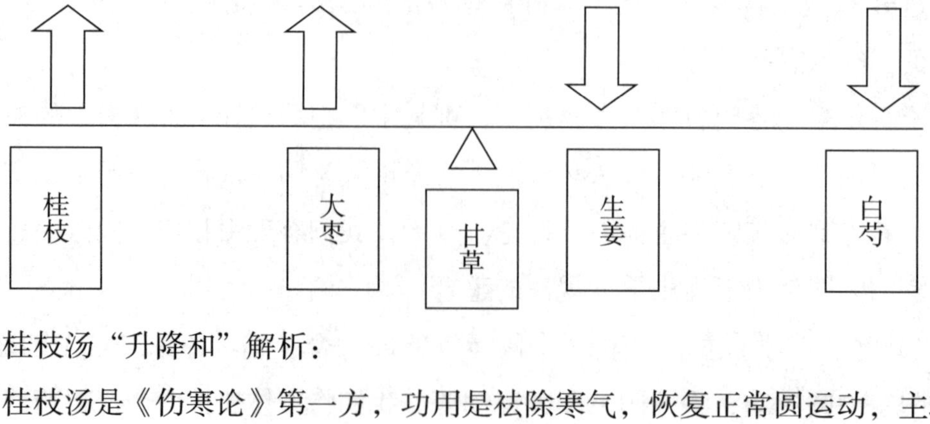

桂枝汤“升降和”解析：

桂枝汤是《伤寒论》第一方，功用是祛除寒气，恢复正常圆运动，主攻点是足太阳膀胱经，原因是卫外阳气受寒，痹阻于足太阳膀胱经。

桂枝汤以桂枝主升，白芍主降，更以甘草居中主和，调理脾胃，同时配以大枣升足太阴脾，生姜降足阳明胃，桂枝升、白芍降构成圆运动主线，桂枝汤及其千年演变之无数类方无不以此为核心。

明白桂枝汤即明白圆运动之实质，明白圆运动即可度圣人心法，《伤寒论》组方原理、结构、目的，也就清楚明白了。方证、药证、脉证讲“是什么”，理法讲“为什么”，理法是“旅游目的地和路线图”，方证是“导航仪”，药证是“方向盘”，加药是“油门”，减药是“刹车”。桂枝汤之所以类方众多，理由就在于药证变幻莫测，医圣张仲景亦有借此加减示范后人之意。

2. 少阳代表方：小柴胡汤，示意图如下：

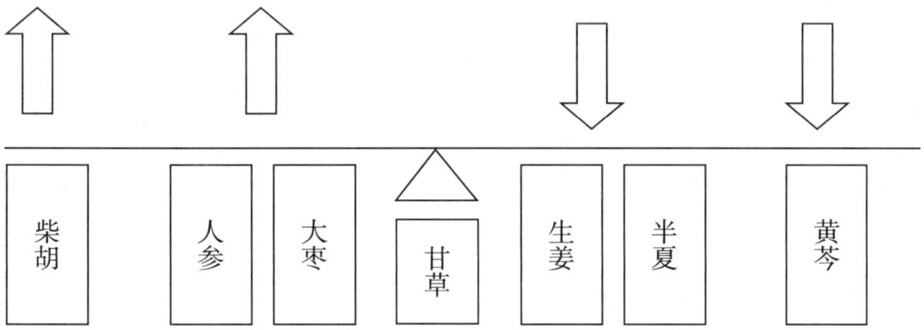

小柴胡汤“升降和”解析：

小柴胡汤以柴胡主升足厥阴肝，黄芩主降足少阳胆，更以甘草居中主和，调理脾胃，同时配以人参、大枣升足太阴脾，半夏、生姜降足阳明胃，肝、胆属脏腑表里关系，经络顺接，肝升胆降形成圆运动，脾、胃属脏腑表里关系，经络顺接，脾升胃降形成圆运动，肝胆属木，脾胃属土，因此小柴胡汤从五行讲调理了木、土关系，从经络讲调理了厥阴、少阳、太阴、阳明四条经络，从脏腑讲调理了肝、胆、脾、胃四脏，从开、合、枢讲是调理枢的问题，从方证、药证讲调理了口苦、咽干、目眩，胸胁苦满、默默不欲饮食等症，其千年演变之无数类方无不以此为核心。

小柴胡汤之所以类方众多，理由就在于小柴胡汤涉及六经之四经，加之药证变幻莫测，古今中外有许多擅用小柴胡汤的医家，不管是哪流、哪派，只要守住小柴胡汤的基本框架结构，就守住了天左升右降圆运动之道，有助于提高临床疗效。人有三枢，小柴胡汤调其两枢，人有六经小柴胡汤调其四经，人有三焦，中焦一通，三焦皆通。

3. 阳明代表方：半夏泻心汤，示意图如下：

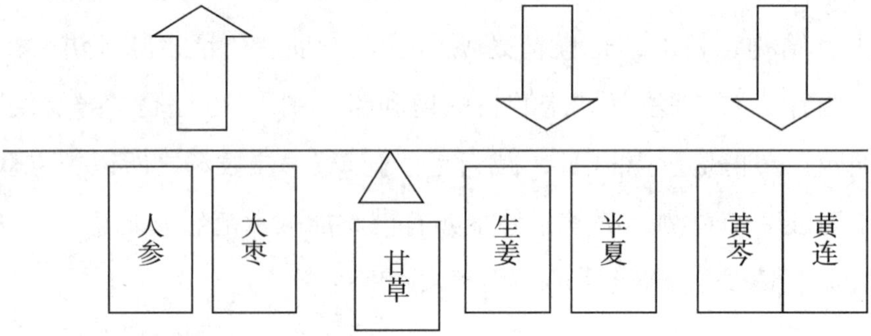

半夏泻心汤"升降和"解析：

半夏泻心汤与小柴胡汤两方组方原理相同，二方关系密切，共同组成卯酉周天调理方，小柴胡汤占据卯位，以左升为主，半夏泻心汤占据酉位，以右降为主。二方仅仅相差一味药，小柴胡汤去柴胡加黄连即是半夏泻心汤，柴胡左升，黄连右降，明白小柴胡汤即可明白半夏泻心汤。

4. 太阴代表方：理中汤，示意图如下：

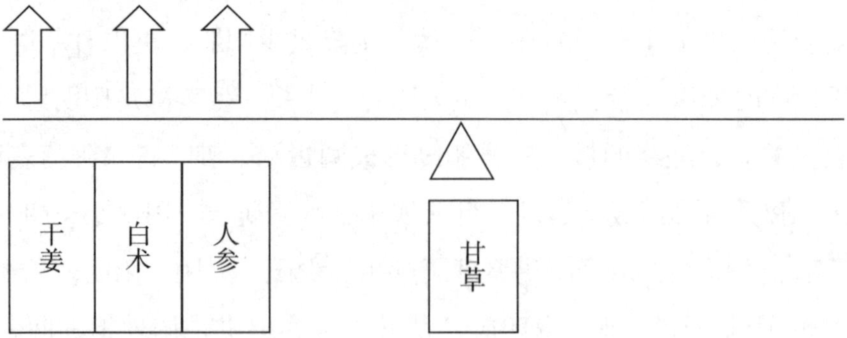

理中汤"升降和"解析：

理中汤以干姜驱寒，白术化湿，人参补气，左升足太阴脾，以甘草居中定住轴心，突出左升足太阴脾这一主题。此方是升脾之根本方，此为黄元御圆运动上升之核心：己土，配以下降之核心：戊土，共同组成升降之原动力，系后天之本。补土派李东垣之“补中益气丸”系此方加减而来，加强了补气之黄芪、升麻、柴胡，配以陈皮一味，妙应脾升胃降，此理中汤所不具备也，李东垣之功在此也，温病派叶天士偏重右降胃也，李、叶二人将“脾升、胃降”分别推向极致。

5. 少阴代表方：四逆汤，示意图如下：

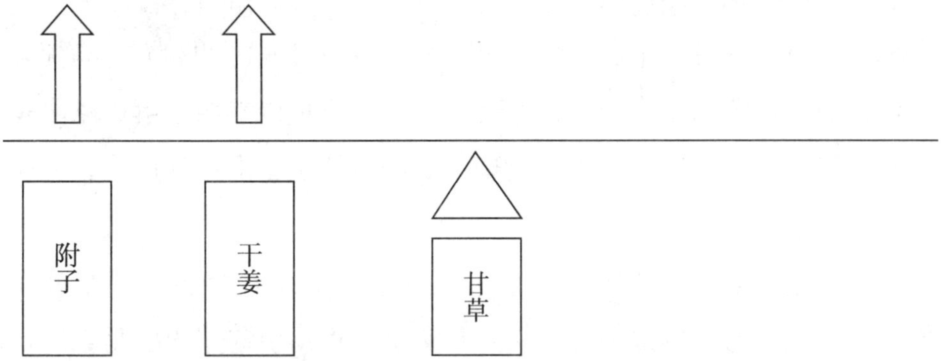

四逆汤“升降和”解析：

四逆汤以附子左升足少阴肾为主，配以干姜左升足太阴脾，以打通附子潜入少阴通道，更以甘草居中调和脾胃，培补中土，护火于下焦。此方是回阳救逆根本方，也是培补元阳之方，此为郑钦安阴阳学说，首重扶阳之入手点，是阳气的起点，也是阳气的归处。四逆汤与潜阳丹一升一降，二方比较加强对阴阳、升降的理解。

此方与桂枝汤合方，即是桂枝汤加附子方，调理太阳、少阴合病，与麻黄附子细辛汤原理相同，主攻点不同，发汗、止汗而已，四逆汤系先天之本。

6. 厥阴代表方：乌梅丸，示意图如下：

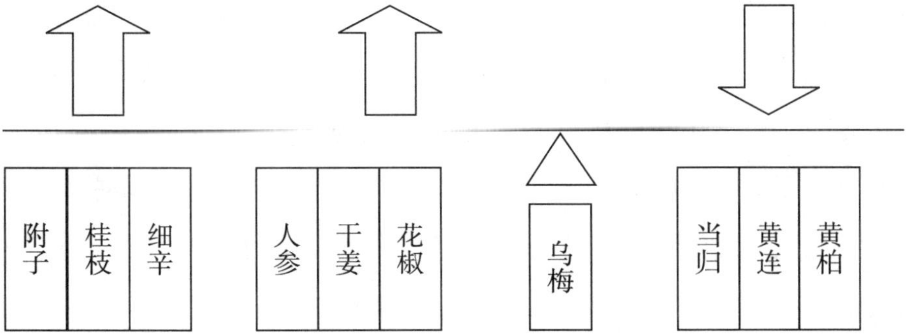

乌梅丸“升降和”解析：

乌梅丸以附子、桂枝、干姜、人参、细辛、花椒左升脾肾之阳气，以黄柏、黄连、当归右降心肺之阴血，更以乌梅为引经药，锁定足厥阴肝经阴之将尽、足太阳膀胱经阳之初升之枢机，阴合阳开，开启新一轮升降圆运动征程。

乌梅丸组方以左升为主、右降为辅，典型的左升右降调和方，乌梅丸与附子泻心汤相似，后者以右降为主，左升为辅，二方可以参照理解。厥阴是人体最大的阴阳转换时间，理解乌梅丸就理解阴阳一体了，即一气周流，一团混元之气升降。

乌梅丸是足厥阴肝代表方，千百年来争论不休，《伤寒论》书中放在厥阴篇，文字所及似乎为治蛔虫设方，实际是举例，最易引起误会的是厥阴代表方却没有厥阴药，足厥阴肝与足少阳胆脏腑互为表里，经络相互顺接，形成圆运动，用药应以柴胡、黄芩为主，而方中恰恰没有这两味药，为什么？

五行木生于水而克土，临床厥阴肝木有问题，是生发太过，此时若用生肝之柴胡，就有拔根之虑，故而予以补肾水之品，如附子、肉桂、细辛等，同时因肝木生发太过，克伐脾土，因此予以补脾之品，如人参、干姜、花椒等，由于肝木化火炎上，因此予以降火之品，如黄连、黄柏等。

仔细体会乌梅丸，就会发现这是一个大合方：黄连、肉桂组成交泰丸，肉桂升、黄连降形成圆运动，人参、干姜、花椒是大建中汤，附子、肉桂、细辛是“麻黄附子细辛汤”变化而来，附子升、黄柏降形成圆运动，大队热药左升为主，少量凉药右降为辅，更以乌梅为君药锁定足厥阴肝，如果不从圆运动整体上考虑乌梅丸的组方原理，很难理解此方之目的。方证派认为临床症状寒热错杂，临床用药是寒热并用，这让一些后学者摸不到头脑，抓不到要害，而圆运动的“升降和”最善于解析、展示此方之“为什么”。

一天之中子丑二时（晚上 11 点至夜里 3 点）、一年之中冬至前后发病者皆可以乌梅丸治之，厥阴肝经、上热下寒证、上盛下虚证、升降失调者皆可以参照乌梅丸组方之理治之，如失眠、盗汗、过敏、痤疮、面赤、头疼、高血压、口腔溃疡、斑秃、牛皮癣、泄泻、红斑狼疮、萎缩性胃炎等。

以上文字只是本人对中医中药的一点理解，一管之见，不对之处敬请大方指点。

搁笔之时，似乎还有许多话要说，最后以一首小诗表达我对“升降和”解析经方的心情和理解吧！

滚滚长江东逝水，浪花演绎医者泪，
坐看红日升和降，附子黄连甘草随。

王昱霖
2018 年 10 月 1 日于江
苏宿迁玄壶书屋

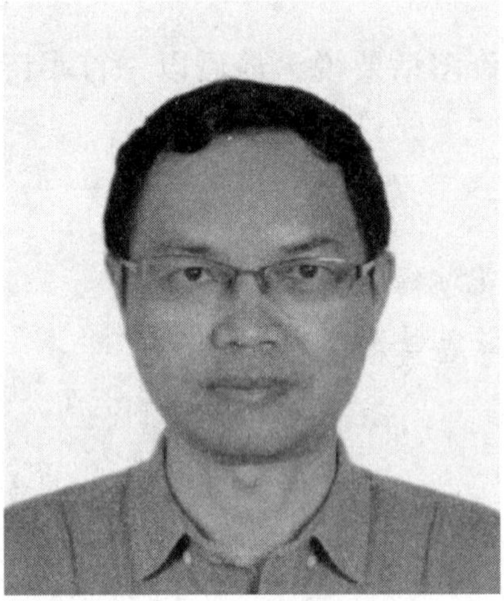

如今赢得花妖娆

广州中医药大学深圳医院儿科主任医师

教授、硕士生导师

罗光亮

罗光亮，男，1965 年生，江西丰城人。主任医师、教授、硕士生导师，广州中医药大学深圳医院儿科主任。全国中医药高等教育学会儿科研究会理事、中国中医药研究促进会小儿推拿外治专业委员会常委、广东省中医药学会儿科专业委员会常委、深圳市中医药学会儿科专业委员会副主委、深圳市第四批名中医药专家学术经验继承工作指导老师。

师从陈进、朱锦善教授，深得其传。一直从事中医儿科临床工作，对儿科常见病多发病及疑难病症有经验，对中医儿科理论学说有研究。认为小儿“病生于养、养在于脾、脾病于困”，主张“病有专方、治并阴阳、药施在奇”，并认为“稚阴稚阳”学说是儿科临床的理法基础。负责多项省市级科研项目，获 2007 年深圳市科技创新奖。参与编写《儿科心鉴》《实用中医儿科学》等专业著作 5 部，发表专业论文 20 余篇。

我走上中医之路是偶然的，当年高考填志愿的时候，我填报的是江西医学院，却接到了江西中医学院的录取通知。当时不知道“中医”是什么，不过还是兴高采烈地走进了校门。一首词记录了我当时的心情：

《蝶恋花》（1983.8.28）

汽笛声声催脚步，催得心花，撒落月台路。
旋被秋风吹满树，众亲挥手相持去。
惬意临轩回首顾，瘦影寒灯，未把青春负。
极目长天惊广宇，少年心事穿云絮。

当翻开《黄帝内经》，读到“天地者，阴阳之道也”时，心中的疑虑落地了，原来正是自己喜欢的古文、喜欢的专业。作为“八十年代的新一辈”，时逢改革开放，国家呈现出一片朝气蓬勃的发展景象，我们这一代中医人学习中医，比起上几代中医人应该是少了几分艰难谋生的窘态，多了几分报效祖国、献身事业的豪情。现在回忆起来，那时真有这种精神状态。

我们是在院校教育下成长的，哺育我们的是五版教材和老中青结合的老师。在校学习中，约七成学时学中医，三成学时学西医。从理解记忆来讲，现代医学要比中医好学，但我偏好古文，觉得中医经典饶有兴味，因此，学习中一路畅顺，各经典章节，按要求该背诵的都背诵了，该理解的都理解了。如果说有什么缺憾的话，那就是经典的背诵是节选式的，年轻讲师讲的临床实际病例较少，这个问题在以后临床补课中就显得更为突出了。那时印象深刻的是，黄海龙老师讲的《中医基础》，傅幼荣老师讲的《黄帝内经》，因为他们在课堂上表现出了学者的修养，和来自于家学渊源的自我见解。

在本科最后实习的时候，我虽然是去了个偏僻县城的中医院和人民医院，但却学到了不少知识。在那里见识了许多急重症，也见识了许多专门求助于中医治疗的病症，侍诊于人民医院中医科的梅开丰主任（一个在当地颇有知名度的中医）。在那里，我开出了平生第一张得意的处方——半夏泻心汤，用于治疗一位老年妇女的胃病，颇有疗效，大获患者赞赏。同时，我还发表了第一篇论文《六味地黄丸治疗儿童药物性性早熟》(江西中医学院学报，1988.8)。这也增强了我走向中医的信心。

毕业工作2年后，我考上了母校的硕士研究生，跟随陈进教授、衷诚伟教授、朱锦善教授学习中西医结合儿科。因为立志要做儿科临床，在研究生的最后一年，我主动要求到江西省儿童医院实习，这对我的医疗职业生涯产生了巨大的影响。江西省儿童医院可以说集一省的儿科病种之最，在这里，我见识了各种各样的危急疑难病症，并且亲笔记录了80多个典型的完整住院病案，这些病案至今仍然放在我书架上。我以为，尽可能多的见识病患，特别是对危急疑难症的熟识，是一个中医儿科医师所必需的，它非但不会影响中医的思维，反而能够极大地提高诊治水平及把握风险的能力。

研究生毕业后，我到了江门五邑中医院工作，参与创建五邑中医院儿科。在从事儿科专科工作的初期，我坚持用门诊处方的中医特色，绝不随便使用西药。那时一面运用老师的经验，一面广泛搜罗近现代名家的经验，疗效显著。但是我总觉得，中医经典根基不牢对诊治水平影响匪浅，于是在工作中，我结合临床对经典反复进行温习。后来朱锦善老师到深圳工作，我也追随老师来到深圳，多年来，亦师亦友，且导且学，影响我直至现在。朱锦善老师学养渊博，气度宽宏，诲人不倦，在中医儿科理论上造诣尤深。我协助朱老师先后编写了《现代中医儿科学》《儿科心鉴》《实用中医儿科学》等著作，其中我负责系统整理了小儿脾胃学说、小儿禀赋学说等14个中医儿科理论学说，过程虽然辛苦，但获益良多，感慨亦深，犹如窥泰山之貌。这样一边读写一边诊治，使我不仅在中医儿科理论上有系统的提高，在临床上也臻于成熟，并形成了自己的风格。

学术上，我认为小儿“病生于养、养在于脾、脾病于困”，主张“病有专方、治并阴阳、药施于奇”。

1.病生于养

小儿生活不能自理，寒温不能自调，小儿的病大多是养护不当引起。主要包括昧于胎养(胚胎中)、过于食养(饮食中)、失于教养(学习中)、疏于居养(起居中)、盲于调养(调治中)。

通过大量的调查发现，小儿反复呼吸道感染的发病诱因主要是寒温失调，而寒温失调就是缘于看护人养护不当。调查发现反复呼吸道感染的9个诱发事件是：睡眠中寒温失调，接触受凉，汗出较多时当风或受凉，温差＞50℃的两个环境之间切换，湿度＞85%的湿热环境，强对流、大风、风暴环境（气压变化），群聚环境，过度疲劳，接触患儿等。针对此研究，我制订了“小儿反复呼吸道感染的YH护养方案”，这些成果已广泛用于临床。

2. 养在于脾

脾主运化升清，五谷赖其化，百四肢百骸赖其养。小儿脾常虚，百病之生化转归莫不相关于此，故调养重在脾。脾强则气血足、卫表固、生长顺、病愈速，所以治未病须调脾，健体质须调脾，促生长须调脾，恢复期须调脾。如何调脾？个人认为，不限于药物，养脾之法在于：养脾于饮食、养脾于睡眠、养脾于学习、养脾于情志、养脾于外治、养脾于药物。

3. 脾病于困

脾之生理功能是主“运”，其病理基础当然是主“困”。脾主困，首见于北宋钱乙的《小儿药证直诀》，然而后世医家张洁古《医学启源》将“脾主困”易为“脾主湿”后，因为影响太大，“脾主困”被淡化。现代医家朱锦善尤倡“脾主困”。个人认为，脾病是因脾阳功能困顿，即脾失健运，运化升清失司，纳化、升降、燥湿、统血等功能障碍，则百病由生。实则生积、湿、痰、浊；虚则亏气、血、津、液 。故无论虚实，治疗源头在于“运”，而非“补”。如钱乙的益黄散（诃子、陈皮、青皮、炙甘草），方中无一味健补脾胃之品，却名曰益黄（亦名益脾散），其意义即在于运脾。这就是“脾主困”理论的具体运用，无论虚实，振奋运脾是首务。

本人创运脾解困汤即此意（桂枝、白芍、大枣、生姜、甘草、砂仁、神曲、稻芽、厚朴、布渣叶）。治疗小儿血小板减少性紫癜，要生血养血，笔者常常运脾；治小儿疳积、水肿、痰湿之症，也必须运脾。

4. 病有专方

个人认为小儿常见病、多发病较适合专病专方。小儿有“元气未散，纯而未染”的特点：病情单纯，少有基础病；病程较短，容易控制；还有鲜明的地域及季节、个体特点。专病专方古来即有，《五十二病方》《黄帝内经》均有记录。《伤寒论》《金匮要略》创辨病论治，有专病专方。《小儿药证直决》有古方127首、自创方8首，实用性很强。广州中医药大学编《儿科专病》，列常见16病及专方。

个人认为在专方的基础上辨证论治比较适合于儿科的常见病、多发病，并非淡化辨证论治。以下是我临床的常用方：①婴儿蠲哮汤（青皮5g、陈皮5g、苏子5g、葶苈子5g、槟榔10g、大黄5g、当归10g、鬼箭羽10g）治婴儿哮病。②加味香薷饮（自创：藿香5g、香薷5g、芦根10g、岗梅根10g、金银花10g、扁豆花10、青蒿10g、玄参10g、土茯苓10g）治小儿疱疹性咽峡炎。③咳嗽三合汤（自创：麻黄3g、苦杏仁5g、陈皮5g、半夏5g、芦根10g、冬瓜子10g、前胡10g、龙利叶5g）治小儿外感咳嗽。④运脾解困汤（自创：桂枝5g、白芍10g、大枣5g、生姜3片、砂仁5g、神曲5g、稻芽5g、厚朴5g、布渣叶10g）治小儿疳积。⑤婴儿退热散（自创：桂枝5g、白芍10g、大枣5g、生姜3片、羌活10g、细辛2g、青蒿10g、银柴胡10g）治婴儿外感发热。这些方剂都卓有成效，现已成为院内制剂或科室协定方。

5. 治并阴阳

小儿不是成人的缩小，其脏腑娇润、形气未充的特点对处方用药有更加特别的、个体化的要求，特别是婴幼儿，药过散易伤气，药过热易伤阴，药过寒易伤阳，药过腻又碍胃，疗程过长又伤正，并且小儿许多病症实际表现就是寒热并存、虚实夹杂的状况，故临床多寒温并用、表里双解、攻补兼施。许多名方中存在性味相反的组药，如半夏泻心汤中的黄连、干姜，越婢汤加附子中的石膏、附子。但同一方中两个相反药的剂量比例，要根据病情恰到好处，否则起不到作用，或起反作用。如外感入里，往往寒郁愈重则里热愈炽，解表清里之药均当重用，不可重清里而轻解表，重用辛温才能外散表寒，达到表解汗出。

6. 药施于奇

一张处方，在某些情况下，常可见到一、二味中药，因与众不同而十分显眼，能起到画龙点睛、化腐朽为神奇之效，故称之为“奇”。如黄芪15g、党参10g、白术10g、炙甘草10g、当归10g、陈皮5g、升麻5g、柴胡5g、生姜

3 片、大枣 4 枚、诃子 10g，方中之诃子。常见的“奇”药有超大剂量的用药、引经药、地方草药、鲜草药、虫类药、毒性药、特殊炮制的药。因为奇药能治大病、治难病、治急症，加倍提高疗效，故本人常常使用，往往能起沉疴。

医案举例

长期高热案

王某，男，10 岁，四川人，居深圳。于 2015 年 3 月 31 日经介绍到我处就诊。

诉发热 18 天，伴大腿内侧肌肉痛，诱因不明。体温在 38.5℃ ~39.5℃，持续发热，热前有恶寒，服布洛芬可退，能维持 3~5 小时。期间有咳轻，现又诉右膝关节疼痛，其势隐隐不重。2015.3.17~2015.3.31 在市儿童医院住院，查血常规白细胞 25×10^9/L，CRP 156mg/L，血沉 102mmm/h，血清铁蛋白 1253ng/ml，EB 病毒衣壳抗体 IgG（+），核心抗体 IgG（+），衣壳抗体 IgM（–）、EB 病毒 DNA 咽拭纸及血液（–）。其他检查伤寒、结核无特殊。肺、心脏、肝胆脾、骨髓、关节无特殊。住院 14 天，诊断发热待查，结缔组织病？诊断不明。经抗病毒抗菌治疗 14 天，用头孢哌酮、阿莫西林、万古霉素、美罗培南，仍高热不退。

现查见精神欠佳，面色苍白，呼吸平稳。体温 38.7℃，脉搏 108 次 / 分，呼吸 22 次 / 分。双肺呼吸音粗，心音有力律齐，各瓣膜听诊区未及杂音。关节无红肿，活动正常。2015 年 3 月 31 日本院复查血常规白细胞 25×10^9/L，中性粒细胞百分比 83%，CRP 51.6 mg/L，胸片无异常。查舌质淡红，苔腻，脉滑数。

诊断：发热待查，湿热疫毒。

治法：清热解毒，分利湿热。

处方：银翘散合小柴胡汤。

用药：金银花 10g、连翘 10g、竹叶 10g、荆芥穗 10g、牛蒡子 10g、薄荷 5g、桔梗 10g、芦根 10g、半夏 5g、黄芩 10g、青蒿 10g、柴胡 10g、灯芯草 3g、甘草 3g。用配方颗粒剂 5 剂。服法：将 1 剂全部颗粒倒入同一杯中，用

100ml 沸水冲匀，每次 50ml，分早、中午服，晚冲 1 剂，再服 50ml。嘱停其他任何药，只服布洛芬混悬液。

2015 年 4 月 5 日复诊：发热如前，体温 38℃ ~39℃，仍有右膝关节疼痛，每日需服布洛芬混悬液 2 次。查舌质淡红，苔腻，脉滑数。辨证邪伏膜原，拟达原饮加减：土茯苓 15g、石膏 15g、法半夏 5g、槟榔 5g、地骨皮 10g、黄芩 10g、青蒿 10g、柴胡 10g、草果 10g、黄柏 5g、桑枝 10g、桂枝 6g、甘草 5g。配方颗粒剂 5 剂。

2015 年 4 月 10 日复诊：右膝关节疼痛减轻。每日需服布洛芬混悬液 1 次可维持 24 小时未发热。今日膝关节 B 超、胸片无异常。查舌质淡红，苔薄腻，脉滑数。不除外特发性类风湿性关节炎。此时热势已减，患儿面色苍白。继续清利湿热，通利经络，拟方：土茯苓 15g、法半夏 5g、槟榔 5g、地骨皮 10g、黄芩 10g、青蒿 10g、柴胡 10g、草果 10g、黄柏 5g、桑枝 10g、桂枝 6g、甘草 5g。配方颗粒剂 8 剂。

2015 年 4 月 18 日复诊：复查膝关节 B 超、类风湿因子无异常。血常规白细胞 15.8×10^9/L，中性粒细胞百分比 74%。4 月 15 日停布洛芬混悬液，16 日又发热，但未过 39℃，关节疼痛仍有反复。拟方：青蒿 20g、地骨皮 20g、土茯苓 15g、羌活 10g、独活 10g、桑枝 10g、桂枝 5g、白芍 20g、大枣 10g、生姜 3g、木瓜 15g、钩藤 10g、芦根 15g。配方颗粒剂 8 剂。

2015 年 4 月 26 日复诊：诉 4 月 24 日至 25 日自行停布洛芬混悬液未发热。关节疼痛仍有反复，但精神、食欲、活动如常。复查关节 B 超，发现右膝关节见少量积液。嘱仍维持服布洛芬混悬液日 1 次。继续清利湿热，通利经络，拟方：青蒿 20g、地骨皮 20g、土茯苓 15g、羌活 10g、独活 10g、桑枝 10g、桂枝 5g、白芍 20g、大枣 10g、生姜 3g、木瓜 15g、钩藤 10g、芦根 15g、鸡血藤 15g。配方颗粒剂 8 剂。

2015 年 5 月 3 日复诊：查关节 B 超、X 线照片、甲胎蛋白、癌胚抗原、肝功能无异常。病情稳定，守上方配方颗粒剂。

2015 年 5 月 19 日复诊：诉 2015 年 5 月 15 日自行停布洛芬混悬液，至今未发热，精神好、食欲活动正常。复查血常规白细胞 11×10^9/L，中性粒细胞百分比63%，CRP 26 mg/L，守上方：青蒿20g、地骨皮20g、土茯苓15g、羌活10g、独活10g、桑枝10g、桂枝5g、白芍20g、大枣10g、生姜3g、木瓜15g、钩藤10g、芦根15g、三七3g、鸡血藤15g。配方颗粒剂10剂。

2015年5月29日复诊：诉至今未热，诸症消失。精神好、食欲活动正常。守上方10剂。后回访未再反复。最后考虑诊断为特发性类风湿性关节炎。

我一直从事中医儿科临床工作，长于中医调治小儿发热、咳嗽、哮喘、疳积、泄泻、汗症、惊风、遗尿、紫癜等病证，总结了一套方案。对喘证、抽动症、重症支原体肺炎、胆汁反流性胃炎、长期高热、慢性咳嗽、慢性腹泻等小儿危急疑难病有丰富的经验，屡起沉疴。精于辨证，善用经方，多有自创。治疗常见病恪守法度，化裁经方；治疗危急疑难病则在辨证中大胆使用重药奇药，出奇制胜。二十余年来，我诊治患儿近30万人次，个人门诊量一直位于医院前列，深得患者信赖。

2001年到广州中医药大学深圳医院后，我创建并带领本院儿科快速发展，2018年病床增至70张。大力开展中医适宜技术，不断强化儿科中医特色，2013年起建立北京王伯岳儿科流派传承基地，担任深圳市第四批名老中医学术经验传承指导老师，毫无保留地培养中医儿科人才。同时，还开展了儿科经方门诊、开展儿科哮喘病、抽动症、慢性咳嗽等专病门诊。本人研究的"小儿反复呼吸道感染的YH护养方案"及"系列个人自创验方"，现已成为院内护养常规、院内制剂或科室协定方，广泛使用于临床。曾获2007深圳市科技创新奖、2010年中华中医药学会科学技术奖三等奖。

多年的辛苦，俨然有些许成效。每当夜深人静之时，想着泱泱大市的深圳也有自己的点滴贡献，不禁生出一些自豪来，谨以此词结尾：

《蝶恋花》（2015.1.10）

南海边陲田半亩，日日躬耕，只种时珍草。
近水邻山春意好，如今赢得花妖娆。
摘取香心调两拗，表里辛酸，一剂烟云杳。
不问功名多与少，将花就月随天老。

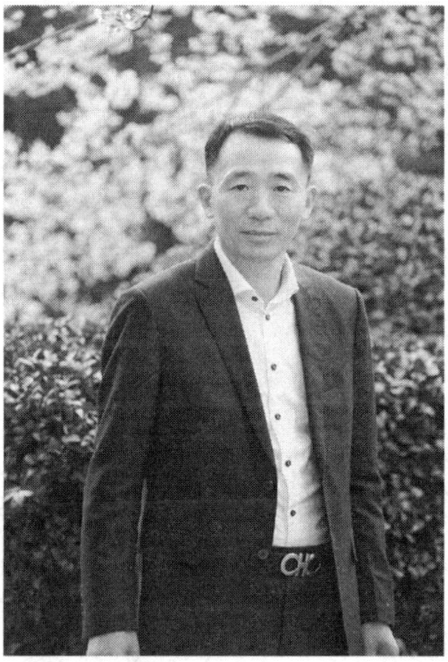

上善若水　厚德济生

北京中医药大学特聘临床专家

主任医师

徐书

医家简介

徐书，1966年10月出生，江苏连云港市人，主任医师，北京中医药大学特聘临床专家，世界中医药联合会肿瘤外治法专业委员会副会长，中华中医药学会肿瘤创新联盟理事，无锡徐氏中医药研究所创始人。多次受邀于澳洲悉尼大学、上海中医药大学、南京中医药大学传授学术经验。指导国家级课题一项，发表学术论文10余篇，代表专著有《杏林碎金录》《徐书专病特效方》。重视教学工作，以发展中医药事业为己任，建立“脉证病机”学术团队，目前共培养硕士、博士近20余人，绝大多数成为科室骨干。近年来，独立承办首届全国经方实战论坛并获得圆满成功。

先后师承国医大师朱良春先生，国医大师李士懋先生，河北名老中医田淑霄老师，河北中医外科名家林为雄先生等，悉得真传。提出“以脉诊为中心，以经方为龙头，时方为龙尾，专病专药画龙点睛”的学术思想，尤擅以经方治疗各类肿瘤、风湿病、皮肤病、糖尿病、尿毒症等各类疑难病。

中医之路

我毕业于北京中医学院（现为北京中医药大学），临证近30年，有痛苦，有迷茫，但苦中有乐。这辈子我是把中医当作我的事业来做，读书、临证、传道、授业，做个快乐的中医人。

一、缘起

说起中医之缘，还要从1983年说起，当时我正在读高中，夏季高温，我的臀部出现疮痒此起彼伏连续不断，自服消炎药无明显效果。把情况与姐夫说之后，姐夫建议我去他爷爷陈瑞山老中医家诊治。陈老祖传5代中医外科，擅长外治法，治疗疮痈肿毒以及乳腺癌。于是就去找陈老诊治，陈老看完后开出了几粒黑色药丸及外用膏药。嘱咐忌食生冷辛辣之品，经过内服外敷1周后，诸证消失。

从此以后，我对中医产生了极大的兴趣，当时姐夫正跟陈老学习中医外科，我就向姐夫借《汤头歌》《药性赋》利用暑假来读，自此与中医结缘。

二、求学与行医

高中毕业后，我有幸进入北京中医药大学。20世纪80年代末，出国热、经商热、外语热在校园内盛行，经典课在学校被弃之墙角，我的很多同学纷纷放弃了中医的学习，而我出于对中医的热爱，放弃了外语的学习，一直坚持学习经典。

毕业之后，我被分配在中医院上班，一年后经过中国中医研究院何绍奇先生介绍去南通市中医院随朱良春老师进修学习。当时南通市中医院有妇科名家姚雨晨老先生、儿科专家蒋仰山先生、外科专家陈照先生、肝病专家陈继明先生、血液病专家汤成祖先生等，整体水平在全国名列前茅。我每天7点上班，把朱老的诊室打扫干净，帮朱老泡好茶，等待朱老上班。朱老每周一、三、五出专家门诊，每次要看诊100多名患者，主要以风湿、类风湿、肾病及肿瘤等疑难病为主。朱老态度和蔼，每每见到患者说效果非凡，就觉得跟对了一个好老师。

朱老不上班时，我便随姚老、蒋老、汤老跟诊。蒋老系上海毕业，与南京儿科名家江育仁是同学，他将宣、清、降三法融于一炉，诸法变通，对治疗儿童咳嗽、哮喘等疾病有特别好的疗效。有一次跟汤老抄方，汤老拍着我的肩膀说："孩子，中医应该好好学习，不然中医怕后继无人了。"我深受感动。汤老家传方很多，善治血小板减少、再生障碍性贫血等疑难病。我用汤老方治疗了数例血小板减少性紫癜，皆取得很好疗效，一年的进修生活充实而又紧张。

回到单位工作2年，深深地感觉自己脉诊很差，故我又去河北省跟随李士懋先生、田淑霄师母学习脉诊与妇科。李老精研脉诊，以脉定证，以脉定方，田老是家传中医妇科，二老特别喜欢我这个刻苦用心的徒弟，口传心授，毫无保留地把经验传授给我。

进修最后2个月，通过朋友介绍，随河北省中医院外科名家林伟雄老师学习。林老也是家传中医外科，他对结石病、牛皮癣等外科疑难病皆有很多独到见解，至今我还用林老的三部曲治疗结石，疗效迅速，止痛快。我的笔记本记下了几十万字，为以后工作打下了很好的基础。

后来回单位上班后，我一边工作一利用周日随陈瑞山老中医抄方学习。陈老外科有很多绝活，内治以消、托、补为主，善运用《医宗金鉴》诸法治疗外科病。家传有麻蛇散、小金丹，治疗疮痈肿毒烫伤有特效。

三、读书行医的习惯

首先，以书为师，每天坚持白天看病，晚上看书，特别是白天遇到的疑难病晚上回家查书，包括西医的生化检查及心电图都一一弄懂。

其次，善于总结归纳，如糖尿病在报刊上记载的经验及古书的经验归纳汇成小册，分门别类。

然后，善于收集单方及验方，特别是患者带来的处方效果比较好的，都一一收纳。

最后，善于交流心得，古人云："三人行，必有我师。"我经常与同道交流，取长补短。特别是我有一个忘年交，即河北省黄骅市袁守怀老中医，他多年来帮助我在临床中授业解惑，让我受益很多，我们之间是“中医行，兄弟情”。

四、读书的经验

（1）初级：首先要读《医学三字经》，都是三个字，字字璇珠，朗朗上口。很多疑难病在其中都可以找到答案，如治中风，首先提到小续命汤。其次，《神农本草经》分为上、中、下三品，平时我们在跟师学习过程中，将老师所用的每一味药都查一下《神农本草经》中的功效及应用，这样时间久了就会熟悉。再次，《濒湖脉学》要背熟。脉诊是中医的基本功。望、闻、问、切四诊中，切脉可以定虚实寒热，以脉定证，以脉定方。最后，《汤头歌诀》要记牢。汤头歌最后一句皆是阐述病机，如苏子降气汤，下虚上盛痰嗽喘；定喘汤，肺寒膈热喘哮尝；归脾汤，肠风崩漏总能医。

（2）提高层次：读《伤寒论》《金匮要略》《温病条辨》。这三部书要背熟，在此基础上每年要通读三到五遍。

（3）后期：要看陈士铎《医学全书》，书中有很多精辟的论述。他与傅青主是一脉相承，如熟地黄能开胃、化痰、补胆，皆开数法之门，耳目一新。《吴鞠通医案》，其中有很多活用经方案例。吴鞠通是一位经方家，在熟读经典的基础上发展了温病，写下了《温病条辨》。《医学衷中参西录》是张锡纯临床实践经验，是从临床出发的一本好书。书中强调中西医结合，以石膏配阿司匹林解热镇痛，对虚劳病、大气下陷等诸多疑难杂病有很好的指导意义。

（4）现代的书：我主张看《李可老中医急危重症疑难病经验专集》一书，这书值得我们深入研究。特别是书中的破格救心汤，临床应用效果非常好，但附子的剂量不提倡太大。此外，《胡希恕临床经验集》《朱良春医学全集》《虫类药的应用》《李士懋医学全集》皆要阅读。《内经》及《叶天士医案》建议到60岁以后再看。

五、对中医的一点看法

（1）谈师承：中国古代的教育形式是师带徒，我提倡多跟几个老师学习，特别是跟明师，做临床。跟师学习要以真诚勤奋的态度学习，要做到尊师，只有做到尊敬老师才能爱护徒弟，老师才能把自己的经验告诉你。跟师要学习把握要领，看一看老师怎么问诊，怎么把脉，把什么样的脉象，老师是怎样把一个一个的症状归纳得出病机，处方是经方还是时方，剂量多少，二诊的情况怎样，老师是如何守方与变方等，一天跟诊写一篇跟师心得。我曾经带过一个博士，他很努力，短短4个月，写了10万字的病例总结，这种精神值得我们提倡，因为每一位老中医通过几十年的实践皆有其独到之处。这些经验非常宝贵，不但要好好继承而且要发扬光大。

（2）谈实践：中医的生命在于临床，疗效是根本，以学来的经验靠大量的临床实践来证实有效，才能成为自己的东西。比如，林伟雄老师的结石治疗三部曲，从结石的疼痛期，到稳定期、嵌顿期，我使用于临床就取得了非常好的效果。

师恩难忘

余早年跟随国医大师朱良春先生学习，受益匪浅。朱老医术精湛，医德高尚，多年来一直影响着我。他不仅治疗风湿病是国内一流水平，治疗萎缩性胃炎、肿瘤、尿毒症也有独特经验。现将我当年跟朱老学习的笔记拿出来与同道分享，有关类风湿的辨证体会总结如下。

益肾壮督有两个内容：补益肝肾精血和温壮肾督阳气。阴充阳旺，自可驱邪外出，也可御邪不致在侵，何来反复发作？筋强骨堡，关节滑利，不易外邪，流注不去，痰浊瘀血天冉生，何患顽缠不愈？“益肾壮督”不仅适用于顽痹的稳定期、恢复期的治疗，即使在起病期、发展期也可采用，只不过治标而已。张仲景治太阳风湿，用桂枝附子汤、去桂加白术汤、甘草附子汤，其中附子温肾助阳以驱邪外出，为我们做出了典范。

当然，“益肾壮督”仅是扶正固本以利驱邪的重要治则，朱老治疗顽痹也并非仅采用一法而治，而是根据临床实际需要采用二法或多法合用。如益肾蠲痹丸就是益肾水督，养血祛风，散寒除湿，化瘀通络，虫蚁搜剔诸法为一炉而组方遣药的。

朱老潜心研究虫药多年。治疗顽痹是为此，他认为痹治日久，邪气久深入骨髓，气血凝滞，变成湿痰瘀浊，经络闭塞不通，非草木之易所能室达，为借虫蚁之类搜窜达，能气通血和，经行络畅，生活之邪，除控制之正复。朱老不但喜用虫药，且善用虫药，他说："虫类药的临床应用，除应注意各药的特性以发挥其特长外，还须掌握辨证论治的原则，善于与其他药物密切配合，同时还要注意炮制、用量服法等。"朱老治疗顽痹应用虫类药主要有以下特点：寒甚，用乌蛇、蚕沙并配川乌、苍术；夹热者，用地龙并配以寒水石、葎草；夹痰者，用僵蚕并配以胆星或白芥子；夹瘀者，用地鳖虫并配以桃仁、红花；痛甚者，用全蝎或蜈蚣研末吞服，并配以元胡或乌头；关节僵肿变形者，合用蜂房、僵蚕、螳螂虫；病变在腰脊，会用乌蛇、蜂房、地鳖虫。另外，其他动物也常采用，如用紫河车填精补髓，鹿角通利督脉，穿山甲治疗拘挛疼痛忽作忽止，水牛角配赤芍服治疗环形红斑或皮下结节等。

由于虫药多燥，朱老常根据具体情况使用，时配以地黄或石斛等养血主阴之品，以制其偏性而增强疗效，实践证明合理应用虫类药，确能逐顽痹起沉疴，收到比较理想的治疗效果。

朱老在临床上将顽痹一般分五型，即风寒湿痹型、郁气化热型、痰瘀阻络型、瘀热浊毒型、肾督亏虚型。

1. 风寒湿痹型

多见全身关节或肌肉疾痛游走不定，得温痛减，气高之变增剧，关节肿胀，但局部不热，苔薄白或薄白腻，脉沉细活细弦或濡细。治疗祛风散寒，除湿通络。药用制川乌（先煎）10g，桂枝（后下）10g，仙灵脾 15g，鹿含草 30g，当归 10g，熟地黄 15g，炙乌蛇 10g，甘草 6g。风盛者，加寻骨风 20g 或钻地风 20g；寒盛者，加制草乌 10g 或熟附片 10g；湿盛者，加生、熟薏苡仁各 15g 或苍白术各 10g；痛甚者，加炒元胡 15g 或炙全蝎 3g 研末吞服；关节肿胀者，加炙僵蚕 10g 或炙蜂房 10g。

2. 郁久化热型

可见四肢关节肿痛，局部灼热，初得凉则舒，稍久仍以热为适，口干而苦，舌质红，苔黄腻，脉细弦。仍以辛通法兼以清化郁热。药用制川乌 10g，桂枝 8g，当归 10g，生地黄 15g，知母 10g，忍冬藤 30g，广地龙 15g，寒水石 20g，甘草 6g，黄柏 10g，苡米仁 30g。

3. 痰瘀阻络型

症见关节刺痛，僵肿变形活动受限，或肢体麻木重者，舌衬紫或瘀斑，脉濡细或细涩。治以化痰祛瘀，通络散结。药用当归 10g，桃仁 10g，炙僵蚕 10g，炙蜂房 10g，炒白芥子 10g，炙螳螂虫 10g，炙地鳖虫 10g，甘草 6g。刺痛甚者，加三七末 3 分吞服或穿山甲 10g；阴虚者，加生地黄 20g，白芍 20g；兼低热者，加青蒿 10g，葎草 10g；阳虚者，加二仙汤；气血虚者，加黄芪、鸡血藤。

4. 瘀热浊毒型

症见关节肿痛，灼热，局部可见红肿，疼痛很甚，夜不成寐，或见皮下结节，环形红斑，舌苔黄腻，脉弦数。治以清化瘀热，降泄浊毒。药用土茯苓 3g，川萆薢 30g，生薏苡仁 30g，广地龙 12g，赤芍药 15g，炙地鳖虫 10g，蛇舌草 20g，甘草 6g。痛剧者，加蜈蚣 3g，研末吞服或六轴子 2g；关节微红肿热者，加黄柏 10g，蚕沙（包煎）10g；有环形红斑及皮下结节者，加水牛角 30g，丹皮 10g。

5. 肾督亏虚型

症见身体羸瘦，汗出冷，腰膝酸软，缓解疼痛反复发作经久不愈，痉挛骨松，关节变形，甚则脊以代头，苔薄质淡，脉沉细软弱。治以益肾壮督，蠲痹通络，药用益肾蠲痹丸（由生地黄、熟地黄、全当归、鸡血藤、仙灵脾、鹿含草、淡苁蓉、炙乌蛇、炙全蝎、炙蜈蚣、炙蜂房、炙僵蚕、螳螂虫、老鹤草、徐长卿、苍耳子、寻骨风、虎杖、甘草等组成）每服 6~8g，1 日 2 次食后服，妇女经期或妊娠忌服。阴虚咽干口燥者，另用生地黄、麦冬、石斛各 10g，泡茶饮服。

朱老告诫后学者，临证之际，诊察详细，辨证要准，治疗要掌握“持重”

和“应机”两种手段。所谓“持重”即辨证既明，用药宜专；所谓“应机”即证情既变，药亦随易，但持重守亏要守而不死，应机变化要变而不滥。

临床上，在辨证无误的情况下，用药后可出现三种治疗反应，一是药后证减，二是药后平口，三是药后证剧。对于第一种情况，我们一般守方较易；对于第二种情况则守方较难，往往求效心切而改弦易辙；对于第三种情况则守方更难，往往迷茫不鲜，杂药乱投。朱老在临床上对于这些情况，不是简单地把守方续进，而是根据某些症状的消退及主要病理变化的突出，进行个别药物的调整或药物的取舍，但基本方没有大的变化。对于药后平口的情况，他认为多是证重药轻而致，呈守原方，然须重其利用之（或加重主药用量，或再增主病药物）集中优势以攻顽克坚。对于药后证剧的情况，他认为此来药后生效，外邪欲造之故，可守方续进以待佳效。大量的临床事实也证明了这一判断，如杨某患湿性关节炎，辨证为气血两亏，寒湿入络之咎，给服补益气血，温湿散寒，燥湿通络之剂，药后关节疼痛增剧，朱老说：“此乃药后攻邪痹困欲通之佳象也。”守方续服，疼痛若失。龙某患类风，辨证为痰瘀内阻经脉而兼肝肾不足，治以化痰瘀通经络兼护肝肾之阴，药后疼痛加剧。朱老认为，此乃药力达到病所之前，一旦经脉之通，诸疴必豁然而愈，后守方续进，果好其言，所有这些，当然须以辨证无误为前提，再加上精神状态及脉象诸表现，就可以确定。

在中医外科方面，20 世纪 80 年代，余从北京中医药大学毕业后，经过姐夫介绍，跟随已故中医外科专家陈瑞山老中医学习中医，受益匪浅。陈老在中医外科方面，学验俱丰，闻名于苏北，鲁南地区。他的患者，大多来自连云港及周边县市，门庭若市，都是一些外科疑难杂病。一有时间，我就帮陈老做药丸，他告诉我丸药的制作方法。那时，我外科经验不多，都是书本上的理论，我本人在医院从事的也是内科工作，因此我利用周日的时间去陈老家学习。陈老为人温和可敬，医术精湛。他经常给我讲外科方面的知识，如疮疡的三种治疗方法，初期采用箍毒消肿，已成脓的采用开刀发泄，溃后去腐生新，在临床中非常实用。他将外科疮痈划分为三期，即初期（肿疡期），肿期（脓疡期），后期（溃疡期）。以消法、托法、补法三法统治疮疡。如对痈的治疗，早期热毒壅盛时，局部红肿热痛坚硬，治疗重点是解毒消散法，治疗以五味消毒饮为主，着眼于“消”；若消之不应，进入中期，脓成欲溃时，治疗以透脓托毒法，以透脓散为主，着眼于“托、腐”；晚期脓毒溃后，治以补法，分别给予补气、补血、益阴、温阳药来治疗，着眼于“补、收”。外用祛腐生肌散、生肌膏，促进疮口早日愈合。陈老善用小方取效甚多，做到药少、量少、取效快等特点。例如，乳腺癌的患者，陈老用的药味不多，一般不超过10味，常用方：桃仁3g，炮姜3g，川芎15g，当归24g，甘草3g，僵蚕4g，酒为引，同时吃家传的小金丹，部分患者效果佳。

陈老在理论上注重学习，不仅对《内经》熟读如心，而且特别推崇明代陈实功的《外科正宗》。他说：“明代的陈实功先生是明代杰出的临床医家，主要成就表现在外治方面，成就斐然，其特点是既善用刀针之法，又注重刀药结合，更注意外治法的辨证论治，并与内治法紧密结合。”

陈老对外科方的把握也非常深入，如《医宗金鉴·外科心法要诀》中方药的应用，娴熟老道。其中仙方活命饮属于清托剂，为治疗痈疽初起的常用方，本方由三组药组成，金银花、甘草为痈疽之要药，属于清热解毒的一类药；当归、赤芍、乳香、没药属于活血化瘀一类药；防风、白芷、山甲、皂刺、花粉、贝母、陈皮等属于消肿散结类药。痈疽不论阴阳疮毒，未成的即消，已成的即溃，具有清热解毒、拔脓生肌、散瘀消肿之功效，乃疮科之圣方。若溃后，不可使用，阴证疮疡也当禁用。

神授卫生汤是表里两实之剂，属于外科中的消法。方中金银花、连翘既散在表之风热，又清里热之毒，与防风、白芷、羌活配伍宣热散风而散表实，与大黄、花粉、石决明相伍泄热攻下而清里实，穿山甲、皂刺化瘀通络，散结止痛。治疗痈疽发背，疔疮对口，一切丹瘤恶毒诸证，服之能宣散风热，行瘀活血，消肿解毒，疏通脏腑。对本方的把握点主要是内有郁热，外感风邪，热毒壅结。表现为恶寒，发热，烦躁不安，口舌生疮，便秘尿赤，舌红，脉滑数。

回阳三建汤属于祛寒剂。方中人参、黄芪为君，大补元气；附子回阳补火，峻补元阳，能通行十二经脉，益火之源以消阴翳；人参、茯苓、甘草、健脾益气；当归、川芎、红花补血活血；苍术、陈皮、厚朴、甘草燥湿健脾；枸杞子、山萸肉补益肝肾；木香、独活理气，畅通气机。具有回阳软坚、温化寒实之效。治疗痈疽发背，初期不疼、不肿、不红、不热，坚硬如石，硬如牛皮，脉息沉细，我常用本方治疗乳腺癌有效。

陈老善于总结经验，治疗疮疡，从头到脚，皆有治疗心得。如荆防败毒散治疗头面部外科诸症，如颈部淋巴结炎、眼睑蜂窝组织炎、眼睑丹毒皆有良效。因为头面部以风邪多见，不管有无表证，皆大胆使用。他的常用剂量为：荆芥 3g，防风 3g，羌活 3g，独活 3g，前胡 3g，桔梗 3g，柴胡 3g，川芎 3g，枳壳 3g，茯苓 3g，甘草 1.5g。柴胡清肝汤专治腋痈、腋部淋巴结炎。对于腋痈初起尚未成脓者，毋论阴阳表里，俱可服之。他的常用剂量为：川芎 3g，当归 3g，赤芍 3g，生地黄 3g，柴胡 3g，黄芩 3g，山栀 3g，花粉 3g，防风 3g，牛蒡子 3g，连翘 3g，甘草 1.5g。本方具有对凉血清火、疏肝散结之效。防风山栀汤专门治疗臀部多发性疖病。他的常用剂量为：防风 3g，山栀 6g，赤芍 6g，大黄 5g，黄芩 6g，连翘 6g，滑石 5g，石膏 8g，甘草 1g，泽泻 6g，薄荷 2g。内消散，治疗臀部以下疮疡肿毒皆效。他的常用剂量为：木瓜 3g，川芎 3g，当归 3g，牛膝 3g，生石膏 3g，白芍 3g，防己 3g，黄芩 3g，大黄 3g，苍术 3g，薄荷 3g，防风 3g，麻黄 3g，连翘 3g，滑石 3g，苍术 3g，桔梗 3g，荆芥 1g，山栀 1g，甘草 1g。本方具有祛风、清热、化湿之效，因湿性重着，性趋下走，所以下肢疮疡无不与湿有密切关系。

陈老用方的另一特点是剂量很小。他说："治疗外科病剂量轻，性能上走，能宣通皮毛，让邪毒从表而散。剂量重了，性能下走，但起不到打开毛孔作用。"正如清代医家吴鞠通所言："治上焦如羽，非轻不举。"

在实践中，陈老特别强调病因的重要性对疮疡的影响。如外感六淫之邪，在春天主要表现风温之毒，多侵犯头面、耳、鼻、喉咙等处，因风性上行而发生疮疡；夏季多暑湿，汗出过多，暑湿生于皮肤，易生痱子，搔破染毒为疖；秋天多风燥，皮肤干裂，手足裂口，皮肤易受邪毒；冬天寒邪为主，气血容易凝滞，易发生周围血管。其次要辨证求因，要有整体观，不能单一而论，要综合分析，找出规律。如病在上肢和头面属于风多，胸腹以气郁，火郁多见，下部以湿热，寒湿多见。陈老经常提到的消法，就是用消散的药物使肿疡得到消退，免受溃脓切口之苦，是初期最合理的治疗方法，主要用于未成脓期。如有表证者解表，里实者通下，气滞者行气，瘀血者活血通络法，可以使早期的疮疡得以消退。化脓者使之范围缩小，不向周围扩散。

陈老博采众方，善于吸收古人经验，凡临床有效者，皆取而用之。如治疗破伤风症的玉真散，它来源于宋代许叔微的《普济本事方》，由生南星和防风组成。明代陈实功在许方的基础上增加白芷、天麻、羌活、白附子四味药，以加强息风止痉的作用，后世医集如《医宗金鉴》《外科大成》等也多采用陈氏之方。明代龚信《古今医鉴》中有治疗破伤风症的脱凡散，只用蝉衣一味。遂将蝉衣一味合用于陈氏玉真散方中，加入蝉衣 9g，效果非凡。又如《外科全生集》载有治手足不仁、风寒湿痹的祛风逐湿散，由马钱子、穿山甲、附子组成。山东民间经验方治瘰疬、流痰，由马钱子、穿山甲、僵蚕组成。陈老认为瘰疬、流痰属于外科阴证，遂二方合用，即在经验方基础上加一味附子，功效甚宏。

此外，陈老还重视行气理气法的应用，代表方为逍遥散。行气理气法使气机条达，气血调和，以消痞散结。常用理气药物有柴胡、香附、枳壳、青皮、陈皮、木香、乌药、川楝子、元胡。主要治疗结块，不红不肿，病变肝经者，或发病与精神因素有关的诸症。多用于乳部和胸腹部，如乳腺增生、腹部外科肠粘连、肾结石等。治疗肠粘连以活血化瘀、理气止痛法治疗效果很佳，常用三棱 30g、莪术 30g 配桃红四物汤和四逆散治疗多例，无一例失败。治疗输尿管结石引起的肾绞痛，过去常采用五苓散、猪苓汤来治疗，效果差。陈老说，越利尿越疼痛，所以疼痛的时候是禁用利尿药的，他主张理气止痛，以大量的芍药甘草汤配四逆散，最快的半小时即可止痛。等疼痛缓解以后再考虑用利尿剂。治疗手术后引起的腹胀，常用敷贴疗法为丁香 1.5g，木香 1.5g，肉桂 1.5g，白蔻仁 1.5g，麝香 0.3g，研成细末，用熟鸡蛋，去鸡黄，切开将药放入一边，用纱布盖上，1~2 小时即可放气。

“薪火相传、承前启后”，作为中医药的继承者，我要把名老中医的经验传承下去，并发扬光大，为祖国的中医药事业贡献自己的一分力量！

活用心法——六经辨治肺癌

余研习《伤寒论》多年，读仲景之书深感仲景所言的肺痿、肺痈之症与晚期的肺癌患者的症候极其相似。虽然相似，但不可断定为“肺癌就是肺痿”。余在临床辨证治疗肺癌时，一般情况下，小细胞癌或鳞状细胞癌按肺痈处理，常用《金匮要略》中的桔梗白散、葶苈大枣泻肺汤、皂荚丸、千金苇茎汤来治疗。肺腺癌常用三生饮加减。除了在临床辨证论治活用经方外，还需酌情加破血解毒、攻积消瘿、软坚散结药，如血竭、桃仁、芒硝、土茯苓、三七、鳖甲、白芥子、龙葵、白英，以驱逐癌毒所引起的脓血。但是此类药皆属于下气降逆攻毒药，为了防止戕害正气，故在攻癌基础上加入白术、薏苡仁、茯苓，以补土生金。虚则补其母，亦不失为治疗肺癌的一大思路。

当肺癌出现肺痿时，仲景提出两个方：一是甘草干姜汤，二是麦门冬汤。我们可以将这两个方看作是治疗肺痿的两大方法：由甘草干姜汤，我们可以发展到运用阳和汤来治疗，而由麦门冬汤，我们可以进一步拓展到运用炙甘草汤来治疗。余在临床实战中发现，阳和汤、炙甘草汤分别应用于鳞状细胞癌与小细胞癌的后期调理，均可取得一定的效果。而且，鳞状细胞癌早中期可以用肺痈的思路辨证论治，晚期多从肺痿来治疗。

一、辩证方法

肿瘤总的辨证方法，余首次提出“三辨六法”。

1. 三辨

（1）首辨阴阳，再辨六经。

（2）辨气血阴阳之亏，温补肾阳为先。

（3）辨病与辨证相结合，明肿瘤之性。

2. 六法

（1）寒热同用法：因为肿瘤病机比较复杂，常常表现局部的热，全身的寒，或上热下寒。在这个时候就要根据具体情况，熟寒熟热的程度，来决定寒药热药的量。从而达到最佳的效果。仲景在《伤寒论》厥阴篇的乌梅丸给我们提供了一个寒热同用的例证。当热多了以后，可以重用黄连、黄柏，必要时加黄芩以清三焦之火，附子、肉桂可轻用，临床重在活辨。

（2）清热解毒法：肿瘤与热毒同时存在，特别是中期、晚期的癌症患者，常伴有肿块局部灼热疼痛，发热或五心烦热，口渴，便秘等。清热解毒药可以控制肿瘤周围炎症，提高免疫功效 ，防止肿瘤扩散。在治疗肺小细胞癌时，余常选用金荞麦根、龙葵、白毛藤、蚤休等。在选用清热解毒药时，余主张以鲜品，因其含有大量生物活性，抗癌效果比较好，可榨汁服用。

（3）金石法：主要使用矿物药，如砒霜、紫石英、青礞石、龙骨、牡蛎等这些药物不仅能祛风平肝止痛，且能促进癌细胞的凋亡，是未来50年抗癌最有前景的药物之一。

（4）攻下法：主要以大黄、芒硝、甘遂、大戟、芫花等药物。癌毒一定要有出路，所以通大便可以在一定程度上缓解癌毒的发展。比如肺癌，当寒象明显的时候，极易脑转移。当热象明显的时候，极易肝转移。适时攻下让癌毒有出路，这是肿瘤科医生要把握的要点。

（5）以毒攻毒法：主要是应用虫类药攻克肿瘤的方法。草木无情，虫类有情。虫类药性喜攻逐走窜，通达经络搜剔疏利，无所不至。另外虫类药又系高蛋白，可激发体内细胞再生。临床中不同种类的肿瘤可选用不同药物，如肺癌一般选用天龙、全虫，肝癌一般选用鼠妇、地鳖虫、穿山甲等。

（6）化痰软坚法：不仅能软化肿块，还能清热泻火，如天南星、贝母、山慈姑、海浮石、僵蚕、半夏、天葵子等。

二、辨证分型

1. 太阳少阴少阳合病

临床表现为咳嗽、咽喉痒、咽喉干、清涕多，舌苔白腻，寸关脉弦细，尺弦。选方为麻黄附子细辛汤加花粉、生牡蛎、桔梗、山海螺、天浆壳、海浮石、全蝎、生甘草。

2. 太阳阳明合病

临床表现为咳而汗出、痰黄、咽部充血、腹胀、大便黏滞不爽，舌苔黄腻，脉滑数。选方为千金苇茎汤合用小陷胸汤加龙葵、石上柏、白英。

3. 太阴少阴合病

临床表现为咽干咽痒、气管作痒、胸闷等，舌苔厚腻，脉象沉弱。选方为泽漆汤合用真武汤，重用泽漆 50~100g。

4. 少阴虚阳上浮

临床表现为咳嗽、口干、失眠、面红、下肢冷、腰酸，舌苔白腻，脉寸关脉大尺脉弱。治疗以引火汤合用封髓潜阳丹。

三、验案集萃

医案 1

罗某，女，66 岁。2016 年 8 月 23 日初诊。

现病史：胸闷伴咳嗽 20 天。经输液治疗，无明显效果。在江阴人民医院 CT 显示左下肺占位，考虑恶性肿瘤可能。住院行左下肺叶切除术，术中诊断为“左下肺腺癌”。建议放疗、化疗治疗，因为患者家庭条件非常困难，故拒绝治疗。出院后求治于中医。症见口干，胸闷，时有咳嗽，大便干结，舌尖红，舌苔白腻，寸关脉偏大尺弱。

辨证：少阴虚阳上浮。

治法：温肾潜阳，填精化气。

方药：海浮石 15g，姜半夏 15g，黄附子 10g，熟地黄 60g，天冬 15g，麦冬 15g，炮姜 10g，巴戟天 15g，山慈姑 5g，菟丝子 20g，枸杞子 20g，女贞子 20g，五味子 10g，砂仁 10g，龟甲 10g，黄柏 6g，甘草 10g。10 剂。

以此方加减治疗至 2016 年 12 月 27 日。复查 CT 示：肺部肿块消失，遗留小的结节影。继续以原方加减治疗。其中加减的方药有蜂房、蜈蚣、生南星、商陆、蛇六谷、白花蛇舌草、海藻、昆布等。

医案 2

杨某，男，45 岁。2016 年 4 月 27 日初诊。

现病史：胸闷，咳嗽伴呼吸困难1个月。在多家医院诊断：肺癌伴胸水。予以抗癌及抽水治理，抽完水后不久胸水恢复如初，如此反复，最后西医主动建议找中医诊治。来诊见患者面色萎黄，胸闷，呼吸困难，口不干，舌淡，苔白腻。脉沉弦。

辨证：痰饮积聚，停滞胸膈。

治法：祛邪逐水。

方药：枳实10g，薤白10g，桂枝10g，白术20g，茯苓30g，猪苓15g，泽泻20g，丹参20g，檀香5g，砂仁5g，桑白皮30g，葶苈子30g，红参10g，黄附子10g，干姜10g，甘草3g，生姜10g，红枣20g。10剂。

同时口服变通十枣汤。

二诊：药后胸闷呼吸困难明显好转，继续用本方30天后，复查胸水全部消失。

四、临证心得

“肺为娇脏，不耐寒热，易虚易实，外合皮毛”。余认为，寒邪是肺病的重要致病因素，正如《内经》所言：“形寒饮冷则伤肺。”肺主气，无论外感内伤侵犯于肺，皆会引起肺气失调，肺气失宣则身痛，肺气失降则呃逆，肺气不通则失音，肺气阻痹则喉痛，肺气不舒则不食，肺气失畅则呕吐、腹胀、便秘、小便不通。正如《内经》所言：“上焦不行，下脘不通。”所以肺病可以影响到五脏六腑。

另外“肺为华盖”，覆盖在五脏六腑之上，肺是人体最大的器官，几乎占据了整个上焦。同时，肺是人体所有血液获得氧气的地方，全身的血液经过循环都要到达肺，从而获取氧气并带到全身各个部分，所以肺癌是最容易转移的，并且也难以控制。

肺癌的病因病机比较复杂，单靠经方不能完全解决问题，从历代医家对肺癌的认识来看，大致可总结为虚、痰、瘀、毒四个字。临床所见，壮人无积，虚人则有之。虚主要在肺、脾、肾三脏，痰是主要的病因产物，痰与瘀之间相互勾结。毒包括热毒、寒毒、瘀毒。所以肺癌病情危笃，多因虚而得，因虚而致实。虚乃积之本，实为积之标。故肺癌乃本虚标实之证。

对于肺癌的望诊与脉诊，余首次提出如下几点。

（1）《金匮要略》曰：“寸口脉数，其人咳，口中反有浊唾涎沫者何？师曰：为肺痿之病。若口中辟燥，咳即胸中隐隐痛，脉反滑数，此为肺痈，咳唾脓血。脉数虚者为肺痿，数实者为肺痈。”由此可见，从肺痿、肺痈的脉诊变化，可以作为肺癌一个非常重要的评判标准。在肺癌的诊治中，最多见的是滑脉、弦脉、细脉、数脉。其中滑脉主痰湿，弦脉主气滞血瘀，细脉主血虚，数脉主热主病进。晚期肺癌形神俱衰，喘促咳血，汗出肢冷，目瞑不能平卧，见脉弦滑顶指而中空无力，病死不治。

（2）肺癌的中晚期常见舌尖的右侧有隆起或见瘀滞斑，最常见的舌苔是厚腻的，可诊断为痰浊。舌苔厚腻黄干，则可定为阳明腑实，此时可泻阳明之热而通肺气，可防止肺癌脑转移。舌质紫暗，舌下络张可考虑肺脉瘀阻，可适当地予以活血，常用丹参、赤芍、三七、血竭、莪术等，常可使肺部肿块缩小。

（3）《内经》中记载：“阙上者，咽喉也；阙中者，肺也。”所以肺癌早期可见阙中有很重的痕迹。如果伴有面色晦暗，面部黑如蒙尘，为正气虚衰；如果颜面无华，汗如油出，神色惨淡者，肺气将绝，预后尤差。有的肺癌患者颧部可见蟹爪纹，从蟹爪纹的深浅可以判断肿瘤的轻重。

癌性胸水，相当于仲景所说的悬饮病，治疗起来非常棘手。余思之，悬饮病证候与胸痹篇枳实薤白桂枝汤“胸痹心中痞，留气结于胸，胸满，胁下逆抢心”症候颇为相似，故选用本方合五苓散利水，丹参饮活血通阳，故疗效佳。病重者可合用四消汤（香附、五灵脂、牙皂、黑丑、白丑各等量），每天服用2次，每次6~10g，可根据尿量的情况决定其用量。

病痰饮者，当以温药和之。此乃痰饮之纲领。“和”之意主要是调整枢机，病位在少阳与少阴，可用小柴胡汤合麻附辛加减；“温”之意主要是温阳化饮，以四逆汤合苓桂术甘汤；“行”之意主要是调其气，呼出在肺，吸入在肾，气行则血行，所以调气法在肺病治疗中非常重要，轻者可以桔梗配枳壳，重者沉香配灵磁石，人参以纳气归肾。“消”之意消散其痰，根据痰的性质来决定用药；“开”之意就是开其郁闭，肺门开水道通；“导”之意为导饮邪从大小便而出。正如古人所云“医必有方，医不执方，明其理，学其法”，方可为上工也。

晚期的肺癌患者多数伴有咯血，一般从寒热来辨证。热证者，血色鲜红，口燥咽干，痰黄黏腻，气促，舌红苔薄黄，脉滑细数，这个热大多是虚热，以阴虚为本者，炙甘草汤加味治之；寒证者，取黄土汤治疗便血之意来治疗肺寒之咯血。在临床中余在辨证的基础上常加四味止血散，分别是白芨、阿胶、大小蓟炭、藕节炭，止血效果佳。

遵天地，上善若水；敬众生，厚德载物；慎独己，传承不息！

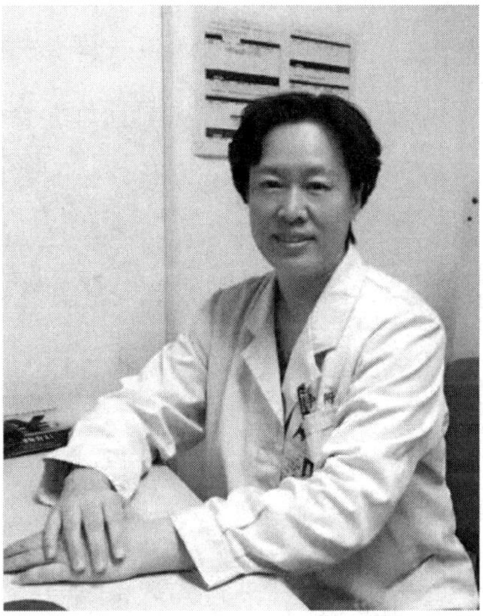

用古老的中医小儿推拿医术
呵护儿童健康

山东中医药大学附属医院小儿推拿中心科主任
主任医师，教授，医学博士，博士生导师
于娟

医家简介

于娟，女，1968年4月出生，孙重三小儿推拿流派传承人，山东中医药大学附属医院小儿推拿中心科主任，主任医师，教授，医学博士，博士生导师，是目前国内唯一在职专业从事小儿推拿的博士生导师。山东中医药学会小儿推拿专业委员会主任委员；中国针灸学会小儿推拿专业委员会副主任委员；中国中医药研究促进会手法诊疗分会副会长；山东医师学会临床营养医师分会副主任委员；“中国中医药研究促进会全国小儿推拿教育培训基地”负责人，“山东省小儿推拿技能培训基地”负责人。山东省中医院名医堂专家；山东省首批中医药文化科普巡讲专家；光明网“光明中医科普工程”光明中医专家委员会首批专家委员等。

主要从事小儿疾病的推拿治疗与预防保健工作，对小儿推拿的古代文献、小儿推拿临床及小儿营养，推拿治疗代谢性疾病等方面有深入的研究。在临床工作中注重传统手法和现代知识相结合，充分发挥中医小儿推拿治疗疾病无痛苦、无副作用、疗效好的优势，效果显著。主治小儿常见病如斜颈、近视、远视、散光、弱视、斜视、鼻炎、鼻泪管阻塞、小儿感冒、发热、咳嗽、哮喘、腹泻、厌食、便秘等，对儿童多动综合征、抽动症、自闭症等疾病的治疗有独到见解和丰富的临床经验，擅长肢体畸形如马蹄足、足内外翻、腱鞘炎等的矫正。

长期从事临床、教学、科研工作，带教研究生、本科生、全国各地进修医师及国外留学生。发表学术论文30余篇，先后主编、副主编著作6部，参编教材1部。在科研方面，共参与课题7项，主持的科技部国家中医药管理局“十一·五”科技支撑课题中医治疗常见病项目：脏腑经络点穴推拿治疗单纯性肥胖症——健脾祛湿推拿法治疗单纯性肥胖症，是“十一·五”期间全国推拿界科技支撑项目唯一一项课题。主持的山东省中医药管理局课题——中医推拿治疗小儿厌食症优化方案临床研究，获得患者的好评。获山东中医药科学技术二等奖2项，省科技进步三等奖1项，国家实用新型发明专利4项。2009年1月获得中华人民共和国卫生部授予的“全国卫生应急先进个人”荣誉称号。

学医之路

我入行已32年，之所以选择学习中医，主要是深受身为西医大夫的父亲的影响，父亲虽然是一名西医大夫，但是在基层医院，各科疾病、各种疗法均会涉猎，父亲对于中医也是特别的感兴趣，经常会用中医中药给家人及患者进行治疗。在我的记忆当中，从小就经常看到父亲用针盒，装着消毒后的针灸针，为我中风的爷爷进行针灸治疗。选择学习中医，一方面是遵父命，因为父亲非常喜欢中医，但是没有实现自己的中医梦，他希望我能够圆他的中医梦，所以父亲在我考大学的时候，就帮我做出了选择，学习中医；另一方面，也因为自己从小经常去父亲工作的医院，看到很多的孩子在打针、吃药的时候，尤其是打针的时候，孩子们不仅非常的痛苦，而且极不配合治疗，这个场景给我留下了非常深的印象，当时我就在思考，有什么办法既能够治疗疾病又能尽量地减少孩子的痛苦呢？后来，父亲也是经常灌输给我一种思想，就是中医中药疗效非常好，很多的疾病，中医中药都可以解决，起码不用打针，这是我对中医最初的印象，后来我就想要是自己将来能够从事这个行业就好了，就这样，考大学的时候，在父亲的期盼下，带着自己的梦想，我就选择了报考山东中医学院。

1986年我顺利地考入了山东中医学院中医系，就是现在的山东中医药大学，在大学期间，我学习非常得刻苦，很快就在学生会担任了学习部的部长，并且成立了中医学院女生部。当时在张奇文厅长的提议指导下，山东中医学院开办了少年班，我也非常有幸的和少年班85、86、87三级的少年大学生一同在校学习，同少年班体育健将们一同组成了山东中医学院女子排球队，我在其中担任主攻手。

经过五年的专业学习，1991年恰逢我大学毕业之际，山东省中医院来校选拔人才，根据在校学习成绩对全年级前几名进行笔试和面试，经过考核，我以优异的成绩，留在了省中医医院。

在工作的过程中，为了更好地学习，1999年我又考取了针灸推拿专业的硕士，导师是王道全教授。2013年的时候，又考取了中医医史文献专业的博士，导师是欧阳兵教授，我的博士研究方向是小儿推拿的古代文献研究。关于小儿推拿，我们知道它的疗效非常显著，治疗的病种也非常多，但是对小儿推拿穴位和手法渊源的研究没有形成系统的认知，所以我在读博士的期间，内心就有一种强烈的愿望，特别想搞清楚小儿推拿众多的穴位和手法的来源，以及小儿推拿是如何产生和发展的。带着这个疑问，在三年的博士生涯中，我把中医学目前现存的与小儿推拿相关的古文献进行了阅读和整理，对小儿推拿的穴位和手法进行了一个系统的梳理和总结。经过三年的努力，倾注了自己大量的心血，我发表了题目为“小儿推拿的古代文献研究”的博士毕业论文，在论文中对小儿推拿的手法和穴位的来源进行了分门别类的汇总，以期能够为后学者及其他从事小儿推拿的医务工作者起到一定的引导和启发作用。

行医之路

读博士的三年，不仅丰富了我的知识储备，而且对我日后小儿推拿的临床工作，打下了更坚实的中医经典古籍的理论基础。通过大量的临床实践，目前我在运用推拿治疗小儿疾病方面积累了丰富的经验，并开拓了小儿推拿治疗的一些新病种，临床疗效也非常得显著。比如说，将小儿推拿治疗近视的手法进行了优化，加入了自己临床的特色手法，扩大了它的治疗病种，将手法运用到了远视、弱视、斜视、散光、青光眼、鼻泪管阻塞等的治疗，而且我在临床工作中不断地研究并挑战如多动症、抽动症、自闭症、哮喘、生长发育迟缓等小儿疑难杂症的治疗，充分利用中医学的理论并结合西医学对疾病进行综合分析，然后运用小儿推拿的手法或结合营养食疗的方法进行调理，都取得了良好的即刻效应以及很好的远期疗效。比如哮喘一病，一直以来就有“内科不治喘”的说法，小儿由于其呼吸系统特殊的解剖特点，加之部分患儿因体质的因素特别容易过敏，所以容易产生咳嗽、哮喘等呼吸道的疾病。在临床中，我充分利用中医理论调整脏腑的气机升降，采取了降肺气的逆运八卦、分推八道、清板门、清肺经等手法，使肺气得以肃降，对于哮喘的治疗取得了非常好的即刻效应。“急则治其标，缓则治其本”，对于哮喘的治疗，除了在急性发作期用降逆平喘的手法外，在缓解期也针对患儿的身体状况，用补益的手法或清补兼施的手法对肺脾肾三脏进行调理，固本培元，所以在本病的治疗方面取得了不错的成绩。

在过去，肿瘤一直是推拿治疗的一个禁忌证，目前我也将推拿运用到了肿瘤的治疗。作为山东省营养专业委员会的副主任委员，通过多年的营养学的学习，我利用现代营养学的知识，用中医推拿配合食疗的综合疗法使肿瘤的生长得到抑制。部分肿瘤会导致患儿出现恶性高热，推拿在肿瘤退热方面也切实有效，我在临床中根据卫气营血辨证，辨别热入营分还是血分，在穴位的选择上，重点是在内劳宫、小天心等穴位及心经和心包经的循行路线上进行操作，收效显著。多年的学习和实践，在临床中我逐渐形成了自己独特的治疗体系：重整体，辨八纲，善调阴阳，以整体观念为指导，以八纲辨证为主，临证取穴首选分手阴阳，注重俞募配穴，远近取穴，注重子午流注及五运六气理论在临床的应用；古今结合，中西合璧，以古医籍为指导，古法今用；多经多穴连推，易于操作，缩短治疗时间；擅用独穴治病，效专力宏，独取曲差治鼻塞，单推天柱骨治呕吐，用一窝风治腹痛，用外劳宫治寒湿泻等；擅用振法，将振法应用于五官科疾病、乳腺疾病、消化系统疾病等；推拿与营养食疗结合，外治内调，通调五脏，全面调理；继承创新，在小儿推拿临床治疗方面，独创手法验方，“四明穴”治近视，“五穴疗法”治未病，“五洗疗法”防上呼吸道感染，子午流注保健推拿等。

在临床中，我也十分注重一些疾病的早发现、早预防、早治疗。比如说，很多斜颈的患儿会伴发有先天性髋关节发育不良，所以对来我门诊就诊的斜颈患儿，我都会让他们进行一个髋关节的检查，临床中也检查出了很多斜颈伴发有先天性髋关节发育不良的患儿，由于发现及时，患儿经过保守治疗，姿势矫正等，得以恢复健康，使很多的患儿免于了手术之苦，也为患儿家庭减轻了经济的负担。

国内小儿推拿流派众多，山东省中医院是孙重三小儿推拿流派的发源地，从我学习小儿推拿伊始，便得到了正规的指导。我在学习及临床实践的过程中，非常注重古今的结合，并研习了众多流派的特点，集各家之所长，形成了自己独特的小儿推拿手法。小儿推拿虽然简便、效验，入门较易，但要达到良好的治疗效果，既要有扎实的中医基础理论知识，精准辨证，又要有熟练的小儿推拿手法，方可奏效。如何在这众多的流派当中，以及繁杂的小儿推拿的手法穴位当中，取其精华，让初学者及爱好者更容易学习及运用，这是我多年来的一个心愿。经过我的努力，终于在 2018 年 3 月，倾注了我多年心血的专著《小儿推拿独穴疗法》由人民卫生出版社出版面世，这本书的编写，也是我工作几十年的一个经验总结。在这本书中，我对如何操作才能取得良好的临床疗效进行了分析，主要有以下几个条件：①辨证准确，准确的辨证是精准治疗的前提，在中医理论的指导下，运用四诊八纲进行辨证；②取穴精准，推拿的治则和用药是一样的，推拿即是代药之术，因此在准确辨证的基础上，选取最恰当的穴位，是保证治疗效果的关键；③手法得当，施术时手法不仅要选择准确，而且操作要正确、熟练，轻重适当，快慢有数，用力均匀，稳扎稳打，不虚不浮，持久不断，方可取效；④推拿时间长，运用独穴疗法治疗疾病时，在辨证准确、选穴精准的基础上，推拿的时间一定要充足，这样才能取得理想的临床效果；⑤专心守神，推拿作为以指代针之法，“守神”二字在推拿施术时至关重要，只有一丝不苟、全神贯注，才能取得预期的治疗效果。除此之外，我在治疗小儿疾病的同时，也特别重视对孩子的调养和护理，并教给家长做好这方面的工作。在疾病的预防方面，也总结独创了一些经验疗法，比如说预防上呼吸道感染的“五洗疗法”——“洗鼻腔、漱口、洗脸、泡手、泡脚”。具体操作如下：洗鼻腔：取两支医用棉签蘸取温水或生理盐水，棉签浸湿后，将两支棉签相对挤压，去除多余水分，以免水分过多导致孩子呛咳或误吸。操作时固定好孩子头部，防止孩子乱动发生危险，将已准备好的棉签慢慢伸入孩子一侧鼻腔，切勿过深，防止伤害到鼻黏膜而造成出血，然后轻轻转动棉签，将鼻腔分泌物清出，以相同方法清洁另一侧鼻腔。此步骤可重复 2~3 次，以鼻腔无过多分泌物为度。每日清洗 1~3 次，流感多发期以早、中、晚各 1 次为宜。

漱口：用温水（感冒期间可用生理盐水）于饭后漱口，通过漱口将口腔内食物碎屑等漱出口外，防止细菌、病原体滋生。在感冒期间生理盐水漱口除了清洁作用外，还具备一定的杀菌、消炎等作用，可有效改善口腔卫生。年龄尚小且不能完成漱口动作的婴幼儿，可于两次哺乳之间喂食少量温水。每日漱口3次，饭后为宜。洗脸：将温水盛入孩子专用脸盆，用洗脸毛巾或清洁纱布蘸水轻轻擦洗孩子面部，由于孩子皮肤娇嫩，家长不宜用力过大。每日洗脸2次，早、晚各1次为宜。泡手：将温水盛入孩子专用脸盆后，将孩子双手浸泡于温水中，浸泡范围应达腕上10厘米处，浸泡时间约为5分钟。浸泡过程中可以轻柔搓洗孩子手腕部一窝风穴位、手心、手背等处，泡洗后用孩子专用毛巾擦干。每日泡手2次为宜。温水泡手具有温经散寒、祛风解表、通络止痛等作用，可有效防治感冒，缓解恶寒、头痛、鼻塞等症状。泡脚：洗脚盆盛放好温水，水温不宜过高，水量约没过脚踝，将孩子双脚浸泡于温水10分钟后，按揉涌泉穴3分钟。期间水温渐凉时可添加热水。每晚睡前泡脚1次，可有效加速血液循环，通气血，排毒，提高身体的免疫能力。本疗法除了用于预防外，在孩子发生上呼吸道感染时采用本方法也可起到辅助治疗的作用，缓解孩子的不适，促进孩子恢复健康。这些方法虽然简单，但是效果却是非常好的。在儿童保健推拿方面，我也首创了子午流注推拿法用于儿童保健。

要使小儿推拿这门学科不断发展壮大，造福更多的患儿，不仅需要有人去传播它，还要学会利用现代科学技术来研究总结它的疗效，从而指导临床，使其更加发扬光大。我曾主持的科技部国家中医药管理局“十一·五”科技支撑课题中医治疗常见病项目：脏腑经络点穴推拿治疗单纯性肥胖症——健脾祛湿推拿法治疗单纯性肥胖症，是“十一·五”期间全国推拿界科技支撑项目唯一一项课题。经过多中心大样本的研究，验证了推拿在治疗代谢性疾病方面的有效性、安全性和可推广性。曾主持的山东省中医药管理局课题——中医推拿治疗小儿厌食症优化方案临床研究，也利用现代化的检验手段，检测患儿唾液淀粉酶，对穴位、手法进行筛选、优化，将其有机组合，制定出了一套规范有效的中医推拿治疗小儿厌食症的操作规程。

小儿推拿是以指代针，以指代药之神术，1605年，明代杨继洲所书的

《针灸大成》问世，其后附录的推拿专著——《小儿按摩经》中，称小儿推拿为“以手代针之神术”。小儿推拿作为中医一个特色的外治疗法，本疗法不仅绿色、安全、高效，而且还减少了孩子的针药之苦，许多疾病，通过小儿推拿都能够得以调理。作为国内唯一的在职专业从事小儿推拿的博士生导师，我深感责任重大，使命神圣，不仅想把小儿推拿在国内推广普及，使其在各地开花结果，更希望小儿推拿能走出国门，走向世界。为此我在小儿推拿的对外交流方面也做了很多的工作，曾为墨西哥总统顾问团队教授小儿推拿相关知识，向美国梅奥医疗访问团做《中医小儿推拿外治疗法》的汇报，为美国克瑞斯特三——弗朗西斯医疗系统成员进行推拿手法展示，也曾应美国中医公会邀请赴美参加国际中医药交流大会——“世界中医药学会联合会第三届北美中医药高峰论坛暨 2018 年旧金山国际中医药学术交流研讨会”，并做了《中医小儿推拿治疗近视》的主题演讲。

要使小儿推拿发扬光大，需要更多的人去传播学习，前路漫漫，任重而道远，希望小儿推拿这一传统的中医外治疗法，通过我们大家的一起努力，能够惠及更多的儿童。

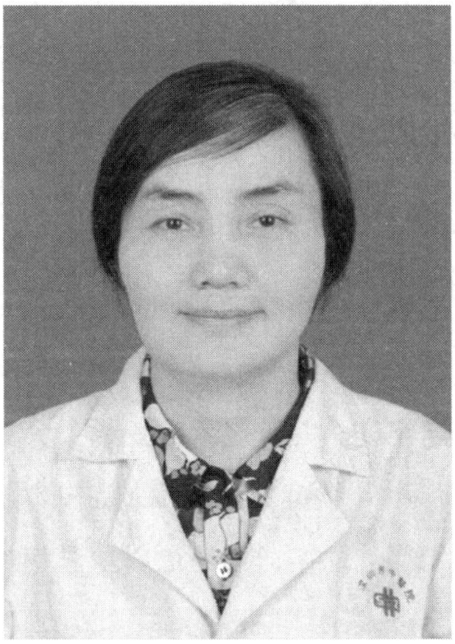

一步一脚印　迈进中医殿堂

——我的中医之路

深圳市中医院儿科主任医师

教授，硕士生导师

喻闽凤

医家简介

喻闽凤，1969 年出生，江西高安人。主任医师、教授、硕士生导师，深圳市地方级领军人才。深圳市中医院儿科学科带头人。医学博士。国家中医药管理局第三批中医优秀临床人才，第四批中医师承学员，江西省名中医。中国中医药儿科学会常务委员，中国中西医结合专业委员会青年委员，中国中医高等教育委员会副理事长。中国中医药研究促进会小儿推拿外治专业委员会副主任委员。

师从朱锦善、赵纪生、伍炳彩等多位教授，深得其传。一直从事中医儿科临床工作，对儿科常见病多发病及疑难病症有经验，研究主攻方向为小儿免疫系统、结缔组织及小儿神经系统疾病，尤其对小儿过敏性紫癜、紫癜性肾炎、反复哮喘、小儿脑瘫等有较深的临床体会及独特的中医药治疗经验。认为小儿过敏性紫癜当从瘀、毒论治，从温病热入气营、热入营血论治。小儿难治性肾病结合热敏灸疗法，五俞穴配穴，中药标本论治。小儿哮喘、发热、体质调理灵活应用经方。小儿脑瘫等神经系统疾病采用头、体针综合治疗。针对小儿高热用针灸退热，小儿化脓性扁桃腺炎，小儿传染性单核细胞增多症用扁桃腺刺络放血等中医特色治疗手段，疗效较佳。发表学术论文 40 余篇，参与编写《儿科心鉴》《实用中医儿科学》等专业著作及中医儿科学著作 10 余部，主持省卫生厅，省教育厅、省科技厅课题 6 项，参与多项省级和国家级课题。

学 医 之 路

我走上中医之路是偶然的，当年填志愿的时候，记得想填江西医学院，母亲教导说中医深奥，中医书籍浩瀚，心想反正都是学医，就同意了。当时不知道“中医”是什么，一样兴高采烈地进了校门。

当翻开《黄帝内经》，读到“天地者，阴阳之道也...”时，心中既疑虑又兴奋，疑虑的是高中所学好像没有承接，兴奋的是中医将我们带入另一种天地。

我们是在院校教育下成长的，哺育我们的是五版教材和老中青结合的老师。在校学习中，约七成学时学中医，三成学时学西医。从理解记忆来讲，西医学要比中医好学，西医科目学得既轻松，又成绩好。中医觉得有些理论深奥难懂，中医基础理论似懂非懂的学下来，中药性味、功效，方歌认真背诵，但不知背经典方，中医内、外、妇、儿学下来，感觉知识重复多，有懈怠及自以为是的幼稚，傲慢。大学毕业后，在县人民医院中医科工作，当时西医有一些病症，效果不好，会请中医会诊，记得有一位患格林－巴利的中年女性，治疗近 2 月，不能行走，中医会诊，当时大脑里没有多少思路，只记得方剂学中有个地黄饮子可以治疗瘖痱证表现的口不能说，腿不能走的症状，原方用后，疗效特好，一周后患者可以下地扶行，2 周后独行。初尝中医疗效，增强了我走向中医的信心，后来用大定风珠加味治疗乙型流脑恢复期，仙方活命饮治疗肝、肾等内脏脓疡，疗效远胜过西药，心中窃喜及激动，那时想我应该会在中医的路上继续前行。

毕业工作三年后，考上了母校的硕士研究生，跟随朱锦善教授、袁诚伟教授学习。因为立志要搞临床儿科，在读研究生的期间，我到江西省儿童医院去实习了一年，这对我的医疗职业生涯产生了巨大的影响。江西省儿童医院可以说集一省的儿科病种之最，在这里，我见识各种各样的危急疑难病症，白天上班管患者，晚上或下晚班后孜孜不倦翻看医学杂志，并且做大量的笔记。尽可能多的，特别是对危急疑难症的熟识，是一个中医儿科医师所必需的，它非但不会影响中医的思维，反而能够极大地提高诊治水平及把握风险的能力。

研究生毕业后，我留校，在江西省中医院工作，当时在病房管患者，因为省中医院被周边的西医大医院围绕，病源多为多次看西医，疗效欠佳的疑难病症，以及在县地市看不好转上来的患者，记得当时收治一例顽固性、复发性过敏性紫癜患儿，辨证用中成药针剂清开灵、丹参注射液，2~3 天后，紫癜即消，大喜过后，几天以后又复发了，后来到北京儿童医院中医科进修学习，管的都是有严重并发症的重症紫癜，既学习掌握了中医辨证论治紫癜，灵活应用针灸止腹痛等，中西医结合，处理紫癜消化道出血，肠套叠等严重并发症，又从中医治本治疗复发性紫癜。在学习期间也掌握了幼年类风湿关节炎，皮肌炎，红斑狼疮等免疫结缔组织疾病的中西医诊治及中医特色治疗。2008 年至 2011 年，考取了国家中医药管理中医师承学员，拜师于省中院肾病科主任赵纪生教授，赵纪生教授为我国首批国医大师路志正老的弟子，老师应用中医药治疗各种肾小球及肾间质疾病，疗效显著，深受广大患者欢迎，从老师那里学到了中医治疗各种肾病的思路、方法。拓展在治疗小儿原发性肾病及继发性肾病方面，也取得了满意的疗效，感谢老师在我解除小儿肾病疾患方面，助我成长！让我越来越感受到中医在治疗肾病方面的优势和特色。2011 年至 2014 年又参加了国家中医药管理局中医优秀人才培训，在此三年学习期间，有幸聆听国医大师及全国名老中医的精彩讲座，徜徉在中医经典的海洋，顿然觉得我们在课堂学的东西太有限了，中医文化博大精深，中医治病深奥灵活，我们可以毕其终身而研学之。中医《伤寒论》的方如桂枝汤类方，柴胡汤类方在小儿发热、精神神经类疾病及呼吸、消化系统疾病及体质调理方面都有独到的功效，射干麻黄汤、麻黄汤类方在小儿咳喘方面效如浮鼓，李东垣的脾胃方如补中益气汤等在治疗血液系统疾病方面亦较西药有优势。古方白附饮加减治疗婴儿类百日咳综合征，解决了西医同行的棘手难题。在临床之余如饥似渴研读中医经典及各家名医学术思想。近 2 年调入深圳工作，改革开放的前沿城市，思想创新，中医文化氛围浓厚，有更多实践中医的机会。来到深圳，回到我的硕士生导师，恩师朱锦善教授身边，老师的言传身教，治学的严谨，中医思维的深刻，让我受益终身，尤其参加老师主编的《儿科心鉴》《实用中医儿科学》等儿科专著的编写，有机会阅读大量的中医古籍，体会到老师谆谆教诲的中医精髓在辨证，灵活掌握病理机转，及温病病邪的来路，途径，以疏泄透达为主的治疗大法在解决各种温病，及西医学的多种急性传染病，发挥了不可取代的作用，对危重症的预后也取到了至关重要的作用。这样一边读写一边诊治，不仅在中医儿科理论上有系统地提高，在临床也臻于成熟，并形成了自己的风格。

临床治疗疾病针药并用，钻研五俞穴配伍在小儿孤独症、小儿抽动障碍等疑难杂病的应用；背部俞穴对外感病的传变，防治的意义；热敏灸经络取穴在小儿难治性肾病方面，提高临床疗效，降低复发率。

1. 五输穴配伍治疗小儿孤独症、抽动障碍

五输穴是十二经脉分布在肘、膝关节以下，从四肢末端向肘膝方向依次排列的具有特殊性能和治疗作用 5 个特定腧穴，即“井、荥、输、经、合”穴。《灵枢 · 九针十二原》始见“五输穴”，并描述了五输穴经气流注特点：“所出为井，所溜为荥，所注为输，所行为经，所入为合。”说明井穴为经气所处之处，荥穴为经气始流之处，输穴为经气渐盛之所，经穴为经气盛大流行之所，合穴为经气盛大之处，并入合于脏腑。由此可见，五输穴为经气转输、出入的门户。“病在上，下取之”，五输穴亦可远部取穴治病。五输穴又称“本输”、“五行输”。因“井、荥、输、经、合”穴皆位于四肢肘膝关节以下的经气根本之处，故又称“本腧”，五输穴配五行，又称“五行输”。《难经·六十九难》云：“阴井木，阳井金……阴合水，阳合土。”指出五输穴与五行及生克的关系。《难经 · 六十八难》曰：“井主心下满，荥主身热，输主体重节痛，经主喘咳寒热，合主逆气而泄。”指出五输穴的主治功能，“井主心下满”，“井”指阴经的井（木）穴，阳经的井（金）穴，病在肝及肝木乘脾土，治以平肝理气、扶金抑木；“荥主身热”，“荥”指阴经的荥（火）穴，阳经的荥（水）穴，病在心及心火灼心，治以清心泻火、抑火补水；“输主体重节痛”，“输”指阴经的输（土）穴，阳经的输（木）穴，病在脾及脾土克肾水，治以化湿利节、资木制脾；“经主喘咳寒热”，“经”指阴经的经（金）穴，阳经的经（火）穴，病在肺及肺经行肝木，治以宣肺散寒热、止咳平喘、助火抑金；“合主逆气而泻”，

“合”指阴经的合（水）穴，阳经的合（土）穴，病在肾及水泛凌心，温肾纳气止泄，补土制水。是以五输与五脏及五行相生相克相乘规律而取五输穴。

《难经》曰：“实者泻其子，虚者补其母。”将五输穴配属五行，并根据“生我者为母，我生者为子”的相生原则，确定虚证用母穴，实证用子穴的子母补泻取穴法。本课题所选抽动障碍病例皆属气郁化火、肝风内动证型，肝属木，肝木实，实则泻其子，阴井木，木生火，故取肝经荥（火）穴行间，此为本经子母补泻方法。根据他经子母补泻方法，肝木实，实则泻其子，肝属木，木生火，火为木之子，心属火，心经为肝经的子经，故取心经上的荥穴少府穴。

根据五行相克原则，将五输穴配属五行，确定选穴方法。肝木实，肝木太过可克土而侮金。《难经·七十七难》曰：“见肝之病……先实其脾气。”木亢侮金，肝病传肺。故肝木太过应补脾土、补肺金。气郁化火，肝风内动，肝属木，肝木实，根据本经相克的选穴方法，应补脾土、肺金，故取肝经输（土）穴太冲、肝经经（金）穴中封。根据他经相克的选穴方法，木克土，木亢侮金，肝木实，应补脾土、肺金，则取脾经输（土）穴太白、肺经经（金）穴经渠。

医案举例

王某，男，9岁，2015年5月14日就诊。主诉：摇头、耸肩半个月，加重2天。患儿半个月前无明显诱因出现摇头、耸肩、频繁眨眼、皱眉、喉中常清嗓子，伴有注意力不集中，未予特殊治疗。现症：摇头、耸肩、眨眼、皱眉，偶尔清嗓子，性情较急躁，大便正常，小便黄，舌红，苔黄腻，脉弦。理化检查：脑电图大致正常；头颅CT检查正常。诊断：抽动障碍。证型：肝郁化火型。治疗原则：疏肝解郁、平肝息风、调和阴阳。给予柴胡桂枝汤颗粒剂加减，药用：柴胡6g，黄芩10g，法半夏9g，太子参15g，甘草3g，生姜3g，大枣10g，桂枝6g，赤芍10g，白芍10g、青葙子10g、菊花10g、密蒙花10g、竹茹10g、天竺黄10g、石菖蒲10g、伸筋草10g、牛膝10g、僵蚕10g、当归10g、玄参10g；每日1剂，取上方颗粒剂各1包，冲100ml水温服，分早晚2次服。连用14剂。配合运用五输穴辨证选穴进行针刺。取主穴：百会、四神聪、大椎、肝俞、筋缩、合谷、太溪。配穴：行间、少府、太冲、中封、太白、经渠、大敦。主穴行泻法，配穴太冲、中封、太白、经渠穴行补法，行间、少府、大敦行泻法。每次留针 30 分钟。于每周二、五上午行针刺。口服中成药羚羊角胶囊，一次一粒，一日 1 次。嘱患儿家属注意心理疏导治疗，多鼓励孩子，减轻学习负担和思想压力，调畅情志。二诊前症好转，摇头、耸肩次数较前明显减少，偶有皱眉、眨眼、清嗓子，仍有注意力不集中，舌红，苔黄，脉弦，予上方加远志 10g，龟甲 10g，生龙骨 15g 治疗，继服 14 剂。配合运用五输穴辨证选穴进行针刺。取主穴：百会、四神聪、大椎、肝俞、筋缩、合谷、太溪。配穴：行间、少府、太冲、中封、太白、经渠、大敦。主穴行泻法，配穴太冲、中封、太白、经渠穴行补法，行间、少府、大敦行泻法。每次留针 30 分钟。于每周二、五上午行针刺。口服中成药羚羊角胶囊，一次一粒，一日 1 次。三诊前症明显好转，去伸筋草，继续服用上方 14 剂。配合运用五输穴辨证选穴进行针刺，取穴同上，于每周二、五上午行针刺。口服中成药羚羊角胶囊，一次一粒，一日 1 次。诸症基本消失，无其他不适。停药后随访 6 个月，未复发，临床痊愈。

2. 热敏灸治疗小儿难治性肾病

热敏灸是采用点燃的艾条产生的艾热悬灸穴位，激发透热、扩热、传热、局部不热远部热，表面不热深部热，非热感觉等热敏灸感和经气传导，并施以个体化的饱和热敏灸量，从而能大幅度提高艾灸疗效的一种新疗法。针刺疗法的精髓与灵魂是（刺之要，气至而有效），即激发经气，气至病所和经气感传。

难治性肾病反复复发，与脾肾阳气虚衰有密切关联，中医辨证论治外，热敏灸取相关穴位，可提高临床疗效，降低复发率。选用上髎、次髎、京门、左阳池、三阴交、足三里、中极、水分和身柱等腧穴，用热敏灸艾条热熏上述腧穴，使之达到腧穴热敏化，一般是患儿感觉皮肤微红微热为佳。取足太阳膀胱经上髎、次髎两穴，两穴均有调节膀胱之气化作用，如《黄帝内经》所载："膀胱，州都之官，津液藏焉，气化则能出矣"。膀胱气化功能正常则水液可以从下焦而出，故在肾衰竭期可以表现为尿少之根本。所以用热敏灸熏蒸上髎、次髎以利小便，治疗水肿及少尿，健脾除湿等。中医讲"肝肾同源"，肝胆互为表里，京门为胆经之穴，与三阴交配伍具有补肾壮腰之功效，同时亦调节疏利肝胆之气机，使全身气机调达，促进水液气化。水分、中极为任脉之穴，均有治疗水肿、小便不利之功，水分穴偏重于调节水液之运行，任脉为主一身之阴，中极位于任脉之上，偏重于调节肾之阴阳平衡。两穴与足三里、三阴交配伍可健运脾胃之效。身柱穴在督脉之上，为肺之要穴，具有补气壮阳之功，刺激身柱即可以调节肾中之阳气，亦可调节肺气，肺为华盖，位于上焦，主治节，通调水道，故治疗水肿有效，且预防复发。左阳池为三焦之原穴，为三焦经阳气发生之处，阳气生则气机运行，沟通表里之气机，促进水液出入，消除水肿。故热敏灸治疗可以消除水肿，利小便，补益脾肾。

结　语

我一直从事中医儿科临床工作，长于中医调治小儿发热、咳嗽、哮喘、疳积、泄泻、汗症、惊风、遗尿、紫癜等病证，总结了一套方案。对喘证、抽动症、重症支原体肺炎、小儿急性传染性单核细胞增多症、川崎病、慢性胃炎、小儿脑瘫、面瘫、孤独症、儿童原发性肾病及继发性肾病等疑难病有丰富经验，屡起沉疴。精于辨证，善用经方，针药并施，多有自创。治疗常见病恪守法度，化裁经方；治疗疑难病摸索各种中医治疗特色手段，超常规思路、方法，多元综合治疗，疗效显著。二十余年来诊治患儿近 20 万人次，个人门诊量一直位于医院前列，个人深得患者信赖，在省内外患者中拥有较高的知名度。

2003 年至 2017 年在江西中医药大学附属医院担任儿科主任及学科教研室主任，带领本院儿科快速发展，2017 年病床增至 40 张。大力开展中医适宜技术，不断强化儿科中医特色，毫无保留地培养中医儿科人才。2017 年调入深圳市中医院，担任儿科学科带头人，开展儿科经方门诊、开展儿科哮喘病、抽动症、慢性咳嗽、儿童紫癜及肾病等专科门诊。

多年的辛苦，俨然有些许成效。每当夜深人静之时，回想自己的中医之路，有艰辛，更有快乐，病患儿童康复后的幸福笑脸，是我们毕生的追求！

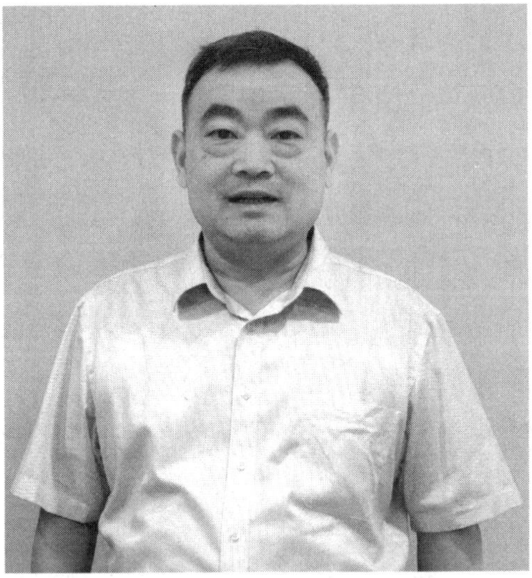

中医是一门宏观的艺术

河南中医药大学第一附属医院主任医师
教授，研究生导师
黄甡

医家简介

黄甡，1970 年出生，河南商丘人。主任医师、教授、研究生导师。河南中医药大学第一附属医院儿科专家、全国名老中医学术经验继承人、河南省首批继承型中医高级人才、中华中医药学会外治分会常务委员、中华中医药学会外治推拿分会秘书长、河南省中医药学会小儿非药物疗法专业委员会主任委员、中国民间中医医药研究开发协会中医膏摩外治疗法分会会长。

擅治小儿发热咳喘、腹泻、遗尿、惊风、脑积水等小儿常见病多发病，并善用内病外治疗法。先后在国家级期刊发表学术论文 30 余篇，主编儿科著作 6 部，副主编儿科著作 10 余部；科研获奖 4 项（包括省部级两项，厅局级两项）。

中医世家出身，至我辈已历四代，从医三十余载感慨颇多，于闲暇时间写下心中所感所想，烛微之言，于已了忆往之夙愿，于同道为成长之镜鉴，足矣。

中医世家

我曾祖父讳雅亭，清末秀才。他开设私塾，启蒙童而传儒学，在我们当地是很有名的长者，并工于医科，民国时期在睢县城内设有“文雅堂”医馆，医名颇著。至民国末年，曾祖父已入老家睢州地区“四大名医（郭、黄、徐、白）”之列。

曾祖中年得我祖父，对其爱极，起名“明志”。祖父自幼机敏聪慧，六岁即师从曾祖，入馆学习，八岁背诵四书五经。俗语有云：门里出身，自会三分，在读书期间，祖父也将中医的必备典籍如《药性赋》《汤头歌诀》《医学三字经》乃至《内经》《难经》等多种中医名著熟记于心，期间又每日随父出诊，耳濡目染间得到许多宝贵的实践经验，为行医之路打下了坚实的基础。

新中国成立后曾祖与祖父同时参加全国中医考试（1950年），祖父考取全省第六，曾祖中第十六，他们也由此成为河南省第一批具有执业医师资格证的中医师。自此祖父几十年如一日的专攻岐黄，钻研医理，终成一代名医。

祖父从医五十余载，精通儿科、内科及妇科，擅用《内经》理论探讨发病及脉症机制，强调儿童禀赋特点以及脾胃功能的强弱在发病和康复过程中所起的作用，和郑颉云老师同为中医医院儿科的创始人，并任第三任儿科主任。我的父亲也是一名出色的中医，认真负责，医术高超，可惜业医过程中操劳过度，英年早逝。

我便是成长在这样一个充满“中药味儿”的环境中，耳濡目染，幼时常于药匣中摸些龙眼、枸杞子咀嚼为乐，自幼便对中医产生了极大兴趣。在经历了贫苦而快乐的童年、困窘而又充实的求学生涯之后，我也“顺理成章”地成了一名中医，这几十年来也取得了些许成绩。如果没有祖传的氛围与“基因”，相信我也不会对中医如此执着甚至是迷恋。

广拜名师　漫漫医路

我年幼丧父，家境困顿，是“女子本弱，为母则刚”的母亲挑起了家庭重担并养育我们兄弟姊妹成人。母亲虽然识字不多，却深明大义：在那样困苦的环境里，她认同了我学医的选择，让我完成了大学学业。我深知这其中的意义，因此抓住一切机会埋头苦读。从医数十年来，做临床，拜名师，终年累月，孜孜以求，得名家之亲传，见治病之手眼，终有所成绩。

1995 年大学毕业之后，我一直跟随我的祖父黄明志老先生学习，亲炙数十载，不断地体味和揣摩其学术思想和用药经验。在 2004 年我的日门诊量就已突破两百余人，后限制到每日一百二十人左右，我也由此成了河南省第一个“限号”的主治大夫。在这之后我又相继拜有“京城小儿王”美誉的刘弼臣刘老和十五岁上就被誉为“少年神医”的河南省名中医李发枝李老为师。刘老以善治儿科疑难杂症著称，而李发枝老师则专攻内科；两位老师虽学术观点有“时、经之分”，但临床经验都非常丰富。本着“拿来主义”思想，我的临床技术在此期间得到了质的飞跃，也获得了“河南省优秀学术经验继承人”、“优秀临床骨干人才培养对象”等荣誉称号。

何其有幸，在 20 世纪 90 年代，我亦被张奇文张老收入门下弟子。这位早在 1996 年就被英国剑桥名人中心收录到《世界名人词典》的中医界名宿，不仅在医学之路上指引我前行，更充当了我的人生导师和至亲长者。我曾在《厅级郎中 张奇文》一书中涂鸦一首：“亦师亦友亦祖孙，谈医论道谈岐黄，割股剖心振中医，行医授业百寿堂”，以表达我和张老之间的师生情、忘年情、祖孙情和中医情。2005 年全国中医儿科学术年会在郑州召开期间，张奇文老师携儿科同道参观了由我创建的儿科外治中心，做出了“黄明志老后继有人，可含笑九泉”这一对我来说极高的评价，并将其耗尽毕生心血所研制的“咽门缩桃丸”一方毫无保留地传授与我，让我至今想起，心中仍充满感激之情，同时也坚定了自己以张老为榜样，将中医儿科事业传承下去的决心。

说起我的中医学路，让我不禁想起来在2000年参加的“河南省中医继承性高级人才培训班”。当时我们一行人在与世隔绝的学校里发愤忘食、焚膏继晷地系统学习中医知识。在那段时间里环境虽劣，但是我们深知这机会来之不易，因此丝毫不敢懈怠，反而以苦为乐，以中医为乐，艰辛而又充实。无论是鸡鸣前的清晨还是皓月满空的夜晚，都留下了我们手捧书卷、孜孜苦读的身影。令人欣慰的是，在这个被称为“中医黄埔第一期”的培训班里，走出了很多当今河南中医界的栋梁之材。

如今偶尔回想往事，仍不胜唏嘘，对比现在频发的应试现象和略微浮躁的社会风气，我偶尔也略失淡定和些许遗憾。

中医是一门宏观的艺术

晚清时期，西方医学大规模输入中国，以解剖学、生理学、病理学、细菌学、临床诊断学为特征的西医开始逐步占据医学主流。后来在“废除旧学”运动中鲁迅、胡适先生对中医极度“批判”、民国期间卫生部提出“废除中医”口号，乃至新中国成立后卫生部贺成同志在《人民日报》发表了题为《检查我在卫生工作中的错误思想》一文等期间，传统中医医学受到巨大的冲击，直至今日，中医被边缘化危险及大众对中医的质疑仍然存在。

在中医生存环境最恶劣的时期，毛泽东主席和周恩来总理就曾经提出“医药是个伟大的宝库，我们一定要努力挖掘”，这也给了我们中医工作者莫大的鼓舞。2016年习近平总书记的“中医药是中华文明瑰宝，是5000多年文明的结晶，在全民健康中应该更好发挥作用。”讲话更是给了中医人一盏指路明灯。

中医的理论基础是非常细致、宏大而坚实的，中医把病患同个体、环境、自然乃至宇宙联系起来，利用不同事物属性上的差异，根据因材制宜的原则，在各个层次的系统的适宜条件下进行中和平衡。它是一种形而上的本质把握，把握的是联系和差异本身，而不深究细微的构成成分。中医拥有灵活的辨证施治法则和完整的理法方药系统，并且有几千年积累下来的临症实践经验。中医不仅可以辨治各种常见病，而且在辨治各种疑难病症、各种功能性疾病以及各种急性热病方面都有着显著优势和独到特点。

中医的治疗是个体本身战胜病患的成功，缓慢持久，又平和坚定。真正可以做到药为引，体为本。中医的以自然万物“相生相克”的原则，辅之以相应事物来激发个体的潜质和本身的功能去抵御和祛除病患，就像哲学启迪个人的独立思考来获得生活意义。

因此我经常说，不能仅仅把中医认为是一种医学手段手法，它其实是医术、国学、自然法则等的一种结合。所以从宏观程度上讲，中医是一门艺术，它更看重人的悟性。

儿科病的治疗理念

兹就我数十年的行医、治学经历，简单地谈一下在儿科病症治疗方面的体会。儿科疾病在临床上来讲，以呼吸病居多，消化病次之，杂病更次之。这与小儿“肺常不足，肝常有余，脾常不足，心常有余，肾常虚”的生理特点息息相关。一般来说，一年四季中，呼吸道疾病大概占整个儿科门诊量的三分之二，这和小儿的生理特点有关。其次就是消化道疾病的腹泻、厌食、消化不良等消化道疾病。肾脏类疾病也比较多，这和这些年的环境污染、饮食污染有关。比如过敏性紫癜引起的肾损伤——紫癜肾，传染病引起的乙肝、乙肝肾，稍大一点女孩子的狼疮肾等等。

行医期间，我运用达原饮治疗小儿各种发热可谓是手到擒来，也因此为自己积累了很多经验与资源。小儿肌肤疏薄，卫外不固；肺为娇脏，外合皮毛，本身不足，易被六淫外邪所侵袭，或从皮毛内侵，或从口鼻而入，必使肺系受累；且小儿感邪易从阳化热。而且小儿脾常不足，饮食不知自节，故易致食积内停，从郁化湿而酿热，湿热之邪相结，如油裹面，伏于膜原，病为发热，此正为小儿发热病机特点。观《瘟疫论》原文可知，达原饮所治疾病病机重在外邪侵袭初期，内有湿浊阻滞，阳气被郁，郁而化热。此方正好切合小儿发热的常见病因、病机，所以用其治疗，药证相应，取效自在情理之中。

中医自古为“三因治宜”，观日前不仅仅因气候节气，现如今儿童的饮食结构与习惯亦与古时大为不同，大部分患儿饮食内停、气机不畅已成为常见的生理特性，外寒里热体质而导致的外感疾患、脾胃疾病已屡见不鲜。临床滚打多年，本人拙以为治病当求本，当以消食健运，调畅气机为本，佐以经典方剂，临床治疗效果才可事半功倍，如自拟食积咳嗽方，临床运用效果颇佳。

关于中医外治

中医治疗学本包括中药、推拿、针灸、刮痧、穴位贴敷等方法，本科运用外治法治疗儿科疾病，以其疗效高、毒副作用小、使用方便的特点，受到广大患儿家长的认可。为此我在2004年成立了小儿外治中心，相继把贴敷、推拿、针、灸、灌肠，结合现代西医的雾化与中药的熏洗运用到临床上，对小儿常见病，包括一些疑难杂症，都取得了比较好的临床疗效。比如小儿感冒，中医辨证之后开中医方剂，但是很多孩子拒绝吃中药，怎么办呢？此时就突出了药浴发展的必要性，孩子家长将熬好的药倒进洗澡盆，孩子一个热水澡洗完之后，感冒发烧拉肚子之类的什么都好了。

这里可以讲一个故事。有个患者得了一种肺炎，在河南某知名医院住院治疗，临床应用了当时最先进的抗生素头孢他啶（复达欣），然而三个月后，肺部仍有一块啰音不消失。患者送到我这里后，我大胆借用了儿科前辈江老的方子：将血竭、红藤、乳香、没药、白芥子五味药物研粉调糊，敷到啰音处，不到一星期，这个啰音就消失得很干净，家长既感且佩。从那以后，我苦寻经典外治方法，并将科室外用经验用到临床上来，也收到了很好的临床疗效。

1. 灌肠疗法

灌肠疗法就是将药液经肛门灌注于肠道内，以治疗疾病的一种方法。临床常用的灌肠疗法分为三类：保留灌肠法、清洁灌肠法、直肠点滴法，儿科常用的是保留灌肠法。

（1）五倍子泻心汤保留灌肠治疗疱疹性咽峡炎：古代中医无疱疹性咽峡炎病名记载，根据其病因、病位、症状等临床特点，中医认为其属于“风热喉痹”“口疮”“感冒”“口靡”等疾病的范畴。《疮疡经验全书》书中指出：“风热喉闭，其因皆由患者久积热毒，因而感风。”指出其病机为外感风邪与内热火毒的邪气，搏结于咽喉发病，但内因有正气不足，内有积热，易于感邪发病。从其病因病机分析，其属肺胃积热上攻于喉。本人将《金匮要略》中的泻心汤化裁为五倍子泻心汤，治疗疱疹性咽峡炎、化脓性扁桃体炎收效甚佳。其组成主要为五倍子12g，黄芩9g，黄连3g，金银花20g，薄荷6g，柴胡12g。一则方中黄连味苦，患儿很难自饮，以中药保留灌肠的方式，将药物通过肛门送入肠管，使药物通过直肠黏膜吸收进入体内，解决吃药难的问题；二则此方具有清热，消积，解毒，利咽的功效，正和病机。

（2）湿热菌痢，验方清肠合剂灌肠病案举例：患儿，男，8岁。3天前，因饮食不洁而出现发热，腹痛，里急后重，便下脓血。粪常规：白细胞+++/HP，红细胞++/HP。诊断：菌痢。予以静滴头孢噻肟钠以抗菌治疗，效不佳，症见：发热，体温38.7℃，腹痛，里急后重，便下脓血，舌质红，苔黄厚，脉弦滑数。辨证：湿热毒邪，内郁肠腑。治法：清热解毒利湿，行气通腑止痢。处方：生大黄9g，川黄连9g，木香9g，败酱草30g。上药溶于100ml温开水后，待水温40℃左右时，保留灌肠，1天1次。次日复诊：患儿体温已降至正常，里急后重及大便次数较前明显减轻，仍予上药保留灌肠1次，痊愈。按：菌痢属中医“痢疾”范畴，多因饮食不洁，损伤脾胃，酿湿生热化毒所致。故治疗本病，当以清热解毒利湿，行气通腑止痢为治法。这里所拟验方“清肠合剂”，切合病机，方中大黄、黄连、败酱草清热解毒，通腑导滞，厚肠止痢；木香行气消胀，善除里急后重之症状。选用灌肠疗法，使药物直接作用于病所，疗效明显优于口服。

2. 熏洗疗法

熏洗疗法就是利用药物加水煮沸后所产生的蒸汽熏蒸患儿的病变部位，再用煮好的药液直接洗浴，以达到治病防病作用的一种方法。

（1）肛周瘙痒虫作祟，百鹤煎熏洗无踪病案举例：患儿，女，8岁。近2个月来，经常用手抓挠肛门，夜间尤甚，伴纳差神疲，夜眠不安。肛门拭子检验：蛲虫卵（+）。故来诊，症见：纳差，面色不华，肛周瘙痒，大便可。诊断：蛲虫病。治法：杀虫止痒。处方：百部30g，苦参30g，鹤虱30g，樟脑（后下）10g，明矾10g，雄黄10g，3剂，水煎，熏洗肛门，1天1剂。2天后复诊：肛周瘙痒消失，精神转佳。按："百鹤煎"系祖父黄明志教授《效蜂集选方》中的外治方之一，该方系民国睢县蒋实卿所传授。蛲虫病是儿科常见的一种肠道寄生虫病，方中明矾、雄黄、樟脑，燥湿解毒、祛湿止痒；百部、鹤虱、苦参，杀虫最良。

（2）腹泻久不愈，洗足止泻奇病案举例：患儿，男，1岁2个月。1个月前，无明显诱因出现腹泻。大便质稀水样，夹奶瓣，色黄绿相间，每日10余次，小便短少，每小便时，必有大便排出，睡时露睛，腹胀，纳呆乏力，经多方诊治无效。故来诊：精神委顿，形寒肢冷，面色㿠白，舌质淡，苔白。粪常规：脂肪球++。辨证：脾肾阳虚，温运无力。治法：温阳健脾止泻。处方：没食子30g，车钱子30g，炒苍术15g，炒罂粟壳10g，诃子10g，肉桂10g，赤石脂15g，广藿香15g，禹余粮15g。将药物加水浸泡0.5小时，煮沸20分钟后，倒入盆中，先用毛巾罩住患儿双足熏蒸至双足出汗，药水变温时，再将双足浸泡并擦洗，重点揉按涌泉穴，1天1次，3天为1个疗程。3天后复诊，腹泻已愈。按：现代药理研究认为，苍术、肉桂、藿香等含有挥发油，在熏洗过程中，易于渗透皮肤，通过足部皮肤吸收而在全身发挥作用。足部熏洗刺激患儿局部皮肤的血液循环，从而有利于药物的吸收，通过揉按涌泉穴，达到温补肾阳之目的，从而促进机体功能活动的恢复。临床观察发现，年龄越小的患儿，疗效越明显。可能因小儿皮肤嫩薄，有利于药物渗透吸收有关。

3. 药香灸疗法

药香灸疗法是我受四川名医，亦是我的恩师，刁本恕刁老的外治疗法所启发，临床中对小儿虚寒性疾病或部分疑难病所采用的一种治疗方法。其为采用中药制的药香点燃后直接点在所取穴位上，从而达到温经通络，活血祛寒的功效。

（1）急性腮腺炎，香灸2日安病案举例：患儿，男，9岁。以发热伴两腮肿痛2天为主诉就诊。2天前，患儿出现恶寒发热，两腮部肿痛，急到某院就诊，诊断为急性腮腺炎，予以静滴青霉素，外敷鲜马齿苋及仙人掌治疗，无效，故来诊。现症：发热，两腮肿疼，张口咀嚼困难，查舌质红，苔黄厚，脉弦滑数。辨证：热毒蕴结。治法：清热解毒，软坚散结。治疗方法：内服解毒散结汤（笔者验方），药物组成：柴胡10g，黄芩10g，半夏10g，金银花15g，连翘10g，大青叶15g，玄参10g，赤芍15g，海藻10g，昆布10g，夏枯草15g，僵蚕10g，生牡蛎15g，3剂，水煎服，1天1剂；外治法，用药香直接点于角孙穴、合谷穴，1天1次。次日复诊：热势已降，腮部肿痛大减，仍守原方案执行，3天后，痊愈。按：痄腮，中医认为系外感风温时毒，由表入里，化热化火而为毒，热毒炽盛，壅结于少阳则见腮肿胀痛，发热烦躁，故以小柴胡汤和解少阳，金银花、连翘、大青叶清热解毒；消瘰丸合海藻、昆布、夏枯草软坚散结，配合外治，故收效明显。

（2）脑性瘫痪病，香灸有奇功病案举例：患儿，男，2岁。以四肢无力，不能握物、行走3年为主诉。患儿自出生后不久就发现四肢软而无力，曾到北京等地诊治，均无明显收效，仍旧四肢无力，肌张力偏低，纳可，精神可，遂来我院就诊。检查：智力发育正常，语言流利，清晰，听力正常，四肢肌力及肌张力均较低，诊断为五软症。辨证：脾肾两虚。治法：益气健脾，填精补肾。方药：十全大补汤加鹿茸内服。艾香点穴：头穴选百合、四神聪、神庭、本神；上肢穴选曲池、外关、合谷；下肢穴选足三里、三阴交、太冲、涌泉。3个月为1个疗程，治疗4个疗程，患儿病愈。按：脑性瘫痪是儿科运动残疾的主要疾病，对该病的治疗，目前无特效的药物和治疗方法。运用药香灸疗法治疗该病，是笔者在“阴阳学说”的思想指导下，运用温阳通络法从而达到调和气血，扶正祛邪，调节神经，促进机体功能的恢复。

科室运用外治疗法多年，已在郑州地区小有名气，使我更加坚信一个真正的中医，应该既要会开方，又要拿得起来传统的中医外治疗法。老百姓的话“针灸拔罐，病好一半”，一口药都不用吃，病就好一大半，这就是一种比较理想的治疗方法。现在有很多医案，什么样的药治什么样的病，统统都一样，这就很不好。我们应该将中华的医学精髓与传统重新拾起来，运用到临床上来，更好的造福子孙后代。

四十七载一匠人，诸医皆在繁星辰；如观他人心中念，不如一茶一金鉴。

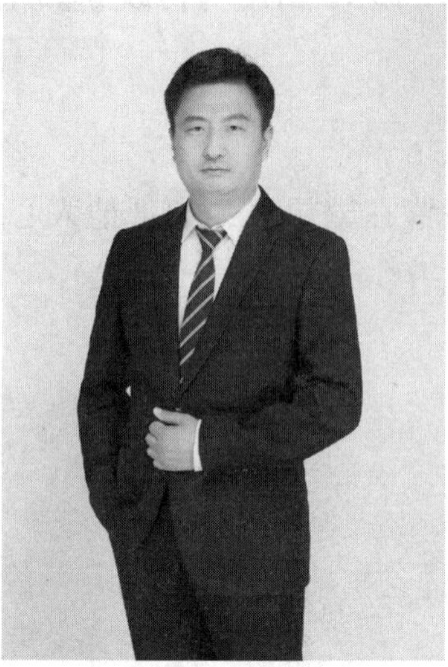

我的中医成长之路
及学术思想

山东中医药大学推拿学系主任
教授，医学博士，博士研究生导师
井夫杰

井夫杰，男，1971 年 11 月生，教授，医学博士，博士研究生导师，山东省中医院知名专家，山东省有突出贡献中青年专家，第四批全国中医临床优秀人才。现任山东中医药大学推拿学系主任兼推拿基础教研室主任。中华中医药学会推拿分会委员，中华中医药学会儿科分会委员，山东针灸学会小儿经络推拿专业委员会主任委员，山东针灸学会常务理事，中国中医药研究促进会手法医学专业委员会副主任委员，中国民族医药学会推拿分会常务理事，世界中医药联合会中医外治技术专业委员会常务理事，山东中医药学会整脊专业委员会副主任委员，山东省疼痛研究会颈肩腰腿痛专业委员会副主任委员。研究方向：致力于颈肩腰背痛及儿科常见病的推拿防治研究。临床擅长应用传统推拿疗法防治小儿腹泻、厌食、便秘、咳嗽等儿科疾病；擅长以整脊手法为主，结合针灸、导引及现代治疗新技术综合防治颈肩腰腿痛。研究成果：①系统整理总结整脊推拿操作技术规范，创立“筋骨并调”整脊推拿术。②开展了推拿功法（易筋经）的临床应用研究。③推拿为主防治儿科常见病的临床疗效评价。作为课题负责人，主持省部级及厅局级课题 9 项。其中，省部级 4 项，厅局级 5 项。作为主要完成人，参加“十一五”国家科技支撑计划课题 1 项，参与省部级课题 2 项，厅局级课题 3 项。作为首位完成人，获山东省 2010 年度社会科学优秀成果奖二等奖。作为首位完成人，获 2009、2011、2014 年度山东省科技进步三等奖 3 项，获山东高等学校优秀科研成果奖二等奖 4 项。近 5 年在核心期刊发表学术论文 25 篇。主编中医药行业“十三五”规划教材《推拿手法技能实训教程》1 部。参加编写“十三五”高等中医药院校规划教材 4 部，其中，任副主编 3 部（《小儿推拿学》《推拿功法学》《推拿治疗学》，参编 2 部（《推拿学》《中医养生学》），参加编写“十二五”高等中医药院校规划教材 7 部，其中，任副主编 4 部（《推拿手法学》《推拿功法学》《推拿治疗学》《小儿推拿学》），参编 3 部（《推拿学》《小儿推拿学》《中医养生学》）。

从医经历

一、中医启蒙阶段

1991年9月，考入山东中医学院针灸系推拿专业学习，那时的我对中医茫然无知，对推拿更是一无所知。入学后，关于推拿专业课程的学习主要师从毕永升、张素芳、王国才、王道全四位老师，这四位老师主要传授了气功、推拿功法、推拿手法及推拿治疗等宝贵的专业知识，为我以后的从医之路奠定了坚实的专业基础。在山东中医学院求学过程中，对推拿的认识，经历了从懵懂到认识、再到熟悉、再到应用的一个过程。最早，激发我对推拿发生兴趣的是我治疗的第一个病案。记得刚上大二的时候，那个学期刚学完推拿手法，初步懂得了扳法的操作及临床应用。暑假回家，我们村里有一位大叔正好扭了腰了。他就弯着腰走来让我给他看看，告诉我说，就是弯腰拿了一个空脸盆，突然感觉腰响了一声，不能直腰了，然后腰部就不能活动了。我听完他的诉说，就想起了扳法的临床应用。记得老师说过该手法可治疗腰椎小关节紊乱，该病的症状与大叔的主诉基本吻合。于是我就小心翼翼地让大叔侧卧于床上，给他做了一个扳法。结果大叔立马就直起腰了，腰部也不痛了，腰部活动正常。大叔称赞说，手法复位真是神了！其实，我也没想到有那么好的疗效，这是我第一次认识了推拿的神效！从此，我真正喜欢上了推拿疗法。正缘于此病案，每次放假回家，找我看病的人越来越多，等我毕业时已成为当地的一位“小名医”了，而且内外妇儿都看，也迫使我什么专业的书都要涉猎学习。

二、中医实践初级阶段

1994年7月毕业后，分配到山东省莒县人民医院招贤分院针灸理疗科工作。5年的基层工作历练我许多。在基层工作分科不是很细，导致我接诊了大量的各科初诊患者。我把在校所学的所有专业知识全都用上了，感觉对一些患者的治疗，疗效都不甚理想。临床疗效的不确定，迫使我必须进一步学习各种各样的专业知识。如治疗腰腿痛患者，针灸、推拿、穴位注射、理疗、封闭、中药内服、药酒、骶管注射、牵引、输液等方法全都用过，尤其是面对疑难病症的时候，才明白书到用时方恨少。也理解了张振鋆在《厘正按摩要术》所说的一句话："人之所患患病多，医之所患患道少。"除了伤科疾病外，如儿科、外科、妇科、产科、内科、五官科的疾病都有涉猎。如针灸治疗产后尿潴留、面瘫、耳鸣、不孕不育，还有采用埋线疗法治疗胃痛、痛经、附件炎等都取得了较好的疗效。

初次步入临床既有辛酸也有喜悦。曾发生过针灸针留在环跳、百会穴忘记起针的经历；曾有过针灸针断针的经历；还曾有过患者吃中药嘴巴发麻让我担心一天一夜不能入眠的经历；还曾有过埋线针断针的经历。每次经历都是一次惊心动魄的故事，好在没酿成大祸，但让我懂得了"如履薄冰，如临深渊"的真正内涵，也让我在以后的诊疗过程中，更要谨小慎微，认真对待每一位患者。当然，每当看到患者康复了，也给我带来了无比的喜悦。如 1996 年春节前夕，给一位 70 多岁的老大爷治疗好了腰痛，老大爷为了表示感激之情，用推车送了一车自己家种的白菜，也是让我感动不已，更感到作为医生的责任重大，治病救人是我们的天职，吾将上下而求索。

三、继续学习深造中医

我非常认同"无知很可怕"这句话。工作 5 年后，感觉自己懂的还是太少，正所谓"书到用时方恨少"。5 年的临床实践使我感觉在临床遇到很多的瓶颈，许多疑难病症到了我无法可治的地步。此时，催生了我继续深造学习的想法，非常渴望拜名师，开阔一下自己的诊疗思路。于是在 1999 年我选择考研，经过日日夜夜的半年准备，终于实现了我的梦想。我考入浙江中医药大学推拿专业的硕士研究生，师从上海石氏伤科传人詹红生教授为师，詹老师做人做事的态度以及严谨的科研态度深深影响了我。我是带着问题去读研的。通过三年的研究生学习，我把我前 5 年的实践疑惑通过读书、跟师及同学交流，基本解答了我的问题。可能前5年只是在应用中医推拿技术，但对回答推拿为什么治病，知之甚少。因此，研究生期间我选择的研究题目是推拿防治颈椎病的机制研究。从选题、查文献及动物造模，还有指标检测，全是亲力亲为，体会科学研究的艰难，但为我以后工作打下了很好的科研基础。也为临床工作树立了科研的概念，没有科研思维就没有临床进步。现在都感觉每一个病案都是一个小科研，只有用科研的思维做临床，才能快速提高临床技术及经验。

四、再一次步入教学科研临床实践

2002年，硕士研究生毕业后，分配到山东中医药大学从事教学临床科研工作。我天性就不善言谈，而非要我教学。后来发现教学是学术的最高境界，因为你要知其然，还要知其所以然。你要见多识广，博学通古今，你才能教好学生。通过多年的教学实践，让我学会了总结与整理，挖掘学术的根源，探究学科发展规律。让我学会了教什么，怎么教，为什么这样教，最终让学生能快速成才。我校的体制是临床教师必须到临床，做到医教合一。我感觉这尤为重要，随时把临床体会穿插到教学当中，激发了学生的兴趣和临床思维。同时，在教学临床的同时，还要做科研，特别是对感兴趣的想法，一定按照科学的思维去验证，不能只是停留经验总结上。经过了多年的教学临床发现，中医真是博大精深，我又把我学习的重点转向文献研究领域，开始喜欢读四大经典及推拿学科的古代经典著作。感觉古人能给我们启迪思路，能让我们豁然开朗。因此，2005年又报考了我校的文献学博士，通过三年的学习。让我发现经典的魅力，经典虽不能教你具体怎么看病，但却教给我们一些思路。这些思路用到临床，我感觉受益匪浅，让我在技术上又更上一层楼。有一位学者曾经说过，50岁以后才能懂中医。我正好也快到懂中医的时候了，路漫漫其修远兮，我将上下而求索，读经典，做临床，拜名师，勤思考，努力提高我的诊疗水平，为人民的健康贡献自己的一分力量。

学 术 思 想

本人工作之初，主要从事整脊推拿，形成了一套自己诊疗特色，在治疗伤科疾病时非常注重西医诊断，确定适应证及排除禁忌证。同时，强调治疗前评估及辨病施法，在施术过程中注重手法施术技巧，在受术部位上强调整骨先整筋及筋骨并重，在治疗疑难病症时强调多法并举，推针药结合。近 10 年来，除了从事整脊推拿外，又主攻推拿防治儿科疾病的临床研究，也积累一定的经验，现整理如下，供同道参考。

一、重视诊断

1. 四诊合参，尤重望诊、闻诊

《望诊遵经·叙》曰："非诊无以知其病，非诊无以知其所治也。"因此，推拿治疗儿科疾病之前首先要识病诊病，才能辨证立法施术。正如《厘正按摩要术·凡例》所曰："辨证宜先也……小儿辨证须觇神气，审形色，诊面，察眼、耳、唇、齿、鼻准，验舌苔，诊指纹，察手足，听声，按胸腹，询溲便，候脉。"儿科疾病的诊法应用，与跟大方脉科一样，应望、闻、问、切四诊合参，收集临床资料，用于诊断和辨证。自古儿科古称"哑科"，因小儿不会言语，稍大儿言不足信，难行"问"诊，又因切脉按诊易因小儿啼哭哭闹而受到影响，造成诊断困难，影响辨证施术用药。因此，我在儿科疾病诊疗中既强调四诊合参，又尤重望诊、闻诊的应用。

2. 强调辨证为先，圆机活法

清·张振鋆《厘正按摩要术·凡例》曰："辨证宜先也。"辨证精准是确定治则治法的前提，也是选穴施术的基础，更是取得临床疗效的关键。我在施术之前特别强调辨证为先，圆机活法。通过收集四诊资料，四诊合参，运用八纲辨证、脏腑辨证、卫气营血辨证及六经辨证等辨证方法，明确病证诊断，既识病，又明证，最后辨证取穴施法。正如清·吴尚先《理瀹骈文》所曰："外治之理即内治之理；外治必如内治者，先求其本，本者何也，明阴阳识脏腑也”。

3. 病证结合，辨病施术

近代著名医家何廉臣融中西之说，创立了小儿六诊法：望、闻、问、切、按、检。强调在临床诊疗中，配合西医学检查对临床诊断的重要性。其云：“除了中医四诊之外，囟额胸腹，按而知之；口腔温度，检而知之……临证断病，六诊兼施”。我亦特别强调西医学诊断法在儿科疾病诊断中的应用，避免误诊误治，以保证小儿推拿疗法的安全有效。推拿治疗之前，除了重视中医辨病辨证外，也非常重视西医学诊断，以明确病位、病性，全面掌握病情，既可排除推拿禁忌证，避免误诊误治，必要的时候配合西医治疗，以提高疗效。如鼻后滴漏综合征是引起慢性咳嗽的重要原因之一，如果在临床对此病的病因病理认识不清，仅从肺辨治，可能疗效欠佳；若识病准确，从鼻论治，就会取得非常好的临床疗效。因此，我要求我的学生必须具有较好的中西医理论功底，才能真正保证小儿推拿疗法的安全有效。

二、适应证广泛，强调排除禁忌证

迄今为止，我的体会是小儿推拿医术临床适应证非常广泛，不仅治疗脾胃病证及肺系病证具有较好的临床疗效，而且对某些传染病及疑难病症亦取得了很好的疗效。如推拿治疗感冒、发热、咳嗽、呕吐、腹泻、厌食、口疮、夜啼、惊风、脱肛、遗尿、尿潴留、汗症、斜颈等疗效显著。除此之外，推拿治疗轻中度肺炎喘嗽、麻疹、百日咳、遗尿、尿频、惊吓、眼疮、脑瘫、面瘫、湿疹、荨麻疹、风疹、脊柱侧弯、近视眼等疾病亦取得了较好的临床疗效。

《厘正按摩要术·按法》亦曰：“按法者多，其中有不可按者，按则增病。有不可不按者，按则疗病，故首先辨证。”因此，我在临床上特别强调在明确诊断的基础上，首先应排除小儿推拿的禁忌证，以保证小儿推拿疗法的安全、有效。因此，我在临证时，非常强调治疗之前辨病辨证的重要性，以排除禁忌证。如患有严重肺炎、病毒性心肌炎、川崎病、EB 病毒感染、肠梗阻、阑尾炎、腹泻严重脱水、过敏性紫癜、急性尿路感染、骨髓炎、骨关节结核、骨肿瘤、骨折、严重关节脱位等疾病者不宜采用推拿治疗；手法治疗部位有皮肤破损、感染及皮肤病者不宜推拿治疗，以免引起局部感染。

三、强调功法锻炼和手法实训，达到手法基本技术要求

1. 功法锻炼是手法操作之基础

《小儿推拿秘旨·自序》曰："唯推拿一法……但此专用医者精神力量，不若煎剂丸散，三指拈撮，便易从事，故习学者少而真传罕觏矣。"说明小儿推拿手法操作看似简单，其实耗损医者气力尤为明显。良好的推拿手法必须达到"持久、有力、均匀、柔和、深透、稳、准、巧、快"等技术要求，此为手法取效的关键。若医者气力不足，手法操作达不到基本技术要求，会直接影响临床疗效。因此，通过功法锻炼可提高术者体质，增强气力，提高术者关节的柔韧性和灵活性。在此基础上，按照手法操作规范及动作要领进行反复训练才能使手法形神兼备，达到手法基本技术要求。我本人非常重视功法锻炼（易筋经、少林内功及抱球式站桩），通过静功和动功的锻炼，使医者气力倍增，以增强手法功力，提高临床疗效。如"易筋经"就是在调身、调息、调意的基础上，着重进行较长时间的肌肉静止性锻炼，以增强全身肌肉的持久力和耐力，达到抻筋拔骨、骨壮筋柔的目的。早在《黄帝内经》也强调功法锻炼的重要性。如《灵枢·官能》所曰："缓节柔筋而心和调者，可使导引行气……爪苦手毒，为事善伤者，可使按积抑痹……手毒者，可使试按龟，置龟于器下而按其上，五十日而死矣，手甘者，复生如故也。"

2. 手法实训为小儿推拿治疗提供疗效保证

《论语·卫灵公》曰："工欲善其事，必先利其器"。推拿手法的功力技巧，是推拿疗效差异的关键。因此，只有通过刻苦的手法实训才能提高手法的功力和技巧，才能做到动作、力量及技巧的完美结合，进而保证手法的安全、有效、舒适。当然，要使推拿手法具有深厚的功力与技巧并形成独特的个人风格，达到娴熟的层次，绝不是一蹴而就的，而是要坚持不懈地在日后长期的临床实践中锻炼，才能功到自然成。这就要求术者必须脚踏实地、持之以恒、勤学苦练、扎扎实实地进行手法实训，最终使手法达到形神兼备的操作要求。因此，我认为，手法是推拿治病的一个重要环节，强调手法操作要规范，且要达

到轻巧、柔和、深透，直达病所。如摩法是非常轻柔的一个手法，貌似操作简单，实则易学难精，必须经过刻苦实训，才能达到“不宜急，不宜缓，不宜轻，不宜重，以中和之义施之”的要求。

四、辨证取穴，宜少宜精

1.辨证取穴

（1）掌握穴性，据证选穴 《幼科推拿秘书穴象手法》曰：“推拿一书，其法最灵，或有不灵，认穴不真耳……穴不真则窍不通，窍不通则法不灵。”说明穴位时手法治病的关键中间环节。若对穴位的定位、主治及功效认识不清，使用手法可能会导致疗效不佳或无效，甚至导致不良作用。因此，本人强调治疗前必须掌握穴位的穴性及功效，才能辨证用穴，取得较好的临床疗效。正如《幼科铁镜》所曰：“寒热温平，药之四性，用推即是用药，不明何可乱推，乱用便添一死……推上三关替代麻黄肉桂，退下六腑替代滑石羚羊。”

（2）不拘于特定穴，创新活用经穴 小儿推拿特定穴具有点、线、面等特点，为小儿所特有，主要分布肘膝以下，以上肢小儿特定穴为多，常适用于6岁以下儿童。临床治疗儿科疾病虽然以特定穴为主，但不能拘于特定穴，所有的十四经穴、经外奇穴都可以辨证用于儿科疾病的防治。如《幼科推拿秘书·穴道图像》中除了特定穴，还记载了百会、囟门、印堂、风府、天柱、风门、风池、水沟、地仓、少商、商阳、外关、中冲、关冲、少冲、内劳宫、膻中、人迎、神阙、中脘、关元、心俞、肺俞、委中、足三里、涌泉等约50个左右经穴。因此，我在继承传统穴位应用的基础上，还创新发展了新的穴位和操作，应用于临床取得较好的疗效。

（3）取穴宜少宜精 中医儿科学的奠基人钱乙开启了处方精简，药味确当、由博返约的新局面。其在《小儿药证直诀》中载方药味大部分在六味以下，超过十一味者仅五方。钱乙的处方思路也给小儿推拿的穴位处方提供了借鉴。正如《景岳全书·小儿则》所曰：“其脏气清灵，随拨随应，但能确得其本而撮取之，则一药可愈。”也强调了根据小儿的生理病理特点，在精准辨证的基础上，药味精简，药效可靠，是医界追求的最高境界。因此，用推之妙，如将用兵，兵不在多，独选其能，法不贵繁，惟取其功。因此，我临证时强调小儿推拿取穴宜精不宜滥，贵专不贵多，宜少而精，关键要辨证准确，对证取穴，直达病所而取效。正如《李德修小儿推拿技法》所曰："取穴不宜多，多则杂而不专。"

五、推之不及，针药所宜

明·四明陈氏撰《小儿按摩经》是我国现存最早的小儿按摩学专著。书中并非独取按摩之法治疗儿科疾病，而是结合内服、针刺等法综合治疗。清·张振鋆撰《厘正按摩要术·叙三》曰："人之所患患病多，医之所患患道少。"提示临床复杂疾病的治疗，仅靠推拿治疗，可能效果并不佳，强调内外治法结合。如《厘正按摩要术·痰迷》曰："痰能随气升降，周身无处不到，在肺则咳，在胃则呕，在心则悸，在头则眩……则各有治法在，不徒按摩已也。"清·骆如龙《幼科推拿秘书·幼科要方》曰："推拿小儿，由初生月内，以及周年三五岁时，手法少，去病速，良甚便也。及八、九、十岁，童年渐长，难施手法之万遍，必以药饵济之。"我在临证时，除了继承传统儿科推拿医术的基础上，针对疑难病症的治疗也特别强调推拿、针灸、外治、药物内服等方法协同辨证综合应用，方能取得较好的临床疗效。

六、强调"工标病本"

1.重视脾胃，顾护正气

薛己宗东垣脾胃说，认为："凡小儿诸病，先当调补脾胃，使根本坚固，则病自退。"骆如龙撰《幼科推拿秘书·察儿病症秘旨》曰："调理脾胃，医中之王道也。节戒饮食，却病之良方。惊疳积热，小儿之常病也。恒居时，常观其脾……脾上用功，手法之要务也。"骆如龙强调脾胃的重要性，主张不论治疗何病，皆须配以推脾土。因此，我在临床遇到病证复杂的患儿时，一定把调治脾胃放在首位，顾护患儿的正气，保证患儿能对治疗措施产生反应，达到平衡阴阳、调整脏腑功能的作用。正如张景岳《类经·论治类》所曰："行药在乎神气。故施治于外，则神应于中，使之升则升，使之降则降，是其神之可使也。若以药剂治其内，而脏气不应，针艾治其外，而经气不应，此其神气已去，而无可使矣。”

2. 重视健康教育

医生在诊治疾病过程中，要根据患者病情及其自身身心特点有针对性地指导患者的饮食、起居、用药及精神情志调节。同时，患儿家长要积极主动地帮助其建立健康的生活方式，并遵循医嘱密切配合治疗，如此才能保障治疗措施取得应有的疗效。正如《素问·上古天真论》所曰：“法于阴阳，和于术数，食饮有节，起居有常，不妄作劳，故能形与神俱。”若患儿只是被动地接受治疗，却不发挥自己的神机及正气，不建立健康的生活方式，则即使医者医术高明也达不到满意的治疗效果。因此，我在治疗疾病过程中，注重考虑影响患者疾病康复的各种因素，如情志、起居、服药、饮食、体质等，然后给予患儿家属科学的建议以配合疾病的治疗。

饮食、运动及睡眠教育是保证儿童健康和提高临床疗效的关键因素。《仲景全书》曰：“所食之味，有与病相宜，有与身为害，若得宜则益体，害则成疾，以此致危。”因此，饮食宜忌是临床儿科常见病取得疗效的基础。在临证时，我一般都要根据患儿病情给予其合理科学的饮食建议。正如秦伯未在《谦斋医学讲稿》中所曰：“膳食忌口就是视食物性质的甜、咸、辛、凉来观察其对疾病的寒、热、虚、实是否有害，作出饮食宜忌。”

3. 重视保健推拿

基于中医治未病理论的指导下，开展保健推拿可扶助儿童的正气，做到有病治病，无病防病的目的。孙思邈在《千金药方》中首次记载了小儿保健推拿医学文献，曰：“小儿虽无病，早起常以膏摩囟上及手足心，甚避风寒。”我也非常强调未病先防，通过保健推拿可增强儿童体质，可达到不生病或少生病的目的。

综上所述，本人从医近 30 年，继承了历代医家关于儿科病因病机、诊法、辨证立法、取穴及推拿治疗等丰富经验的基础上，非常注重读经典，拜名师，借鉴流派经验，勤于临床，善于思考，逐渐形成了自己小儿推拿诊疗特色，以便更好地指导小儿推拿临床实践，为儿童健康保驾护航。

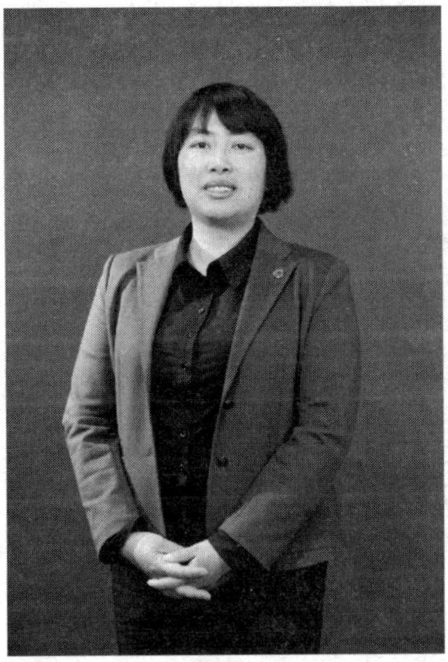

初心不改少年志

山东中医药大学伤寒教研室主任

曲夷

医家简介

曲夷，1973年出生，医学博士，教授，硕士研究生导师。毕业于山东中医学院87级少年班，从事伤寒论教学20年。全国第五批老中医药专家传承项目继承人，师从姜建国教授，齐鲁伤寒流派主要传承人，中华中医药学会仲景学说分会常委委员，山东中医药学会仲景学说分会副主任委员。主编、参编多部伤寒学科相关教材、教学参考书，核心刊物发表论文50余篇。主持、参与多项国家自然基金、国家中医管理课题、省中管局课题。

1987年9月，14岁的我初中毕业后考入山东中医学院少年班，31年过去了，我成为班级同学中唯一一个一直留在学校工作的人。少年班让我们有机会更早地进入专业学习，三年预科少了普通高中的应试训练，少了老师、家长的严格管束，让我们有机会开阔视野，自我管理。大学教授为我们讲解高中语文、数理化，外教主讲英语课，图书馆的丰富资源，更多参与文体活动的机会……更为关键的是，学校对少年班的重视，让我们受到更多关注，也有了更多的责任感、使命感。

与“伤寒”有缘

入学后的第一个国庆节假期虽然只有3天，还是坐了8个小时的夜车回了趟家，遇到了从胶东来的亲戚。他问可曾在学校听说过老家东汤村出来的李克绍先生。这是记忆中第一次听到先生的名号。刚刚入学，实在是孤陋寡闻，只是笑着摇摇头。那时，只感觉八年的学习时间太过漫长，何曾想到会在这所学校学习、工作几十年。又怎会知道机缘轮转，终有一日自己会拜师于“齐鲁伤寒学派”门下，成为先生的再传弟子。

1988年，入学后的第三学期。我们第一次接触到了伤寒学。作为预科班阶段经典诵读的初级课程，设36学时的串讲，要求背诵200余条原文。授课的老师是时年35岁的姜建国老师。在学校为少年班精挑细选的主讲教师中，他是年纪尚轻、资历尚浅的一位，但他却能在不多的讲授时间里，激起全班同学的学习热情。在老师的讲解下，《伤寒论》是有生命的，是李克绍先生所说的“活泼泼的《伤寒论》”，是他心目中思辨、智慧，充满疑问又令人爱不释手的经典著作。与其说姜老师是在讲授《伤寒论》，倒不如说是在以严谨、热诚的态度感染我们，让我们这帮多少有些自以为是、互相不服气的少年学子，把流利地背诵伤寒原文、提出让老师赞许的问题当成是证明自己实力的最好方式。每次的课前背诵，要从第1条背到上次课讲到的最后一条。若有同学背不出来，老师不会训斥、苛责，只是那么一个微微失望的眼神，就足以让人无地自容。是啊，老师那么认真地讲解，那么精妙地分析，不顾疲劳地课后答疑，不计课时地晚自习辅导，作为学生，怎么忍心让他有一点点的失望呢！那学期，班里有同学得了急性肝炎，在医院住了1个多月，出院后第一次上课，偏巧被老师提问到。同学们刚想替他说明情况。不想这位同学非常流利地背出了所有原文。毕业多年后，我们这位专业从事中医肝病的同学，还能以超快的速度在校友录上默写伤寒原文前30条。班上另一位从事中药药理研究的同学，多年来只给家人用经方治病，两年前赴美工作，一再精简的行李中，那本翻阅多年的《注解伤寒论》是绝对不能落下的……。现在同学重聚，还会一同回味姜老师带有浓重荣成口音的那句口头禅“伤寒得背呀，不背不行啊”。《伤寒论》就是以这样的方式进入到我们的大学生活，并为每一个同学留下了深刻印记。

1991 年，本科阶段 90 学时的《伤寒论选读》，仍然是由姜老师为我们主讲。当时用的是学校的自编教材第二版。这次的讲课，老师把他的多年所学倾囊相授，精讲齐鲁伤寒学派独树一帜的学术观点。老师时常会提到徐国仟、李克绍先生，两位老先生或儒雅谦逊，或耿直诚恳，一样的人品高洁，学识深厚。让我们明白做学问如同做人一样，有高尚的德行，才能做出实实在在的研究成果。老师常说“做学问造不了假，有没有深厚的基础，下没下过苦功，行家一交流就知有没有。”可以说，姜老师通过他的讲课，把齐鲁伤寒的学术成果、治学精神都传授给了我们。前后两次共 100 多学时，我们为伤寒学习投入了大量精力，也为今后的学习、研究打下了坚实基础。现在面对 90 后的学生，我也常会这样讲：“爸爸妈妈在为培育孩子寝食难安，操心费力之后，会萌生出最伟大的父爱、母爱。好好学习伤寒，学习经典，当你下足了功夫，‘为伊消得人憔悴’的时候，自然会感受到学习的乐趣，从中获益。”1992 年，在班主任吴修符老师的安排下，李克绍先生为我们做了小型讲座。年已 82 岁高龄的先生平实、质朴，侃侃而谈。当时不会想到，今生与先生就只有这一面之缘。到多年以后的今天，才真实感受到这样的机会是多么的珍贵。

1995 年 9 月，成为伤寒专业研究生，正式步入师门。1998 年 7 月，硕士毕业留校工作至今。从刚上讲台的诚惶诚恐，到逐渐熟悉深入，期间我的硕士导师张桂珍老师、博士导师姜建国老师，以及老主任李嘉璞、吴修符老师都给予了很多指导。集体备课时，大家会一起回忆起老先生们当年在教研室工作的情景，他们对年轻教师的严格要求与细致关爱，陈年往事仍然感怀于心，让人感受到尊重师长、奖掖后学也是伤寒教研室的传统。还有金匮教研室的陶汉华老师、中医基础教研室的迟华基老师、方剂教研室的刘持年老师等，这些少年班时期就为我们授课的老教师，都在工作中给予了我帮助、鼓励。

2013年4月，吴修符、姜建国教授退休了，我和张沁园老师成了教研室的骨干。没有了师长坐镇，忽然感觉像是没了主心骨。还好，老师们退休前申请到了省级重点学科、国家级学术流派研究、名医工作室项目、名中医药专家师承，让我们在未来几年有了发展动力和工作方向。就在几个月前，刚刚成为研究生导师的我还有些无所适从，姜老师语重心长地教导说："不要以你们这代人的标准要求学生，比起李老、徐老，我在很多方面做的也不够好，但他们并没有要求我照他们的路子走。对你们我也是这样想的，每一代人有每一代人的特点，不能重复老路。对学生要宽容、理解，让他们有自己的发展空间。我的学生里有些观点跟我不同，只要他踏实努力地做了一份工作，就要积极肯定……"

从少年到中年，伤寒是凝结心力平生所学，姜建国老师则无疑是最重要的人生导师。一直以来，在学校学习、工作，能得到众多师长们的关爱是我今生之福。

访得"明"师

1998年工作后，先后得到资助到山东省千佛山医院进修神经内科，赴北京完成博士课程，到马来西亚中医学院合作教学……这些交流学习活动，开阔视野，对个人发展起到重要作用。2008年10月下旬，作为"山东省高等学校优秀青年教师国内访问学者"，赴广州中医药大学伤寒学科研修，对当地中医药发展的现状有了深入了解，感受到了临床教学基地在本科、研究生经典教学中的意义。

广东省位居岭南，属亚热带季风气候，一年之中春夏秋三季气候炎热，全年雨水丰沛，植物繁茂多瘴疠之气。从北方迁移来的移民为了适应这里的气候，逐渐形成了重视日常医药保健的饮食风尚。"中药膳食化，中医生活化"成为当地特色。气候湿热，加之嗜食甜食，使得广东人大多有脾虚湿盛的体质特点。而产自当地的道地药材也大多具有健脾、行气、祛湿的功效，如新会陈皮、化州橘红、阳春砂仁、石牌藿香等。另外，清热凉血利湿的火炭母、岗梅根、健脾行气化痰的五指毛桃都是我到广州后才认识的地方药材。在一方行医了解当地的气候、民俗、道地药材、习惯用量十分重要。

此次访学，使我有机会结识了人生中另外一位重要的老师——广州中医药大学伤寒教研室主任李赛美教授。在广州期间，跟随李赛美教授查房、门诊、临床带教、授课，参与学科组织的研究课题、教材编写、经方班筹备等项工作，学习广州“教学、科研、临床三位一体”发展模式的建立和运行、师资调配等方面的先进经验，及学科病房建设、主攻病种的选择、学生临床实习的安排、人员调配等方面的具体工作方式。学习到老师结合经典理论活用经方，辨治疑难病的经验，提升了临床技能水平。研修结束至今，李赛美教授一直关心指导我的临床、教学、科研工作，并多次应邀赴山东指导学科工作，参与山东省中管局组织的临床优秀人才的专家授课，受到同行的高度赞誉。

同为高校工作的女教师，深知李教授取得现有的成就实属不易。多年来她始终对工作、学习保持高度热情，工作中遇到阻力、困难，她始终坚信通过良好的沟通，可以解决问题。她告诫我们“工作有时候确实很辛苦，既然要去做，就高高兴兴地去做”，不把不良情绪带到工作中来。积极乐观、与人为善的处事风格，使她具有超强凝聚力，能够和身边的同事、学生建立起彼此信任、相互协助的关系，形成教学、临床、科研工作团队。李老师带给我的，不仅仅是专业知识、能力的提高，更有一位优秀女性知识分子所必需的坚韧勤勉、宽厚诚恳。

传承教学

2012 年，“齐鲁伤寒学派”成为国家中医药管理局建立的首批中医学术流派传承工作室建设项目。为进一步弘扬齐鲁伤寒名家学术思想，传承流派治学理念，培养学生分析问题、解决问题的能力，我们在中医专业核心课程《伤寒论选读》教学中，充分运用流派研究成果作为教学资源，在完成教学大纲基本教学要求的基础上，开展学术传承教学实践。

一、解惑答疑，重视思维方法

李克绍先生在其学术代表作《伤寒解惑论》中总结了具有代表性的9种研读《伤寒论》的方法。对于《伤寒论》中众多的争论问题，不能只是简单罗列不同观点，而应循着其理论发展的脉络讲解。如太阴里实证传统观点认为其病机为太阴里虚兼阳明里实，在桂枝汤的基础上重用芍药、加大黄的目的是攻下大便。对这一问题李克绍先生围绕着：①大实痛究竟是“脾实”还是“胃实”？②加大黄是否是荡涤胃肠、通泻大便？展开论述。提出了太阴里实证实在脾络，重用芍药、加大黄的目的是通脾络止腹痛。这一理论由于更加符合临床，能更好地解释论中的疑点问题，被五版教材及其后的全国统编教材采用。讲课过程中不妨先提出旧论，指出其缺陷与不足，然后提出新观点，如此讲解可以帮助学生掌握理论创新的具体方法。

二、指导写作，促进知识能力转化

山东伤寒学科自创立以来一直沿用自编教材，并总结出版了《李克绍学术经验辑要》《李克绍医学文集》等学术传承专著，为了更好地运用这些资源，在开课之初我们会提供推介书目，并鼓励学生把学习心得、感想及时记录下来，经过教师指导，完成较为成熟的课程论文。2014年、2015年，面向中医专业本科生、研究生，先后两次组织了“李克绍先生医学论著读书征文活动”“齐鲁伤寒名家读书征文活动”，组织流派专家参与论文评奖，并为优秀论文题写评语，起到了很好的带动、示范作用。

三、名师垂范，流派名家上讲台

2015年，教务处举办“齐鲁名医讲堂”，邀请知名中医药专家进入本科课堂。齐鲁伤寒流派第三代传承人于俊生主任医师率先走上讲堂，为本科生讲授《伤寒论》少阳病篇。于主任基于教学大纲，结合临床实证的讲授，令学生对中医经典课程有了全新的认识，也让毕业后一直从事教学工作，鲜少临床经验的中青年教师获益良多。此外，依托工作室建设项目，流派建设团队邀请代表性传承人姜建国、于俊生、丁元庆、司国民，为本科生举办了“齐鲁伤寒名家系列讲坛”。流派名家进入本科生课堂，让同学们更加认识到经典学习的重要性。

四、实践教学，传承中激励创新

在课堂教学强调学术思想传承的同时，我们也通过大学生创新项目等活动，鼓励学生运用计算机技术等特长，协助流派学术思想的创新发展。学生组成“六经传变模型制作”SRT 课题小组，尝试以视频、动画、模型制作等形式，形象展示李老提出的六经传变模式。为完成该项目，同学们深入阅读文献资料，构建模型，撰写的关于模型制作的理论文章，在校级论文比赛中获奖。他们制作的视频、图片资料也成为新的教学资源。

五、选拔传承生，组建师承教师团队

为继承整理山东省名老中医药专家的学术经验和技术专长，推进中医药学术继承与发展，中医学院自 2012 年始在齐鲁伤寒学术流派建设过程中，试行传承生选拔制度。2016 年，正式将这一制度推行至全院在建的 5 个流派、名医工作室。旨在整合资源，共享经验。2016 年 3 月，校教务处正式成立“齐鲁名家学术传承教师团队”，并同时启动传承生选拔，以着力培养一批具有坚实的专业知识和技能，能够掌握并传承齐鲁中医名家学术思想、学术特色，融知识、能力、素质全面协调发展的齐鲁名家学术传承后备人才。

初为导师

2012 年，我成了伤寒专业研究生导师。虽亲历过研究生学习，初为导师还是会有些不适应。个人的亲身经历也好，成功人士的经验也罢，可供借

鉴，却未必适用。研究生有成熟的心智、独立思考的能力、确定的学习目标，就连对导师的期望也各有不同。有的希望老师能随时提供细致的帮助，有的希望有自己的发展空间，不喜欢被老师的意志左右。究竟能为学生做些什么？如何与学生建立和谐的师生关系？如何帮助他们实现研究生阶段的学习目标，顺利完成学业？以下谈一下，本人成为研究生导师几年以来的一些体会。

一、做“明”师，当行中庸之道

《论语·庸也》曰：“中庸之为德也，其至矣乎。”中庸之道作为儒学的重要思想，对其含义有多重解读。为师的中庸之道，强调的是不偏不倚，折中调和。学生是有差异的，所谓“明”师，得承认并接受学生的差异：学生的学业基础有差异，不能以单一标准衡量；学生的性格、做事风格有差异，不能厚此薄彼，喜恶分明；学生的学习目标不同，不能横加干涉，应当包容协助。就学前，师生有双向选择的机会，一旦确立师生关系，就应当了解学生的求学经历、学习目标、就业方向，帮助他们搞清个人的长处与不足，找到适当的职业方向。

近几年的伤寒专业研究生，从专业思想、学习目标的角度大致可分为两类：第一类学生，学业基础扎实，对经典学习兴趣浓厚，专业思想牢固，毕业后希望进一步深造，从事专业研究工作；第二类学生，或受制于本专科专业，不得不报考基础专业，或因就业遇阻，将读研作为找工作的跳板。此类学生只关心毕业所需的硬性指标，对学术研究本身没有兴趣。表面看来似乎第一类学生更符合导师的希望，但实际带教过程中却也并非如此。

第一类学生中不乏踌躇满志者：学习兴趣浓厚，却对经典的认识有偏差，将《伤寒论》看作是“医林秘笈”，认为只要背好原文，学好经方就能在临床上无往而不利；也有学生认为研究生就是从事高精尖研究的高端人才，夸夸其谈，不屑于基础工作；还有学生自认对伤寒理论有石破天惊的创见，观点偏执，不与导师沟通，进入论文阶段，往往难以深入，困难重重。此类学生一旦受挫，容易自卑、脆弱，甚至迅速转变为万念俱灰型。应对的方法便是从入学第一天起，就引导他们从大量的文献阅读做起，从看似重复、简易的基础研究做起，让他们逐步找对方向，明确目标，体味到学术研究的苦与乐，建立正确的专业思想，养成脚踏实地的工作作风。

第二类学生读研的功利性强。为保证按时顺利毕业大多能够实现自我管理，按期完成开题、论文等硬性指标。部分学生在课程考勤、临床跟诊、课堂试教、教研室工作等非硬性指标的环节不服从管理。更有甚者，对论文、学分等硬性指标抱着过关即可的态度，敷衍了事，对导师的严格要求抱有抵触情绪。遇上此类学生确实令人头痛，单靠奖惩办法想要改变一个成年人的做事态度几乎是不可能的。能做的也只能是“顺水推舟”，强化目标管理、质量监控，把各项工作的截止时间，在学校要求的最后期限前提前一两个月。目前来看，除个别自我管理能力差的学生外，大部分学生能够顺利完成学业，至于如何才能提高学业质量，得靠院校管理部门制定更为详细的管理办法。

师生间因为性格、做事方法的原因，有的投缘，能互相理解顺利沟通，有的会关系疏远，话不投机，甚至格格不入。不在学生面前点评是非，不因亲疏，喜恶溢于言表。尽量包容，最大限度地理解，便是导师的“中庸之道”。

二、授人以“渔”，要重方式方法

授人以鱼不如授人以渔，这已是大家普遍接受的观点。作为研究生导师更当以培养学生的专业技能为主，让学生掌握获取知识、独立从事学术研究的能力。问题是这“渔”的方法该如何相“授”呢？

有些研究生总是在忙着听课、听讲座。除了研究生学位课程，还积极地旁听本科生课程，对各级各类学术讲座不加选择、来者不拒。习惯了坐在台下被动接受，不能主动寻找个人的兴趣点、研究方向。看似勤奋努力，却暴露出传统教育模式下的惰性。总是在听别人说，哪里还有自己思考的时间？总是记录别人的观点，什么时候才能形成个人的思想观念？鼓励学生积极尝试有创建性的活动，打破固有模式，放开手脚，是研究生导师授人以渔的前提。

有些学生乐于提问，却不着手解决问题。时不时地冒出想法，只流于口头表述，或是拿出一份简单的大纲。这种所谓的“好问”“善思”，如果是在本科阶段还值得肯定一二，若是作为研究生仍然停留于此，则万万不可。带着问题查阅文献，掌握资料检索方法，学会运用各类数据库，是开展各项研究的基础。能够在规范的论文体例下，将个人观点表述清楚，是很好的调整思路的方式，也是学术沟通的基本方法。英国哲学家弗朗西斯·培根曾说道“写作让人精确”。写作训练文字表达能力，更能提高逻辑思维能力。让学生养成每天阅读、定期写作的习惯，是导师授人以渔的重要举措。

有的学生习惯依靠老师，提交的开题报告、讲稿、论文初稿，总是结构不完整、格式不规范，显然是未经整理的草稿。有的学生不愿尝试不熟悉的领域，画地为牢，畏首畏尾。有的学生不愿从事文献检索、资料整理的基础工作，认为那就是体力活，学不到东西。事实证明只有那些做事有闯劲儿，敢于尝试，耐得住寂寞，经得起失败的学生，才能在今后的研究工作中走得更远。作为导师应鼓励学生创造性地完成看似枯燥的工作，在大方向上给一些意见，具体的解决办法让他们自己去找。重视培养研究生自己解决问题的能力，是导师授人以渔的关键。

研究生学习的主要目的绝不是掌握知识，要重视思维能力、实践能力的提升。口头讲授、文字分析不如实际演练，让学生尽早进入独立研究，方能授人以“渔”。导师有的是经验及对专业方向的掌控，研究生有的是旺盛的精力及创新意识。导师能传授给学生的应当是能力、方法。平等协作，教学相长，才能构建师生间的和谐关系。

结　　语

中医高等教育始自20世纪50年代，教育模式、教学方法还处于探索之中。2018年，母校建校60周年，我也在此度过第31个年头，从少年班的学生，到参与到传统班、扁鹊班教改工作的教师，越来越感觉到这项工作的重要与艰难：挑错容易，纠偏难；沿袭旧法容易，开辟新径难；人才培养模式改革不可仓促上马，面对旧法的弊端，又时时让人有时不我待的紧迫感；长学制改革不可过于倚重个人，有了规则方能有始有终；改革少不了有胆有识的急先锋，不惧争议，激流勇进。

收到老书记张奇文先生亲笔手书，邀请参与新书编写，感激之余，深觉惶恐，谨以个人学习、教学的一点感悟，希冀后学求得正道，踏上“明”医之路。

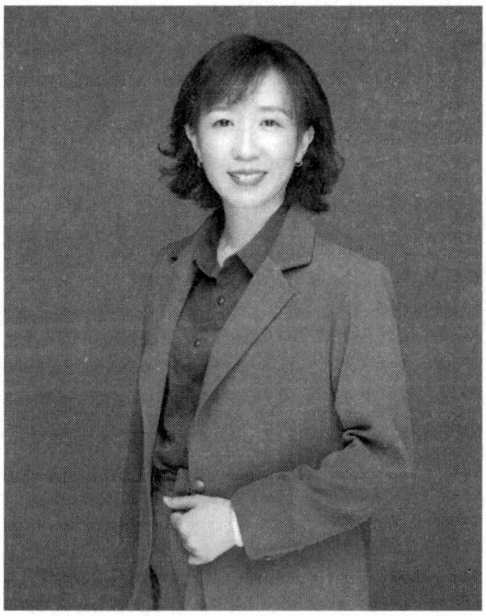

教学与临床齐飞
养生共治病相宜

北京中医药大学教师
副教授
张玉苹

医家简介

张玉苹，女，1978 年出生，籍贯山东招远市，医学博士（中医临床基础专业博士）、副教授，硕士研究生导师，北京中医药大学中医养生方向学科带头人。自 2005 年至今任教于北京中医药大学中医学院中医养生康复系。

教学与科研：主要从事中医养生保健、中医饮食营养的教学科研工作，主要研究方向：中医养生保健的理论与实践、中医药延缓衰老的理论与方法。主讲我校本科生与研究生《中医养生学》课程，多年来承担我校《中医药膳学》《中西医营养学概论》《中医基本技能训练Ⅱ》《临床医学概论Ⅱ》和《中医养生名著选读》等多门课程的教学工作。主持 5 项课题研究，参加 30 余项各级课题研究。个人发表学术论文 40 余篇；编写教材 7 部，副主编 1 部。个人出版论著 17 部，其中 3 部任主编，4 部任副主编。临床擅长小儿、妇科、内科常见疾病的治疗与调理。

主要社会兼职：担任国务院台办北京中医药大学台湾中医研究基地成员；担任中国中医药信息研究会海峡两岸中医药交流合作分会副秘书长；中华海峡医药文化研究会副秘书长；中华中医学会小儿推拿传承发展共同体副秘书长；中国中医药信息研究分会食疗分会常务理事；中医药研究促进会中医儿科医师合作共同体工作委员会理事；担任中国老年学学会老年保健康复专业委员会委员；中国中药协会脑病药物研究专业委员会心身医学组委员。

一、五年寒窗，奠定扎实的中医专业基础

1997 年 9 月，我考入河北医科大学中医学院，开始为期五年的中医本科学习。历经两千年的传承和发展，中医专业知识浩如烟海，灿若星辰，各类中医专业书籍汗牛充栋。五年大学寒窗生涯，我一头扎入书海，潜心静气，领悟古人中医之道，学习中医智慧，年年获得学校奖学金。随着中医学习的不断深入，在博大精深的中医知识面前，我愈发佩服古人智慧，愈发坚定了勤求博采、济世仁怀的决心。

在大学最后两年，我把求学的目光转向中医的神圣殿堂——北京中医药大学。直到现在，我都十分怀念那段挑灯夜读、物我两忘的考研时光，感恩那段孜孜以求、拼搏奋进的青春岁月。那段时间，我和两位好友经常学习到凌晨 3 点左右，空空的教室最后只剩下 3 个人，回到宿舍悄悄爬上床铺，其他同学早已进入甜蜜梦乡，困难时期好友的陪伴让我更加坚定，也让枯燥的学习变得更有趣。读书的过程就是把薄书读厚，厚书读薄，那时同学形容我和电脑一样，可以随时随地调出需要的文件。真的是“书山有路勤为径，学海无涯苦作舟”。

大学五年的学习，为我打下了坚实的中医基础，最终一张来自北京中医药大学研究生的录取通知书，为我的大学生涯画上了圆满句号，我以超过分数线 60 多分的高分被录取，我的两位好友也以优异的成绩考入了广州中医药大学。

二、勤求博采，攀登学术高峰

2002 年 9 月，我来到了梦寐以求的北京中医药大学，攻读中医养生康复专业硕士研究生。北京中医药大学在 1986 年率先在全国中医院校中建立了中医养生康复专业，我是该校中医养生康复系的第一名硕士研究生。在此期间，我跟随我的导师刘占文教授（原中医养生康复系主任，全国养生康复专业知名专家）系统学习了中医养生营养康复的文献，并开展了中医养生方向的实验课题研究。2005 年 6 月研究生毕业，我幸运地在众多应聘者中脱颖而出，被选留在北京中医药大学中医养生康复系工作，同年开始独立承担《中医养生学概论》课程的教学，并一直承担中医养生治未病的教学与科研工作。

北京中医药大学是一所神圣的中医殿堂，在这片土地上，留下了许多闻名遐迩的国医大师的足迹，唯有发奋图强才能不负这片土地。中医人一定不要忘记读经典、做临床。在教学期间，张仲景的《伤寒论》深深吸引了我，我继续学习经典，并在2007年考入北京中医药大学中医临床基础系，攻读伤寒论专业博士，并师从我国著名伤寒大家刘渡舟的弟子李宇航教授。在博士学习阶段，我深入学习《伤寒论》，聆听、研习当年刘渡舟教授的讲稿，背诵伤寒条文，我的导师结合了我的专业特点拟订了我的博士研究方向：深入探索张仲景的养生观。最后，在北京中医药大学王庆国校长的指导下，我提炼出张仲景的"以通为和"的养生观，并完成了我的博士论文：张仲景"以通为和"学术思想对《内经》的继承与发扬，并发表了多篇学术论文。2010年6月，我顺利获得中医临床基础博士学历学位，在学术钻研的道路上再攀高峰。

三、教学相长，跟诊学习，时刻不忘做一名合格的中医教师

中医是一门实践性非常强的学科，中医教学一定要结合临床。若离开临床，中医教学必定是空洞、乏味，没有生命力的。在教学中我深深地感到，大学生有非常好的自学能力，仅仅靠书本知识远远无法满足他们，他们更希望看到的是书本之外、校外的中医临床。

若说起对于中医临床的热爱，还要缘起一个亲身经历的小故事。2008年，我刚刚产后不到10日，突然间产后大量出血，超声诊断：宫内复旧不良，宫内阴影5×6×6cm。医生给我开了抗生素。后来，我又到了北京电力医院中医科赵志宏主任的诊室。一张小小的中医处方，仅3味中药，花费11元，拿着这么少的中药，最初我心中还是将信将疑，当服用至1付半时，就排出了黑色瘀血块，痊愈。中医治疗要谨守病机，对于瘀血，我们首先想到的是活血化瘀，然而处方并未使用一味活血化瘀药物，利用阳气的推动作用，把有形的病理产物推出体外，运用的是仲景回阳救逆的四逆汤。《内经》有"阳化气""阴成形"的论述，这让我充分领略了中医经典的魅力。自此，讲课之余，我就会来到赵老师身边跟诊学习，这一跟就是十年。跟诊学习的日子让我内心感觉非常充实，让生活更加有意义。我把临床的所见所闻带回学校分享给学生们，课

堂变得鲜活生动了，也给学生们开具了一扇窗户。望着学生们专注的眼神，听到学生们的阵阵掌声，我的心中无比欣慰。

十年跟诊，受益良多。赵志宏老师在临床中有非常多的独到见解，对于一些疑难杂病、外感热病的治疗也有自己的独到之处。他的知识结构非常全面，内、外、妇、儿、老年、骨科、肿瘤科患者都有，我认为他是一名真正的中医全科医生，临床疗效非常好，把脊柱相关疾病和中医内科结合起来，用整脊手法治疗了很多内科疾病，临床效果立竿见影。在跟诊学习中，我掌握的儿科疾病的辨证、处方，对我后来的中医临床诊疗非常有帮助与指导。对于肿瘤患者的治疗，赵老师经常有个比喻：如果你来到一间寺庙，进入一个很久没人进入的房间，房间到处都是灰尘和蜘蛛网，你会怎么办？很多人可能会想到扫地，擦拭四周，可这样做后，过几天室内依旧会如此；如果你进入房屋后，立即开窗通风，改变室内的环境，结果又会怎样呢？对待肿瘤患者一样如此，我们要改变体内环境，不能单纯功邪，治疗中关注患者胃气的存亡、正气的盛衰。我见证了一些肿瘤患者的神奇效果，一位患前列腺癌的70岁老人服用中药一年，从最初的严重血尿，到后来所有指标恢复正常，同期患病的其他病友纷纷去世；还有一位肺结节患者，服用中药半年后，肺结节经查彻底消失；另一位患肝癌50多岁的男性患者服用中药一年，连最初的肝硬化也恢复了正常……2018年8月1日赵志宏老师正式退休，我也结束了十年跟诊学习，我的这位老师的人生愿望是开着车，一路看病，一路学习，这样走遍中国，这样的人生理想让我敬畏。下面举2个赵志宏老师的成功的医案。

医案举例

医案一

贾某某，男，53岁，舌暗红，脉沉弦，肝硬化多年，现肝癌术后2年。2018年6月再次就诊处方如下：白附片60g，干姜30g，土鳖虫10g，藤梨根100g，白花蛇舌草60g，夏枯草30g，昆布20g，炙甘草12g，茯苓20g，炒白术8g，10剂，水煎服，日1剂。服药后，面色红润、体力明显改善，能够正常生活，肝功恢复正常，后坚持服用中药1年，原有的肝硬化消失，肝功所有指标恢复正常，生活状态如常人。

医案二

2013年5月，患者王某，女，50余岁，剑突下疼痛，向左腰部放射3天。禁食2天，住院3天治疗，腹痛不减，因血清淀粉酶持续升高，外科怀疑胰腺坏死。查体：轻触患者腹部，患者感觉剧痛，仔细检查发现，第三胸椎有明显压痛，用整脊手法胸椎复位。治疗后再仰卧指压腹部，腹部疼痛消失，患者当场要求进食。患者当日的血清淀粉酶13700U/L，第二天血清淀粉酶3000U/L，第三天血清淀粉酶恢复正常。

四、拜师学艺——师从儿科泰斗张奇文教授，开始中医儿科之路

2018年，我正式拜师于我国著名儿科泰斗张奇文教授门下，并担任北京中医药大学张奇文教授名医工作室负责人。张奇文教授有一个非常有现实意义的提议：一定要积极大力解决小儿服药难的问题，开展中医儿科外治法的研究，运用中医膏摩的方法开启小儿玄府之门。咽喉是小儿重要的门户，人体的第一道关口，现在很多儿童长期咽部慢性肿大，这个问题若不能很好解决，会直接带给孩子很多健康问题，如注意力不集中、睡眠打鼾、咬指甲、反复呼吸道感染等，在临床中医生一定要关注小儿咽喉。

我在临床中谨遵恩师的教诲，内服中药适当配合外治法，可明显提高临床疗效；关注小儿咽喉门户的作用，诊断中结合望咽喉。为了深入学习小儿推拿疗法，我来到我的故乡山东，当看到我国小儿推拿泰斗张素芳老师给患儿推拿时，见到了老人的大爱与慈祥，老人手法的感觉如行云流水，当我听到很多孩子从小到大一直没用过药物，仅靠推拿治疗疾病时，让我深深感到若能发挥小儿推拿的积极治疗作用，达到不药而愈，真的是一件功德无量的事情，临床若能将药物治疗、饮食疗法、小儿推拿疗法等其他外治疗法综合运用，一定能大大缩短病程，提高疗效。在学习小儿推拿的过程中，我也了解到小儿推拿存在不同的学术流派，张老一直希望不同门派的小儿推拿协同合作，达成共识，规

范治疗。目前开展从事小儿推拿的人群素质不一，从业人的门槛要求很低，国家没有明确的规定，很多人经过简短的培训就开始上岗，市面也出现了很多小儿推拿的机构，让一些家长无法分辨，但是我认为，小儿推拿的有效性要在中医辨证准确的基础上，用穴如用药，若离开辨证，没有医学基础，就无法达到预定的效果，并且错误的治疗也许会给患儿带来新的风险，或贻误最佳的治疗时机。

五、医者仁心，治病求本，不断前行

中医学习之路势必是一生的，永无止境。现在，中医已融入我的生命，成为我生命中重要的一部分。20多年的中医学习对我只是一个开端，不论从中医治未病还是从中医临床的视角，我已有了认识与体会，形成了个人的临床诊疗特色。我综合运用中医的药物治疗、食养食疗、小儿推拿、艾灸拔罐、针灸等不同疗法，在临床中耐心认真负责对待每一位患者，详细解释病情，并告知患者调养注意事项，正如《灵枢·师传第二十九》所云："人之情，莫不恶死而乐生，告之以其败，语之以其善，导之以其所便，开之以其所苦，虽有无道之人，恶有不听者乎。"

中医的真谛在于人要顺天地之气，我们可以借天地之力，调动机体自身的力量，达到人体阴平阳秘的境界。中医养生最重要的就是尊重规律，尊重自然界天地之气运行的规律，达到人和自然和谐统一，养生以不伤为本。

近年来，讲养生的专家有很多，人云亦云，老百姓很茫然，发现专家们的观点也并不一致，到底该如何养生呢？我们说的中医养生，是在遵循人体和自然规律的前提下，通过调饮食、练形体、慎房室等方法实现的一种综合性的强身健体的活动，法无定法，三因制宜，因人、因时、因地有不同的养生方法。就拿因人而言，不同人有不同的体质特点，小儿有特殊的生理特点与病理特点；女性有特殊时期，经、带、胎、产、乳，不同时期有不同的生理特点，有不同的调养方案；老年人的体质在脏腑功能不足的基础上，多夹杂痰浊、瘀血等病理产物，所以养生法无定法，非想象的那么简单、单一、可重复。每个人应从自己的实际出发，寻求适合自己的最佳方案，不可过于盲从，要在中医医师协助指导下正确辨识自身体质，合理选择食物、药物、运动方案等，有指导、有针对性地选择方案。葛洪提出“养生以不伤为本”，只要不做伤害身体的事其实就是在养生，这一点在现实生活中有重要意义。孔子有著名的“养生三戒”，在现实生活中的也有重要的指导意义，“君子有三戒：少之时，血气未定，戒之在色；及其壮也，血气方刚，戒之在斗；及其老也，血气既衰，戒之在得”。我在博士期间对张仲景的养生思想概括为“以通为和”，提出“和”是人体阴平阳秘的一种状态，人体只有在“通”状态下才能“和”。因为我们通过各种手段保证人体“通”，比如导引、按跷、针灸、膏摩，包括传统运动，若能根据自己的喜好，选择并坚持一项中医传统的运动项目，如八段锦、五禽戏、易筋经、太极等，定将受益终生。

在临床中，我逐渐形成了自己的行医特点，从天人相应出发，关注大自然对人体的影响，结合中医五运六气学说，关注患者出生当年的运气和发病当年的运气特点，有些疾病从调整天人关系入手，调体防病治病；临床治疗中密切关注人体阳气的盛衰，不随意使用寒凉药物，关注患者胃气的盛衰。我认为临床首先应辨别患者病性的寒热，若寒热不辨，或鉴别不准，很难奏效。其次辨病位，表里、脏腑。比如很常见的感冒，有时经过 1 个月的治疗仍未愈，甚至越来越重，原因何在？主要是因为未辨寒热。因此，诊疗中应尽量选择安全的药物，避免药物带来的损伤。我在给患者开药时，尤其是一些病情不重，需要调养的人群，尽量选择药食同源之品，避免有些药物长期服用带来的副作用。综合运用各种疗法，针药并用，药食并用，不断学习新的疗法，是我行医路上孜孜以求的目标，能用自己所学的知识和技能救治更多的人，是一件多么幸福的事情。

行医路上，一字一句，当思勤求博采；一分一秒，恒念厚德济生。

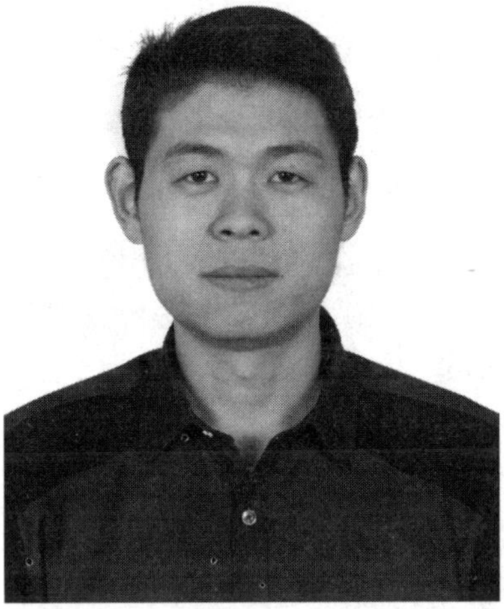

医道求针　发古融新

美国汉唐国际中医药学院副院长

北京万柳社区卫生服务站医师

丁永

医家简介

丁永，男，1982年出生，山东泰安人，现任美国汉唐国际中医药学院副院长，并兼任石家庄市中医医院、山东泰安市中医二院的特聘客座教授，北京万柳社区卫生服务站医师。在中医求学过程中，于2001年拜入山西省针研所乔正中教授门下学习新九针，2003年拜入宫廷御医第二代传人“神针王”王修身门下，成为其大弟子；又于2005年拜入“国医大师”贺普仁教授门下，成为入室弟子和传承人；2007年拜药肠线创始人单顺教授为师；2014年拜丹药移毒疗法严浩翔教授为师；2015年拜“脉学大师”寿小云教授为师，2018年拜入“国医大师”张大宁教授的门下得予亲传，期间也拜访学习各大医院和民间有绝技的老师五十多位。并以副主编身份参与编著了《微创穴位埋线》一书。

在诸位恩师的亲传教导下，经过十几年的临床实践之心得感悟，特别是汲取了恩师贺普仁教授的“三通法”即“微通法、温通法、强通法”及其恩师“神针王”王修身的“一穴多针法”“舌针法”“血轮针法”“双针法”“多针法”“五龙针法”，乔正中教授的新九针疗法（包括磁圆梅针、毫针、梅花针、三棱针、铍针、锋勾针、鍉针、镵针、圆利针、火针（包括单头针，它又分细中粗，多头火针）的应用。将恩师们的针法和几十位老师的有效绝学进行了有机的组合，在“脉学大师”寿小云恩师的疾病脉诊和传统诊脉法基础之上，探索出自己的一套“丁针疗法体系”。此疗法体系是以中医理论为体，以经络腧穴及手法为用，以疾病脉理和心理脉理相结合作为诊断法则，摸索出一套更加简便高效实用的临床治疗体系。为了便于中、西医临床医师快速学习掌握、准确、安全、有效的普及到临床的实际操作，形成了独特的临症协议处方，为中医针灸在临床的规范化、标准化、安全性、实效性的应用提供了理法依据。并根据多年的临床经验和传统的中医理论先后发明了“刺络治疗器”“一次性负压拔罐”“多功能振腹按摩仪”等治疗器具，并以取得了国家专利。

我与中医结缘之由

我于1982年出生在山东省泰安市一个家道较为殷实的家庭，作为长子自幼得到家中的宠爱，所以从小我就是一个小胖子。由于身体肥胖再加上调皮，在五岁的时候与小伙伴们一起爬树玩耍时，不慎从树上跌落，致使树杈从会阴处插入体内，对任督两脉造成重大损伤使元气大损，导致我到15岁前一直尿床，这对我的身心造成了很大的伤害。可是祸不单行，在八岁时看人家盖房子，和伙伴们一起爬房梁玩耍，结果又从房梁上掉了下来，碰巧一块玻璃从脚心涌泉穴刺透到了然谷穴，一个伤口就封了13针，这次又造成了肾脉的损伤，大伤了肾气。所以我在8~12岁时先后患有肾结石、胆结石、尿频，并导致肠胃功能不好，经常犯胃痛、腹泻，检查还有胃溃疡和肠炎，还经常感冒发烧，而且一年最少要住院一次，从此身体一直较瘦弱，且患上了抑郁症。后来经过家里商量，认为光靠治疗并不一定能保障我的健康成长，于是决定将我送到了岳家庄武校，以便习武健身。在此期间通过刻苦训练，其成绩较为显著，还被选拔到了泰安体队。

在武校期间，较为有幸的是遇到了张守汉校医，他有家传的一套按摩技法，且对中医具有较深的造诣。他通过针灸和按摩的疗法，使我尿床的毛病在三个月内得到了根治。这对我来说，可不只是治好了尿床毛病那么简单，这对我的心理健康也是一个极大的重建，那种喜悦简直难以言表。这件事促使我对中医产生极大的好奇和神往，尤其是西医与中医的治疗费用的对比，更使我感到中医的神奇和它的实用性。此事对我人生目标的锁定产生了深远影响，当时我就下定决心，一定要成为一个好的医者，不但可保护家人和自己免受疾病的痛苦，还可为更多的人解决疾痛，那将是多么了不起的事呀。就是这么一个朴素的想法，使我与中医结下了不解之缘。

从此，我一有时间就去校医那帮助干一些力所能及的事，他看到我勤快、聪明、好学，于是开始传授我一些按摩手法，我为了能够尽快地掌握这些技法，于是就经常为同学和教练按摩，且在这一过程中见识到了神奇的疗效，并得到了同学和教练的夸奖。每当看到为同学教练们被治愈后的那种快乐，我也从内心感到欣慰，而此时我的抑郁症也得到了缓解。通过两年多的恩师教诲和传授，使我掌握了按摩、整脊等技法。

求 学 之 路

一、遍访名师及其拜名师

当我确定人生目标后，于1999年报考了郑州仲景国医学院开始了系统的理论学习。2009年和2012年分别在北京中医药大学夜大读了大专和本科共六年，在校期间除了中医基础学习外，我先后认真研读了《黄帝内经》《伤寒论》《针灸甲乙经》《针灸大成》《千金方》等等。在毕业临床实习过程中，发现自己所学的理论与临床应用治疗效果预期存有较大差距，究其原因我深深感悟到，中医它属于实践医学，是医者通过对方辨证发现规律，从而探索出治疗方法的一门医术，这也是中医强调其师承的重要性。因此为尽快提升诊治水平，必须要广拜师以增强辨证之经验，来开拓自己的思路，这应是我提高医术的一个最佳途径。

于2001年毕业后又到北京中医药大学培训部学习，从师于药肠线创始人、河南省漯河市人民医院业务院长单顺教授学习埋线，并于2007年正式拜师，且于2014年成为单氏埋线传承人。埋线法对于慢性病效果显著，特别对癫痫和胃溃疡的效果最好，大部分胃溃疡可以一到两次治愈。又参加了乔正中教授的新九针疗法学习，在学习期间于2001年9月有幸拜入乔正中教授门下，恩师乔老亲自传予我磁圆针、鍉针、铍针、员利针、毫针等各种针法以及辨证施治的法则，使我掌握了对外阴白斑、外痔、肛裂、鼻息肉、扁平疣等的特效疗法，特别是外阴白斑这种疑难杂症用鍉针一两次即可治愈。然后2002年在中国中医科学院参加了贺普仁恩师为老师的带教学习，先后学习了王岱的跳动疗法、黄丽春的耳医学、张士杰的太溪刺法、卢鼎厚的斜刺疗法、臧福科大成推拿（振腹疗法）、金伯华针灸经验、田从豁贴敷疗法、贺普仁的三通法等等。这次学习的都是各位老前辈的精华，对我在以后的临床打下了坚实的根基。后来在2003年的时候又跟随宫廷御医第二代传人“神针王”王修身学习，而有幸拜王修身教授为师。王修身恩师亲传了我许多秘法，如“一穴多针法”“舌针法”“血轮针法”“五龙针法”等。舌针法多于中风不语效果尤佳，一针多穴对顽固性头痛和疼痛类疾病效果好，血轮针对眼部有特效，如视神经萎缩、眼花、近视等等都要极佳的疗效。

2002年学习期间很崇拜贺老的技术，于是在2005年8月很荣幸拜入“国医大师”贺普仁教授门下，成为亲传入室弟子，经过恩师的耐心赐教，且于2015年5月成为指定传承人。恩师创立的“三通疗法”在针灸界家喻户晓，那我简单说一下三通法，对于针灸科临床医师肯定会有所有启发。贺氏针灸三通法的核心在于“通”，针刺疗法的最终目的也在于“通”，“通”是针灸疗法的特点和特长，“通”是针灸疗法治病的先决条件。针灸的方法多种多样，尽管手段不同，但使经脉、络脉畅通的目的是相同的，针灸疗法的首要任务就是要恢复经络“通”的功能，在此基础上才能达到对其他治病目的。因此，贺普仁教授认为，针灸疗法的根本作用机制是，它以“通”为法，以“通”为用，只有通，才能使阴阳调和，只有通，才能扶正祛邪、补虚泻实。贺氏三通法是贺老通过数十年的医疗实践，在其所运用的多种刺法中选择出来的使用方法，不同的针具各有不同的适应证和不同的效应，下面简要介绍之。

1. 微通法

本法就是指毫针疗法。毫针在古代称之为“微针”“小针”，微通法即是以毫针作为工具，使经络气血通调和畅，从而治疗疾病的一种针刺方法。微通的内在含义在于毫针微调经气，疏通经脉，在临床操作中从持针、进针、行针、补泻直到留针出针各个环节都要求运用正确针法，掌握气机变化的规律，从而真正理解针刺的精微奥妙之处。

2. 温通法

温通法是以火针和艾灸施于穴位或某一特定部位，借火力和温热刺激，温阳祛寒，疏通气血，以治愈疾病的一种治疗方法。温通法包括火针和艾灸两种方法，病势急者多用火针，病势缓者多用艾灸。贺老从60年代起，就开始了对火针疗法的研究和探索，在总结和继承前人经验的基础上，又有创新，对它的适应证及治病机制方面，做了大胆尝试和探讨，治愈了大量的病例，通过多年的临床实践，证明其应用范围广泛，疗效可靠，因此值得普及和推广。火针既是针具的名称，又是一种针法的名称。

3. 强通法

本法指的是放血疗法，即用三棱针或其他针具刺破人体一定部位的浅表血管，根据不同的病情，放出适量的血液而治疗疾病的针刺方法。针具主要用三棱针，即《灵枢》中所说的“锋针”。其具体刺法有“络刺”“赞刺”“豹文刺”等不同记载，均属于强通的范畴。此方法多用于治疗血瘀阻络之疼痛等病症。关于刺血疗法出血量的多少非常值得重视，贺老在运用本法中，突出了一个“强”字，对丹毒、静脉曲张、静脉炎等病临床操作时在地上铺上报纸，令患者将肢体抬起，用三棱针放血，让血液自然流出，一般不用立刻止血，待到血色由紫暗转至鲜红后再进行处理。

跟随贺老临床时收获颇多：如一男患者肾结石，贺老用蠡沟穴和中封穴针刺两次即愈。一般贺老用蠡沟穴是平刺向上4寸，单用次穴效果也很显著，蠡沟穴为足厥阴肝经之络穴，别走少阳，与三焦相通而主水道不利之症；中封为足厥阴之肝经穴，主前阴、泌尿、生殖之病症，两穴为主穴，共用具有疏调气机、排石止痛、利尿之效。如遇严重结石患者再配天枢、水道和归来穴，诸穴为足阳明俞穴，行于少腹，具有通利水道、消肿散结之功。而且贺老在1973年发表过本病的论文，还获得了北京市科技进步三等奖。其次是口腔溃疡的治疗，贺老就用劳宫和照海穴即可治疗好十几年的口腔溃疡。大部分患者针下痛止，劳宫穴位手厥阴心包经之荥穴，《难经·六十八难》曰：“荥主身热。”说明荥穴主要应用于热病证，而此穴在五行属火，可清热泻火。手法多为泻。照海为足少阴肾经之穴，“照”照射也；“海”大水也。该穴名意指肾经经水在此大量蒸发，所以针刺可滋补肾水，以达“壮水之主，以制阳光”之效。从循行看，肾经夹舌本而行，刺照海穴又可通经活络，荣养舌窍，手法多为补，两穴的配合堪称经典。还有中风病在临床的运用，特别是急性期的中风，贺老采取四神聪、十宣、井穴、金津、玉液、合谷、太冲等穴针刺和刺血疗法。四神聪位于头之巅顶，令其出血，可使逆上血气下降，暴张之阳得平，瘀滞经脉通畅；神志意识不清者取井穴点刺出血，调和阴阳之气以醒脑开窍；身热面赤者取井穴点刺出血，以泻其经脉气血之热；语言不清者应以金津、玉液点刺出血，自尽为度，以通利舌脉气血瘀滞。毫针针刺合谷和太冲施用泻法，以开四关之经气，使周身气血调达，经脉通畅。2004年“针灸治疗中风病的临床应用研究”被国家中医药管理局确立为世界卫生组织“中医适宜诊疗技术”。当时就有18个省的59家医院针灸科应用，几篇的论文有效率在百分之九十左右，比现代医学高出十个百分点。跟随恩师贺老这十几年收获颇丰，为我研究探索中医的临床理论指明了方向。

我在这些年的医疗临床中也救治了急性脑梗七八十位患者，不夸张地说如果没有我的介入可能会有几位患者早已离开人世。急性期脑梗死和脑出血，特别是年轻的高血压患者，大部分住院后控制不好，血压忽高忽低，很多住院几天后中风更加严重，还有就是走着进去，大部分拄着棍出来。如果能够做到中西医结合治疗，那么中医刺血疗法会使其治疗效果提高一倍以上，偏瘫率也不可能这么高，即可缩短患者的治愈期，减轻患者的治疗费用，也可减少患者的后遗症，会救治更多的患者。前几天一位在安徽的患者，头晕呕吐去医院检查是轻微脑额叶出血，住院第三天出血面积扩大破入脑室，患者昏迷，本来我已买好票第三天去，可是我还没到人就去世了。这几天在北京有位患者病情相似，第二天我就参与了治疗，去的时候患者已无法走动，我施治后当时能走几步，隔一天又治疗一次基本痊愈，这才是中西医配合的效果。我的刺血疗法是在恩师的基础上，经过探索又增加了大椎、委中、丰隆。而督脉的大椎穴为三阳之会，通七条阳经，又直通脑络，本穴也是清热降压的必用穴，大部分中风初期血压高都偏高；委中为足太阳膀胱经之合穴，《灵枢·经脉》：“膀胱足太阳之脉……是主筋所生病者：痔，疟，狂，癫疾，头囟项痛，目黄，泪出，鼽衄，项、背、腰、尻、腘、踹、脚皆痛，小指不用。”故用委中调筋微软和头项之疾；丰隆穴是足阳明胃经络穴，祛痰第一要穴，明·楼英《医学纲目》指出：风痰头痛，丰隆五分，灸亦得。诸痰为病，头风喘嗽，一切痰饮，取丰隆、中脘。中风病机为风、痰、虚、瘀、火。这几个病例只是贺老在临床治疗中的冰山一角，很多疑难杂症在贺老面前大部分能轻而易举地解决，如面瘫，萎症、断续、五迟五软等等，效果良好。

2013 年又跟随北京市名老中医寿小云教授学习脉诊，并于 2014 年正式拜师。寿老师的脉诊在国际上也享有盛名，不仅在中医传统脉法上灵活运用，还开创了疾病诊断、心里脉法诊断、命里脉法诊断。一个患者进来不用开口说话，通过脉诊便可知道患者的基本病情，这样很容易拉近与患者的距离，增强患者的信任，治疗时候也知道从何下手，自然效果就会加倍。记得一次跟寿老师出诊，第一位患者是位男士，四十多岁，师傅号了十分钟，然后说：“你脑部有个瘤，但是良性的。颈肩肌劳损，坐时间长酸痛。有咽炎，有时嗓子干，血压偏高大约五年以上，腰椎左侧四五节有突出，左侧腿疼痛。”患者惊讶地说：“是的…是的，您说得太对了，我就是腰痛过来让您给看看的，您真是神医啊！我去过这么多地方还没有那个大夫能把病都给号出来过。”老师说：“从传统脉诊你是脾肾阳虚，腰部遇冷加重。”患者说：“嗯 .. 嗯。”师傅又说：“还有一个大问题”“啊！”“不是疾病的问题，是你工作的问题。”老师笑着说。“什么问题？”老师说：“你要竞争一个职位，但对于这个职位你的希望值不大，竞争的话有牢狱之灾”；“奥！”患者又笑着说：“没事的神医，您先给我看病吧。”给开完药后患者就走了，三个月后患者夫人打电话来说她老公和人（竞争者）打架进监狱了，问我师傅当时能号出来，是不是能给解决，老师说这个解决不了了。这件事情绝对是真实的事情，跟寿老师出诊来，老师不仅给患者治疗了疾病，也解决了好多患者的心理和事业上的事情，其实人的好多空间都还没有开发出了，只要我们努力就有希望发掘出很多意想不到的意外和惊喜。

2014 年拜严氏丹药疗法国家非物质文化遗产严浩翔教授为师，2016 年并成为中国非物质文化遗产严浩翔丹药移毒疗法传承人。移毒疗法是利用工具、药物，借助经络、穴位将体内的“热毒”、“瘀毒”移出来，以减轻局部的压力。不仅治疗外科的疮疡疔毒等疾病，还可以治疗内科多种常见病和疑难病，如：心脏病、胃病、癫痫、甲亢、早期白内障、卵巢囊肿等等。特别是用本法还可以 转移某些早期肿瘤、子宫肌瘤等。我在临床中有几位顽固性湿疹的自己方法没治好，就用丹药移毒在膈俞、曲池和血海穴共治疗三次临床治愈，还有一个食道癌患者局部移毒一次就能吃点东西了。这次在治疗疑难杂症方面又多了一招。

近年来，最后拜的一位师傅是“国医大师”张大宁教授，2018 年 5 月拜师学习，师傅是中央文史馆馆员，欧亚科学院院士，五届中央优秀保健医生，1998 年 8 月，经中国科学院与有关方面提名，国际天文联合会批准，国际天文联合会把中国科学院新发现的 8311 号小行星，命名为“张大宁星”，这是世界上第一颗以医学家名字命名的小行星，也是肾病的奠基人。所以主要跟随师傅学习肾病，现在学习中。

二、遍访挖掘失落于民间的各种绝技

在这近二十年时间里，我先后遍访了五六十位散落于民间具有各种绝技的老师，就拿 2015 年来说，在这一年里就拜访了 18 位具有绝技的老师。但在拜访的过程中也不是一帆风顺，我就简明的举几个例子吧。

在最初临床开始时推拿做得比较多，因为患者看我年轻都不相信我针灸技术，最早 2003 年在北京东直门医院臧福科教授和刘阎刚老师学习大成推拿术（振腹疗法），臧福科老师大成推拿手法轻巧、均匀、柔和，持久、渗透力强，在患者治疗时没有任何痛苦和疼痛现象，老师说只要患者出现疼痛手法，患者肌肉就会紧张，手法就渗透不到位，作用不到病发点，效果自然会差。其实臧老师最经典的手法还是振腹疗法，振腹疗法是臧老师自 1991 年 1 月，偶然发现用松振法振腹有调节内分泌的作用，又历经十余年的临床实践与研究，才确立振腹疗法，并在 2003 年 10 月公布于世。具体操作是：患者仰卧，医者坐在患者一侧、掌心“劳宫穴”对准患者肚脐（神阙穴），中指在任脉的中脘穴，掌根在关元穴，食指、无名指在肾经线上，拇指、小指在胃经线上。医者上肢充分放松，将前臂自然放置于患者腹部。医者在充分放松的情况下，把腕痉挛释放出来，操作时可以全掌、掌根、指端变换着力如此振动，能与患者腹部产生共振，视为本手法的最佳状态，频率在每分钟400~600次。震动对任何生物都有很强的刺激，不同生物的敏感性也不同，而震动有高频、中频、低频三种震动。人仅对低频震动敏感，对高、中频震动没有生物反应。臧老手法中的振法，恰恰在低频震动范围内，因此，古人创出了振法，并运用到临床。振腹手法主要作用于关元穴，振动信息刺激了腹大神经，影响肾上腺使人产生应激状态，肾上腺皮质激素分泌增加，血中浓度增高，随血循环入脑，刺激脑垂体和松果体，脑垂体前叶又产生促甲状腺素，松果体前叶又产生促性激素，从而可使内分泌的众多环节，均得到调节的作用。振腹同样也刺激了腹丛神经、盆丛神经产生了复杂的生理过程。所以在临床中对内分泌不调、脏腑和疼痛的问题都有效果，特别是糖尿病、便秘、痛经、不孕不育、腰痛等疾病效果显著，经过这几年的研究我也发明了机器代替手法的产品，效果良好，并已于2017获得了国家专利。

其次还学过台湾丁希中教授的正骨疗法，北京门头沟白老师的正骨疗法等等。针刺方面参加的学习班比较多，腹针，脐针，脉象针，五行针（英国）等等，最受益的是刘朝龙老师的极易针法，刘老师的极易针法辨证比较简单，通过长短腿和脚的形状来辨别，这样的话易学易懂易传播，而且用穴一共36个，好记也好用，36个穴主要通多身体经络和运动系统的不协和而选穴，所以两侧身体不能选同一穴，这样达到共振的原理，身体功能自然阴阳平衡，疾病自然而愈，特别是疼痛效果更好。还有开封牟老师的针刺治疗中风也是一绝，主要是在各种头针的灵活应用中治疗中风后遗效果很好。其次是韩国的三溪园老师的五行针正在临床中。

2004年我得知贵州毕节市大方县有位谢医师，有一种羊毛疔挑刺疗法，对哮喘病等疗效显著。但经多方联系，得知此人性格较为独特，不接受任何人的拜访和请教，也不收徒传艺，在此无奈之下，我只能采取偷学之策了。好在我夫人是贵州本地人也姓谢，不过贵州地方的路大部分不好走，但是风景迷人，山清水秀，空气清新。谢医生住在一个山半腰的一个小村庄，我们是做公交车到山下，一边欣赏风景一边就到了医生家，进入小院干净利索，当时已有七八位患者在等待治疗，一问大部分都是附近县城的，也有一位是从广州过来的，我说我是从北京过来的，他很是惊讶，可能比较远吧。前面排队的三位是小孩经交谈得知都是患有小儿哮喘，我观察到谢医生给第一个小孩先在心俞和肺俞局部表麻然后挑刺，她是第一次做治疗；后面两个小孩都是第二次做治疗，是在膏肓和肾俞挑刺，经了解后面两小孩经过初次挑刺后已经不怎么喘了，自我表述效果很好。轮到我的时候我说也是哮喘，把提前准备好的病症讲给了谢医生，也同样是这么操作，我去挑刺的主要目的是以身去感知和领悟一下，然后我有又说了膝关节不好，谢医生就又在我两个犊鼻穴给以挑刺，我的膝关节确实不好，因在北京上班要六点骑电动车上班吹的，挑刺完后确实效果很好。然后又观察了几例挑痤疮的、肺癌的，但没来得及问效果，也不能老盯着看，怕被发现我来偷学，反正也学了几招，不枉此行了。

2006 年夏天到了石家庄花费了我五千元跟一位四十多岁的姚老师学习割治疗法，五千元让我很心疼，这是我半年的积蓄啊，为了学好东西没办法。姚老师属于民间的土大夫，在自己家里开门诊，主要以中药和割治治疗肿瘤，特别是消化系统的肿瘤，老师说患者第一次是在癌一割治，第二次在癌二，第三次在癌三，第四次在截根穴，四次一疗程。我看了大部分患者老师也是这样操作的，像胃癌没胃口的大部分割完第二天就能吃一点，疼痛也减轻些，特别是胰腺癌，因为这病现代医学没有办法，患者已近三个月没有吃东西了，每天痛的要打止疼药，割治两次，配合中药就能吃东西，而且也不痛了，最后打听患者治疗两个疗程后肿瘤缩小了三分之二，太神奇了。这一次学习待了 7 天，受益匪浅。

2012 年跟黑龙江吴老师学习了割治泉顶穴治疗喉癌和淋巴癌的治疗方法。

2014 年又采取偷学的方式，学习了安徽蒙城县的刘老师割治强肾和降糖穴治疗糖尿病的疗法。因为老师不教，我就在中午十点半到了诊所，当时喝了一大杯红糖水，刘医生一测血糖空腹十点三，马上就给割治了，随后问了五六位患者，效果都不错。还有一次是 2015 年 1 月份，在河北廊坊采育为了学习治疗皮肤病的割治疗法，亲自把皮肤抓坏做了一次耳部割治，这种割治法主要是在耳部的耳脚角和耳屏部位实施割治，这种割治方法主要针对牛皮癣症。为了验证耳部割治法对皮肤病治疗的有效性，我又一次到了河北衡水，也是耳部割治治疗皮肤病，也是针对牛皮癣，主要割治的也是耳屏和对耳轮脚。在我初步感知到割治疗法的特效性后，为了充分学习和掌握割治，以便进一步深入探索，于 2015 年 4 月份正式学习了内蒙古董毅峰老师的“割治治疗疑难杂症的诊治及疗法”。董老师从基础理论、实践、病案上都详细的给予详细讲授。而且董老师也申请到了市级的非物质文化遗产。经过这几次的割治学习让我收获满满，经过细心研究总结，特别是对胰腺癌患者做过五例，都是一次明显见效，兴奋啊！

2008 年去了山西省侯马县城跟随灸疗界泰斗谢锡亮老师学习化脓灸的麦粒灸，谢老的灸法在治疗疑难杂症方面堪称一绝，特别是甲肝乙肝丙肝效果显著，还有就是提高身体免疫力。谢老看我身体比较弱，问我想不想灸一下足三里，我立马就答应了，大家可能看着这种灸法比较残忍，其实灸到第四壮的时候就不怎么痛苦了，也是谢老的这一次灸改变了我以后的人生，其一是在身心健康上，其二在治疗疑难杂症和肿瘤上的帮助非凡，也在此缅怀谢锡亮老师，感恩感谢！

2009 年又到安徽合肥市王峥老师那里学习刺血，王老师在当今刺血界最有威望的，母亲王秀珍也是名老中医，王老师的门诊是当时中国唯一一个叫刺血门诊的，所以治疗各种疾病都是刺血，特别是腰腿疼痛的好多都是立竿见影。王老师看疼痛的疾病，必须号脉和看影像，通过中医脉诊看虚实，再通过影像学来找到疾病的关键病发点，而且老师看影像学看得非常仔细，比大部分医院专业科室看的还准，所以治疗的效果好，比如大腿内侧痛在现代医学是受腰一二神经支配，那侧痛就主要在那侧的腰一到腰三的影像上仔细看，找到疾病病发点和局部瘀络进行三棱针点刺拔罐，然后按其经络在足三阴经上，就是在阴陵泉到三阴交这个区域找到瘀络点刺血拔罐，再配手部曲泽静脉刺血，通过脉象感觉患者体质好就多出点血，体质虚就少放点血，腰椎病患者可配合吃点补肾的中成药。 王老师是把手肘部三条静脉分为上中下三焦，靠近曲池的静脉主要调理天突穴（包含）以上的问题，靠近尺侧的静脉主要调理神阙到天突的疾病，靠近曲泽的静脉主要调理神阙以下的所有疾病，然后再配合针灸穴位。对肝硬化、便秘、痤疮等等效果也很好。我跟随王老师临床了一段时间，不仅学习到了传统中医刺血的具体应用，更学到了刺血疗法和现代医学的灵活应用，而且王老师也对刺血疗法做了科研，如：刺血疗法能改变局部循环血量的异常；刺血疗法能促使血管内血栓的转归；刺血疗法能改变血液的性状和流速；刺血疗法能很快地纠正体液循环障碍；刺血疗法有止血并能促使血肿的吸收；中医对刺血生理功能的认识等等，都做了很系统的研究。在此由衷的景仰王老师。

2010 年跟余粮老师学习了体液调控刺血疗法，让我对治疗三高患者更有信心。2011 年又跟王本正老师学习了刺血疗法对各种疾病在瘀络病症中的应用，还有韩国朴楠羲老师的心天泻血疗法等等。这几次学习让我对刺血疗法有了重新的认识，在临床运用中也更加出色。

2014 年跟随许跃远老师学习脉学，许老师首次提出寸口脉的神经学与血液供应分属内容，提出摸“脉人”的诊脉思想。在临床实践中，他发现并确定了边脉、风脉、浊脉、潮脉、漾脉、奇脉、脉晕点等脉象，并试图规范兼脉的命名方式。脉象图的发现为脉诊提供了形态学内涵。他认为脉象是人的体征，需弃门户之见，倡导中西互补、六诊断病。许医生为人低调，淡泊名利，唯诊脉察病独具慧眼，对多种疑难病症，候脉知病，中西互参，每获奇效。这一次的学习更让我对脉诊技术更上一层。2016 年又跟随金伟老师学习脉诊，金老师为国家中医药管理局“金氏脉学”流派传承工作室主任，总结归纳出 198 种病理脉形，累计诊治患者近 20 万人次，诊断准确率和治疗有效率均在 85% 以上，基本实现了脉和病的统一。1997 年被国家人事部，中残联命名为自强模范；中国国际名人院授予 " 全国医药界精英 " 荣誉称号，受到了江泽民等党和国家领导人的接见，名字被收入《世界名人录》、《世界传统医学杰出人物》、《中华人民共和国英模大辞典》等典籍。金老师是一位盲人，能做出这样的成绩实在让我景仰，这次不仅学到了高层脉法，更激励我这一生一定为中医事业努力奋斗。

通过我的学医经历使我深深体会到，要想成为一个名副其实的中医人，只靠大学的知识是远远不够的，但它可以为你打下一个扎实的基础，必定中医学是一门实践医学，是医者通过对方证辨证，经过长期实践探索总结摸索出的一种客观的治疗规律，这也是中医师承的重要之处，在民间的一些中医人中确实传承和探索了许多的一招鲜（绝学），这是课本中所学不到，作为中医传承及其从业者，在学习医疗知识的同时也应尊重和认知民间医者的一招鲜（绝学）。但也需要擦亮眼睛甄别那些打着神医招牌，教一些是东拼西凑的东西，大部分还自己没用过的东西。

尊师重道贵继承

在诸位恩师的亲传教授下，经过十几年的临床实践和心得感悟，不忘初心，在继承恩师贺普仁教授的“三通法”、恩师“神针王”王修身的芒针疗法、恩师乔正中教授的新九针疗法的基础之上，对诸位恩师们各自的针法、治则、辨证思路进行深入研究探索，其先后又拜访学习了几十位老师的临床实践之经验，并对恩师们的各自针法逐一进行了优选比对，对恩师们的辨证方法和治则进行深入的比选研究，通过自己的亲身试验，结合多年的临床实践和理论研究，将其所得心悟进行系统的总结和研判，探索出一套通过辨证以判定病症点位的方法，逐渐形成一套“丁针疗法体系”。此疗法体系是以中医经络理论为体，以腧穴及手法为用，以病理脉象和心理脉理相结合作为辨证法则，探索出一套更加简便高效实用的临床治疗体系。为了便于中、西医临床医师快速学习、掌握，得以安全、准确、有效、快速普及到临床的实际应用操作中去，形成了独特的临症协定处方，为中医针灸在临床的规范化、标准化、安全性、实效性的应用提供了理法依据。下面谈几个自己心悟病症治疗案例的探索经历。

1．无汗症

2006年一位皮肤病患者来诊，皮肤经常长红疹包三十多年，平时蒸桑拿也不出一滴汗，身体一热就很难受，且经过多方的西医和中医的治疗均不见效。问我能不能治疗这个不出汗的毛病，我就用泻复溜补合谷穴来治疗，三次后不见效，这时我经过仔细把脉，确认以前的诊断无误，治则和配穴也应符合其症呀，为什么不见一点效果呀？突然想起来督脉的大椎穴，此穴为手足三阳及督脉之会，本穴物质为手足三阳经的阳气及督脉的阳气汇合而成，督脉总督益肾之阳，故大椎穴为阳气最高点，可想而知此症点要是不通，必然不能激发一身之阳呀，导致的结果就是无法宣泄而不得汗出。于是我就在大椎穴采用了恩师贺老的温通手法进行了施治。经过当天治疗，患者半夜打电话过来惊讶地说："出汗了！出汗了！"喜悦之情难以言表。此患者就经过这一次治疗得以全癒。事后我认真回顾了每一个细节，深深地感悟到无汗症多为卫阳之气闭塞，无法宣泄，但是如果能够准确地找到病症点，如大椎穴将其激发疏通，以通卫阳而令汗孔得以宣泄自然会汗出。后来这几年陆续又治疗了五十多例此类患者，无论何种原因，大多一两次见效。此事为我探索"丁针疗法体系"的通过辨证以判定病症点位的方法起到了至关重要的启迪。

2. 便秘

2007 年一位女性患者来调理便秘，从有记忆开始就便秘，吃了不知道多少中药和偏方，现在吃啥也没用，并且检查出有结肠黑变病，患者有点害怕。经朋友介绍过来治疗，经过常规针灸十次也不见明显的效果，最后经过几天思索，我感知此证既然是长年陈疾，必应会在大肠经上形成严重的淤塞点，导致此经过不通，于是再次治疗时我循着大肠经找出了合谷穴区域处的压痛点，然后采用恩师王老的"一穴多针法"用直径 35 的双针进行针刺压痛点，十分钟提插捻转一次，到五十分钟的时候患者有了肠鸣声，然后又留针十分钟，一共针刺 60 分钟，患者回家晚上就大便了。第二天早上又大便了一次，经过六次治疗，临床治愈。经过这十余年里二百多例患者的治疗，大部分都明显见效。合谷穴为手阳明大肠经的原穴，合，汇也，聚也。谷，两山之间的空隙也。合谷名意指大肠经气血会聚于此并形成强盛的水湿风气场。原穴的应用，"五脏有疾，当取之十二原"。当脏腑发生病变时，会在原穴表现出来，根据原穴部位出现的异常变化，可以推测判断脏腑功能的盛衰、气血盈亏的变化。临床取用原穴能使三焦通达，从而激发原气，调动体内的正气以抗御病邪，主要用来调整脏腑经络的虚实病变。故无论是热秘、冷秘和虚秘，共同的原因是导致了大肠传导功能失职，蠕动缓慢。那么针刺大肠经的原穴，使其大肠回复原动力，加强肠道蠕动，大肠传导正常了便秘自然就好了。这些真实的病例对再次验证了“丁针疗法体系”的辨证以判定病症点位的方法临床中的可实践性。

3. 高血压

在传统医学多数属于眩晕、头痛范围，现代医学叫高血压综合征。高血压是个症状并非疾病，所以在治疗上西医要终生服药，中药治疗效果也不太好。为了攻克这一难题，我查阅了大量中西医文献，对高血压有了一个从新认知。人体什么会产生高血压的症状呢？目前现代医学并没有搞清导致高血压的成因，只是消极的利用一些排水性药，来降低血压，殊不知服了排水药，把好的水也排出去了。血管为维持其弹性，防止血管破裂，血管壁中是要有大量水分来为维持的，这是人类在漫长的进化过程中，通过优化而保留的一个特有的预防措施，以应对身体发生意外创伤的应急反应机制。比如说古人的狩猎、战争、现代的车祸、灾害、动怒等等意外事件发生，这些都会使人的血压升高。其目的是提供必要的额外能源，来应付瞬间发生的意外事件，以维持生理组织对血液的供给，保持生理组织不必瞬间坏死而得以修复。因此人的血压本来就有很大的上下升降空间存在，一旦出现血压高症状，实际是对人体发出的一种警讯而不是病。有可能是外在环境引起的，也有可能是身体内部病变引起的。必须追根究底的彻查原因，而不能以消灭此警讯为荣。殊不知它是人体自卫的一种本能现象，一旦消除了，连自卫的能力也丧失了。况且服用降压药会排出正常的水，为了补充丧失的水分，一般医师都建议患者在服药期间必须多喝水，这也说明现有医师都是知道患者经过服药时会丧失正常的水这一事实，对身体有副作用，可是又不确定副作用在那里。所以通过大量的临床和文献检索分析，我认为高血压实际上就是机体有阻滞。机体是非常奥妙的，因为有阻滞，需要高的压力才能够供养末端，这是个物理的道理。一般的药是到不了末端的，如果用西医的方法终身的服药，那末端呢？又不断向机体发放指令，我这边不够吃了，赶快给我送吃的，这个指令始终存在，所以药要不停地用，你高一点儿我就给你压下来，使机体末端始终处于缺血的状态。而且通过北京中医药大学远红外扫描的高血压患者，百分之九十的患者有一个共同的特点，四肢末端凉偏离，也就是四肢循环都很不好。既然身体有阻滞循环的症状，那么利用中医的经络刺血法不就能对这种症状加以改善吗。于是我就将所学诸位老师的刺血法和恩师的强通法，进行了有机的比选，又经过反复的临床实际验证，探索出几套治疗方案其疗效极佳。但是，高血压在临床中是最常见病，患者群十分庞大，对社会医疗造成很大的负担，我深深感到做一个中医人就有责任担当起为广大民众和社会减轻这个重担，特别是恩师贺老所教导我们亲传弟子的那句名言“不轻传，诚者主动传”。为了便于中、西医临床医师能够快速学习掌握、准确、安全推广这一治疗手段，最好的办法就是摸索出一套更加简便高效实用的临床治疗体系。于是我把已得到验证的治疗方案与现代医学检验手段结果相对照，终于制定出了一套简便的具有可实操性和推广性协定处方。其具体处方如下：大压，厥心，肝胆，委中（承山交替使用），尺泽（十宣交替使用），足三里，太冲，四平，太阳、四神聪。

我还清晰地记得2010年5月治疗的第一位患者，她是北京中日友好医院急诊科的大夫，经过一次治疗后患者竟然三个月没吃西药而血压正常，她可是每天都吃西药已经五年了，太让我兴奋了。而且这个方案很简单，体质好的都用这套方案，每次刺血量在二百毫升左右（看体质），半个月左右放一次，四次一个疗程。如老年人或瘦小的女性患者先服红糖水再用以上穴位加减：厥心改成督脉中心点，肝胆也一样，尺泽和四神聪先不用，四平只用上平，其他不变。面偏黄或偏黄白的瘦小者更要少用，先喝红糖水，以大压，委中，上中，足三里就可以，要少出血，或改成针灸治疗。通过这个协定处方调理的患者，从2010年到现在调理了两千余人，有效率在百分之九十以上。从2016年开始我先后组织了各类学习班17期，受邀到各大医院进行的培训和专题讲座8次，使其这个协定处方调理得到了较大的推广，经反馈其对高血压的治疗有效率达到93%，治愈率达到61%。这也从另一个层面验证，“丁针疗法体系”具有简便、高效和实用的临床治疗体系。可适于中、西医临床医师快速学习掌握、准确、安全、有效的普及到临床的实际操作得可行性，为中医针灸在临床的规范化、标准化、安全性、实效性的应用提供了理法依据。

化脓灸在临床中的感悟

化脓灸又叫瘢痕灸，是中医最原始和最古老的一种治病方法，它以中医辨证理论和经络学说为依据，用艾炷直接或间接放在穴位及适灸部位上施灸，人为造成局部组织烫伤，并出现无菌化脓、灸疮结痂，从而治疗疾病的一种独特方法。其火烧的方法形成一个所谓的“人工种植疫苗”的机会，这种方法我们的古人经过千余年的大量临床观察与应用，证明其特异防疫功能是一种有效防病强身的好方法。如孙思邈在《千金方》书中记载：“宦游吴蜀，体上常须两三处灸之，勿令疮暂差，则瘴疠、温疟毒气不能着人也，故吴蜀多行灸法”。意思是说，大凡从外地到吴国（江南水湿）蜀国（深山密林多瘴疫毒气）上任的官员们，只要在人体特定的穴位上，经常灸得令疮面保持化脓的状态，人就不会中毒得病而身体健康。这些记述表明，灸能使人体获得对流行病原体的抵抗力。有研究报道发现，在伏天用化脓灸治疗哮喘病，灸后用膏药封贴，以促使灸疮形成，这与西医用的哮疫苗极其相似。因此，我们可以认为，化脓灸其实就是在给人体特定的穴位上，进行疫苗的再种植。

化脓灸引起穴位处出现水疱、化脓、结痂，在这一炎症过程中，它在机体上开启了一扇有限的窗口与外界交流，从而使流行的病原体进入该处，而与大量的被激活了的防御细胞，尤其是与巨噬细胞和淋巴细胞的接触，再通过这些细胞之间相互信息传递，如巨噬细胞吞食了外界来的病原体后，再将病原体上所取得的信息传递给 T 辅助淋巴细胞（TH），由它再把有关信息传递给 T 和 B 淋巴细胞，而形成对该病原体的细胞免疫与体液免疫（《中国针灸》）。

我在临床中运用化脓灸治疗了三十多例肿瘤患者，特别是治疗的一例右侧肺腺癌患者，已近扩散到胸膜下，经过化脓灸双膏肓穴、右肺俞、关元和双足三里各几百壮，2017 年做的时候肿瘤面积 6.8×7.6cm，2018 年检查已经到 1.1×0.8cm。还有一位早期结肠癌患者经过化脓灸关元、局部和足三里各几百壮，然后配合割治癌一二三和截根穴，三个月后去检查已经痊愈。经过总结，一般手术后扩散的只能减少痛苦延长些生命，我看不好了。像不手术晚期扩散的也不好治疗，部分能延长几年的寿命。早期的效果比较好。

其次我又查阅了一些资料，在中国期刊全文数据库和百度文库等，以“化脓灸”“疤痕灸”“瘢痕灸”为主题词，检索得2002年至2012年的化脓灸相关临床文献（剔除重复）共86篇，涉及病种40个，具体如下：哮喘18篇，感冒、中风先兆及复发各5篇，肿瘤4篇，乙型肝炎、颈椎病、颈性眩晕症各3篇，高脂血症、高血压病、类风湿性关节炎、痛风性关节炎、乳腺增生病、肱骨外上髁炎、腰椎间盘突出症、骨性关节炎、肩周炎、瘰疬、鼻炎各2篇，支气管扩张、糖尿病、强直性脊柱炎、泄泻、心绞痛、偏头痛、神经性呕吐、面肌痉挛、焦虑症、压缩性骨折、慢性肩胛提肌损伤、神经性皮炎、带状疱疹、角膜炎、慢性口疮、慢性牙髓炎、下肢丹毒、脱发、阳痿、脑震荡后遗症各1篇。虽然化脓灸的文献量并不大，但其治疗病种几乎涉及临床各科。从分属科室来看，化脓灸对呼吸、内分泌、免疫代谢、骨伤及一些无法归类的综合性、复杂性疾病有良好疗效。巧合的是，化脓灸的适应病症与目前影响国人生命健康的慢性病疾病谱相一致。化脓灸具有治疗“大病、难病”的特点，更加凸显了发灸疮的必要性，也揭示化脓灸有着广阔的应用前景。

所以在治疗和预防肿瘤、心脑血管病方面都是现代医学无法超越的。故《素问》云：“年四十，阳气衰而起居乏；年五十体重，耳目不聪明矣；年六十阳气大衰，阴萎，九窍不利，下虚上实，涕泣俱出矣。夫人之真元乃一身之主宰，真气壮则人强，真气虚则人病，真气脱则人死。”“保命之法：灼艾第一，丹药第二，附子第三。”这是《扁鹊心书》所写的一段话。对于现代老年人的高血压、中风、肿瘤等疾病，其实每年在关元和足三里化脓灸一次就可预防或减少患上这些疾病的概率。还有《医学入门》说：“药之不及，针之不到，必须灸之。”这个灸是指化脓灸，而不是现代的悬起就，所以不是灸疗对现代病疗效差，而是现代人对古法灸疗的理解有误。经过我的临床实践充分证明，化脓灸对治疗和预防肿瘤、心脑血管病方面是药物和针刺不能堪比的。就拿我原先大大小小的疾病来说，像胃溃疡、十二指肠溃疡、口腔溃疡、结膜炎、肠炎、头痛、神经衰弱、哮喘、三叉神经痛等等，夏天容易中暑，冬天容易感冒等等，比如吃上两三块常温的西瓜五分钟就要拉肚子，吃上几块羊肉第二天就口腔溃疡和红眼病，吃不好喝不好，感觉人活得没意义，吃中药和针刺大部分疾病缓解了很多，可是身体还是很差，但从认识了谢老后开始在足三里做小麦粒灸，感觉消化系统一天比一天好。然后研读了谢老的书及大量古书和《扁鹊心书》后，就更喜欢上了化脓灸，但书籍里灸壮的大小，灸的感觉，灸后的处理都写得很模糊，自己就尝试在身上的关元、曲池、风府、百会、中脘、腰阳关、脊中、三阴交、阳陵泉做化脓灸，把大中小壮灸归纳出十五种规格，一一在自己身上实验，然后再把灸感，灸后怎么样处理都来回尝试了几遍，用了六七年时间终于归纳出来，在北京中医大学的毕业时以此为题写了《化脓灸的初探》毕业论文，老师评价都竖起了大拇指，也成了以后毕业生的论文典范。关键是我所有的疾病也都离我而去了，身体也一天比一天强壮，原先一天看四十几个患者就受不了，现在有时一天看一百八十多个患者也不累了，所以没有化脓灸就没有我今天的健康和成就。

以中医传承为己任

中医学是一门以理论与实践相结合为显著特点的学科，它具有很强的实践性、独特的理论体系和丰富的临床经验以及科学的辨证思维方法。而目前院校出来的毕业生，不管是本科、硕士、博士，大都是只掌握了一些专业知识，但且不能很好的应用于实际临床，这种现象普遍存在，导致现在中医后继人才的缺失。这种现象值得我们每位中医人员的深思。当贺普仁恩师、王修身恩师的故去，对我触动很大，每当回想起恩师们对我的教诲，手把手地传授，无所保留的将其毕生所学无私的传授予我们每位弟子，这些画面历历在目。特别是贺普仁恩师常叮嘱的“不轻传，诚者主动传”的话语，时常潜意识的在脑中回荡，我深感将他们的医术传承下去，才可能使之发扬光大，这也是对中医事业的发展具有十分的重要性和必要性。所以我下定决心要把他们的医术传承下去为己任，以便使恩师们的医术、医德能得到发扬光大。从此不管日常临床工作多么繁忙，哪怕是日诊量又是一百多人次以上，我也要每天抽出 2~3 小时整理研究各种教案，在编写教案时特别重视将那些便于中、西医临床医师能快速学习掌握、准确、安全、有效的普及到临床的实际操作的经验编写进去，为实现中医针灸在临床的规范化、标准化、安全性、实效性的应用提供了理法依据。先后举办培训班 17 期，受邀为各大医院讲课培训 8 次。并取得了很好的效果，促使很多在中医临床处于迷茫中的医者建立了信心，坚定了从事中医事业的决心和动力。

在科技飞速发展的今天，中医文化随着时间的沉淀历久弥新，不断地在中国医学事业中发挥着不可替代的作用。不止如此，中医的针灸推拿已经被很多除中国以外的国家所认可，从而使中医文化推广到更广阔的领域，供更多的人学习和交流，将中医文化继续传承和发展下去。

作为一名中医大夫，我感觉非常的自豪，能够得到中医文化的传承，从而为人类解除病痛，是我所奋斗的目标，也同样是我的理想。我在医学上还有许多不足之处，还要努力学习中西医，还要多拜访学习达者，多向老前辈们请教不惑之处。为了更好地传承与弘扬，让有着几千年历史的宝贵文化发扬光大，造福人类身心健康。在此，吾与同仁共勉之。